COURS

DE

PHYSIOLOGIE.

PARIS. — RIGNOUX, IMPRIMEUR DE LA FACULTÉ DE MÉDECINE.
rue Monsieur le-Prince, 29 *bis*.

COURS

DE

PHYSIOLOGIE,

FAIT

A LA FACULTÉ DE MÉDECINE DE PARIS

Par P. BÉRARD,

Professeur de Physiologie à la Faculté de Médecine de Paris,
Chirurgien honoraire des Hôpitaux, Président des Jurys médicaux,
Chevalier de la Légion d'Honneur, etc.

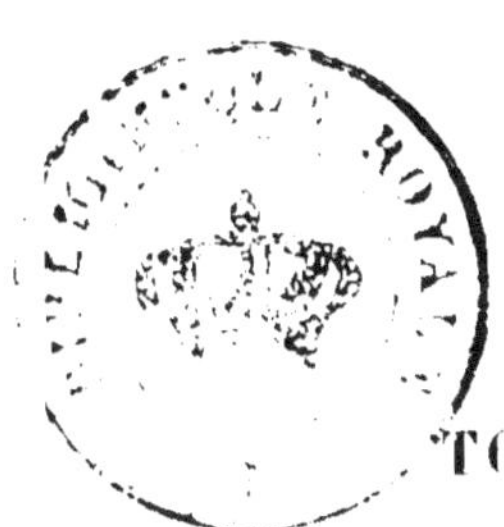

Bonum vara nullam oportet caussam esse præter veritatem.

HALLER.

TOME PREMIER.

PARIS.

LABÉ, ÉDITEUR, LIBRAIRE DE LA FACULTÉ DE MÉDECINE,
place de l'École-de-Médecine, 4.

1848

A LA MÉMOIRE

D'AUGUSTE BÉRARD,

MON FRÈRE,

Professeur de Clinique chirurgicale à la Faculté de Médecine de Paris,
Membre de l'Académie royale de Médecine,
Chirurgien de l'hôpital de la Pitié,
Président de la Société de Chirurgie de Paris,
Chirurgien consultant du Roi,
Chevalier de la Légion d'Honneur, etc.

AVERTISSEMENT.

Je mets à exécution aujourd'hui un projet né d'hier. Mais les matériaux du travail que je commence étaient préparés depuis longtemps : il n'y aura donc d'improvisé que la forme. Après seize années d'enseignement sur la même matière, un professeur doit être en mesure de montrer au public qu'il a pris sa tâche au sérieux.

J'ai préféré la publication de leçons à la rédaction d'un traité didactique, la forme oratoire m'ayant paru devoir donner plus de mouvement et de vie aux démonstrations physiologiques.

Mes leçons seront données à la presse telles qu'un sténographe pourrait les reproduire ; elles paraîtront à mesure qu'elles auront été faites, non pas une à une, mais par livraisons qui en contiendront environ trois chacune.

Il ne manque point, en France, de traités où l'on

puisse étudier avec fruit la physiologie ; la traduction a encore augmenté nos richesses sous ce
rapport. Cette considération m'eût détourné peut-
être du projet de publier mon cours, si je n'eusse
pensé qu'il pouvait être avantageux de donner aux
élèves les moyens de relire à loisir ce qu'ils ont
entendu professer.

COURS
DE PHYSIOLOGIE.

PROLÉGOMÈNES.

PREMIÈRE LEÇON.

Messieurs,

C'est un cours de physiologie que vous venez entendre. Qu'est-ce que c'est que la physiologie?

DÉFINITION DE LA PHYSIOLOGIE.

Ayons d'abord égard à l'acception étymologique.

Le mot *physiologie* dérive de deux mots grecs, dont l'un signifie *nature*, et l'autre *raconter;* c'est comme si on disait *histoire de la nature.* Si nous voulons pour un moment tenir compte de l'étymologie, nous serons obligé de faire précéder la définition du mot *physiologie* de celle du mot *nature.*

Le mot *nature* a plusieurs acceptions; Cuvier va nous les faire connaître.

1° Quelquefois on l'emploie pour désigner les propriétés qu'un être tient de sa naissance, par opposition à celles qu'il peut devoir à l'art, à la culture, à l'éducation.

2° D'autres fois, par le mot *nature,* on entend l'ensemble des êtres qui composent l'univers, et en même temps les phénomènes qu'ils nous présentent. C'est ce que les auteurs allemands, comme on le voit dans l'ouvrage de Burdach, appellent *natura naturata*, l'ensemble des choses, la somme des phénomènes.

3° Tantôt enfin, le mot *nature* désigne la force ou les forces qui président à toutes les manifestations d'activité des êtres de la création. C'est surtout dans ce sens que l'on a coutume de personnifier la nature. Les Allemands expriment une pensée analogue quand ils disent qu'on peut entendre par nature la *véritable cause de l'univers*, la *force infinie*, l'*existence absolue*, la *réalité agissante*, l'*âme du monde*, *Dieu*. Ils appellent encore, dans ce sens, la nature *natura naturans*, par opposition aux mots *natura naturata*, qui expriment simplement l'ensemble des choses, sans avoir égard aux forces et aux causes des phénomènes. *Natura naturans*, ce serait le pouvoir créateur; *natura naturata*, les choses créées.

Revenons à la définition de la physiologie.

Vous voyez que si nous voulions nous en tenir à la rigueur étymologique, la physiologie ne serait rien moins que la science universelle. Elle comprendrait l'étude de tous les corps qui frappent nos sens, celle des propriétés qui leur sont départies et des phénomènes qui en découlent. Histoire naturelle proprement dite, physique, mécanique céleste, fonctions des êtres vivants, tout y serait renfermé. Il paraît, Messieurs, qu'à une époque où les sciences étaient assez peu avancées, assez peu chargées de détails pour qu'un seul esprit pût les embrasser toutes, ce fut là l'acception du mot *physiologie;* en sorte que les philosophes qui s'étaient occupés de la nature des choses furent aussi ceux qu'on désigna les premiers sous le nom de physiologistes. Je pourrais vous rappeler, à cet égard, ce qu'Empédocle a composé sur la *nature*, et aussi le poëme magnifique où Lucrèce a retracé la philosophie d'Épicure.

Suivant quelques écrivains de nos jours, la théologie ne serait point exclue du domaine de la physiologie. Ainsi Burdach nous dit que la physiologie doit s'élever à l'*intuition de l'existence absolue*, devenir connaissance expérimentale de Dieu, ou théologie naturelle.

Je vous demanderai la permission de réduire quelque peu la compréhension du mot physiologie, et dans cette multitude d'êtres et d'actions que l'univers nous présente, de n'en prendre qu'un certain nombre pour objet spécial de nos études.

Voyons donc à établir cette espèce de départ, à circonscrire le champ de notre travail. Suivez-moi bien ; nous allons arriver à une définition satisfaisante de la physiologie.

Les corps, vous le savez, ont des propriétés communes, signalées, étudiées par tous les physiciens.

La place qu'ils occupent dans l'espace réveille en nous l'idée abstraite de l'*étendue ;* nous disons qu'ils sont *étendus*.

Dans la faculté qu'ils ont de pouvoir être transportés d'un lieu dans un autre, nous reconnaissons la *mobilité*.

Nous voyons qu'ils ont la propriété d'exclure tout autre corps du lieu qu'ils occupent, qu'ils sont *impénétrables*.

L'observation nous les montre aussi *divisibles* à l'infini, au moins jusqu'au delà des limites où s'étendent nos moyens d'investigation.

Enfin, une force secrète les entraîne irrésistiblement les uns vers les autres ; ils sont soumis à la *gravitation*, ils sont *pesants*.

Eh bien ! Messieurs, l'examen le plus superficiel des êtres naturels vous fera bientôt reconnaître que certains d'entre eux possèdent, avec ces propriétés générales de la matière qui sont l'objet des études de la physique, des propriétés particulières qui semblent les rendre, en partie au moins, réfractaires aux lois qui régissent les corps bruts. Les êtres dont je veux parler, et qui constituent, comme on l'a répété depuis l'antiquité, un *petit monde* dans le *grand*, sont les corps vivants ou organisés. Il a fallu qu'une science distincte de la physique générale s'occupât des phénomènes que ces corps nous présentent, des lois et des conditions de ces phénomènes. Le mot physiologie, dépouillé de son acception primitive, servit à désigner cette science.

Ainsi, je vais répéter lentement la définition du mot physiologie. C'est *la science qui traite des phénomènes des êtres vivants, et qui recherche les lois et les conditions de ces phénomènes dans l'état de santé.*

Je croirais faire injure à votre sagacité si je m'arrêtais à définir les termes mêmes de ma définition. Vous savez ce qu'on entend par phénomène : c'est tout changement d'état, tout ce qui arrive, tout ce qui se manifeste à nos sens. Je remue le bras : voilà un phénomène ; je parle, je digère, je respire : voilà des phénomènes. Vous savez aussi ce qu'on entend par *conditions* d'un phénomène : ce sont les circonstances nécessaires à sa production. Je ne m'arrêterai donc pas à des détails inutiles.

On pourrait donner une définition plus abrégée en disant : *la physiologie est la science de la vie.*

Le mot *physiologie* ayant paru impropre à quelques auteurs, eu égard à son étymologie, ils ont proposé de lui substituer le mot *biologie*, qui signifie histoire de la vie. Mais je pense qu'une expression consacrée par une longue habitude est devenue respectable, et j'aurais de la répugnance à l'abandonner pour une des nombreuses appellations par lesquelles on a voulu la remplacer.

CARACTÈRES DES ÊTRES VIVANTS.

Nous venons de dire que la physiologie était la science de la vie. La question qui se présente ici, en bonne logique, est la suivante : Qu'est-ce que la vie ? Messieurs, nous rencontrons dès notre début la question la plus épineuse de la physiologie. Au lieu de me heurter de front, tout d'abord, contre les difficultés qu'elle nous présente, je vais prendre une voie détournée, et vous donner une indication des principaux caractères des êtres vivants. Je reviendrai ensuite aux définitions de la vie.

1er Caractère.

Nous ne rencontrons la vie que dans un arrangement particulier de la matière, arrangement que nous nommons organisation. Les degrés de complexité de cette organisation varient à l'infini dans l'échelle des êtres ; mais, dans tout corps qui vit, il y a nécessairement réunion, concours de parties solides et de parties liquides qui exercent une action réciproque que la suite de ces leçons vous fera connaître. Voilà donc un premier caractère : c'est l'organisation. On objectera peut-être que le cadavre est organisé ; je répondrai plus loin à cette objection.

2° Caractère.

Le deuxième caractère des êtres vivants se tire de leur mode d'origine. Ainsi, l'être vivant a d'abord été attaché sous forme de germe à un être semblable à lui, et il s'en est séparé ensuite, pour jouir de la vie individuelle ; en d'autres termes, il y a eu pour lui génération par des parents. A la vérité, les observations nombreuses relatives aux générations spontanées ne permettent pas de donner l'origine par des parents comme un caractère aussi absolu que le précédent et commun à tous les êtres vivants. Je pourrais, pour ruiner cette objection, nier le fait sur lequel elle s'appuie, nier la génération spontanée ; et en parlant ainsi, j'aurais pour moi des autorités respectables, choisies parmi les physiologistes les plus distingués de l'époque. Mais comme je crois, moi, aux générations spontanées, je ne puis accepter le secours que cette négation m'apporterait dans la discussion. Je me bornerai, pour le moment (car cette discussion reviendra bientôt), à dire que les générations spontanées n'ont lieu qu'aux dépens de principes organiques, et qui, par conséquent, proviennent d'êtres qui ont vécu ; c'est donc une sorte de parenté. Ne perdons pas de vue, d'ailleurs, que l'exception ne s'applique qu'à des êtres bien imparfaits, et que presque toutes les espèces vivantes qui sont autour de nous viennent de parents.

3° Caractère.

Le troisième caractère de la vie se tire des mutations perpétuelles et nécessaires auxquelles sont soumis les êtres qui en jouissent. Leur corps est sans cesse pénétré par des matériaux provenant du monde extérieur ; c'est sous forme liquide ou gazeuse que ces matériaux s'introduisent et circulent dans les tissus organisés. Une partie de ces liquides, sans cesse solidifiée, concourt à l'accroissement des parties solides, qu'elle pénètre par *intussusception*. Mais, pour que l'augmentation des solides ne soit pas indéfinie, et pour d'autres causes encore, ils abandonnent incessamment des matériaux qui, de nouveau fluidifiés ou gazéifiés, sont rejetés au dehors de l'individu.

Ainsi, le corps d'un être vivant prend sans cesse et verse sans cesse dans le monde extérieur. Les molécules qui le forment aujourd'hui ne sont pas celles qui le composaient à une époque antérieure. C'est une sorte de laboratoire animé dans lequel pénètrent, pour jouir de la vie, les molécules du monde inorganique, et d'où sortent des molécules qui ont vécu ; il est toujours lui avec des matières nouvelles.

Cuvier, qui comparait un être vivant à un tourbillon à direction constante, dans lequel entrent et d'où sortent incessamment de nouvelles substances, disait avec raison que la matière composante de ce tourbillon lui est *moins essentielle que la forme,* puisque cette matière s'y renouvelle incessamment, la forme restant la même, sauf les nuances qui résultent des âges.

Ce caractère, commun à tous les êtres vivants, se nomme *nutrition*.

Ainsi, la matière impérissable se joue en passant d'un organisme dans un autre, d'un être vivant dans un être inorganique.

Je remarque que, de ces deux mouvements, l'un de composition et l'autre de décomposition, le premier paraît constituer un caractère plus constant de la vie que le second. Nous verrons, en effet, que si ces deux mouvements sont bien marqués dans les animaux, il semble que le second, c'est-à-dire le mouvement de décomposition, le soit très-peu dans le végétal.

4ᵉ Caractère.

Le quatrième caractère est de parcourir des âges. En effet, le corps passe par des périodes d'accroissement telles que d'un imperceptible atome on le voit parvenir par phases régulières à un développement complet, resserré pour chaque espace dans de certaines limites. On exprime ce fait remarquable des êtres vivants en disant qu'ils ont des âges.

Ainsi, Messieurs, bien que le raisonnement nous fasse concevoir la possibilité d'une balance de recettes et de dépenses telle que le corps resterait toujours le même avec chances de pérennité, d'immortalité même, cela n'a pourtant pas lieu. L'état stationnaire n'y existe pas, car en même temps que le corps s'entretient, il y a évolution, succession d'âges. Il n'y a donc pas simplement alternative de composition et de décomposition; chaque partie qui s'ajoute est modifiée par celles qui l'ont précédée, et modifie celles qui lui succèdent. Ces remarques nous conduisent à notre cinquième caractère.

5e Caractère.

Le cinquième caractère des êtres vivants se tire de la manière dont ils cessent d'exister. En effet, une époque survient où les conditions matérielles de la vie, c'est-à-dire l'organisation, se détériorent. Cette époque précède la mort, qui est le résultat nécessaire du mouvement dont les êtres organisés sont le théâtre. Alors disparaissent ces combinaisons éphémères formées sous l'influence de la vie, et les éléments des corps, obéissant à la loi des affinités, donnent naissance aux différents produits que les chimistes ont signalés dans la putréfaction.

6e Caractère.

Parlant devant de futurs médecins, je puis mentionner encore un sixième caractère des êtres vivants : c'est de pouvoir éprouver à la fois dans leur texture et leurs actions des dérangements qui constituent la maladie; c'est de jouir aussi d'une certaine puissance de réaction, par laquelle les lésions matérielles sont réparées en même temps que se rétablit la régularité des mouvements.

Examen d'une difficulté. — Comme il n'entre pas dans mes habitudes d'éluder les difficultés, je vais vous en présenter une qui surgit naturellement du sujet, difficulté qui m'a souvent préoccupé et qui en a préoccupé bien d'autres. La voici :

Il y a des corps qui paraissent vivants, et qui, à cela près de leur mode d'origine, ne nous offrent aucun des caractères que je viens d'assigner aux êtres doués de la vie.

Un œuf d'oiseau, par exemple, je le suppose fécondé, est-il vivant ? Pour prouver qu'il est animé du principe de vie, Hunter dit s'être assuré qu'il résiste plus longtemps à la putréfaction qu'un œuf non fécondé. Le même auteur dit que cet œuf résiste davantage au froid, et ne gèle pas aussi facilement qu'un œuf non fécondé.

Volkmann, qui a fait des expériences à ce sujet, dit que l'œuf de poule fécondé jouit de la propriété de résister non-seulement à un abaissement, mais à une élévation de température; c'est-à-dire qu'il se refroidit ou s'échauffe moins vite qu'un œuf mort. Eh bien ! dira-t-on, cet œuf n'absorbe rien au dehors, ne sécrète rien; il ne se nourrit pas, il n'est pas soumis au double mouvement de composition et de décomposition; il lui manque, en un mot, les caractères que vous avez assignés aux êtres vivants, et cependant il vit.

Je citerai aussi ces plantes entières qui, arrachées du sol, déposées et oubliées dans des glacières, ont végété lorsqu'on les a remises en terre après quelques années.

Mais une graine va vous étonner davantage, car bien certainement elle n'est pas soumise au double mouvement de composition et de décomposition, et elle conserve la faculté de germer pendant un plus ou moins grand nombre d'années, suivant la plante dont elle provient.

On a pu faire germer des graines de melon au bout de cinquante ans, des graines de l'herbier de Tournefort après un temps beaucoup plus long, des graines de *cassia fistula* au bout de cent ans, des graines de haricots après deux cents ans, des graines de blé de Turquie après trois cents ans, et même des graines de céréales trouvées sous les bandes des momies! Enfin, et ceci paraîtra plus merveilleux encore, un oignon qu'une momie d'Égypte avait tenu dans sa main pendant plus de deux mille ans aurait, au dire de Treviranus, témoigné de sa vitalité, et poussé des jets après avoir été placé dans des conditions favorables à son développement.

Certains œufs d'insecte possèdent aussi la propriété de se conserver longtemps, et, si l'on en croit Dwight, des insectes sont **sortis d'œufs** qui avaient séjourné pendant quatre-vingts ans **dans un** tronc d'arbre, où ils n'avaient pu se développer, faute d'air et de lumière.

La difficulté que je viens de poser ne me paraît pas insoluble. On **pourrait alléguer d'abord**, relativement à l'œuf et à la graine, qu'ils présentent au moins quelques caractères des êtres vivants, l'origine par des parents en particulier, et que l'œuf, perdant de l'eau, absorbant de l'oxygène, d'après les expériences de Spallanzani, et dégageant de l'acide carbonique, entretient un certain commerce avec le monde extérieur ; mais je préfère lever la difficulté d'une autre façon. Je dirai : cette graine, cet œuf fécondé ne sont pas vivants ; ce sont des amas de matière organique dont l'arrangement est tel que, sous certaines influences, le mouvement de la vie s'y développera. Imaginez une pendule montée, toute disposée à marcher et attendant qu'on ait donné un mouvement à son balancier.

Ce qui plaide en faveur de cette manière de voir, c'est que l'œuf et la graine se conservent mieux en l'absence de tout modificateur extérieur, à l'abri de l'air, de l'humidité et d'une chaleur trop vive. La sécheresse de la graine lui permet de résister plus longtemps que l'œuf à la décomposition qui éteint dans les deux la faculté d'éclosion.

Graduation dans les phénomènes de la vie.

Vous voyez, Messieurs, qu'on pourrait dresser une échelle des êtres d'après l'intensité et le nombre de phénomènes vitaux qu'ils présentent.

Au plus bas de cette échelle se trouveraient la graine, l'œuf, êtres chez lesquels la vie est latente, ou plutôt agrégats qui ne sont qu'aptes à vivre.

Puis nous placerions les plantes telles qu'elles s'offrent lorsque l'hiver les a dépouillées de leurs organes respiratoires, c'est-à-dire de leurs feuilles, et a arrêté le mouvement de la séve.

Puis viendraient certains animaux que le froid a mis à peu près dans les mêmes conditions où se trouve la plante pendant l'hiver : ce sont les animaux hibernants, dont on trouve des espèces dans presque tous les groupes de l'échelle zoologique. Chez ces animaux, en effet, les phénomènes apparents de la vie, ralentis d'abord, finissent par s'enrayer presque complétement, et ils entretiennent si peu d'échanges de matériaux avec le monde extérieur qu'on peut, sans les tuer, les plonger dans des gaz non respirables.

Nous placerions ensuite les êtres chez lesquels la vie se décèle par les phénomènes apparents de la nutrition et les périodes des âges, mais sans traces de sensibilité et de mouvement volontaire. Vous voyez que je veux parler des individus du règne végétal à l'époque de leur végétation.

Plus haut, nous voyons se joindre aux phénomènes de nutrition les actes de sensibilité et de mouvement volontaire qui caractérisent la plupart des animaux. Dans cette catégorie, on pourrait établir encore des échelons ; car depuis certains radiaires, chez qui les mouvements ressemblent à ceux de la simple irritabilité et où la spontanéité et la sensibilité sont problématiques, jusqu'aux vertébrés, il y a une foule de nuances.

Enfin, la vie apparaît dans tout son luxe lorsqu'aux phénomènes de nutrition, aux actes de sensibilité et de mouvement, se joignent à un haut degré les facultés intellectuelles et morales.

Vous avez remarqué sans doute qu'en dressant cette échelle des êtres vivants d'après la complication de leurs manifestations d'activité, je fais figurer des phénomènes dont je n'ai pas dit un mot, dont je n'ai pas tenu compte en établissant les caractères des êtres vivants. Je me suis tû, en effet, sur les *actes de sensibilité,* sur le *mouvement volontaire,* et sur les *facultés intellectuelles et morales.* Voici, Messieurs, pourquoi je n'ai pas mentionné cela à propos des caractères de la vie. C'est que j'ai dû ne prendre que les caractères communs à tous les êtres qui vivent : or, le caractère fondamental, commun à tous les êtres vivants, le caractère qui fait peut-être l'essence de la vie, c'est l'action moléculaire nutritive, c'est la métamorphose organique.

Une autre remarque doit prendre place ici, c'est que la ténacité de la vie n'est pas dans l'échelle animale en proportion du luxe de ses phénomènes. Un oiseau si vif, si chaud, si mobile, un mammifère si intelligent, sont cent fois plus faciles à tuer qu'un reptile froid et engourdi.

Essais de définition de la vie.

Il faut, enfin, que nous nous occupions des définitions de la vie, ne fût-ce que pour démontrer qu'on n'en peut pas donner une qui soit tout à fait satisfaisante. Il y a, au reste, un intérêt direct dans l'examen des tentatives qui ont été faites pour définir la vie, presque toutes renfermant des vues plus ou moins instructives ou ingénieuses sur *ce mode d'existence*.

Buisson a prétendu qu'on ne pouvait pas plus définir la *vie* que l'*être*. Un de mes compétiteurs dans le concours pour la chaire de physiologie, M. Requin, a fait observer avec raison que le mot *être*, désignant la notion la plus générale et partant la plus simple à laquelle l'abstraction nous conduise, est en soi indéfinissable, c'est-à-dire indécomposable en deux idées; tandis que le mot *vie*, impliquant un mode spécial d'existence, fournit les deux éléments logiques d'une définition, à savoir le *genre prochain*, qui est un mode d'existence, puis la *différence spécifique*, que l'on pourrait énoncer si on savait en quoi ce mode d'existence diffère de tout autre, en quoi il consiste, quelle est, en un mot, l'essence du mouvement de la vie. Or, c'est précisément cette notion qui nous manque. Aussi voit-on, dans la plupart des phrases construites pour définir la vie, le *défini* reparaître dans la *définition*, ce qui est essentiellement vicieux. On sera porté, d'une autre part, à approuver ou critiquer certaines définitions de la vie, suivant qu'on se sera ou non placé au même point de vue que les physiologistes qui les ont données, les uns ayant considéré la vie comme un *principe*, les autres comme un *résultat*.

C'est à la première catégorie de ces définitions qu'il faut rapporter celle qui a été donnée par Aristote. Il dit : *Nous appelons vie la nutrition, l'accroissement et le dépérissement par soi-même.* Le dernier mot de cette définition implique dans l'idée d'Aristote l'existence d'un principe, d'une force intérieure, qu'il nomme *entelechie,* et qui est pour lui synonyme de *force vitale.* Dire que les phénomènes de la vie, c'est-à-dire la nutrition, l'accroissement, etc., sont le résultat de la *force vitale,* c'est définir la *vie* par la *vie,* c'est introduire le défini dans la définition. Ceux pour qui la vie est un résultat reprocheront en outre à Aristote d'avoir fait intervenir gratuitement l'idée d'un principe qui serait cause de la vie.

La même objection sera faite par eux à la définition proposée par Kant. Celui-ci définit la vie un *principe intérieur d'action.* Ils diront, en outre, que, dans cette hypothèse, c'est ce principe qu'il faudrait connaître et définir, et que d'ailleurs la fermentation, qui n'est pas la vie, est aussi un *principe intérieur d'action.*

Parmi les définitions qui admettent l'intervention d'un principe particulier, nous citerons encore celle qui a été donnée par M. le professeur Lordat, de Montpellier. La vie, dit-il, est *l'alliance temporaire du sens intime et de l'agrégat matériel, alliance cimentée par un* ενορμον, *ou cause de mouvement dont l'essence est inconnue.* Je ne pourrais discuter cette définition que je rejette, sans me lancer dans un examen inopportun des doctrines de l'école de Montpellier.

D'autres auteurs ont plus que les précédents tenu compte de l'organisation dans leurs définitions de la vie ; s'ils n'ont pas complétement réussi, ils ont du moins évité quelques-unes des fautes que nous avons signalées jusqu'ici.

Lamarck donne la définition suivante : *La vie dans les parties d'un corps qui la possède est cet état de choses qui y permet les mouvements organiques, et ces mouvements qui constituent la vie active résultent d'une cause stimulante qui les excite.* L'*état de choses* dont parle Lamarck est incontestablement l'*état organique ;* mais cette longue phrase, où se trouvent des idées incidentes, ressemble plutôt à une *théorie* qu'à une *définition* de la vie.

Il faut convenir, malgré notre admiration pour Bichat, que sa définition de la vie est plus mauvaise encore que plusieurs des précédentes. Il dit : *La vie est l'ensemble des fonctions qui résistent à la mort.*

Cette définition repose sur une erreur impardonnable, savoir, que les corps qui nous entourent conspirent à nous détruire. Sans doute, en un sens, les agents physiques qui nous entourent conspirent à nous détruire. L'oxygène que nous respirons à chaque instant nous brûle, nous consume, et si nous n'introduisions pas de nouvelles matières combustibles, cet agent nous détruirait ; mais, si l'on supprimait cet oxygène, la mort serait encore plus rapide. Il ne faut donc pas dire que les corps qui nous entourent conspirent à nous détruire. Bien loin de là, l'examen des rapports des êtres vivants avec le monde extérieur montre que leur organisation a été calculée sur les propriétés des agents physiques qui les entourent. Otez l'eau, l'air, les aliments, le calorique, la lumière : le mouvement vital s'arrête ou languit suivant l'espèce de stimulant qu'on a supprimée. Les êtres vivants sont tributaires de tous les agents physiques qui les entourent, agents sans lesquels l'organisation est impuissante à entretenir le jeu régulier des fonctions. Joignez à ce reproche celui d'avoir *personnifié* la mort, d'en avoir fait une sorte d'être contre lequel la vie est en lutte perpétuelle.

La définition proposée par Richerand est beaucoup moins vicieuse. Il dit : *La vie est une collection de phénomènes qui se succèdent pendant un temps limité dans un corps organisé.* Cela, effectivement, s'applique à la vie ; mais on objecte que l'on pourrait définir dans les mêmes termes un accès de fièvre, la grossesse, la digestion.

Je vous citerai encore quelques-unes des définitions de la vie, mais sans m'arrêter à les critiquer, car cela m'entraînerait trop loin.

Erhard : *La faculté du mouvement destinée au service de ce qui est mû.*

Treviranus : *L'uniformité constante des phénomènes avec la diversité des influences extérieures.*

Béclard : *L'organisation en action.*

Dugès : *L'activité spéciale des êtres organisés.*

Si nous voulons nous placer au point de vue de l'organicisme pur, nous donnerons, comme expression fidèle de cette doctrine, la définition suivante, qui, d'après la remarque de M. Dezeimeris, découlerait directement des principes du méthodisme : *La vie est la manière d'exister des êtres organisés.* On objectera peut-être que cette définition peut aussi s'appliquer au cadavre; mais on peut répondre que le cadavre n'est plus organisé, en ce sens qu'il n'offre plus les conditions matérielles nécessaires pour la production des actes de la vie.

La vie est-elle un principe ou un résultat?

La vie peut être envisagée de deux manières bien différentes, et c'est de là que viennent les dissidences entre ceux qui l'ont définie.

Pour certains physiologistes et philosophes, la vie est un *principe;* pour d'autres, elle n'est qu'*une collection de certains phénomènes dans les êtres organisés.* Pour les premiers, la vie est *une cause;* pour les seconds, elle n'est qu'*un résultat.*

La première opinion, fondée sur la croyance que la matière inerte par elle-même a besoin d'un principe animateur, a été celle d'une partie de l'antiquité; c'est celle de tous les animistes, sous quelque nom que se soit cachée leur doctrine. La vie résultait de l'union de ce principe avec le corps; ils se séparaient à la mort.

De grâce, Messieurs, n'allez pas confondre ce principe ou prétendu principe avec le principe intellectuel; c'est du principe de la vie qu'il s'agit, et non du principe de la pensée. A la vérité, quelques-uns en ont fait une seule et même chose; mais le plus grand nombre les ont séparés, et avec raison. Les légumes qui végètent dans mon jardin ont ce qu'on nomme *principe vital,* et n'ont pas le principe de la pensée.

Je disais que, pour quelques-uns, la vie est un principe, une cause, et non un effet.

D'autres hommes pensent que la physiologie n'a rien à gagner à une semblable hypothèse; il ne leur répugne pas d'admettre que la matière telle qu'elle est arrangée, combinée dans les êtres vivants, jouit de la propriété de produire les actes que nous nommons *vie,* sans qu'il soit nécessaire de supposer un autre agent dans le corps.

Mais ceux qui regardent la vie comme un principe, comme une cause, répondent : Vous voulez expliquer la vie par le jeu ou les propriétés d'un ensemble d'organes ou d'appareils, par l'action d'un foie, d'un cerveau, d'un cœur, d'un poumon; mais vous oubliez donc que la vie existe et se manifeste avant qu'il y ait un poumon, un cœur, un foie, un cerveau? Voyez ce germe : ce n'est qu'une masse amorphe dans laquelle il n'y a aucun organe, c'est une goutte de mucus qui va s'écraser sous votre doigt ou s'évaporer à l'air. Mais la vie existe dans cette goutte amorphe; la vie va y créer elle-même ses propres instruments, les organes dont elle aura besoin pour se continuer. Sous la direction de la vie, voilà que des points rouges se dessinent dans cette masse amorphe, que du sang s'y forme, que des canaux s'y creusent, que les pulsations d'un cœur y apparaissent : *tout à l'heure une goutte de liquide, à présent un embryon, bientôt un homme.*

Et quel inépuisable sujet d'admiration dans cette prévoyance merveilleuse qui développe à l'avance des organes qui ne serviront que plus tard, mais qui sont là tout disposés pour le moment où il faudra qu'ils agissent! Ainsi, le fœtus, qui n'a pas de respiration aérienne, est cependant muni d'un poumon qui fonctionnera aussitôt que ce fœtus sera sorti du sein de sa mère; ses mâchoires recèlent des dents qui perceront les gencives quelque temps avant le sevrage; bien plus, l'embryon porte déjà des organes génitaux qui ne serviront peut-être que vingt ans plus tard.

Ainsi donc, aux yeux des philosophes dont j'expose les vues en ce moment, la vie précède l'organisation et n'en peut être le produit; et il ne faut pas se dissimuler que cette manière de voir n'ait pour elle des autorités respectables. Kant a dit, dans son appendice sur la *téléologie,* ou science des causes finales, que

*l'organisme est un tout résultant d'une intelligence calcu-
latrice qui réside dans son intérieur.*

Au dire de Muller, il y a dans le germe la matière du germe,
plus le *principe vital.*

Enfin, suivant Burdach, la *matière* n'est que *l'accident* de
l'organisme, dont l'*activité* est au contraire la *substance.*

Mais je veux fournir encore des arguments à cette opinion d'un
principe animateur. Je donne à un micrographe deux ovules de
mammifères : ils ne diffèrent pas de volume. Le micrographe les
examine avec la plus scrupuleuse attention; il ne voit dans l'un
et dans l'autre rien autre chose que des granules et globules,
plus une petite vésicule transparente (la vésicule germinative);
il ne signale aucune différence notable. Est-ce donc que par hasard il devait sortir de ces deux œufs deux animaux semblables?
Pas du tout : de celui-ci il serait sorti une souris, et de cet autre
un éléphant! Mais peut-être le chimiste me révèlera-t-il des
différences qui auraient échappé au micrographe? Pour savoir à
quoi m'en tenir, je donne au chimiste deux œufs assez volumineux pour ses expériences, deux œufs d'oiseau. Mais voici que le
chimiste trouve absolument les mêmes principes dans les deux
œufs : beaucoup d'albumine, de la vitelline, de la matière grasse,
quelques sels, du phosphore, du soufre, du fer. Est-ce donc
qu'un même oiseau serait éclos dans chacun de ces œufs? Mais
non : il serait sorti de l'un un aigle, de l'autre un roitelet. Or,
voici comment on raisonne. Si de matières qui ne paraissent dissemblables ni au microscope ni à l'analyse chimique, il sort des
êtres à configuration si variée, n'est-ce donc pas qu'il y a un
principe vital qui préside à la configuration pendant l'évolution
de l'embryon, principe qui fait naître, aux dépens d'une même
substance, ici une souris, et là un quadrupède colossal?

La thèse que je développe ici avec une sorte de complaisance
n'est pourtant pas celle du plus grand nombre des physiologistes ni des plus sévères parmi eux, et je vous avouerai que je
me prononce pour la doctrine opposée.

Si la vie précède les organes, elle ne précède pas la petite
masse plastique qui va s'organiser. La constitution de ce petit

amas de matière qui forme le germe est telle, qu'elle jouit de la propriété de subir, sous certaines influences, le développement, les transformations qui vont donner naissance au fœtus, et il n'est pas nécessaire d'admettre en plus un ouvrier caché dans ce petit amas de matière. Que m'importe l'exiguïté de ce germe! Y a-t-il rien de grand ou de petit aux yeux de la nature? Et quant à sa mollesse, elle est précisément favorable aux transformations qu'il doit subir. Les partisans de l'opinion que la vie est une cause et non un résultat concèdent que, dans l'être qui a subi son développement, ce principe ne peut rien sans l'organisation, c'est-à-dire sans la matière du corps. Pourquoi en serait-il différemment dans le germe? Faudrait-il donc admettre deux périodes : l'une où c'est la vie qui crée le corps, et l'autre où c'est le corps qui engendre et entretient la vie? Vous conviendrez que cela est peu logique. Aussi quelques-uns n'ont-ils pas commis cette faute contre la logique, et ont-ils continué de confier à la direction suprême du principe vital les fonctions de l'animal muni de tous ses appareils.

Remarquez-le, Messieurs, il y a des choses bien dures à croire dans l'hypothèse que la vie est un principe, et que c'est elle qui crée les organes à l'aide desquels elle se réalise pour ainsi dire. Ainsi, dans une graine qui sera restée cinquante ans sans germer, et qui germera au bout de ce temps, le principe vital était donc là sommeillant pendant cette longue période, au bout de laquelle la chaleur et l'humidité du sol l'auraient éveillé !

Remarquez encore que l'argument que j'ai tiré tout à l'heure de la diversité des formes animales opposée à l'uniformité d'apparence des œufs, argument qui vous a peut-être éblouis, est plus spécieux que solide. Un œuf n'est pas un germe; c'est une partie destinée à nourrir un germe, lequel n'occupe d'abord dans les parois de cet œuf qu'une place excessivement petite. Dès lors il n'est pas plus étonnant de voir une même matière animale, celle de l'œuf, nourrir des germes très-différents, qu'il ne l'est de voir un même aliment, le pain, par exemple, nourrir également un homme et un chien. Toute la question est de savoir si la matière de ce germe est originairement constituée de la même façon dans des espèces différentes, et il est permis d'en douter.

Du reste, Messieurs, ce sujet touche de près à l'histoire des propriétés vitales ; c'est là que je me réserve de vous dire comment je les comprends, et de vous donner mon dernier mot sur cette question de philosophie médicale.

Mais je voudrais vous persuader qu'il y a là autre chose qu'une dispute de mots, et qu'il serait important d'être fixé sur l'acception du mot *vie*. Hunter, par exemple, a développé dans son ouvrage sur le sang, l'inflammation et les plaies d'armes à feu, cette proposition, que le sang est vivant ; et, depuis Hunter, presque tous les auteurs de physiologie se sont crus obligés d'agiter la question de savoir si les humeurs sont ou non vivantes. Si on regarde la vie comme un principe, la question posée est de savoir s'il y a de ce principe, de cet être dans les humeurs ; mais si on ne regarde la vie que comme un produit, je ne dirai pas que la question relative à la vitalité des humeurs est insoluble, mais je dirai que cette question ne doit pas être posée et qu'elle est un non-sens.

De la suspension momentanée des phénomènes de la vie.

Si la vie n'est qu'un résultat, si elle consiste en une collection de phénomènes dans les êtres organisés, si enfin elle est un produit de l'organisation, on conçoit la possibilité que cette vie, que cet ensemble de phénomènes, se suspendent pendant un temps plus ou moins long, pour reprendre ensuite leur cours régulier, si l'organisation n'a pas éprouvé d'atteintes profondes pendant le temps de cette suspension. Ces singuliers états de l'organisme s'expliquent mieux dans la doctrine que nous professons que dans celles où l'on personnifie le principe de la vie. Soit un individu plongé dans l'état de mort apparente par l'asphyxie : la mort réelle doit succéder à la mort apparente, s'il n'est pas secouru ; mais il est bien difficile de dire à quel moment aura lieu ce passage. La transition doit être brusque aux yeux de ceux pour qui la vie est un *principe* et non un *résultat*. Ce principe une fois échappé du corps, toute médication auprès de l'asphyxié serait vaine, et ce serait tenter d'obtenir sa résurrection. Opinion décourageante, sorte de fatalisme qui ne peut que nuire à la pratique. Quant à moi, j'aimerais mieux dire que cet asphyxié n'est, à proprement parler, ni mort ni vivant. Ces résultats que l'organisme produisait avant l'asphyxie, les mouvements, la respiration, l'action nerveuse, la circulation, il a cessé momentanément de les produire; mais ni les solides ni les liquides du corps ne sont assez profondément altérés, les premiers dans leur texture, les seconds dans leur composition, pour que cette machine ne puisse entrer de nouveau en mouvement, si l'on change la condition de quelques-uns de ses rouages, du rouage pulmonaire, par exemple, à l'aide d'une insufflation artificielle.

C'est pour rendre l'exemple plus frappant que j'ai choisi un cas d'asphyxie chez l'homme. Il faut donner des exemples de cette suspension de la vie dans d'autres espèces, en commençant par les plus inférieures, et remontant vers l'homme.

Déjà nous avons cité l'état des plantes pendant l'hiver.

Les lichens, les mousses, peuvent être desséchés jusqu'à un certain degré, et reprendre vie lorsqu'on leur fournit de l'eau après trente ou quarante ans de séjour dans un herbier.

Mais l'expérience la plus célèbre sur ce sujet est celle de la résurrection du rotifère et du vibrion du froment par Spallanzani. L'animal, desséché avec précaution, de telle sorte qu'il n'y ait pas solution de continuité dans sa substance, paraît mort, et effectivement tous les phénomènes de la vie sont suspendus chez lui. Il peut rester fort longtemps dans cet état; on le ressuscite en l'humectant.

On sait qu'on fait revivre, en les exposant au soleil, des mouches qui ont été plongées pendant quelque temps sous l'eau. Franklin a raconté à ce sujet, dans ses *Essais*, un fait si extraordinaire, que je n'oserais en reproduire ici les détails.

Des sangsues, prises au milieu d'une masse d'eau congelée, peuvent être ranimées au moment du dégel.

Une foule d'animaux tombent dans la torpeur hibernale et

n'en sortent qu'au retour du printemps, et parmi ces animaux plusieurs appartiennent aux mammifères.

Et pour emprunter enfin des faits à l'espèce humaine, nous rappellerons les cas où il y a eu retour à la vie après une submersion prolongée et seulement au bout de quelques heures de tentatives faites auprès de l'asphyxié, les cas si nombreux d'inhumations précipitées, les cas de léthargie persistant pendant un certain nombre de jours, les cas où des soins assidus ont enfin introduit à la respiration aérienne des fœtus qui ne donnaient aucun signe de vie en sortant du sein de la mère, et quelques faits plus rares, mais non moins concluants, où le bourreau ayant abandonné, comme mort, le corps d'un individu qui avait subi le châtiment de la suspension, ce corps, soumis à l'insufflation pulmonaire, a repris vie entre les mains amies qui l'avaient recueilli.

Conditions de la vie.

Plusieurs des faits que nous avons cités dans l'article précédent trouveront leur explication dans celui-ci. Je ne produirai cependant sous le titre de *conditions de la vie* qu'une sorte de table des matières, les développements devant trouver place dans d'autres parties de ce cours.

Les conditions de la vie sont *internes* et *externes*.

Les *conditions internes* sont une combinaison particulière des éléments, un certain mélange de liquides et de solides, une structure enfin qu'on nomme *organisation*. En donnant la vie comme un résultat, nous avons présenté l'organisation comme sa cause; mais l'organisation seule ne suffit pas, ou du moins elle ne suffirait pas longtemps pour la production des phénomènes de la vie: celle-ci a besoin, pour s'entretenir, du concours des agents extérieurs. Il faut des *aliments*, de l'*eau*, de l'*air*, du *calorique* et de la *lumière* : ce sont là les *conditions externes* de la vie.

Les excrétions emportent à chaque instant du corps d'un être vivant une fraction des matériaux qui le composaient; il faut donc qu'il y ait réparation incessante, sans quoi la matière du corps se dissiperait, et la vie avec elle. Ce serait une vue bien bornée sur le rapport qui nous occupe que celle qui n'offrirait l'aliment et l'eau que comme des moyens de remplacer ce que le corps a perdu par les excrétions. Lorsque l'on jette une bûche dans le foyer, ce n'est pas pour remplacer la fumée qui s'en échappe, c'est pour alimenter la combustion. Les excrétions sont au mouvement de la vie ce que la fumée est à la combustion. Il y a de la matière organique détruite ou consommée pendant la production de cet ensemble d'actes que nous nommons vie, pendant que l'animal respire, qu'il se nourrit, qu'il se meut ou qu'il sent. Les matières excrémentitielles sont le résidu de cette opération, qui n'a pas son analogue dans le laboratoire de nos chimistes, et les aliments sont destinés à l'entretenir, en même temps qu'il concourent à l'accroissement du corps.

L'*air* est une autre *condition* de la vie, condition plus prochaine encore que l'aliment. Nous verrons, au parallèle des animaux et des végétaux, qu'il n'agit pas de la même manière sur ces deux classes d'êtres vivants, fournissant aux premiers un *corps comburant* et aux seconds un *corps brûlé,* aux premiers un agent qui détruit une partie de la matière organique, tandis qu'il vivifie l'autre, aux seconds un principe qu'ils fixent et qu'ils font entrer ainsi dans la matière qui les compose.

Les êtres organisés ne peuvent accomplir les actes de la vie que sous une certaine *température,* au delà et en deçà de laquelle ces actes finissent par s'enrayer plus ou moins complétement. Le *calorique* ou plutôt une température déterminée doit donc être rangée au nombre des conditions de la vie. Plusieurs êtres vivants possèdent, à la vérité, la propriété de se donner à eux-mêmes la température nécessaire pour le maintien des actes organiques, et de la conserver au milieu des fluctuations de la température extérieure. Il est même digne de remarque que les êtres qui supporteraient plus difficilement un abaissement de température dans leurs humeurs, et chez lesquels la perte de quelques degrés serait une cause de mort, sont ceux qui jouissent au plus haut degré de la faculté de produire de la chaleur. Que le sang d'un quadrupède ou d'un oiseau se refroidisse de quelques degrés.

ce sera un cas grave, peut-être mortel ; mais cet oiseau, ce quadrupède, ont le pouvoir de maintenir leur température alors même que celle du milieu ambiant s'abaisse **considérablement.** Un reptile, au contraire, se refroidira dans ce dernier milieu ; mais sa vie ne sera pas pour cela compromise, à moins que le refroidissement de ce milieu ne soit extrème, cas dans lequel le reptile, le mammifère et l'oiseau, trouveraient également la mort.

Il semble que l'influence du calorique sur la vie soit écrite à la surface du globe, comme elle est proclamée par les phénomènes qu'entraine la succession des saisons. Les espèces végétales et animales pullulent dans les régions intertropicales et dans les pays tempérés ; on voit les unes et les autres diminuer à mesure qu'on s'avance vers le Nord, jusqu'à ce qu'on ne trouve plus, sous les pôles, que la solitude de la mort. Les premières chaleurs du printemps rétablissent dans les végétaux les phénomènes organiques que l'hiver avait enrayés ; elles suscitent et entretiennent le travail formateur dans ces germes de toutes sortes, ces œufs d'insectes, dont la matière était restée à l'état de repos pendant la saison rigoureuse. Que manque-t-il à l'œuf fécondé de l'oiseau pour son éclosion? Il a autour de lui tous les grands modificateurs de l'organisme, il est plongé dans l'air, dans la lumière, soumis à la pesanteur et aux variations électriques, et cependant le poulet ne s'y développe pas. Il lui faut une certaine température que l'incubation naturelle ou des moyens artificiels lui donneront, et alors s'établira cette série de formations organiques et de métamorphoses dont les micrographes nous ont présenté le tableau.

Cette influence de la chaleur sur la production des phénomènes des êtres organisés a tellement frappé certains physiologistes, qu'ils ont érigé le calorique ou la chaleur en *principe* de la vie. Mais nous n'y pouvons voir qu'une *condition*, condition judicieusement appréciée dans ce passage d'Hoffmann : *Caloris ad vitam, nutritionem, propagationem et motus vitales producendos et conservandos maxima necessitas et potentia est.*

La *lumière*, qui est une condition indispensable pour les formations végétales, n'exerce pas une influence aussi prochaine sur la vie des animaux. Sans doute, elle en modifie les actes et introduit des changements apparents dans quelques détails de leur organisation; mais son absence n'est pas, pour les animaux, un cas de mort, comme l'absence d'aliments, d'air ou de chaleur. M. Edwards a constaté que des têtards tenus dans l'obscurité ne subissent pas la transformation qui doit les amener à l'état de grenouille, bien qu'ils continuent de grossir. Ainsi, la lumière serait pour certaines espèces une condition nécessaire à l'*acquisition de la forme.*

De curieuses expériences de M. Morren ont montré l'influence de la lumière sur le développé des infusoires; j'en ferai connaître plus loin les résultats.

Je ne pense pas que l'*électricité* doive être mise au nombre des *conditions* de la vie, bien qu'elle ait été considérée par certains physiologistes comme le principe de l'activité des êtres organisés, et par d'autres comme identique à l'action nerveuse. Je montrerai, lorsque le temps en sera venu, combien ces vues sont erronées.

Les physiologistes n'expliquent pas tous de la même manière le mode d'intervention des agents extérieurs dans la production de la vie; ceux qui ont professé *que la vie ne s'entretient que par les stimulants* n'ont pas fait jouer d'autre rôle aux agents extérieurs que de stimuler les parties vivantes.

Cette pensée est déjà dans les écrits des chefs de la secte méthodique. Les agents extérieurs *entretiennent la tonicité des organes :* voilà une proposition qui remonte jusqu'à Thémison. Cette doctrine est développée avec complaisance et talent par Frédéric Hoffmann. Avec Brown, elle reparaît encore, seulement les mots sont changés : l'*incitabilité* est le principe de la vie, et les agents physiques extérieurs la mettent en jeu. L'*incitation*, c'est-à-dire l'action d'un agent *incitateur* sur une partie douée d'*incitabilité :* voilà la cause de toutes les modifications qui constituent la vie. Changez encore une fois le nom, substituez l'*irritation* à l'*incitation*, la *contractilité* à l'*incitabilité*, et vous aurez la clef de cette doctrine célèbre que Broussais promulgua sous le nom de *médecine physiologique.*

Faut-il réduire les agents physiques à l'action desquels est attachée la conservation de la vie au rôle de simples *stimulants, incitants, irritants?* Je ne le pense pas, Messieurs. Je crois qu'on n'a vu là qu'un coin du tableau de la vie. L'air, les aliments, ont encore une autre influence que je vous ai déjà fait pressentir : ils concourent matériellement à ces transformations chimiques sans lesquelles la vie s'éteindrait. Au reste, c'est un vice d'envisager ainsi sous un même titre l'action de tous les agents physiques par lesquels la vie s'entretient. L'air n'agit pas comme les aliments ; ceux-ci ont une action différente de celle de la lumière, et l'influence de celle-ci ne peut être comparée à celle du calorique.

La soustraction momentanée des *conditions externes* de la vie n'est pas également funeste à toutes les espèces vivantes ; elles y résistent d'autant moins qu'elles sont plus élevées dans l'échelle des êtres, et que la vie se présente chez elles avec un plus grand luxe de phénomènes. L'abstinence complète d'aliments et de boissons fait périr en quelques jours un oiseau ou un quadrupède à sang chaud ; un reptile la supporte pendant des semaines, des mois, et même des années. Pour les premiers, la cessation de la respiration est mortelle en quelques minutes ; elle amène très-lentement ce résultat chez les reptiles. Ces derniers enfin peuvent être rappelés à la vie après avoir été engourdis par le froid et en quelque sorte gelés, tandis qu'un oiseau succomberait avant d'être refroidi à ce degré.

J'ai dit que les considérations relatives aux *conditions* de la vie nous aideraient à concevoir les cas où elle se rétablit après une suspension plus ou moins longue de ses phénomènes.

Si, en effet, la vie n'est qu'un résultat, une collection de phénomènes ayant pour *conditions*, d'une part, l'organisation, de l'autre, les agents physiques qui nous entourent, on concevra la possibilité que ces phénomènes se suspendent en l'absence des conditions externes, et puissent se manifester de nouveau si les conditions internes, c'est-à-dire l'organisation, n'ont subi pendant cette suspension aucune altération fondamentale. Il suffira de rendre à l'être ainsi plongé dans l'état de mort apparente les modificateurs extérieurs dont il avait été privé. Tel est le cas du vibrion desséché que Spallanzani ressuscite en lui donnant de l'eau, du reptile qu'on tire de l'asphyxie en lui rendant de l'air, ou qu'on ranime graduellement en lui rendant le calorique dont l'absence l'avait plongé dans la torpeur.

Reste à expliquer comment cette suspension, promptement mortelle chez certaines espèces, peut être prolongée sans danger dans quelques autres. Je suis convaincu que la cause de cette différence tient à ce que la suspension des fonctions entraîne chez certains animaux, et non chez d'autres, une altération des humeurs incompatible avec le retour des actes de la vie. La coagulation du sang, par exemple, ou son accumulation et sa stase dans certaines parties du système vasculaire, pourraient offrir un obstacle insurmontable au retour de la circulation.

SOURCES DE NOS CONNAISSANCES EN PHYSIOLOGIE (1).

Vous savez déjà que la physiologie a pour but d'étudier les phénomènes des corps vivants, d'apprécier les lois et les conditions de ces phénomènes. La route à suivre pour atteindre ce but ne diffère point de celle par laquelle l'esprit humain doit passer pour élever l'édifice d'une science quelconque : il faut recueillir des faits et les généraliser.

Je dis qu'il faut recueillir des faits; je pense, en effet, qu'il n'a pu appartenir qu'aux sectateurs d'une philosophie dont les disciples de Bacon n'adopteront jamais la méthode d'imaginer que *l'intuition intérieure*, comme ils l'appellent, peut suppléer aux notions que les sens nous apportent. Laissons les partisans du système de la *philosophie de la nature* fermer les yeux et se re-

---

(1) Ce qui suit serait peut-être mieux placé dans une *introduction;* mais une première leçon peut être considérée comme une introduction. Si j'ai débuté par la définition de la physiologie et l'exposé de quelques notions sur la vie, c'est qu'il m'a paru logique de signaler ce qui serait l'objet de nos études avant de rechercher comment il fallait l'étudier. On comprend, du reste, que ce sujet n'a pu recevoir dans l'amphithéâtre tous les développements qu'il offre ici.

cueillir en eux-mêmes, persuadés qu'ils trouveront dans leur conscience une sorte de révélation des lois du monde physique. Pour nous, Messieurs, faisons usage de nos sens, *voyons, touchons;* usons, en un mot, de la méthode expérimentale.

Le physiologiste puise à plusieurs sources les matériaux qu'il met à l'œuvre pour fonder la science de la vie. En effet, la physiologie s'apprend par l'observation directe des phénomènes de la vie sur l'homme; elle s'appuie sur l'anatomie des organes sains, tant de l'homme que des animaux, et aussi sur l'anatomie morbide ou pathologique; elle emprunte des faits à l'histoire des vices de conformation ou monstruosités; elle doit beaucoup aux expériences, surtout à celles que l'on pratique sur les animaux; enfin, elle met à contribution presque toutes les autres branches des sciences exactes, notamment la chimie, la physique, l'hydraulique, la mécanique. Essayons d'apprécier le degré d'utilité de ces diverses branches des connaissances humaines, de ces diverses sources d'instruction.

Observation directe des phénomènes de la vie sur l'homme.

Telle a été, sans contredit, la première source de nos connaissances sur la vie, et, sous ce point de vue, on pourrait dire que la physiologie est contemporaine des premiers hommes, qu'elle est de tous les temps et de tous les lieux; car même, à l'état sauvage, l'homme est porté à réfléchir sur cet ensemble de phénomènes dont il est le théâtre, et qui le mettent en rapport avec la nature entière. Mais ce genre de notions n'a pu être réellement mis à profit que par les hommes déjà versés dans la science de l'organisation; ceux-ci connaissent les problèmes à résoudre, et pénètrent plus avant que d'autres dans ce genre d'inquisition.

Une foule de phénomènes mécaniques, plusieurs actes sensoriaux, se prêtent à l'observation directe: c'est ainsi que l'on étudie les mouvements du voile du palais et de la base de la langue dans l'émission des voyelles et dans la prononciation des consonnes. On constate de cette manière l'ascension progressive du larynx pendant la production des sons aigus, la constriction de la glotte lors de la production des efforts, le rôle des différents muscles et leviers dans la station, la marche, le saut. Il est des particularités relatives au concours des deux yeux, ou à l'action d'un seul dans des circonstances déterminées, qui ne peuvent être étudiées qu'au moyen de l'observation directe sur l'homme. C'est encore en repliant en quelque sorte sur lui-même l'instrument de la pensée que l'homme est parvenu à porter l'analyse dans les phénomènes de l'entendement.

Utilité de l'anatomie.

Dire que la connaissance de l'anatomie est indispensable pour l'intelligence des fonctions, c'est énoncer une proposition qui est devenue banale à force d'être vraie ; mais il faut apprécier le degré d'utilité de l'anatomie, indiquer le genre de services qu'elle nous rend, et signaler surtout les limites dans lesquelles elle peut nous être utile.

Le principal problème à résoudre sur cette matière est celui-ci :

« Jusqu'à quel point la structure de nos organes peut-elle expliquer leurs fonctions ? »

Voici la solution la plus générale qu'on puisse donner de ce problème, dans l'état actuel de la science.

Si nous voulions demander à l'anatomie l'explication de la nature intime de nos actions, de leur essence, si j'ose ainsi parler, je pense que nous la consulterions en vain, et que l'examen le plus minutieux de nos organes ne nous apprendrait rien à ce sujet. Je ne vois, par exemple, aucun rapport entre la structure de la matière nerveuse et la faculté de penser et de sentir, entre la structure du foie et la faculté de faire plutôt de la bile que de l'urine, entre la structure du testicule et le merveilleux pouvoir de créer un liquide fécondant, voire même entre la structure de la fibre musculaire et sa propriété contractile. Je ne doute pas que ce rapport n'existe, mais je dis que je ne le vois pas, et je pense qu'on ne le signalera jamais : je dis que l'examen de ces parties ne m'eût jamais fait découvrir *a priori* les facultés dont elles sont douées.

Ainsi, de ce côté, l'anatomie nous fait défaut. Nous pouvons nous en consoler jusqu'à un certain point ; car, enfin, cette ignorance de la nature intime des choses, les physiciens ont à la déplorer comme nous.

Mais si, venant à négliger les causes premières, nous recherchons dans l'anatomie l'explication des actes secondaires de l'organisme et notamment de tout ce qui est mécanisme, nous trouvons alors, nous voyons les plus merveilleux rapports entre la conformation et les usages. Il semble que partout, dans notre structure, une intention soit évidente, et qu'une intelligence créatrice, ingénieuse et prévoyante, ait présidé au développement des êtres organisés.

Ici, pour livrer passage à la lumière, la matière organique s'épure en fibres et en humeurs, dont la transparence dépasse celle du cristal, et elle s'y limite par des courbures plus savantes que celles que nous introduisons dans les instruments des arts.

Ailleurs, la matière organique, élastique et vibratile, imprime à l'air les ondulations qui vont porter autour de nous l'expression de notre pensée.

Ailleurs, et plus condensée, elle constitue des leviers, informes en apparence, mais où la résistance est jointe à l'économie de la matière, la puissance à la rapidité du mouvement.

Le grand Haller avait bien senti toute l'utilité de l'anatomie, lorsqu'il désignait la physiologie ou la science de la vie sous le nom d'*anatome animata*. Il compare les médecins qui avaient voulu séparer la physiologie de l'anatomie à des mathématiciens qui tenteraient de soumettre au calcul les forces et les actions d'une machine dont ils ne connaîtraient ni les rouages, ni les dimensions, ni la matière composante. Aussi cet homme illustre traite-t-il avec une sévérité qui n'était pas dans ses habitudes les écrits physiologiques de Fernel et de Gaspard Hoffmann, deux hommes recommandables pourtant, mais qui ne connaissaient d'anatomie que ce qu'ils avaient puisé dans quelques auteurs grecs, et ne s'étaient point livrés par eux-mêmes à la dissection des cadavres.

Mais je veux entrer plus avant dans ce sujet.

Il y a, Messieurs, dans le corps de l'homme et des animaux certaines dispositions mécaniques si admirablement adaptées au rôle qu'elles jouent dans l'économie, qu'il suffit d'y jeter un coup d'œil pour deviner la fin pour laquelle elles ont été créées. Dites à un mécanicien, étranger d'ailleurs à la physiologie, qu'un liquide coule dans les veines, ouvrez un de ces vaisseaux devant lui, montrez-lui les replis valvulaires qui, d'espace en espace, s'élèvent dans sa cavité, et demandez-lui dans quelle direction se fait le courant du liquide. Il n'hésitera pas à vous dire que le liquide coule de la périphérie vers le centre ; car, dans cette direction, les valvules, appliquées aux parois du vaisseau, laissent sa lumière parfaitement perméable, tandis que ces soupapes, redressées par un courant contraire, mettraient bientôt obstacle à la circulation. Eh! Messieurs, il n'en a pas fallu davantage à l'immortel Harvey pour soupçonner d'abord et démontrer ensuite le mouvement circulaire du sang, la plus grande des découvertes qui aient jamais été faites en physiologie.

Et, remarquez-le bien, Messieurs, il n'y a pas eu une seule découverte un peu notable en anatomie qui n'ait eu du retentissement en physiologie. Voyez les anciens physiologistes : ils font venir les larmes, les uns, de la caroncule lacrymale, les autres, des conduits ou des points lacrymaux, et ces erreurs se perpétuent jusqu'au moment où, à force de patience, d'industrie et d'habileté anatomiques, Stenon découvre les conduits presque capillaires qui, de la glande lacrymale, aboutissent à la conjonctive.

Permettez-moi encore un exemple. Pendant une longue suite de siècles, les physiologistes enseignent que le chyle est pompé dans les voies digestives par les veines de ces parties; mais, en 1622, Aselli, au milieu d'une expérience faite dans un autre but, découvre les vaisseaux chylifères, et les surprend remplis du liquide dont ils se sont chargés dans l'intestin. Voilà une erreur physiologique renversée, et c'est une découverte anatomique qui en a fait justice. Le même Aselli, se confiant encore aux idées qui avaient eu faveur avant lui, croit que ces chylifères vont au foie, et que cet organe élabore le produit de la digestion : mais

Pecquet montre que les chylifères aboutissent au canal thoracique et non au foie. Dès lors, tout ce qui tient à l'histoire du cours du chyle est établi d'une manière inébranlable.

Il est encore un point de vue sous lequel je veux vous faire envisager l'étude de l'anatomie.

J'ai fait l'aveu que l'examen d'un nerf ne nous expliquait pas l'action nerveuse. On pourrait croire, d'après cela, que la dissection des nerfs ne peut rien nous apprendre sur leurs fonctions. Eh bien! ce serait une erreur grossière. Lorsque, par exemple, j'ai reconnu, par une expérience faite sur l'origine d'un nerf, qu'il est plutôt moteur que sensitif, c'est à la pointe du scalpel que j'étudie, dans ses détails, les usages de ce nerf; chaque nouveau filet que je découvre me révèle une nouvelle particularité de sa fonction.

Utilité de l'anatomie comparée.

Il n'a été question jusqu'ici que de l'anatomie humaine; ne passons pas sous silence les services que la zootomie, ou anatomie comparée, a rendus à la physiologie.

Buffon a dit avec raison que s'il n'existait pas d'animaux, la nature de l'homme serait encore plus incompréhensible, et Haller proclame que l'anatomie des brutes a rendu incomparablement plus de services à la physiologie que l'anatomie humaine. Je reconnais chaque jour, dit-il, qu'on ne peut porter un jugement solide (*non posse sincerum judicium ferri*) sur les fonctions de diverses parties du corps, si on ne les a examinées dans l'homme, les divers quadrupèdes, les oiseaux, les poissons, et souvent même les insectes.

Buffon et Haller se sont bornés à exprimer un jugement sur l'utilité de la zootomie; je vais essayer de développer ce texte. Et d'abord, c'est à la zootomie qu'il faut rapporter les premières notions un peu exactes que les hommes aient eues sur la science de la vie. Il fallait bien recourir aux animaux dans des temps où les préjugés religieux s'opposaient à la dissection des cadavres humains. Les démêlés de Vésale, au XVIe siècle, avec ses contemporains et ses maîtres, ont mis hors de doute que Galien, ce père de l'anatomie, n'avait disséqué que des brutes et notamment des singes; et cependant, que de notions physiologiques n'avait-il pas déjà déduites de ses beaux travaux sur l'organisation !

Lors même qu'à une époque plus récente l'anatomie humaine fut complétement mise en honneur, ce fut encore à la dissection des brutes qu'on dut rapporter les découvertes les plus importantes en physiologie.

Les vaisseaux chylifères, et par conséquent le cours du chyle, ont été vus d'abord sur un chien vivant.

Le canal excréteur de la parotide, et par conséquent le cours d'une partie de la salive, a été découvert sur une brebis.

Les conduits de la glande lacrymale l'ont été de même sur la brebis.

A la rigueur, ces découvertes auraient pu se faire sur l'homme, et on les y eût certainement faites plus tard; mais pensez-vous qu'on eût seulement pensé à chercher l'ovule des mammifères, cette brillante découverte de Baer, si on n'eût vu les oiseaux, les reptiles, les poissons, les articulés, les mollusques, toutes les espèces animales, en un mot, sauf quelques radiaires, se former au dedans et aux dépens d'un œuf?

Tout ce que nous savons sur le développement des organes et sur la formation des tissus dans l'embryon, nous le devons aux études zoologiques ; car les occasions de faire de semblables recherches sur l'embryon humain sont excessivement rares, et d'ailleurs, la plupart des embryons humains expulsés par avortement ne sont pas à l'état normal ; ce sont des produits malades et informes.

Mais les applications de la zoologie à la physiologie se prêtent à des considérations d'un autre genre.

Certains appareils sont si compliqués chez l'homme et les animaux supérieurs, qu'il est assez difficile de déterminer quelle en est la partie fondamentale et essentiellement active. Eh bien! suivez la dégradation de cet appareil en descendant l'échelle animale, et vous arriverez ainsi à cette partie fondamentale. Par exemple, le sens de l'ouïe perd successivement son pavillon, son conduit auditif externe, sa caisse du tympan, son limaçon, ses canaux demi-circulaires, et se trouve réduit, au-dessous des vertébrés, à la simple ampoule vestibulaire, munie de son nerf. Le vestibule de l'oreille humaine est donc la partie fondamentale, le sanctuaire du sens de l'ouïe.

Lorsque le physiologiste constate les différences que présentent dans leur structure les diverses espèces animales, suivant qu'elles respirent dans l'eau ou dans l'air, suivant leur genre de vie, leurs aliments, le climat sous lequel elles vivent, il acquiert des notions importantes sur les rapports qui existent entre l'organisation et les modificateurs extérieurs.

Applications de l'anatomie pathologique à la physiologie.

Il y a vingt-trois siècles qu'Hippocrate écrivait : *Je pense que les connaissances les plus positives en physiologie ne peuvent venir que de la médecine ;* il y a trente ans qu'un interne des hôpitaux de Paris, devenu depuis professeur à la Faculté de Montpellier, prenant pour épigraphe de sa dissertation inaugurale le passage d'Hippocrate que je viens de citer, reprochait aux physiologistes de rester par trop étrangers aux faits de la clinique médicale, et reprochait aux cliniciens de faire trop peu de cas de la physiologie. Si ce reproche adressé aux cliniciens était fondé, et l'est peut-être encore de nos jours, celui que M. Lallemand faisait aux physiologistes ne pouvait s'appliquer à tous ; car M. Lallemand eût pu lire dans l'ouvrage du plus illustre d'entre eux le conseil d'utiliser les faits d'anatomie pathologique. Haller dit, en effet, dans sa préface : *Sed et morbosorum cadaverum incisorum plurima commoda sunt ;* il ajoute que si l'on veut bien connaître une partie, il n'y a rien de plus instructif *quam incisis corporibus in quibus ea pars vitiata fuerit ;* et on peut dire que dans toutes les parties de son ouvrage, on retrouve Haller fidèle aux principes qu'il a posés, ce qui, au reste, ne diminue en rien le mérite du travail de M. Lallemand.

Voyons donc en quoi l'anatomie pathologique peut nous être

utile. Un organe a été complétement détruit par les progrès d'une altération morbide : vous concevez que cet accident vous donnera, dans quelques cas, la solution la plus décisive sur les controverses qui se sont élevées touchant la part que cet organe prend à telle ou telle fonction ; car il s'agit de constater simplement si, l'organe étant détruit, la fonction a été abolie, si elle a été simplement lésée, ou si elle n'a éprouvé aucune modification.

Il y a d'autres genres d'applications de l'anatomie pathologiques. Ce sont les accidents des plaies de tête qui avaient fait découvrir à Hippocrate l'action croisée du cerveau ; les hémorrhagies cérébrales, les ramollissements partiels, nous démontrent chaque jour cette action croisée pour les lobes cérébraux.

Les anus contre nature ont permis de rechercher la digestibilité des diverses substances alimentaires et le temps qu'elles séjournent dans l'estomac.

Je vous rappellerai, en traitant des fonctions de relation, que des cas de blessure de la trachée-artère avaient fait reconnaitre à Ambroise Paré la nécessité que l'air traversât la glotte pour la production de la voix. On sait dans quelle circonstance célèbre Harvey étudia sur l'homme les mouvements du cœur.

Je dois chercher à vous prémunir contre de graves erreurs provenant d'applications à la physiologie de faits d'anatomie pathologique mal observés. Vesale voit l'intelligence persister chez un enfant hydrocéphale dont le cerveau était réduit à une espèce de poche membraneuse ; Donald Monro constate cette persistance des facultés intellectuelles chez un enfant de huit ans dont la tête avait 4 pieds 4 pouces de circonférence, et l'on s'empresse d'en conclure que le cerveau n'est pas indispensable pour la production des actes de l'intelligence ! Mais l'anatomie nous apprend que, dans ces cas, les lobes cérébraux sont étalés, déplissés, et que la continuité de leurs fibres n'a pas été détruite. Les reins se montrent à Tabarran, à Riolan, remplacés par une espèce de kyste ; cependant il y a de l'urine dans la vessie : on en infère qu'il y a des voies secrètes (*viæ urinariæ clandestinæ*) qui conduisent les boissons de l'estomac dans la vessie ! Mais ce prétendu kyste n'est autre chose que l'appareil excréteur énormément dilaté, et dans ses parois, composées de la substance corticale atrophiée, se ramifient encore les artères qui apportent les matériaux de la sécrétion urinaire. Les ganglions mésentériques s'atrophient fréquemment chez les vieillards; ils éprouvent, dans d'autres circonstances, une dégénérescence qui semblerait devoir les rendre imperméables. L'observation de ces faits avait fait dire à Ruysch qu'on pourrait vivre sans ganglions mésentériques; cependant, cette assertion, comme celle que je viens de combattre, repose sur des faits d'anatomie pathologique mal observés.

Applications de l'anatomie anormale, ou étude des vices de conformation à la physiologie.

Nous allons montrer, pour ainsi dire, une nouvelle face des applications de l'anatomie pathologique.

Parmi les vices de conformation, ceux qui consistent dans une absence complète ou partielle d'organes offrent surtout un grand intérêt. En effet, ces vices de conformation nous présentent des expériences toutes préparées par la nature, expériences non sanglantes, expériences dont les effets ne se compliquent pas du trouble et de l'éréthisme du système nerveux, et de l'épuisement causé par la douleur, comme cela arrive quand on opère sur les animaux vivants.

Un autre avantage des observations de ce genre, c'est qu'étant, en général, recueillies sur l'espèce humaine, on ne peut pas leur opposer cette objection si souvent mise en avant à propos des vivisections, qu'il ne faut pas conclure des animaux à l'homme.

Donnons quelques exemples.

Les phrénologistes voulaient nous persuader que la faculté du langage a un organe spécial siégeant dans les lobules antérieurs du cerveau. Mais voici qu'on pratique l'ouverture d'une jeune fille chez laquelle ces lobules antérieurs sont absents par vice de conformation, et l'on se souvient alors que la jeune fille, passablement idiote d'ailleurs, n'était pas privée de la parole. Peut-il y avoir une meilleure réfutation que celle-là? et quel poids n'exerce pas une semblable observation, quand on la rapproche des faits d'anatomie pathologique consistant dans la destruction de ces lobules, soit par une lésion traumatique, soit par une tumeur fongueuse, sans lésion de la parole.

Autre exemple. Des fœtus monstrueux naissent sans lobes cérébraux, mais avec une moelle allongée ; d'autres naissent sans lobes cérébraux et sans moelle allongée : les premiers respirent, crient, avalent pendant quelque temps ; les autres meurent dès qu'ils ont quitté le sein de leur mère. De tels faits ne nous montrent-ils pas que le principe des mouvements respiratoires siége dans la moelle allongée ? Une semblable monstruosité observée sur l'homme est plus concluante que la mutilation de l'encéphale d'un chien.

Certains hommes n'ont jamais possédé le sens de l'odorat : la dissection a montré, dans quelques cas de ce genre, l'absence congénitale du nerf olfactif. C'est donc bien lui, quoi qu'on en ait dit dans ces derniers temps, qui est le nerf spécial de l'odorat.

Un autre avantage de l'observation des effets des monstruosités est de nous éclairer sur le degré d'importance des divers organes et appareils : certaines monstruosités par défaut étant conciliables avec la vie, les autres non, on peut dire que le médecin légiste ne peut traiter les questions de viabilité, sans emprunter ses documents à la physiologie. Il vous suffira de parcourir le *Traité de tératologie* de M. Geoffroy-Saint-Hilaire fils pour reconnaître la vérité des propositions que je viens de vous soumettre.

Expériences et vivisections.

Beaucoup de points ne pouvant être suffisamment éclaircis par les méthodes d'investigation que nous avons exposées jusqu'ici, le physiologiste devra chercher le complément de ses connaissances dans les expériences.

Celles-ci peuvent être faites sur l'homme et sur les animaux.

Il n'est pas nécessaire de vous dire que les expériences sur l'homme ne peuvent être sanglantes, et que ces expériences ne doivent pas compromettre sa santé ; le nombre de celles qui ont réuni ces conditions est assez considérable pour que la science y ait considérablement gagné. Je vous ferai connaître plus tard les résultats des expériences faites sur la transpiration cutanée, la perspiration pulmonaire, les exhalaisons et absorptions gazeuses de la peau, la déglutition, l'effort, etc.

Quant aux expériences sur les animaux, elles sont souvent sanglantes : on leur donne alors le nom de *vivisections*.

Les occasions de contempler à nu les viscères de l'homme vivant étant extrêmement rares, la curiosité d'abord, et plus tard des vues mieux déterminées, surmontèrent la répugnance que l'homme éprouve à torturer de malheureux animaux.

Faire l'histoire de ce que nous devons aux vivisections, ce serait faire l'histoire de toute la physiologie.

Dans le siècle dernier, les Haller, les Fontana, les Spallanzani, se distinguèrent dans cette carrière.

Aujourd'hui les expérimentateurs ne se comptent plus, et le seul récit des expériences qui ont été faites dans ces derniers temps suffirait à composer plusieurs gros volumes. Il y a un certain nombre d'années que l'université de Copenhague mit au concours la question suivante : *Exponere sigillatim quos fructus aperit physiologia humana ex vivisectionibus animalium his ultimis decenniis annis frequenter institutis.* Le prix fut décerné à Pierre-Guillaume Lund, dont le travail offre un très-grand intérêt.

Haller, en plusieurs endroits, a donné d'excellents préceptes sur la manière de procéder à la recherche de la vérité par les expériences, préceptes trop peu connus par la foule des vivisecteurs modernes. Il veut qu'on arrive sur le terrain de l'expérimentation sans idée préconçue, sans autre but que de découvrir ce que la nature a fait, et non avec l'intention de confirmer les assertions de tel ou tel classique. N'oubliez jamais, Messieurs, le précepte d'homme de bien : *Boni viri nullam oportet causam esse præter veritatem.* Nul n'a été plus fidèle que lui à ce précepte. Dans le journal de ses expériences, il raconte aussi bien les résultats contraires à ses doctrines que ceux qui leur sont favorables; et il dit, avec une naïveté qui n'est pas sans malice : *J'ai toujours été surpris du bonheur avec lequel certains savants ont toujours vu ce qu'ils voulaient voir, et n'ont jamais rien vu qui y fût contraire.* Et c'est peut-être en faisant allusion à ces savants qu'il écrit plus loin : *Ce n'est que dans les romans que les héros sont toujours victorieux.*

Si vous vous livrez aux vivisections, Messieurs, ne vous bornez jamais à une seule expérience. En effet, il y a toujours avec les résultats principaux et vrais des résultats accessoires, et il vous sera impossible de distinguer les uns des autres dans uue seule expérience ; mais lorsque vous l'aurez renouvelée plusieurs fois, les résultats foudamentaux et légitimes se distingueront par la constance de leur reproduction de ce qu'il y a d'accidentel et d'éventuel dans l'expérience.

Si je proclame ici l'utilité des expériences pour l'avancement de la science, je ne les crois pas aussi nécessaires à son enseignement; bien plus, je les crois nuisibles sous certains rapports. Une expérience faite séance tenante rompt la continuité du discours et l'enchainement des raisonnements. Trop souvent le spectateur, distrait par les contorsions de l'animal ou mu par des souffrances, perd de vue ce qu'on se proposait de lui faire observer. Ajoutez à cela une dépense de temps si considérable, qu'il faudrait, à l'exemple des professeurs qui expérimentent pendant leurs leçons, se résigner à ne traiter dans un semestre qu'une mince fraction des matières qui sont l'objet de la physiologie.

Au reste, cela peut être admis pour certains enseignements ; mais un cours dans une Faculté doit être dogmatique et aussi substantiel que possible.

Applications de la chimie à la physiologie.

Notre corps, vous le savez, est composé de solides et d'humeurs. Les humeurs se changent incessamment en solides dans les phénomènes occultes de la nutrition, et les solides se décomposent en humeurs; de plus, nous introduisons sans cesse des substances qui doivent se convertir en humeurs et en solides, et nous abandonnons des matériaux qui ont servi.

Toutes ces élaborations, accomplies, il est vrai, sous l'empire de lois mystérieuses et sous l'influence des tissus vivants, n'en sont pas moins des transformations chimiques.

Si les bornes de la science ont été un peu reculées en ce qui concerne les fonctions nutritives, c'est à la chimie que nous le devons.

A peine la composition chimique de l'atmosphère avait été découverte, que déjà l'on jetait les fondements d'une nouvelle doctrine sur la respiration.

La chimie nous a appris que les reins nous débarrassent surtout des produits azotés, et la respiration de l'excès de carbone.

Elle nous a montré la présence de l'urée dans le sang des animaux que l'on a soumis à l'extirpation des reins, résultat qui a fait profondément modifier la doctrine des sécrétions.

Elle a tranché les difficultées élevées sur une foule de points relatifs à l'absorption, puisque c'est seulement à l'aide des réactifs les plus sensibles que l'on est parvenu à constater le passage de diverses substances dans tel ou tel ordre de vaisseaux ou dans les voies urinaires.

Les premières applications un peu acceptables de la chimie à la physiologie datent de l'époque où Lavoisier jetait les fondements de la première de ces sciences; ces premières applications étaient surtout empruntées à la chimie minérale, comme dans la théorie de la respiration. On ne pouvait guère attendre d'autres applications dans ce temps, parce que la chimie organique était encore dans l'enfance; mais nous avons beaucoup à espérer de l'impulsion que cette science a reçue des travaux de MM. Chevreul, Liebig, Boussingault, Dumas, et quelques autres.

Dans un ouvrage ayant pour titre *De l'analyse organique et de ses applications*, M. Chevreul a démontré qu'il est impossible de faire avec succès aucune application un peu générale de chimie organique à l'étude des phénomènes des êtres vivants, tant qu'on n'aura pas défini les espèces de principes immédiats qui constituent les tissus et les liquides, siéges des phénomènes qu'on veut étudier. Le premier pas à faire est donc d'établir d'une manière rigoureuse les *espèces* de ces principes immédiats : or, vous voyez que nous sommes, sous ce rapport, tributaires des chimistes.

Dans un autre travail fort intéressant et plus récent, ayant pour titre *Considérations générales et inductions relatives à la matière des êtres vivants,* M. Chevreul a montré par quels procédés il tâcherait de parvenir à la connaissance des rapports qui existent entre la composition d'un être vivant et la composition des substances dont il se nourrit. Quelques exemples vous mettront au courant des problèmes qu'il se pose et que le physiologiste doit se poser.

A une graine qui éprouve le phénomène de la germination va succéder une jeune plante : y a-t-il un rapport de composition entre l'une et l'autre ? Il les analyse toutes deux, et trouve dans la graine les types principaux des matières qui composeront le germe développé, divers principes immédiats de nature grasse, diverses espèces de principes ternaires neutres non azotés, tels que l'amidine, de l'amidin, une ou plusieurs espèces de principes quaternaires azotés, tels que le gluten, l'albumine végétale, et des sels nécessaires à la végétation.

L'œuf est aussi comparé au jeune oiseau. Il trouve dans l'œuf l'albumine, qui est une des bases des animaux ; plusieurs principes gras, tels que la stéarine et l'oléine ; plusieurs principes colorants, dans l'un desquels il voit déjà le rudiment de l'hématosine ; de la soude, qui est essentielle à la composition du sang ; du chlorure de potassium et du sodium, qui se trouve dans tous les liquides des animaux ; des phosphates de chaux et de magnésie, pour former les os du jeune oiseau, et enfin le soufre, que l'on retrouve dans ses plumes.

Dans le lait, ce premier aliment des mammifères, la chimie montre un si grand nombre de principes immédiats que le physiologiste ne s'étonne plus que seul il puisse suffire à la nutrition de tous les tissus.

Le problème se complique davantage lorsque, arrivant aux animaux adultes, on compare leur composition organique à celle des aliments dont ils font usage. Mais ce problème, le physiologiste ne saurait le résoudre sans l'assistance du chimiste ; c'est ce dernier qui devra suivre les principes immédiats, transformés ou non, dans l'intestin, le chyle et les voies circulatoires, et comme la nutrition ne consiste vraisemblablement pas en une pure application de principes immédiats à des tissus de même nature, c'est encore au chimiste que nous devrons demander le secret de la transformation de ces principes les uns dans les autres. Déjà M. Chevreul a proposé pour ce cas la loi si féconde des *compositions équivalentes.*

M. Liebig a porté beaucoup plus loin ses prétentions, dans son *Traité de chimie organique appliquée à la physiologie animale.* Il nous fait, en quelque sorte, assister aux métamorphoses de nos humeurs et de nos tissus, au mouvement de la vie en tant qu'opération chimique. Aussi décrit-il à la manière des chimistes le mouvement de composition et de décomposition du corps.

Il y a véritablement de l'originalité dans cette manière d'envisager la vie. Je vais traduire M. Liebig à ma manière. Qu'est-ce qu'un animal? C'est un composé chimique qui reçoit des principes immédiats, les uns azotés, les autres non, et de l'oxygène, qui rend de l'acide carbonique, de l'eau, de l'urée, et qui dégage de la chaleur. L'accroissement de ce composé chimique se fait par l'incorporation pure et simple des principes immédiats azotés qu'il introduit dans ses aliments. Le mouvement de décomposition provient de l'action de l'oxygène sur la matière animale, qu'il brûle en partie pour faire de l'acide carbonique et de la chaleur, tandis que l'autre partie rentre dans le sang à l'état d'urée et d'acide choléique, qui en seront séparés par les sécrétions urinaire et biliaire. D'où il suit, dans la théorie de Liebig, que si on défalque du sang les principes de la bile, il reste ceux de l'urine, et si l'on en défalque les principes de l'urine, il reste ceux de la bile. Et de même que, dans une pile chargée, l'action chimique de l'acide sur le zinc est l'origine d'une force qui se propage au loin par les conducteurs de la pile, de même les mutations chimiques des animaux sont la source de la force nerveuse qui va susciter les contractions musculaires.

Messieurs, tout en applaudissant à de tels efforts, je serais désolé que vous fussiez séduits par ces théories, au point de croire qu'on nous a dévoilé le mécanisme, je ne dirai pas de la vie, mais seulement du mouvement nutritif; car, en admettant que les choses se passent comme M. Liebig nous l'expose, et je pense qu'il en est ainsi, puisque M. Dumas a été conduit de son côté à des résultats qui ne diffèrent pas de ceux que je viens de faire connaitre, la question ne sera résolue qu'au point de vue de la chimie, et elle restera tout entière au point de vue morphologique et physiologique. Eh quoi! vous nous dites que la nutrition consiste, quant à son mouvement de composition, dans l'incorporation pure et simple de la fibrine et de l'albumine aux parties fibrineuses et albumineuses du corps; mais vous nous laissez ignorer, vous ne nous direz jamais comment le sang qui charrie cette fibrine et cette albumine peut se transformer en tissus si différents quant à leur aspect et à leurs propriétés. Ici, il alimente la fibre musculaire rougeâtre; là, le tendon nacré et resplendissant; ailleurs, la substance solide de l'os; ailleurs, la pulpe molle du cerveau; ailleurs, la matière transparente du cristallin, et ailleurs, la matière noire de la choroïde et de l'iris. Cette albumine, qui vient du végétal toute formée, cette albumine, substance peu active dans la plante, on ne nous dira pas comment elle va concourir à la pensée dans le cerveau, à la fécondation dans le sperme, à la digestion dans le suc pancréatique? Cette fibrine qui, dans le végétal, était à l'état de repos, devient, dans les muscles de l'animal, l'organe de tous les mouvements commandés par sa volonté et de quelques autres encore. Il y a donc autre chose que l'action chimique, objet de vos études.

Pourtant, Messieurs, n'exagérez pas non plus le caractère de ma critique. Je désire qu'on puisse nous dire quels changements chimiques ont lieu pendant le travail nutritif. Sur ce sujet, on nous a déjà appris beaucoup de choses, et sans doute on n'en restera pas là; mais je ne voudrais pas qu'on se flattât d'avoir ainsi expliqué la vie.

Application de la physique à la physiologie.

La physiologie n'est pas moins tributaire de la physique, et ici les explications sont positives, satisfaisantes.

Soyez persuadés, Messieurs, qu'aucune des notions que vous avez acquises en vous préparant au 1er examen ne sera perdue pour la science à laquelle vous allez vous livrer.

Dans l'étude de la locomotion, de la station, de la marche, des mouvements, vous trouverez à faire l'application de ce que vous avez appris sur l'équilibre, le pendule, les diverses espèces de leviers, sur les propriétés qu'ils ont, suivant les cas, de favoriser la force ou la rapidité des mouvements. Il semblait qu'après le grand ouvrage de Borelli, *de Motu animalium*, il ne restait plus qu'à glaner dans cette partie de la mécanique animale; cependant, les publications récentes de Weber et le travail de M. Maissiat nous ont montré que la carrière n'était pas épuisée.

La discussion des diverses opinions relatives à la production de la voix exige des notions assez étendues sur la théorie des instruments à corde, des instruments à anche, des flûtes, de l'appeau, et sur les conditions physiques de l'élévation ou de l'abaissement des tons.

Pour comprendre le mécanisme de l'audition, il faut que vous soyez familiarisés avec les lois qui président à la transmission du son non-seulement dans les fluides élastiques, mais encore de l'air aux liquides, de l'air aux solides, et réciproquement; il faudra que vous puissiez apprécier la part que des cloisons membraneuses, interposées à l'air et au liquide, auraient dans la propagation du son, et dans quelles circonstances des substances élastiques sont susceptibles de se prendre de vibrations sous l'influence des vibrations que l'air a propagées jusqu'à elles. Tous ces problèmes, en effet, se présentent dans la question de l'audition; mais on pourrait dire qu'ici la physiologie, bien loin d'être tributaire de la physique, a en quelque sorte pris une initiative qui appartenait à cette dernière.

Le physiologiste ne doit point rester étranger à cette partie de la physique qui traite de l'électricité ; car on en a fait des applications sans nombre, exagérées sans doute, mais encore faut-il pouvoir en discuter la valeur.

Un grand nombre d'animaux ayant la propriété de conserver une température uniforme, nonobstant la fluctuation du milieu qui les environne, il faudra, pour aborder ce point intéressant de physiologie, emprunter à la physique des notions sur les causes du dégagement du calorique, les lois de la transmission à distance et au contact, la capacité des corps pour le calorique, son équilibre, les lois du refroidissement, les effets de l'évaporation, etc.

Vous ferez l'application de vos études sur l'optique et notamment sur la partie qui traite de la réfraction de la lumière. Ces études vous permettront de comprendre sans effort la partie physique de la vision.

Mais je ne puis prononcer le mot de réfraction sans éveiller dans votre esprit le souvenir de ce que l'intelligence humaine a conquis par la simple industrie, qui consiste à dévier la lumière dans des milieux terminés par des surfaces curvilignes. La lumière nous a fait ainsi connaître, suivant l'expression d'Haüy, deux expèces d'infinis : d'un côté, des sphères célestes que leur extrême éloignement ne nous eût jamais permis d'apercevoir ; d'un autre côté et sous nos yeux, des myriades d'êtres animés et des éléments organiques que leur exiguïté eût pour toujours dérobés à nos regards. Le physiologiste n'attache pas une égale importance à ces deux effets de la réfraction de la lumière : si le télescope est l'instrument de l'astronome, le microscope est celui de l'anatomiste et du physiologiste. Je vous dirai donc quelques mots des applications de la microscopie à la science que je dois vous enseigner.

L'expérience ainsi que le raisonnement nous montrent la divisibilité presque infinie de la matière dans le monde inorganique. Cette divisibilité existe aussi, sans contredit, pour la matière des êtres organisés, puisque, ainsi que je vous le dirai, les éléments constitutifs sont les mêmes dans les deux espèces de corps. Cette réflexion semblerait devoir nous détourner de l'étude microscopique des êtres organisés, puisque, même avec le plus fort grossissement, nous ne pouvons parvenir au dernier terme de la division. Mais, Messieurs, s'il n'y a pas de limites à la divisibilité de la matière élémentaire, il paraît en exister une relativement aux particules rudimentaires de la forme des tissus organisés. Lorsque l'on assiste, le microscope à la main, à la première apparition des organes de l'embryon, on les voit presque tous naître de cellules à noyau et de globules organo-plastiques dont les métamorphoses engendrent peut-être les différents tissus de l'économie. C'est l'emploi du microscope qui nous a donné la théorie cellulaire, théorie dont l'avenir est encore incertain, et dont j'aurai l'occasion de vous entretenir plus tard.

Là ne se bornent pas les applications de la micrographie. Le génie de Harvey avait découvert le mouvement circulaire du sang, et ce grand homme avait étayé sa doctrine d'arguments si nombreux et si puissants, qu'on a lieu de s'étonner des résistances qu'elle rencontra pendant plus de vingt-cinq ans. Il manquait pourtant à cette doctrine une démonstration péremptoire, et Harvey mourut sans y avoir assisté. Cette démonstration, c'était le microscope qui devait la donner. Pouvez-vous bien vous figurer, Messieurs, le ravissement des observateurs qui virent les premiers, sous un instrument grossissant, les globules du sang passer des artères dans les veines, pour revenir au cœur! Leur surprise ne dut être égalée que par la surprise de ceux qui aperçurent aussi, sous le microscope, l'animalcule spermatique se mouvant dans le liquide fécondant des animaux.

Le microscope a fait justice des rêveries enfantées par l'imagination des physiologistes sur le mécanisme de l'absorption et de la nutrition. Les micrographes nous ont appris que les voies circulatoires sont parfaitement closes, et qu'il ne peut rien entrer dans les vaisseaux ou en sortir qu'à l'état de dissolution et en pénétrant les porosités de la matière organique. Que penser, d'après cela, de ces *bouches absorbantes* dont parlent avec tant de complaisance une foule de médecins étrangers aux progrès de la physiologie?

Je réserve pourtant, Messieurs, la question relativement à

l'absorption du chyle; il faudra savoir à quoi s'en tenir sur les assertions de quelques anatomistes modernes sur la structure des villosités.

Voici une autre application non moins intéressante. On voit dans toutes les parties du corps les nerfs s'envoyer des branches de communication, ce qu'on a fort improprement nommé anastomose. Certains anatomistes, bien fiers d'avoir rencontré de ces communications qui avaient échappé au scalpel de leurs prédécesseurs, ont voulu, pour donner du relief à leur découverte, les faire servir à l'explication de diverses sympathies. Mais l'examen microscopique des nerfs montre que nulle part les fibres primitives ne se confondent, ne s'incorporent les unes dans les autres. Les prétendues anastomoses ne sont que des accolements de filets destinés à réunir dans une même branche, et pour les besoins des parties, des filets de mouvement, des filets de sentiment, et peut-être des filets pour les actions nutritive et sécrétoire. Qu'on cesse donc de nous donner ces pauvres explications de sympathies pour des anastomoses de nerfs. La sympathie, c'est-à-dire l'action d'un organe par suite d'une impression faite sur un autre organe, suppose toujours que l'impression a gagné un centre nerveux par un nerf, et a été réfléchie de ce centre vers un autre organe par un autre nerf.

Nous devons au microscope la découverte des globules du sang, découverte généralement attribuée à Leeuwenhoëk, qui montra que *ce liquide leur doit sa couleur.* M. Duméril a fait la remarque que déjà Swammerdam les avait aperçus, et Malpighi les avait certainement décrits pour des globules de graisse.

Ces cils vibratiles qui servent au mouvement de totalité de myriades d'infusoires, qui établissent des courants de liquides sur certaines parties d'animaux plus élevés dans l'échelle, et qui fonctionnent même chez les animaux supérieurs et l'homme, nous seraient encore inconnus sans le microscope. Déjà Leeuwenhoëk, Joblot, Ledermuller, Hill, Needham, Spallanzani, les observent sur les infusoires, et, de nos jours, Valentin et Purkinje les décrivent sur les cellules épithéliales.

Leeuwenhoëk, que l'on retrouve partout quand il s'agit de micrographie, cet homme peu lettré, à la vérité, mais si habile dans l'art de polir les verres et de s'en servir, a incontestablement vu la formation et l'arrangement des cellules épithéliales qu'il décrit sous le nom d'écailles.

J'ai montré jusqu'ici des applications directes de la micrographie à la physiologie; mais s'il est vrai que les progrès de cette dernière aient constamment accompagné ceux de l'anatomie, le microscope, en nous révélant la structure intime de quelques-unes de nos parties, aura encore indirectement contribué à augmenter la somme de nos connaissances sur la science de la vie. Je me plais donc à enregistrer ici la découverte de la terminaison en cul-de-sac des conduits excréteurs des glandes, découverte qui, tout en mettant fin à ce long débat entre les partisans de Ruysch et ceux de Malpighi sur la structure des organes sécréteurs, a en même temps fait justice de plusieurs théories sur le mécanisme des sécrétions. Je citerai encore la découverte de la fibre élémentaire du tissu cellulaire, due à Leeuwenhoëk; celle de la fibre primitive des muscles, faite par Hook en 1678; celle enfin des tubes nerveux, qui ne permet plus de considérer la substance cérébrale, ainsi que Haller était encore tenté de le faire, comme une masse amorphe et dépourvue de fibres.

Relativement aux doctrines de la génération, le microscope, en nous faisant assister à la formation des premiers linéaments des organes, a ruiné la théorie de l'évolution, accréditée au XVIIIe siècle par les plus illustres physiologistes.

Si l'intérêt du sujet pouvait légitimer une courte excursion dans le domaine de l'histoire naturelle et de l'anatomie comparée, je vous rappellerais ici que Lyonnet s'aida du microscope pour décrire les quatre mille muscles de la chenille du saule; que Vallisnieri, Réaumur, Bonnet, observèrent, à l'aide de cet instrument, les aiguillons de l'abeille, du taon, des cousins, et de la trompe de la mouche. Le microscope a montré à Swammerdam l'hermaphrodisme des limaçons; à Klein, que les mollusques testacés sortent de l'œuf avec leur coquille; à Nollet, que la phosphorescence de la mer est due à des acalèphes microscopiques qu'il prit pour des coquillages. Erhenberg fait connaître un fait **bien plus** extraordinaire : c'est que les carapaces d'innombrables infusoires, passés à l'état de fossile à diverses époques, constituent des masses plus considérables que celles qui résulteraient de la réunion des restes fossiles de toutes les autres classes d'animaux Quelques-uns de ces infusoires fossiles ressemblent à ceux qui vivent aujourd'hui.

Je suis heureux que ce sujet me permette de vous annoncer, par anticipation, une observation dont M. Mandl m'a rendu témoin, observation qui eût fait grand bruit au siècle dernier, et qui fera encore sensation dans celui-ci, si on la renouvelle sur d'autres espèces vivantes que la sangsue. Il ne s'agit de rien moins que des *mouvements exécutés par des nerfs*. On place dans une goutte d'eau, sous le microscope, un ganglion extrait de la chaîne nerveuse d'une sangsue vivante, avec les filets de nerfs qui y tiennent, et on voit s'établir dans ceux-ci des mouvements vermiculaires ou de reptation analogues à ceux d'un intestin ; et, chose curieuse, ces mouvements ne s'établissent que sur les filets ganglionnaires.

Quelques auteurs font remonter la connaissance des verres grossissants jusqu'au temps des Grecs et des Romains ; d'autres, seulement jusqu'au moine Bacon. Je pense que ces derniers ont raison. J'ai lu que Néron, qui était myope, regardait au travers d'une topaze les combats des gladiateurs. Or, à cette époque, on attribuait à la *nature* de la pierre et non à sa *courbure* la faculté d'améliorer la vue ; si bien qu'on avait défendu d'employer les topazes pour la confection des bijoux. Cela n'annonce pas qu'on fût bien avancé dans la connaissance des verres grossissants. Ce ne fut qu'au XVIIe siècle qu'on les appliqua à l'étude des corps. Les premiers qu'on employa étaient des verres bi-convexes, connus sous le nom de *loupes*. Ces loupes, montées plus tard sur un pied, laissèrent aux mains la liberté nécessaire pour la dissection des parties. Cela constitua alors le *microscope simple*. L'addition d'un verre au-dessus du premier, verre nommé *oculaire*, donna naissance au *microscope composé*, qui fut inventé en Hollande par Jansen ou plus probablement par Drebbel. Cet instrument n'est devenu parfait que depuis l'emploi des lentilles achromatiques. Les résultats obtenus depuis cette heureuse modification, c'est-à-dire depuis une trentaine d'années, sont incomparablement plus satisfaisants que ceux des premiers observateurs.

GÉNÉRALISATION DES FAITS.

Telles sont, Messieurs, les principales sources de nos connaissances en physiologie.

Mais ce serait en vain que l'on rassemblerait une immense quantité de faits, si l'esprit de l'homme ne s'appliquait à saisir les points par lesquels ils se ressemblent ou diffèrent, si par l'emploi de l'analyse il ne décomposait les faits complexes en leurs plus simples éléments, s'il ne les rapportait à leurs conditions premières, s'il ne s'efforçait en outre de saisir le lien par lequel ils se tiennent, de les rattacher à une loi fondamentale ou au moins à un petit nombre de lois ou de faits primitifs. C'est dans cette œuvre que consiste la généralisation des faits; c'est par là que l'homme peut satisfaire à ce besoin impérieux de connaître et d'expliquer, qui le lance dans la carrière des sciences sans autre but que celui de conquérir la vérité, cette vérité qui, suivant l'expression de Bacon, est le souverain bien de la nature humaine.

Vous ne vous abuserez pas toutefois sur la valeur du mot expliquer. Pour nous, un fait aura reçu une explication, nous en posséderons la théorie, par cela seul que nous pourrons le ramener à quelque fait primitif ou à quelque loi générale, peu importe l'expression. Mais, en physiologie comme en physique, on ignore l'essence de ces faits principes, et peut-être n'est-il pas bien important de la connaître, puisqu'il y aurait toujours au delà une explication à demander, et que la difficulté ne serait que reculée. Qu'importe au physicien l'essence de l'attraction ou de l'électricité, s'il parvient à en déterminer les lois?

Si ce langage était trop abstrait, un exemple pourra rendre

ma pensée plus facile à saisir, ce sera celui de la plus haute généralisation à laquelle l'esprit humain se soit élevé.

Un corps qui cesse d'être soutenu tombe avec une vitesse uniformément accélérée.

Notre satellite, dans son trajet autour de la terre, décrit un orbe elliptique.

Deux fois dans vingt-quatre heures, on voit l'océan s'avancer sur le rivage, reculer ses limites et se retirer ensuite.

L'eau ne peut s'élever au delà de 32 pieds dans un corps de pompe, et le mercure au delà de 28 pouces dans un tube barométrique.

Si la physique générale et la physique particulière ne se composaient que de l'énoncé de faits semblables, sans montrer le lien qui les unit, sans en présenter la théorie, pourraient-elles mériter le nom de science ? Non, certes. Mais que Newton vienne nous dire : *Toutes les molécules de la matière s'attirent mutuellement en raison directe des masses et inverse du carré des distances,* alors nous voyons ces phénomènes, qui ont si peu de rapports au premier aperçu, se ranger naturellement dans une même loi, celle de la gravitation universelle. Nous disons alors que nous possédons la théorie de ces faits, que nous les *expliquons,* quoique le fait principal, celui de la gravitation universelle, nous soit inconnu dans sa cause prochaine.

Il en sera de même des explications en physiologie, autant que cela sera en notre pouvoir ; mais nous y rencontrerons des difficultés de plus d'une sorte.

Les procédés par lesquels l'esprit humain parvient à généraliser les faits sont d'une application plus facile et offrent des résultats incomparablement plus satisfaisants en physique qu'en physiologie. On peut se rendre compte de cette différence.

Les phénomènes du monde inorganique sont peu complexes ; nous pouvons prendre un à un les éléments dont ils se composent et les étudier à loisir. Nous pouvons quelquefois décomposer ces phénomènes par l'analyse, les recomposer par la synthèse : nous pouvons presque les faire naître à volonté. Souvent le calcul les prédit avant que l'expérience ne les démontre. Il n'en est pas de même à l'égard des êtres vivants : rien de plus variable que les phénomènes dont ils sont le théâtre ; rien de plus difficile que l'analyse de ces phénomènes, car ils sont extrêmement complexes.

On n'en a pas moins essayé de porter l'analyse dans les phénomènes de la vie. L'histoire des tentatives qui ont été faites à ce sujet constitue la philosophie de la science ; j'en toucherai quelques mots dans une des prochaines leçons, à l'occasion des propriétés vitales.

UTILITÉ DE LA PHYSIOLOGIE.

Il me reste à vous indiquer les rapports étroits qui attachent la physiologie à l'art de guérir.

L'étude des actes de la vie offrirait assez d'intérêt pour qu'on se décidât à la cultiver, sans autre but que les jouissances qu'on pourrait s'en promettre, et ce but seul paraît avoir dirigé et soutenu dans leurs travaux des physiologistes justement estimés. Mais le médecin doit songer aux applications à la santé des hommes, soit qu'il s'agisse de la conserver, ou de la rétablir lorsqu'elle a éprouvé quelque dérangement.

Quoique les êtres vivants possèdent en eux, c'est-à-dire dans leur organisation, le principe, la source de ces mouvements réguliers dont l'ensemble constitue la vie, ce serait en vain qu'ils auraient reçu cette puissance intérieure, si elle n'était sans cesse sollicitée à agir par l'influence des agents physiques extérieurs. La recherche des rapports de l'homme avec les objets qui l'entourent constitue donc une partie importante de la physiologie. Le médecin peut déduire de cette étude quelques règles relatives à la mesure et au mode suivant lequel plusieurs de ces rapports doivent s'accomplir. C'est ainsi que la physiologie prête son appui à une branche étendue de l'*hygiène*.

La physiologie n'a pas eu moins d'influence sur les doctrines pathologiques et la thérapeutique. Un coup d'œil jeté sur l'histoire de la médecine nous montrerait les doctrines les plus célèbres liées constamment à la doctrine physiologique de l'époque que nous aurions choisie et n'en étant qu'une conséquence.

La théorie chimique de la vie professée par Sylvius lui montra toutes les maladies en rapport avec la prédominance de tel ou tel élément chimique des humeurs. Les maladies étaient surtout occasionnées par les acides, et les préparations chimiques les plus énergiques étaient administrées avec une confiance, une témérité contre laquelle protesta en vain, au xviie siècle, Guy Patin, un des médecins les plus spirituels et les plus caustiques de son époque.

Les sectateurs de l'école iatro-mécanique ne furent pas plus réservés que ne l'avaient été les chémiatres. A la vérité, quelques mécaniciens avaient dit qu'il fallait bien se garder d'appliquer le calcul à la pathologie ou à la thérapeutique ; mais on vit Boerhaave et ceux qu'avaient entraînés sa réputation et son génie expliquer les phénomènes des maladies, aussi bien que les fonctions du corps, d'après les principes de la mécanique.

Et la doctrine médicale de Brown, accueillie avec tant d'enthousiasme d'abord en Écosse, puis en Allemagne, sur quoi était-elle fondée? Sur la propriété de l'*incitabilité*, érigée par le réformateur écossais en principe de la vie, et considérée comme une force fondamentale inhérente aux êtres organisés.

Enfin, Messieurs, n'avons-nous pas vu de nos jours le chef célèbre d'une nouvelle doctrine médicale proclamer en quelque sorte, par le nom sous lequel il a fait connaître cette doctrine, l'alliance intime de la physiologie avec l'étiologie des maladies aussi bien que leur thérapeutique? Broussais a semblé s'écarter, toutefois, de ses prédécesseurs, en ce que le dogme physiologique a été créé après coup, comme pour prêter son appui à la doctrine médicale, et la ramener à cette unité, sorte de pierre philosophale cherchée par tous les chefs de secte, et qu'il ne leur a pas encore été donné d'atteindre

Sans doute, Messieurs, le jour où nous serions plus éclairés sur le mécanisme de la vie, le jour où nous connaîtrions le secret des élaborations organiques, nous pourrions aspirer à fonder sur ces notions une doctrine médicale cohérente dans toutes ses parties, nous pourrions en déduire la cause prochaine des maladies et les moyens d'y remédier. Mais jusqu'à ce que nous en soyons là, la médecine aura peut-être demandé à la physiologie plus qu'elle ne pouvait lui accorder; et si je ne me trompe, je ne vous ai pas montré le plus beau côté sous lequel on puisse envisager les rapports qui les unissent. Mais, s'il n'y a pas sûreté à demander à la physiologie un système médical complet, on peut dire que cette science est excessivement riche en applications de détail. C'est ainsi que la physiologie éclaire l'étiologie de certaines maladies, le traitement de quelques autres, et le diagnostic du plus grand nombre. C'est vers ces applications de détail, qui ont aussi leur prix, que sont dirigées les recherches des modernes; elles se succèdent avec assez de rapidité pour faire vieillir en peu de temps les traités les plus récents de physiologie, et c'est un avantage de l'enseignement oral de pouvoir les mettre à profit, à mesure que leurs auteurs les livrent à la publicité.

Cet avantage, toutefois, ne peut être obtenu qu'autant que le professeur se sera astreint à extraire, jour par jour, ce que les ouvrages périodiques et les monographies renferment d'opinions ou de vérités nouvelles. Si je n'ai pas complétement rempli cette tâche, Messieurs, j'espère que vous vous en prendrez plutôt à l'insuffisance de mes moyens qu'à mon défaut de zèle pour votre instruction.

DEUXIÈME LEÇON.

PARALLÈLE ENTRE LES ÊTRES VIVANTS ET LES CORPS BRUTS.

MESSIEURS,

Je ne considère pas l'idée sommaire que je vous ai donnée, dans la leçon précédente, sur les caractères des êtres vivants, comme une introduction suffisante dans le sujet de mon enseignement.

Je pense qu'à défaut d'une notion nette sur la vie, je parviendrai à jeter quelque jour sur elle par la comparaison des êtres qui en jouissent avec ceux qui en sont privés.

Ce parallèle entre les corps bruts et les êtres organisés a pour la première fois été établi par Stahl, qui signala douze différences capitales entre les deux classes de corps. Il a été, depuis cette époque, le début presque obligé des cours et des traités de physiologie ; c'est pour cela peut-être qu'il a paru suranné à quelques écrivains modernes. Dugès se demande, par exemple, si on ne peut étudier l'homme vivant sans avoir passé en revue tout l'univers. Je répondrai à cela que c'est par la voie de la comparaison que nous acquérons la plupart de nos connaissances sur les êtres de la nature, et que je ne vois pas la nécessité de renoncer à une bonne chose, parce qu'elle est ancienne. Je répondrai encore par cette belle pensée de Celse : Si cette contemplation des choses de la nature ne fait pas le médecin, elle le rend cependant plus apte à la médecine : *Ista naturæ rerum contemplatio, quamvis non faciat medicum, aptiorem tamen medicinæ reddit.*

Je confesserai pourtant, et cela m'avait déjà choqué à l'époque où j'étais étudiant, je confesserai, dis-je, que les deux termes de la comparaison, les deux objets mis en parallèle, ne sont pas également déterminés, également apercevables pour moi.

Je vois bien, d'un côté, un être organisé, un véritable *indi-*

vidu; mais à quoi le comparerai-je dans le règne inorganique? Sera-ce à un cristal, un rocher, une masse de terre, un porphyre, une pierre quelconque? Il est bien vrai qu'en présence des *individus vivants*, on a mis des espèces de types, des créations idéales et abstraites. Encore une fois, où trouverai-je l'individualité dans le règne minéral? On a proposé, dans un cours du Collège de France, de la placer dans les *astres* ou les corps *planétaires;* pour moi, je la mettrais plus volontiers, avec Lamarck, dans les molécules *intégrantes des corps.* Mais cette difficulté ne doit pas nous arrêter; rien ne nous empêche de comparer un agrégat inorganique à un être organisé, les molécules intégrantes de l'un aux molécules intégrantes de l'autre.

Je m'occuperai donc de ce parallèle, que je regarde comme très-instructif. Sans doute, il faut en modifier les termes d'après la marche des sciences physiques, et à mesure qu'elles comblent quelque peu cet énorme *hiatus* qui se remarque entre les corps organisés et les minéraux.

Un mot sur la division des corps de la nature.

L'antiquité avait reconnu trois classes de corps : les *minéraux*, les *végétaux* et les *animaux,* ou, si on l'aime mieux, trois règnes, le *minéral,* le *végétal* et l'*animal.* Cependant, en y regardant de plus près, on s'aperçut qu'une analogie frappante rapprochait les phénomènes d'activité des végétaux et des animaux, et qu'une distance immense séparait ces êtres des corps inorganiques. Les trois règnes des anciens furent donc réduits à deux, d'après le conseil de Lamarck, l'organique et l'inorganique.

Quelques naturalistes eurent la prétention de simplifier davantage, et pensèrent qu'il n'y avait pas tant de différences entre ces deux règnes; qu'au fond ils obéissaient aux mêmes lois; que ces différences étaient pour ceux qui ne regardaient que la superficie des choses, qu'elles ne justifiaient pas la prétention qu'on avait eue d'élever une barrière entre ces deux classes de corps.

L'idée d'établir une échelle graduelle des êtres d'après leur perfection successive avait déjà fait imaginer à Bonnet une série immense, à l'une des extrémités de laquelle il plaçait les atomes, et à l'autre des êtres supérieurs à l'homme. Mais Bonnet lui-même n'avait pas méconnu la différence entre les corps vivants et les corps bruts, car il dit : *Si le polype nous montre le passage du végétal à l'animal, d'un autre côté, nous ne trouvons pas le passage du minéral au végétal.* Ce qu'il n'avait pas fait, d'autres osèrent le tenter; ils cherchèrent et crurent avoir trouvé, comme je vais le dire, le point de transition entre les deux règnes.

Parmi les êtres que l'eau renferme, on en trouve qui sont composés 1° d'une masse gélatineuse, 2° d'un support calcaire produit de sécrétion, ce sont les polypes. Ici, pas de doutes sur la nature animée de l'ensemble. Mais on trouve ailleurs des productions calcaires ramifiées comme celles des polypes, et cependant dépourvues de niche pour l'animal; cet animal, on ne le connaît pas, on ne l'a jamais vu. Eh bien! c'est là qu'ils ont placé le point de transition entre les minéraux et les êtres animés, et la *chaux* leur a paru être la substance par laquelle un règne passe à l'autre. Cependant on peut objecter que, si on a rapproché par analogie ces productions de celles des polypes, c'est qu'on a supposé que, comme ces dernières, elles étaient le produit d'une sécrétion opérée par un animal qui, dans les *nullipores*, à la vérité, n'aurait point été vu. Ces productions, qui d'ailleurs sont pénétrées de matière gélatineuse, ne peuvent donc pas plus être regardées comme des intermédiaires entre les deux règnes, qu'une coquille d'huître ou même un os de mammifère.

D'autres philosophes ont considéré l'univers comme un grand corps animé et composé d'êtres participant tous à la vie de l'ensemble, mais à des degrés différents. Telle est la doctrine de la vie universelle, qui semblerait exclure, au premier abord, toute idée de comparaison entre les minéraux et les corps organisés. Mais en se plaçant même à ce point de vue, et en supposant que la source initiale de l'activité de ces deux ordres de corps soit la même, il y a tant de différences dans leurs propriétés secondaires et leurs phénomènes, qu'ils peuvent faire l'objet d'un parallèle.

Les points nombreux de ce parallèle peuvent être compris sous trois chefs principaux : A. *Constitution matérielle*, B. *Actions*, C. *Forces motrices.*

A. Constitution matérielle.

Sous ce titre, nous traiterons : 1° de la composition élémentaire dans les êtres vivants et les corps bruts, 2° de la manière dont les éléments se combinent dans les deux classes de corps, 3° des produits de cette combinaison, 4° de leur structure ou mode d'agrégation, et enfin 5° de leur forme.

1° Des éléments dans les corps bruts et les êtres vivants.

Les corps pondérés connus aujourd'hui sont au nombre de 61, dont 15 non métalliques et 46 métalliques.

Les corps simples non métalliques sont :

L'oxygène,	Le brôme,
L'hydrogène,	Le chlore,
Le bore,	L'azote,
Le carbone,	Le silicium,
Le phosphore,	Le phtore,
Le soufre,	L'arsenic,
La sélénium,	Le tellure.
L'iode,	

Les corps simples métalliques sont :

Le potassium,	Le chrôme,
Le sodium,	Le tungstème,
Le calcium,	Le tantale ou columbium,
Le baryum,	Le pélopium,
Le strontium,	Le niobium,
Le lithium,	L'antimoine,
Le magnésium,	L'urane,
L'aluminium,	Le cerium,
L'yttrium,	Le lantane,
Le terbium,	Le titane,
L'erbium,	Le didyme,
Le glucynium,	Le bismuth,
Le thorinium.	Le plomb.

Le zirconium,	Le cuivre,
Le manganèse,	L'osmium,
Le zinc,	Le mercure,
Le fer,	Le rhodium,
L'étain,	L'iridium,
Le cadmium,	L'argent,
Le cobalt,	L'or,
Le nickel,	Le platine,
Le molybdène,	Le palladium,
Le vanadium,	Le ruthenium.

Tels sont les éléments qui, dans l'état actuel de la science, composent pour nous toute la nature inorganique.

Les êtres vivants sont-ils formés d'éléments différents? D'anciens philosophes l'ont pensé en voyant les propriétés toutes spéciales et caractéristiques de ces êtres. C'est ainsi que Démocrite, et en cela il fut imité dans le siècle dernier par Bayle et Bernier, avait eu recours à la supposition d'atomes sensibles et presque animés pour expliquer la formation des animaux. Le célèbre système des molécules organiques de Buffon (système que j'exposerai ailleurs) admet deux sortes de matières existant de toute éternité, pouvant se mélanger, mais jamais se confondre dans les êtres doués de la vie. Plus récemment, Treviranus a développé avec complaisance cette doctrine, qu'une matière particulière, essentiellement active, indécomposable, amorphe par elle-même, mais pouvant prendre forme dans les êtres vivants, est répandue dans la nature, où on la trouve tantôt *vivante*, dans les êtres organisés, tantôt seulement *apte à vivre*, et disséminée à la surface du globe.

L'auteur d'une dissertation publiée en 1831 sur l'épicurisme, tout en admettant, avec Lucrèce, que les parties *sensibles* résultent de la réunion de molécules insensibles, a écrit que *les conditions premières de l'animation se trouvent dans une certaine espèce d'atomes qui possèdent les mêmes propriétés de toute éternité, les conservent sans que jamais elles s'affaiblissent en eux, et sont seuls aptes à former des êtres organisés par leurs diverses combinaisons.* On pourrait croire que cette proposition reproduit en d'autres termes la théorie des molécules organiques de Buffon; mais elle a un autre sens, plus conforme à la philosophie d'Épicure, aux convictions de l'auteur de la brochure, et à ce que je vais professer immédiatement.

Sans doute, Messieurs, une matière apte à vivre est généralement répandue à la surface de la terre. Le sol, les fleuves, les lacs, les mers, contiennent tous des matières organiques que les êtres vivants s'approprient; mais cette matière organique n'est point *indestructible*, elle commence et elle finit. Tous les jours, les végétaux la produisent; chaque jour, les animaux la consument. Le feu, la putréfaction, peuvent la décomposer et la réduire à ses *éléments inorganiques*.

Les corps élémentaires des êtres organisés ne sont donc pas autres que ceux qui ont été inscrits sur une des pages précédentes; ce sont les mêmes, mais *non tous les mêmes*. Tous ne sont pas aptes à faire de la matière vivante. Il est donc digne d'intérêt de rechercher quels sont, parmi ces 61 corps élémentaires, ceux qu'on retrouve dans les êtres organisés.

Eh bien, Messieurs, les éléments rencontrés dans les êtres organisés sont seulement au nombre de 20, dont 11 non métalliques, et seulement 9 métalliques.

Les éléments non métalliques sont l'*oxygène*, l'*hydrogène*, le *carbone*, l'*azote* (j'intervertis, pour cause, l'ordre de leur énumération), le *phosphore*, le *soufre*, le *chlore*, le *fluor*, l'*iode*, le *brôme*, le *silicium*.

Les éléments métalliques sont le *potassium*, le *sodium*, le *calcium*, le *magnésium*, l'*aluminium*, le *fer*, le *manganèse*, le *cuivre*, le *plomb*.

Il faut que nous nous arrêtions sur ces vingt substances. Toutes ne paraissent pas aussi prochainement nécessaires pour faire de la matière vivante.

Quatre d'entre elles sont indispensables, et il est à remarquer que l'atmosphère les contient toutes les quatre soit à l'état simple, soit à l'état de combinaison: ce sont l'*oxygène*, l'*hydrogène*, le *carbone* et l'*azote*.

Il y a des combinaisons organiques, des composés ternaires

où on ne trouve même que trois de ces substances, savoir : l'*oxygène*, l'*hydrogène* et le *carbone*, comme, dans les corps gras, l'*amidon*, le *sucre*. Et, sous ce point de vue, on peut dire que ces trois substances sont les plus prochainement nécessaires à l'existence de la matière organique, et que dans l'ordre de leur importance elles doivent prendre rang avant l'*azote*. Et ce qui vient à l'appui de cette considération, c'est qu'on vient de découvrir de petits animaux dont la trame organique est la *cellulose*, substance ternaire non azotée. Mais je crois devoir établir ici, dès à présent, relativement à l'importance de l'azote, que jamais un germe ne se développe qu'en présence d'une matière azotée.

Après les quatre éléments que je viens de nommer, ceux qui me paraissent offrir le plus d'importance sont le *soufre* et le *phosphore*.

Le *soufre*, joint à une substance que nous connaîtrons sous le nom de *protéine*, fait partie de l'*albumine*, de la *fibrine* et de la *caséine*.

Il y est à l'état de soufre; car en chauffant une de ces substances avec une lessive de potasse moyennement concentrée, celle-ci se charge de sulfure de potassium, et si on ajoute de l'acétate de plomb, il y a formation de sulfure noir.

Il y a aussi des sulfates dans l'économie.

Le *phosphore* fait aussi partie de l'albumine et de la fibrine par sa jonction avec la *protéine*.

Ce corps est à l'état de *phosphate* dans les os et diverses humeurs. Sa grande affinité pour l'oxygène pourrait faire penser qu'il ne peut exister dans l'économie qu'à l'état de combinaison saline ; il est vraisemblable, cependant, qu'il est uni aux autres éléments à l'état de phosphore dans l'albumine, dans la matière grasse phosphorée du sang, du cerveau et des muscles. On le trouve encore à l'état de phosphate acide de chaux dans le suc gastrique.

Les deux corps simples dont nous venons de parler étant nécessaires pour la constitution de l'albumine et de la fibrine, principes immédiats généralement répandus dans les êtres organisés, j'avais raison de placer le phosphore et le soufre immédiatement après l'oxygène, l'hydrogène, le carbone et l'azote.

Le *fer* se rencontre dans plusieurs parties des êtres organisés ; mais c'est dans la matière colorante du sang qu'il joue le rôle le plus important : il paraît y être à l'état métallique, combiné avec les autres éléments. Ce sujet sera exposé en détail à propos de la circulation.

Les autres métaux et métalloïdes dont j'ai parlé plus haut sont, en général, à l'état de sel, quelquefois à l'état d'oxyde.

Parmi ces sels, les uns se solidifient dans le corps, les autres sont à l'état de dissolution.

Ceux qui se solidifient donnent la consistance aux parties, fournissent des leviers pour la locomotion ; citons surtout le phosphate de chaux et la petite quantité le carbonate de chaux qui l'accompagne.

Les sels qui se solidifient dans les os y sont dans deux conditions tout à fait distinctes : d'une part, ils se déposent en particules extrêmement ténues dans les canalicules microscopiques de la substance osseuse, tandis que de l'autre ils en constituent la trame ; combinés sous cette dernière forme avec la matière animale, ils vivent avec elle.

Les expériences faites en introduisant de la garance dans les aliments des animaux ont été invoquées comme pouvant jeter quelque lumière sur les rapports du phosphate de chaux avec la matière organique des os ; j'en exposerai les résultats à propos de la *nutrition*.

Les sels en dissolution dans les humeurs ne remplissent pas un rôle moins important que les précédents. Le sel marin, et, à son défaut, d'autres sels de soude et de potasse, sont recherchés par tous les animaux ; leur utilité a été reconnue partout et en tout temps. Les historiens, les voyageurs, placent cette sorte de condiment en première ligne parmi les substances que l'homme cherche à se procurer ; il n'est aucune nation qui n'en fasse usage, et l'élève des animaux domestiques pourrait souffrir si cette substance n'était mêlée en certaine proportion à leurs aliments : c'est ce que de récentes expériences ont confirmé. La suppression du sel, dit M. Barbier, n'a jamais fait partie des austérités du cloître.

La tendance instinctive des animaux à la consommation du chlorure de sodium est justifiée par le rôle que jouent dans l'économie les parties constituantes de ce sel.

La soude du chlorure de sodium est nécessaire à la composition du sang; elle est nécessaire aussi à la composition de la bile, à laquelle elle donne son alcalinité. Le sel marin fournit aussi l'acide chlorhydrique du suc gastrique. Des expériences intéressantes ont montré que les sels neutres, et par conséquent le chlorure de sodium, si abondant dans le sérum du sang, avaient une influence notable sur l'*artérialisation* de ce liquide. Enfin, il résulte des recherches de M. Mialhe, que le chlorure de sodium, pouvant former, avec certaines substances, des *composés solubles*, facilite l'absorption de ces dernières, lorsqu'elles sont ingérées dans le tube digestif.

Quant aux métaux et métalloïdes que j'ai énumérés parmi ceux qu'on rencontre dans les corps organisés, mais dont je n'ai pas fait jusqu'ici de mention spéciale, ils jouent un rôle moins important ou n'occupent que des parties limitées de l'organisme.

Le *fluor* est combiné au calcium dans l'émail des dents, et on peut admirer ici la prévoyance de la nature. Ce fluorure de calcium protége la dent contre l'acide carbonique qui, dégagé du poumon par la respiration, et dissous dans la salive, attaquerait bientôt la substance osseuse de cette dent.

L'*iode* ne se rencontre que dans un petit nombre d'espèces d'êtres organisés.

Le *manganèse* existe dans les poils et aussi dans les os, d'après Fourcroy et Vauquelin.

L'*alumine* a été trouvée dans l'émail des dents (Morrichini) et dans les os (Fourcroy et Vauquelin).

L'existence, à l'état normal, de certains métaux dans le corps de l'homme a été, dans ces derniers temps, l'objet de débats dont je ne dois pas vous laisser ignorer l'issue, vu leur importance en médecine légale.

En 1838, M. Devergie annonça, à l'Académie, qu'il venait de

faire la découverte du cuivre et du plomb à l'état normal dans les organes du corps de l'homme.

En 1843, M. Barse, de Riom, trouva ces deux métaux sur deux cadavres pris dans les hôpitaux de Paris; le cuivre fut obtenu à l'état métallique, et le plomb reconnu seulement aux réactions plombiques.

L'existence de ces métaux dans le corps de l'homme, hors le cas d'empoisonnement, fut niée à la même époque par MM. Flandin et Danger; mais les dernières recherches de M. Orfila ne laissent pas le moindre doute sur la justesse des résultats des premiers expérimentateurs. M. Orfila a démontré, de plus, que la proportion du plomb était plus considérable que celle du cuivre dans le corps de l'homme.

Faut-il, d'après ces faits, consacrer les expressions de *plomb normal, cuivre normal*, et accorder à ces métaux une participation aux actions de la matière organique, un usage, enfin, dans l'économie? Je ne le pense pas. La présence de ces métaux dans le corps des animaux est une conséquence nécessaire du mode d'alimentation. Relativement au cuivre, M. Rossignon a démontré que la gélatine obtenue par le procédé philanthropique de l'hôpital Saint-Louis, décomposée par le feu en vase clos, donne un charbon qui contient 3 p. 100 de cuivre pur. L'oseille cuite des fruitières, le chocolat, le blé, le pain, le café, la chicorée, le sucre, le sucre d'orge, celui de fécule, renferment des proportions variables de cuivre. Ajoutons que d'après le calcul de M. Sarzeau, on absorbe par an, en France, avec les aliments, 3,650 kilogrammes de cuivre. Il n'est donc pas étonnant que M. Rossignon l'ait retrouvé dans le sang, les muscles, les viscères, et jusque dans le sperme de l'homme.

On a cru, pendant un certain temps, que le corps de l'homme contenait une certaine quantité d'*arsenic normal*. L'annonce de ce fait avait produit une certaine sensation, à cause de l'embarras qu'il allait jeter dans les expertises médico-légales. Des expériences plus récentes et parfaitement concluantes ont fait renoncer à cette croyance.

On cite Beccher comme ayant retiré de l'or des cendres du

tamarin ; on dit que Rees a constaté la présence du titane parmi les sels provenant des capsules surrénales. Ces observations ont très-peu d'importance en physiologie.

Quelques autres substances, éventuellement introduites dans le corps de l'homme, pourront être retrouvées dans les organes : l'antimoine, par exemple, chez ceux qui auront pris l'émétique à dose contro-stimulante ; le mercure, après un usage prolongé de quelques-unes de ses préparations, etc. On sait que le chlorure d'argent colore la peau des épileptiques dont on a essayé de combattre le mal par l'emploi du nitrate d'argent.

Je désire, Messieurs, que vous ne mettiez point sur le même rang les vingt éléments que je vous ai énumérés comme faisant partie des êtres organisés, que vous ne leur accordiez pas la même importance. Je suis convaincu que plusieurs de ces éléments sont là, comme le cuivre et le plomb, parce que, répandus abondamment dans la nature, ils s'offrent chaque jour à l'action irrésistible et aveugle de l'absorption. N'a-t-on pas montré, dans ces derniers temps, qu'on pouvait faire monter dans les tiges des arbres différentes dissolutions salines qui modifient leur couleur, leur consistance, et diminuent leur putrescibilité ?

Voici donc parmi ces vingt éléments ceux qui me paraissent les plus essentiels. Ce sont avec l'*oxygène*, l'*hydrogène*, le *carbone*, l'*azote*, qui peuvent être regardés comme la base de toute matière organique, le *phosphore*, qui entre dans la composition de l'albumine et de la fibrine, qui se solidifie dans les os à l'état de phosphate, et joue encore un rôle dans la substance cérébrale ; le *soufre*, qui est nécessaire à la constitution de l'albumine, de la fibrine et du caséum ; le *fer*, qui fait partie de la matière colorante du sang ; le *calcium*, qui, à l'état de chaux, uni avec l'acide phosphorique et carbonique, donne les pièces du squelette, des leviers à la locomotion, des parties protectrices aux viscères, et à certains animaux des enveloppes crustacées ; le *sodium*, qui, à l'état de soude ou de sel de soude, donne aux humeurs leur alcalinité, au sang sa fluidité, et fait partie du sel marin ; le *potassium*, qui a des propriétés analogues, et le *chlore* qui fait partie de l'acide chlorhydrique, du suc gastrique et du sel marin. Au parallèle des végétaux et des animaux, j'indiquerai certains éléments plus particulièrement nécessaires à l'organisation végétale.

Il est à remarquer que certains éléments dont la présence est insignifiante dans l'organisme, et que cependant l'absorption y introduit journellement, ne se combinent pas moins intimement avec la matière animale que des éléments plus importants, bien que le lavage ne puisse les entraîner. M. Orfila a constaté que les organes de l'homme, qui cèdent à l'eau le plomb provenant d'un empoisonnement, refusent le plomb normal à ce liquide et ne l'abandonnent que par la calcination.

Je terminerai ce premier chef du parallèle par l'examen d'une question qu'un chimiste ne poserait pas, mais que beaucoup de physiologistes ont résolue d'une manière aussi hardie qu'elle est peu conforme aux résultas de l'analyse : Quelle est la source des *principes élémentaires* des êtres organisés ? Quelques physiologistes, reconnaissant, avec raison d'ailleurs, à la matière vivante une puissance supérieure à celle dont les chimistes disposent, ont professé que les organismes pouvaient former de *toutes pièces* et à leur profit ce que nous appelons corps simples. Le règne animal leur a paru être l'atelier dans lequel la nature prépare en grand le *phosphore*. Ils croient que l'azote qui prédomine dans les masses musculaires des herbivores ne leur est pas venu du dehors. Ils citent l'expérience de Vauquelin qui, analysant comparativement les excréments d'une poule et ses aliments, aurait trouvé plus de chaux dans les premiers que dans les seconds. Ils allèguent que le jeune poulet encore renfermé dans sa coquille a plus de phosphate de chaux dans ses os que n'en contenait l'œuf aux dépens duquel il s'est formé. Ils rappellent ce fait véritablement curieux, que certaines plantes offrent toujours les mêmes sels, en quelque lieu qu'on les fasse végéter, et bien qu'elles ne les aient pas autour d'elles. Ils parlent enfin d'animaux qui, comme certains reptiles ou le poisson de Rondelet, auraient grossi sans prendre de nourriture. Ainsi donc les êtres vivants pourraient créer des corps réputés simples avec d'autres matières, ils pourraient faire du *phosphore*, de l'*azote*, du *calcium*, et peut-être d'autres métaux.

Je me prononce sans hésiter contre cette manière de voir. Parmi les faits allégués en sa faveur, j'en réfuterai un : cela vous donnera une idée de ce qu'on peut objecter aux autres. Le phosphate de chaux des animaux provient incontestablement de leurs aliments, car il est abondant dans les produits du règne végétal. La difficulté n'était donc pas de savoir comment il se trouve dans les animaux, mais comment il pénètre dans les végétaux, malgré son insolubilité. Or, une note lue à l'Institut, en 1846, par M. Dumas, va nous l'apprendre. L'eau, chargée d'acide carbonique, dissout le phosphate de chaux, et l'offre à l'état de dissolution aux plantes qui l'absorbent. Ainsi les os des animaux et des hommes se désagrégent à la surface ou à l'intérieur du sol, sous l'influence des pluies chargées d'acide carbonique; leur phosphate de chaux, pris par les plantes, ira encore se solidifier dans d'autres espèces animales. M. Lassaigne a constaté plus récemment que la dissolution du phosphate de chaux dans l'eau chargée d'acide carbonique peut dissoudre une petite quantité des autres sels calcaires des os.

2° *Différences provenant du mode de combinaison des éléments dans les êtres vivants et les corps inertes.*

Un *individu* minéral peut être composé d'un seul élément : tel est un bloc d'un métal natif quelconque. Un être organisé se compose nécessairement d'un assez grand nombre d'éléments, et même, dans cet être organisé, la plus petite parcelle est composée au moins de trois substances, presque toujours de quatre ou même de six. Telle serait, par exemple, la fibre élémentaire d'un muscle.

Dans le règne minéral, les substances qui subissent les lois des affinités se réunissent deux à deux ; les combinaisons sont *binaires*, et elles conservent ce caractère alors même qu'il y a trois ou quatre éléments engagés dans la combinaison. Soit le *sulfate de soude* : trois éléments le composent, oxygène, soufre, sodium ; cependant ce n'est pas une combinaison *ternaire*. L'oxygène est uni au soufre pour faire l'acide sulfurique, *combinai-*

son binaire; l'oxygène est uni au sodium pour faire la soude, deuxième *combinaison binaire,* et enfin l'acide sulfurique est uni à la soude pour faire le sulfate de soude, troisième *combinaison binaire.*

La même chose s'observerait si on prenait un composé où figureraient quatre éléments. Ne serait-il pas remarquable de voir les mêmes éléments donner naissance, suivant leur mode de combinaison, ou bien à un minéral, si les *combinaisons* sont *binaires,* ou à une substance organique, si elles ont lieu d'après d'autres lois. C'est ce que nous offrent l'oxygène, l'hydrogène, le carbonate et l'azote, qui, suivant leurs proportions et la manière dont ils sont combinés, peuvent donner naissance ou à un minéral, le *carbonate d'ammoniaque,* ou à une matière organique.

Quant au mode de combinaison des corps simples pour donner naissance à la matière organique, c'est un point très-délicat de controverse. Il y a sur ce sujet trois théories principales; mais ce qu'il nous importe de noter, c'est que dans aucune d'elles on n'assimile complétement les êtres vivants aux corps inertes, sous le point de vue qui nous occupe. Les trois théories auxquelles je viens de faire allusion sont : 1° la théorie commune, 2° la théorie de M. Raspail, 3° la théorie de M. Dumas.

1° On a assez généralement professé que les corps simples s'unissent dans des combinaisons *ternaires* ou *quaternaires,* et suivant un mode inconnu, pour donner naissance à la matière des êtres organisés.

2° Suivant M. Raspail, la molécule organique est formée d'eau, de carbone, et d'une base, c'est-à-dire d'un sel, soit terreux, soit ammoniacal. Or, voici en quoi cette opinion diffère de celle qui est le plus généralement adoptée : 1° c'est que l'oxygène et l'hydrogène, au lieu d'entrer dans la composition de la matière vivante à l'état d'oxygène et d'hydrogène, unis au carbone dans une composition ternaire, y seraient à l'état d'eau unie au carbone; 2° c'est que, pour les matières qui renferment de l'azote, comme le gluten, l'albumine, la fibrine, l'azote n'y est pas non plus à l'état d'azote combiné avec les autres éléments simples : mais il y est dans un sel ammoniacal.

en sorte que ce serait l'union de ce sel à l'eau et au carbone qui formerait une matière organique azotée. Il cite à ce sujet un exemple, qui consiste à évaporer sous le microscope une goutte d'albumine soluble; on voit paraître alors une grande quantité de ramifications d'hydrochlorate d'ammoniaque, reconnaissables au microscope. Or, il se demande si ce n'est pas de là que provient l'azote qu'on trouve en analysant l'albumine. M. Raspail allègue aussi que le lavage du bois et du charbon n'en tire pas la potasse que l'on y trouve ensuite comme résidu de la combustion, de sorte que l'on peut croire que cette potasse était à l'état de combinaison avec la matière organique et vivant avec elle.

J'objecterai, à l'expérience faite avec l'albumine, que la cristallisation d'un sel ammoniacal ne prouve pas que d'autre azote n'entre dans sa constitution chimique.

Du reste, cette théorie de M. Raspail, fort séduisante à d'autres égards, laisse subsister la différence entre les corps bruts et les êtres vivants sous le point de vue de la combinaison de leurs éléments.

L'opinion de M. Dumas est celle qui tendrait le plus à assimiler les combinaisons organiques aux combinaisons minérales. Il y a, suivant lui, en chimie organique, des radicaux, comme en chimie minérale. En chimie minérale, les radicaux sont nos corps simples, oxygène, hydrogène, carbone, fer, cuivre, etc. En chimie organique, les radicaux sont *composés,* c'est-à-dire qu'ils résultent de la réunion de corps simples; mais ils se comportent, en se combinant entre eux et avec les autres corps simples, absolument comme le font les radicaux de la chimie minérale. Ainsi, le cyanogène, l'amide, le benzoïde, les radicaux de l'ammoniaque et des alcools, fonctionnent comme le feraient des éléments; ils jouent, les uns, le rôle de métaux, les autres, le rôle de l'oxygène, du chlore et du soufre, et ils donnent ainsi naissance, au moyen des lois les plus simples de la chimie minérale, à toutes les combinaisons organiques.

Il ne resterait alors d'autre différence entre les combinaisons organiques et les combinaisons minérales que celle qui résulterait de ce que les radicaux des premières sont composés, au lieu d'être simples. Mais M. Dumas m'a fait l'aveu qu'on n'avait pas encore appliqué cette théorie à la composition des principes immédiats les plus importants, tels que la fibrine, l'albumine, la gélatine, la caséine, etc.

3° *Produits de la combinaison des éléments dans les deux règnes.*

Les corps élémentaires, en se combinant dans les êtres organisés, donnent naissance à des produits que la chimie ne peut imiter et qu'on nomme *principes immédiats.*

Le nombre de ces principes est extrêmement considérable, si l'on a égard surtout aux analyses des végétaux, dont chacun, pour ainsi dire, a fourni quelque substance particulière. Mais, au point de vue physiologique et morphologique, le nombre des principes immédiats importants, des principes constitutifs de la matière vivante, est très-peu considérable. C'est de ceux-ci que je vais vous entretenir.

Je les divise en azotés et non azotés. Relativement aux azotés, je n'en vois que cinq qui méritent de nous occuper ici : ce sont la *fibrine*, l'*albumine*, la *caséine*, la *gélatine*, et la *chondrine.*

Les trois premiers de ces corps, c'est-à-dire la fibrine, l'albumine et la caséine, ont ensemble la plus grande analogie de composition, si bien que quelques chimistes, avec M. Denis, ont voulu considérer l'albumine et la fibrine comme identiques, ce que je n'admets pas pour des raisons que j'exposerai en parlant du sang.

Une vue intéressante sur ces trois substances a été proposée par Mulder; elle consiste à les considérer comme composées d'une substance qu'on nommerait *protéine*, et à laquelle il s'ajouterait du soufre et du phosphore, dont les proportions établiraient les différences entre la fibrine, l'albumine et la caséine.

Disons donc d'abord un mot de cette protéine.

Protéine. Ce mot vient d'un mot grec qui signifie *je tiens le premier rang.* Elle a été découverte par Mulder : elle serait, d'après lui, la base de la caséine, de la fibrine et de l'albumine, tant animales que végétales.

C'est une substance composée de carbone, d'hydrogène, d'oxygène et d'azote, à laquelle il s'ajouterait :

Pour la caséine, du soufre ;

Pour l'albumine, du soufre et du phosphore ;

Pour la fibrine, davantage de soufre encore, et du phosphore.

Pour séparer la protéine, on traite la substance par une lessive de potasse moyennement concentrée à une température élevée, et alors l'acide acétique sépare de la dissolution un précipité diaphane et gélatineux, le même, soit qu'on ait employé de la fibrine, de l'albumine, de la caséine, végétales ou animales.

L'analyse de la protéine, faite par MM. Dumas et Cahours, a donné la composition suivante :

Carbone	54	95
Hydrogène	7	10
Azote	15	93
Oxygène	22	2
	100	00

Ces **chiffres** doivent donc représenter aussi la proportion du carbone, de l'hydrogène, de l'azote et de l'oxygène, dans les trois dérivés de la protéine. C'est ce qu'on observe, en effet, pour la caséine et pour l'albumine ; mais l'analyse de la fibrine a donné à MM. Dumas et Cahours près d'un centième d'azote en plus.

Ces **vues** de Mulder sur la protéine, après avoir obtenu l'assentiment de la plupart des chimistes et physiologistes allemands, paraissent avoir perdu quelque peu de leur faveur auprès d'eux, et n'ont jamais été suivies sans restrictions par nos compatriotes ; nous les accepterons cependant jusqu'à plus ample informé. Disons donc un mot sur chacun de ces trois dérivés de la protéine, que nous nommerons combinaisons protéiques.

Fibrine. Ce principe immédiat se trouve dissous, on ne sait par quel agent, dans les liquides nutritifs des animaux : le sang, la lymphe, le chyle. Sa quantité dans le sang est peu considérable, 3 millièmes environ; il y en a encore moins dans la lymphe, et moins encore dans le chyle, surtout dans les premières divisions des chylifères, au voisinage de l'intestin. Or, tandis qu'on la trouve en si petite quantité dans les humeurs, elle forme, solidifiée, une grande partie de la masse du corps; les masses musculaires sont surtout composées de fibrine. Il y a donc lieu de penser qu'il s'en forme dans la nutrition aux dépens de l'albumine et de la caséine.

La coagulation spontanée de la fibrine, sans secours de chaleur ou d'aucun réactif, est son caractère fondamental.

Albumine. L'albumine se voit, comme la fibrine, dans les humeurs nutritives, le sang, le chyle, la lymphe et les diverses collections séreuses; mais elle est dans ces humeurs en bien plus grande quantité que la fibrine : c'est là une opposition entre elles.

Voici une autre opposition. Nous avons vu qu'il y a peu de fibrine dans le sang; il y en a énormément dans le corps, puisqu'elle constitue en partie les masses musculaires. Eh bien, l'albumine, si abondante dans le sang, ne se dénote plus si évidemment dans les tissus du corps. A la vérité, tous en donnent une certaine quantité par l'ébullition : c'est l'écume du pot au feu, mais elle provient alors des liquides qui pénètrent la chair.

Il y a pourtant un tissu, et des plus importants, des plus nobles de l'économie, qui est principalement albumineux; je veux parler du tissu du cerveau, de la moelle et des nerfs.

Chose curieuse! la fibrine constitue dans les animaux la partie qui exécute les mouvements, qui obéit à la volonté, tandis que l'albumine va former la partie qui ordonne les mouvements, qui suscite les contractions musculaires.

Nul doute que l'albumine ne se transforme en autres principes immédiats dans le travail de la nutrition; car le sang la charrie à tous les organes, et dans l'œuf, où elle est associée à la *vitelline,* elle devient chair de l'oiseau, elle donne les cartilages, les tissus qui se réduisent en gélatine, etc.

Ce principe immédiat peut se présenter sous deux états : à *l'état d'albumine liquide,* à *l'état d'albumine coagulée.* L'albumine liquide, chauffée, devient opaline à 65 degrés centigr., et se solidifie à 75. Ce haut degré de température n'est pas toujours nécessaire, car dans l'action lente mais continue de l'incubation, il se solidifie de l'albumine, ainsi que l'a récemment constaté M. Baudrimont. L'albumine coagulée, chauffée avec de l'eau dans la machine à Papin, se liquéfie à 200 degrés d'après Gmelin, et même à 150 d'après les recherches de Wœlher; et, chose curieuse, elle a perdu alors la faculté de se coaguler de nouveau.

C'est entre l'albumine coagulée et la fibrine qu'il a paru difficile d'établir des caractères distinctifs. Voici ceux qu'on a signalés : 1° la fibrine chasse l'oxygène de l'eau oxygénée, ce que ne fait pas l'albumine coagulée; 2° l'acide chlorhydrique donne une teinte violette à l'albumine et une teinte bleue à la fibrine (Henle); 3° l'ammoniaque dissout plus lentement l'albumine que la fibrine; 4° enfin, l'albumine coagulée n'éprouve aucun changement dans l'eau bouillante, tandis que la fibrine s'y divise en deux parties : l'une, *soluble,* comparée à la *gélatine* par M. Bouchardat, à la *chondrine* par M. Dumas, et regardée par M. Mulder comme une substance particulière, à laquelle il a donné le nom de *bioxyprotéine;* l'autre, *insoluble,* qui a acquis toutes les propriétés et la composition de l'albumine coagulée.

La *caséine* forme la partie azotée du lait; on la trouve aussi, mais en très-petite quantité, dans différentes humeurs animales. Le cristallin en contient, et peut-être le foie, ainsi que le corps thyroïde; elle développe à elle seule presque tous les tissus azotés du jeune mammifère qui est soumis à l'allaitement. Elle se transforme donc aussi en autres principes immédiats.

Ainsi, elle joue, pour le développement des tissus azotés des jeunes mammifères, le même rôle que l'albumine pour les jeunes oiseaux. Tout cela annonce dans l'économie une grande facilité à transformer les principes immédiats azotés les uns dans les autres.

La caséine, insoluble dans l'eau, est tenue en dissolution dans le lait par un alcali qu'on retrouve en la brûlant; l'acide sulfurique, ajouté au lait, précipite la caséine en s'emparant de l'alcali.

Sherer, en publiant cette explication, a fait abandonner l'opinion, admise sur l'autorité de Berzelius, que, comme l'albumine, la caséine pouvait exister par elle-même sous deux états, *liquide* et *coagulée*.

Les trois principes immédiats dont il vient d'être question ou leurs analogues existent dans les végétaux.

J'ai annoncé cinq principes immédiats azotés ; il en reste donc deux à mentionner : ce sont la *gélatine* et la *chondrine*. Ces deux singuliers produits ne sont point des combinaisons protéiques ; ils ne renferment ni soufre ni phosphore. Un grand nombre de parties de l'économie, quand on les fait bouillir, se réduisent en l'un ou en l'autre de ces principes immédiats.

Les parties du corps qui se réduisent en *gélatine* sont le *tissu cellulaire*, qui fait le base de l'organisation animale; la *tunique cellulaire* des vaisseaux ; le *derme*, c'est-à-dire la partie fondamentale des membranes tégumentaires externes ou internes (peau et muqueuses) ; les *membranes séreuses* et *synoviales*, ainsi que les *bourses* des tendons ; les *membranes* et *faisceaux fibreux*, dure-mère, périoste, périchondre, aponévroses, tendons, etc.; les *menisques*, ou lames interarticulaires, moins celui de l'articulation sterno-claviculaire, qui est cartilagineux.

La gélatine est plus azotée que les trois combinaisons protéiques dont il a été question plus haut. Voici sa composition, d'après Mulder :

Carbone	50	07
Hydrogène	6	25
Azote	19	32
Oxygène	24	36
	100	**00**

Les tissus qui donnent de la *chondrine* sont, en premier lieu, les *cartilages*, à quelque catégorie qu'ils appartiennent : ceux du nez, de l'oreille, des voies aériennes, des côtes et des articulations. La matière qui tient la place de l'os avant l'ossification donne aussi de la chondrine; enfin, la cornée transparente et le tissu jaune élastique, tant de la membrane muqueuse des artères que des ligaments jaunes, se réduisent en chondrine par l'ébullition prolongée dans l'eau.

Une propriété commune à la gélatine et à la chondrine est, comme nous l'avons vu, de se résoudre en gelée par l'ébullition dans l'eau, ou plutôt de se former par l'action de l'eau bouillante sur les tissus dont on les extrait. Or, les gelées qu'on obtient n'ont pas précisément les mêmes caractères. Il faut plus de chondrine que de gélatine pour former une gelée d'une consistance déterminée. L'alun et le sulfate d'alumine précipitent, de la dissolution de chondrine, de gros flocons blancs qui se redissolvent dans un excès de réactif. Ces sels sont sans action sur la gélatine. Le sulfate de fer agit sur la chondrine comme le sulfate d'alumine; il ne cause qu'un léger trouble dans la dissolution de gélatine. Ajoutons que la composition chimique n'est pas la même dans les deux substances; il y a beaucoup moins d'azote et beaucoup plus d'oxygène dans la chondrine que dans la gélatine. Voici, d'après Mulder, la composition de la chondrine :

Carbone	50	61
Hydrogène	6	58
Azote	14	44
Oxygène	28	37
	100	00

Cette grande proportion d'oxygène me paraît être en rapport avec la lenteur du mouvement nutritif dans les cartilages et avec la vitalité obscure de ces parties.

La gelée fournie par le tissu jaune élastique n'a peut-être pas la même composition que celle des cartilages; car un excès de sulfate d'alumine, versé dans la dissolution, ne redissout pas le précipité qu'il y forme.

La *chondrine* a été découverte par Müller.

D'autres principes immédiats azotés, comme la matière grasse phosphorée du sang, des muscles et du cerveau, la pepsine, la vitelline, la diastase salivaire, l'albuminose, l'acide cérébrique, l'acide choléique, l'acide urique, différentes matières colorantes, parmi lesquelles figure surtout celle du sang, seront mentionnés à propos des humeurs et des tissus où on les rencontre.

Quant aux principes immédiats non azotés, comme les corps gras, les sucres, l'amidon, la cellulose, les gommes, etc., un d'entre eux, la cellulose, donne naissance à des tissus; les autres sont plutôt déposés dans les aréoles des parties vivantes, où ils sont, au besoin, repris à titre de matières nutritives ou de matières combustibles.

Revenons au parallèle dont cette partie purement descriptive nous a un instant éloigné.

Les principes immédiats, envisagés dans les êtres organisés, sont dissous dans des humeurs composées ou solidifiés dans les tissus. Le règne minéral ne nous offre rien de semblable, et la chimie parait inhabile à produire de toutes pièces ces différentes combinaisons. Toutefois, relativement à ce que la chimie peut créer, il faut examiner successivement les principes immédiats, les humeurs et les tissus.

Relativement aux principes immédiats, on a pu croire un instant que les chimistes imiteraient la nature en les formant de toutes pièces. Mais ces espérances, qui naquirent à l'époque où Woehler obtint directement l'urée et l'acide oxalique, ne se sont pas réalisées : on n'est pas allé au delà. Or, ce sont là des principes immédiats de bas étage, des matières brûlées qui confinent aux combinaisons minérales. L'urée, en particulier, n'est qu'un produit excrétoire résultant de l'action de l'oxygène sur la matière organique, pendant le travail de la nutrition. On a voulu amoindrir encore l'importance de ce résultat en objectant que pour obtenir l'urée, on fait intervenir des produits venant de l'organisation; de sorte qu'à proprement parler, ce ne serait pas fabriqué de toutes pièces avec des éléments du règne minéral. Ainsi, disait-on, soit que pour obtenir l'urée on décompose l'acide urique au moyen de la chaleur, soit qu'on provoque une décomposition isomérique du cyanate neutre d'ammoniaque en le chauffant, soit qu'avec Liebig on emploie le prussiate jaune de potasse, le peroxyde de manganèse et le sulfate d'ammoniaque, il y a toujours intervention d'un produit de l'organisation, puisqu'il faut au moins un charbon pénétré d'azote pour préparer l'acide prussique, lorsqu'on n'y emploie pas les matières animales. Mais ici la critique est allée trop loin. On peut faire de toutes pièces de l'acide prussique, en faisant passer un courant d'ammoniaque au travers d'un morceau de charbon de bois que l'on chauffe, et on aurait le même résultat avec un morceau de diamant : or, quand on a l'acide prussique, on peut faire l'urée. L'acide oxalique peut aussi être préparé de toutes pièces.

Si on ne peut produire directement ni fibrine, ni albumine, ni gélatine, etc., il ne faut pas même penser à créer ni un tissu ni une humeur, et pourtant la chose a été tentée. M. Dutrochet a annoncé à l'Académie des sciences, il y a quelques années, qu'il venait de faire de la *fibre musculaire*. Il y employait une émulsion d'œuf, dans laquelle il faisait aboutir les deux fils d'une pile électrique. La matière de l'émulsion se disposait en deux ondes qui marchaient à la rencontre l'une de l'autre, et qui, au moment de leur réunion, donnaient naissance à une fibre se pliant en zigzags et contractile. C'eût été la transformation d'une matière organique en tissu organisé; mais cela n'a point été confirmé.

Concluons que les êtres vivants élaborent la matière d'une façon que nous ne pouvons imiter. Le mot de Rousseau assistant chez Rouelle à un cours de chimie serait encore de mise aujourd'hui : *Je voudrais,* disait-il, *voir les chimistes faire de la farine.*

Avant de quitter ce qui a rapport aux combinaisons chimiques, il faut étudier comparativement la ténacité de ces combinaisons dans les deux règnes. Dans les minéraux, où ces combinaisons sont binaires, elles offrent en général une assez grande ténacité; elles sont moins stables dans les composés organiques. Déjà Stahl l'avait noté. Mais le peu de ténacité des composés organiques a un côté avantageux; il est favorable à ces mutations perpétuelles qu'éprouvent les êtres vivants.

Dès que la vie a cessé, ces combinaisons se détruisent. En effet, sur les quatre éléments fondamentaux des matières organiques, il y en a trois de gazeux, l'*oxygène*, l'*hydrogène* et l'*azote;* un seul est solide, le *carbone.* Il se fait alors des combinaisons binaires : l'hydrogène s'unissant à l'oxygène pour faire de l'eau, l'oxygène au carbone pour faire de l'acide carbonique, l'hydrogène à l'azote pour faire de l'ammoniaque. Il se fait aussi de l'hydrogène carboné , de l'acide prussique , de l'acide sulfhydrique, de l'hydrogène phosphoré, en même temps que des animalcules prennent naissance aux dépens de ce corps mort.

N'allez pas, de ce qui précède, tirer la conclusion que, pendant la vie, les tissus prennent naissance en dépit des affinités et comme si les molécules constituantes des êtres vivants obéissaient à une force supérieure. Cette pensée, qui est exprimée dans les ouvrages des physiologistes les plus distingués, me paraît essentiellement fausse. Sans doute, la matière est mise par le mouvement de la vie dans des conditions particulières; mais ses tendances sont aveugles, et les molécules ne peuvent pas ne pas obéir aux affinités qui les sollicitent.

Enfin, dans les composés organiques, il n'y a jamais assez d'oxygène pour saturer les deux autres éléments combustibles, *hydrogène* et *carbone.* Il suit de là que les substances organiques sont toutes combustibles, ce qui n'est pas le cas du plus grand nombre des composés inorganiques. Je désire, Messieurs, appeler toute votre attention sur les conséquences de cette statique chimique des êtres organisés. Admettez pour un moment que toute la matière combustible des parties qui composent les animaux et les végétaux soit saturée par l'oxygène : il n'y aura plus tendance à des nouvelles combinaisons organiques; tout entrera en repos, et ce repos, ce sera la *mort.* Une saturation incomplète nous offre, au contraire, une condition favorable à ces mutations perpétuelles de la matière qui paraissent former le caractère fondamental de la vie. Je vous prie de remarquer encore, relativement aux animaux, qu'ils introduisent constamment dans l'agrégat de matières combustibles qui les constitue un principe comburant, l'oxygène, et de nouveaux matériaux combustibles, les aliments. Cette considération doit justifier une

proposition qui vous a peut-être semblé singulière ou paradoxale :
j'ai dit que la grande proportion d'oxygène dans la chondrine
était en rapport avec l'obscurité du mouvement nutritif dans les
cartilages. Il en doit être ainsi, puisqu'il y a plus de matière
combustible saturée dans ce tissu que dans les parties fibrineuses
ou albumineuses.

TROISIÈME LEÇON.

PARALLÈLE ENTRE LES ÊTRES VIVANTS ET LES CORPS BRUTS.

(Suite.)

MESSIEURS,

Vous n'avez point oublié que nous nous sommes promis de comparer les êtres vivants aux corps bruts, sous le triple rapport de la *constitution matérielle*, des *actions* et des *forces motrices.*

Relativement à la *constitution matérielle*, nous avons examiné dans la dernière leçon : 1° la *composition élémentaire*, 2° la *combinaison chimique*, 3" les *résultats de la combinaison dans les deux règnes*; il nous reste à traiter de la structure et de la forme.

4° *Différences provenant de la structure.*

Un corps inorganique, un minéral, est tout solide, tout liquide, ou tout gazeux ; jamais l'un et l'autre à la fois. Les sels qui renferment de l'eau de cristallisation ne font pas exception, puisque cette eau, combinée avec les molécules du cristal, ne peut être comparée aux liquides que renferment, dans des espaces distincts, les êtres organisés.

Un être vivant ne peut vivre que par la réunion, le concours de solides et de liquides. L'importance des liquides, et de l'eau en particulier, est démontrée par l'expérience déjà citée de la résurrection du vibrion du froment.

Plusieurs parties du corps ne doivent leurs propriétés physiques, et par conséquent leur aptitude à fonctionner, qu'à l'eau qui les pénètre. M. Chevreul, dans un mémoire ayant pour objet *l'influence de l'eau sur les matières azotées,* montre que les tendons, le tissu jaune élastique, la fibrine, les cartilages, les ligaments, la cornée transparente et la cornée opaque, doivent leurs propriétés les plus distinctes à l'eau qu'ils contiennent.

Rien ne peut entrer dans l'économie ou en sortir sans avoir l'eau pour véhicule : aussi nos aliments sont-ils dissous avant d'entrer dans les voies circulatoires.

La présence de l'eau dans les corps vivants leur donne une souplesse favorable aux mouvements organiques, au cours des humeurs, aux transformations qui constituent la nutrition. Supposez tout rigide, les mouvements dont je parle n'auront pas lieu. L'eau seule donne la souplesse, et non les corps gras.

Tiedemann fait remarquer que les parties les plus importantes, celles qui jouent le rôle principal, sont celles qui offrent le moins de consistance, comme le cerveau, les feuilles, les fleurs.

Tout animal naît d'un liquide et au sein d'un liquide, et ses parties constituantes sont d'autant plus molles et plus humides qu'il est plus jeune; avec la vieillesse, la solidité, la rigidité, augmentent, et c'est là un acheminement vers la mort.

L'eau qui imbibe les tissus favorise l'absorption, en emportant les corps dissous mis au contact des parties vivantes ou en les dissolvant; elle concourt aussi à l'absorption des gaz.

Les animaux ont besoin d'un certain degré de saturation de leurs solides par l'eau. Un reptile auquel on a fait perdre une partie de ses liquides en l'exposant à un courant d'air sec absorbe l'eau avec une rapidité qui va diminuant à mesure qu'il approche de son degré de saturation : c'est ce qu'ont démontré les expériences de M. Edwards.

L'eau n'est pas combinée avec les tissus ; car l'évaporation l'emporte, et le papier brouillard peut l'absorber, suivant la remarque de Berzelius.

Si maintenant nous cherchons de nouveaux points de comparaison entre le minéral et l'être organisé, en pénétrant dans leur substance, nous trouvons une simple superposition de couches dans le premier, et un tissu feutré, entre-croisé, dans le second.

Dans un cristal, la masse est homogène, et tous les fragments qu'on en obtient en le brisant se ressemblent, au volume près. L'être organisé, au contraire, est composé de parties hétérogènes, ainsi que Stahl l'a fait observer le premier. Les couches superposées du végétal ne sont pas toutes de même nature ; on voit de plus les rayons médullaires, les vaisseaux de tout genre, la moelle, etc. L'animal a ses muscles, ses nerfs, ses artères, ses veines, et différents viscères. Ce n'est pas tout encore ; car, dans chacun de ces tissus ou viscères, vous trouverez plusieurs parties constituantes : ainsi le muscle renferme du tissu cellulaire, des artères, des veines et des nerfs.

Ces parties composantes des êtres vivants portent le nom d'organes ; ce sont des *instruments,* comme le dit ce mot. Il n'y a rien de tout cela dans un minéral.

L'arrangement de ces instruments constitue l'organisation ; malgré leur diversité, ils concourent à un but commun, qui est le maintien de l'individu et de l'espèce. Ainsi, Messieurs, notez bien ce point : l'individualité pour un être organisé n'est ni dans telle partie ni dans telle autre ; elle est dans l'ensemble. Chaque partie est dépendante de tout le reste et plus ou moins utile à tout le reste ; chaque partie joue le rôle de cause et d'effet par rapport à toutes les autres.

Dans une masse brute, au contraire, les parties qui la composent et que la cohésion réunit sont parfaitement indépendantes ; elles ne jouent pas à l'égard les unes des autres le rôle de *cause* et d'*effet,* et si on les sépare, elles persistent avec leurs propriétés, car elles ont en elles-mêmes la raison suffisante de leur existence.

Disons enfin que l'*individualité* d'un minéral est dans sa molécule intégrante, comme l'a fait observer Lamarck ; tandis qu'une molécule intégrante dans un être organisé vit par les autres et pour les autres.

On objectera peut-être qu'après la division d'un polype ou d'un végétal, les parties séparées de la souche mère peuvent continuer de vivre isolément. Mais on peut répondre que ce polype et que ce végétal représentent une collection d'individus sur une seule souche, et que chaque partie qu'on sépare d'une plante ou d'un polype est trop complexe pour être assimilée à un fragment détaché d'une masse brute. Nous reviendrons sur ces faits au parallèle des végétaux et des animaux.

Différences provenant de la forme.

Nous étudierons ces différences dans les particules élémentaires et dans l'ensemble. Par *particules élémentaires*, j'entends désigner ici les éléments de la forme, et non les *éléments chimiques*, dont je me suis occupé dans les sections précédentes.

L'emploi du microscope a fait découvrir une différence fondamentale entre les particules élémentaires des êtres organisés et celles des minéraux.

Supposez deux liquides, l'un contenant en dissolution les éléments d'un solide minéral qui se déposera par suite de l'évaporation du liquide, l'autre contenant des principes immédiats qui vont prendre forme et vie dans un être organisé: si vous les examinez au microscope, vous verrez, dans le premier, naître sous vos yeux de véritables cristaux. Et c'est même un spectacle digne d'intérêt que d'assister ainsi à la naissance de solides réguliers. Si vous examinez au contraire l'humeur plastique qui est en train de s'organiser, ce que vous apercevez n'est plus un solide polyédrique; c'est une particule plus ou moins arrondie qui peut, à la vérité, devenir polyédrique par la pression que lui font éprouver des particules analogues, mais qui n'a rien de la constitution d'un cristal.

Ces particules arrondies étaient désignées, il y a quelques années, sous le nom de *globules*.

Aujourd'hui on les nomme cellules, *cellules à noyau*. Il y a là, Messieurs, autre chose qu'un simple changement de mots: il y a toute une théorie d'évolution organique dont j'aurai bientôt à vous entretenir. Qu'il nous suffise de constater ici que si les molécules intégrantes d'un minéral sont polyédriques, les particules de la matière organique tendent à la forme sphéroïdale.

A la vérité, quelques produits de l'organisation cristallisent.

Ehrenberg a trouvé autour de l'axe cérébro-spinal des grenouilles, dans le péritoine et l'enduit de la choroïde des poissons, des cristaux microscopiques. On sait qu'il y en a dans les otolithes, mais les tissus des êtres organisés ne prennent pas la forme cristalline.

M. Brame a publié dans l'*Écho du monde savant* deux articles sur l'*état utriculaire des minéraux*, état soupçonné mais non encore démontré avant ses expériences. C'est sur la vapeur de soufre reçue et condensée sur une lame de verre qu'il a fait le plus grand nombre de ses recherches. La couche blanchâtre ainsi obtenue, examinée de suite avec le microscope, offre un amas d'utricules à parois transparentes et contenant une matière plus molle. Mais on n'assimilera pas ces utricules, produits de la vaporation du soufre, et auxquelles succède assez promptement l'état cristallin, avec les vésicules des êtres organisés.

Les mêmes différences que nous venons de signaler entre les particules élémentaires des minéraux et des êtres vivants vont se retrouver dans les masses ou agrégats.

Les minéraux sont terminés par des bords, des angles, dont le calcul peut souvent déterminer la valeur : ce sont des cubes, des hexaèdres, des rhombes, des prismes, etc.

Dans les corps organisés, les contours sont arrondis, les surfaces concaves ou convexes ; la forme globuleuse se retrouve dans les œufs et ovules, et si la cicatricule elle-même est aplatie, elle offre encore la forme discoïde.

L'importance, j'ai presque dit la dignité de la forme, a été exagérée peut-être, mais bien sentie par l'auteur allemand d'un travail ayant pour titre *Principes de physiologie d'après la nouvelle philosophie de la nature*. Suivant cet auteur, la principale différence qui sépare les produits organiques des produits mécaniques gît surtout dans la forme. « *Dans tout organisme,* dit-il, *la forme l'emporte sur la matière*. La forme est la partie constitutive de l'organisme ; la matière n'en est que le véhicule, dans lequel s'exprime, se manifeste la force ou l'intensité de la forme. La forme est la chose principale, la matière ou le mélange n'est que l'accessoire. Au contraire, dans le monde physique ou chimique, le mélange est la chose principale, et la forme est ou accessoire ou indifférente.

« Ainsi, dans les êtres vivants, point de formes géométriques pures, point de ces scrupuleuses rectilignes, point de ces curvilignes rigoureuses, qui président au monde physique ; mais partout des formes libres, ingénieuses et d'une savante irrégularité, comme si une main artiste les avait tracées, partout des traits légers, onduleux, expirants, des traits qui semblent fuir le joug d'une géométrie vulgaire, et ne suivre que de loin les lois du type mathématique. » (Weyland.)

Pour chaque espèce vivante, la forme est bien déterminée, fidèlement transmise par hérédité au travers des siècles.

Une même espèce minérale peut, au contraire, offrir des formes secondaires très-variées, suivant le mode de décroissement sur les angles ou sur les bords. Les formes multipliées qu'affecte le carbonate de chaux ne l'ont-elles pas fait nommer le Protée des minéraux ?

B. Actions ou manifestations d'activité dans les deux règnes.

La première question qui se présente ici est celle du *mode d'origine* dans les deux classes de corps.

L'examen de la croûte du globe ne permet pas de penser que les êtres vivants et les minéraux datent de la même époque. On ne trouve pas un seul débris fossile dans les terrains primitifs. La géologie nous apprend encore qu'à l'époque où la vie a commencé à paraître à la surface de la terre, elle s'y est manifestée dans des êtres fort imparfaits ou du moins très simples dans leur structure, et dont les analogues occupent aujourd'hui les degrés inférieurs de l'échelle dans les séries animale et végétale. Les premiers fossiles appartiennent aux animaux rayonnés ; puis viennent des mollusques, des poissons, des reptiles, puis des animaux plus élevés. Mais on n'a pas trouvé, dit-on, de singes ni d'hommes fossiles, et ils paraissent être les produits les plus récents dans cette marche ascendante de la création (1). La même gradation s'observe dans les plantes fossiles, d'après les recherches de M. Brongniard.

Abandonnons l'examen de l'origine première, sur laquelle nous ne pouvons avoir aucune donnée expérimentale, et regardons comment naissent aujourd'hui, sous nos yeux, les agrégats de matière brute et les corps vivants.

Pour les minéraux, l'origine est véritablement fortuite; elle provient du jeu des affinités chimiques ou de la force de cohésion. De l'eau tient un sel en dissolution, elle s'évapore; voilà un solide régulier, un cristal qui prend naissance, etc.

Le mode d'origine de l'être organisé est tout différent; cet être provient par voie de génération d'un être semblable à lui. Voilà certainement un grand et bon caractère. Mais si la rencontre fortuite de certaines substances pouvait donner lieu spontanément à des êtres vivants, comme les molécules d'un sel donnent naissance à un cristal, cela diminuerait de beaucoup l'importance de ce caractère. Vous pressentez la question épineuse qui se présente ici : c'est la question de la *génération spontanée*. Je vais la traiter avec quelque détail, non-seulement au point de vue du parallèle qui nous occupe, mais à cause de son intérêt intrinsèque, et parce que les faits qui s'y rapportent jettent un certain jour sur l'aptitude à vivre dont est douée la matière organique.

---

(1) Au milieu d'os d'animaux qu'on avait jusqu'ici regardés comme fossiles, on a trouvé des os humains; mais il s'agit de savoir si véritablement l'amas d'os que contenait la caverne où cette découverte a été faite était *antédiluvien*. Je tiens de M. le professeur Cordier que la question n'est point encore résolue. Un bloc de pierre dans lequel était ensevelie une portion de squelette humain a été envoyé de l'île de Crète à l'Institut de France; mais cette pierre pouvait être d'une date récente. M. Lassaigne a analysé les prétendus fossiles humains exhumés à Pantin, et il y a trouvé presque autant de matière animale que dans des os qui ne remontaient qu'à 1814. Au reste, y eût-il des fossiles humains, cela ne changerait rien à la proposition générale. Quelques faits récents paraissent établir l'existence de singes fossiles.

De la génération spontanée.

La croyance à la génération spontanée régna comme un dogme dans l'antiquité; on ne faisait même pas difficulté d'admettre la production fortuite d'êtres assez compliqués au sein d'un animal qui se putréfie, témoin la fable d'Aristée dans *les Géorgiques*. Avant Virgile, Aristote avait cru que les anguilles, dont il n'avait pu découvrir les ovaires, naissaient du limon des eaux.

Cette croyance dut s'affaiblir, lorsque Harvey, que ses travaux sur la génération eussent rendu célèbre, s'il ne se fût déjà immortalisé par une autre découverte, écrivit ces paroles, si souvent reproduites depuis son époque : *Omne vivum ex ovo*. Mais c'est faute d'avoir médité sur les doctrines de Harvey qu'on a invoqué son autorité contre les générations spontanées. Valentin a prouvé, et Burdach après lui, que par *ovum* Harvey entendait tout amas de matière apte à donner naissance à un être organisé; par conséquent, cela s'appliquait à ce que nous considérons comme un œuf et à autre chose encore. Il ne faut donc plus faire intervenir le nom de Harvey dans ce débat.

La doctrine de la génération spontanée reçut un échec plus sérieux, lorque Redi, au XVIIe siècle, montra, sans beaucoup de peine, que des œufs avaient été déposés là où on voyait se développer ces êtres si compliqués qu'on avait considérés comme des produits de la putréfaction. Mais la doctrine devait être rétablie sur des faits et des arguments plus imposants, lorsque O.-F. Muller, que déjà Nedham avait devancé, montra un monde d'animalcules dans les infusions de principes organiques.

Aujourd'hui les autorités se partagent : car si, d'un côté, nous voyons J. Muller nier la génération spontanée dans les infusions, et Ehrenberg, allant plus loin encore, professer que les entozoaires eux-mêmes se reproduisent à la manière des autres animaux; de l'autre, nous trouvons dans Burdach une croyance si robuste dans l'hétérogénie, qu'il ne lui répugne pas d'admettre que des poissons puissent prendre naissance dans l'eau, sous l'influence de l'air, de la chaleur et de la lumière.

Nous tirerons de ces dissidences un premier enseignement : c'est qu'il ne faut pas avoir la prétention de juger complétement cette question. Il est utile, du reste, de la traiter d'époques en époques : certains faits, qui étaient inexplicables, étant devenus faciles à comprendre, par suite d'observations meilleures ; d'autres faits étant aujourd'hui sans valeur, qui avaient été produits comme des arguments décisifs pour ou contre la génération spontanée. Les arguments de Spallanzani contre l'hétérogénie peuvent être rangés dans cette dernière catégorie.

La question des générations spontanées, étant très-complexe, ne peut être traitée d'une manière générale. J'examinerai successivement l'origine : 1° des animaux infusoires, 2° de certains végétaux acotylédonés, 3° des entozoaires.

1° Les infusoires naissent-ils par génération spontanée ?

On nomme ainsi les animalcules qui apparaissent dans les infusions de substances organiques. Mais ce nom a été, mal à propos peut-être, étendu à d'autres animaux, qui, microscopiques comme les infusoires, n'ont pas le même mode d'origine.

Un exposé sommaire des circonstances dans lesquelles ils se développent est nécessaire pour la discussion de leur mode d'origine.

Pour obtenir des animalcules, il faut faire infuser certaines matières dans de l'eau et laisser au contact d'un fluide élastique le liquide qui a servi à l'infusion. Ainsi une *matière à infuser*, de *l'eau*, un *fluide élastique*, voilà les substances que Wrisberg a signalées comme conditions matérielles de la formation des infusoires.

La *matière* ordinairement solide qu'on *soumet à l'infusion* doit être une matière organique. Qu'elle soit végétale ou animale, que ce soit de l'albumine, de la fibrine, de la chair, du foin, de l'amidon, du gluten, certaines graines, elle donnera des infusoires, et ceux-ci pourraient naître encore du cadavre d'autres infusoires, ou de la décomposition de la matière verte de Priestley, ou simplement du terreau, qui a, comme on le sait, une origine organique. On en voit même se développer dans les parties des êtres organisés où la vie languit et dans quelques produits excrétoires. Il se forme un vibrion dans le tartre qui se dépose entre les dents; M. Donné a décrit le *trichomonas vaginale;* le pus de quelques ulcères vénériens en a offert. Certaines substances organiques astringentes, comme le quinquina, ou aromatiques, comme les huiles volatiles, ou grasses, comme les huiles fixes, s'opposent à la production des infusoires.

Obtiendrait-on des infusoires en employant avec l'eau et l'air une substance inorganique, un minéral? Cela a été admis par Fray, qui n'est pas une autorité : par Gruithuisen, qui dit en avoir vu naître en employant le granit, le marbre, l'autracite; par Wigmann, qui en a obtenu avec le corail et l'eau distillée. Un chimiste anglais renferme de l'eau distillée dans des vases neufs, tirés à la lampe. Ces verres sont portés à la cave, où ils séjournent pendant six mois, au bout desquels il n'y a rien encore. On les expose à la lumière, et bientôt des particules animées se montrent dans l'eau qu'ils renferment. L'opinion que ces expériences semblent appuyer est combattue par Tiedemann, d'après Monti et Ingenhouse, par Wrisberg, Treviranus et J. Muller; Burdach semble pencher vers elle. Pour moi, je la rejette complétement. Certaines substances employées, comme le corail, le marbre, ne sont pas absolument purgées de principes organiques, et l'eau peut en contenir alors même qu'elle a été distillée.

Voilà pour ce qui concerne la matière qu'on fait infuser.

Quant au liquide employé, c'est l'*eau.* La meilleure, dit-on, est la rosée, puis l'eau de pluie, puis l'eau de source. On a quelquefois employé l'eau bouillie, l'eau distillée, et si on a pris la précaution de tenir cette eau plusieurs mois dans des vases clos, comme le conseille Burdach, on introduira plus de rigueur dans les expériences, puisque les œufs d'infusoires (s'il en existait) auront été détruits.

Il faut, avons-nous dit, qu'une couche d'air touche le liquide. Si, en effet, on opérait dans le vide, comme l'a fait Spallanzani; si le bouchon touchait le liquide, comme dans quelques expériences de Gruithuisen, ou si l'on opérait dans des vases hermétiquement fermés après l'ébullition du liquide, comme l'a encore montré Spallanzani, ou si l'on couvrait le liquide d'une couche d'huile, comme dans certaines expériences de Wrisberg, on ne verrait pas se développer d'infusoires. Fray a avancé qu'on pouvait encore obtenir des infusoires en substituant d'autres gaz à l'air atmosphérique, l'hydrogène, par exemple, ou l'azote, et Burdach assure avoir répété plusieurs fois l'expérience avec le même résultat.

La matière organique, l'eau, et un gaz, sont donc les conditions matérielles de la production des infusoires; il faut de plus le concours de la chaleur et de la lumière.

La température la plus favorable est celle de 80 à 96° Far., de 32 à 35° centigrades.

L'influence de la *lumière* sur la production des infusoires a été l'objet d'un fort beau travail de M. Morren. Je vais en faire connaître les principaux résultats.

Soit une infusion de *substances végétales* répartie en deux vases, dont l'un sera tenu à la lumière et l'autre dans l'obscurité. Dans ce dernier, il ne se développera rien, tandis que le vase éclairé contiendra des infusoires appartenant au règne animal.

Soit maintenant une infusion ou mieux une macération (car c'est le terme qu'il faudrait le plus souvent employer) de *substances animales* disposée comme précédemment. Les infusoires pulluleront dans le vase éclairé, tandis que le vase tenu dans l'obscurité ne contiendra guère que des individus d'une seule espèce, des *monas termo* appartenant aux derniers degrés de l'animalité.

Soit encore une série de vases de moins en moins éclairés et ne contenant que de l'eau. Les vases exposés à la lumière renfermeront bientôt des productions végétales, dont le nombre ira décroissant dans les vases moins éclairés, jusqu'à ce qu'enfin, à certain degré d'obscurité, il ne se développe plus rien. A mesure que le nombre de ces productions végétales diminue, leur simplicité augmente. Les vases les plus éclairés contiennent, au bout d'un certain temps, avec des infusoires végétaux, quelques *monas termo* appartenant au règne animal.

Voici, enfin, une expérience des plus ingénieuses et des plus concluantes, relativement au développement des végétaux. Dans un vase transparent et dont la paroi est courbe, il y a un point intérieur que la lumière réfractée éclaire avec plus d'intensité que les autres; si on y place une tige de verre, elle se recouvre promptement de nombreuses productions végétales.

Quelques moisissures se développent mieux à l'ombre.

Telles sont les conditions de la production des infusoires. Étudions les phénomènes de leur développement. D'après Gruithuisen, on voit, au bout de seize à vingt-quatre heures, s'élever des bulles d'air dans le liquide; bientôt on y distingue des corpuscules globuleux (monades de Muller), gélatiniformes, hyalins, rudiments des êtres organisés qui vont apparaître, et témoignant déjà de leur vitalité par des mouvements lents, vacillants et en spirale. A ces mouvements succèdent, à mesure que ces corpuscules grossissent, des mouvements circulaires et en ligne droite. On a cru voir plusieurs de ces corpuscules se réunir pour donner naissance à un seul petit animal ou à des membranes qui se mouvaient en totalité.

Quelques autres particularités ont été observées par Heusinger. Autour de la matière organique en macération, il voyait se développer une sorte de nuage qui troublait la liqueur. La précipitation d'une poudre rendait à l'infusion sa transparence, et dès lors des milliers d'infusoires s'y mouvaient.

Ces faits prouvent-ils la génération spontanée? peuvent-ils recevoir une autre explication? Il faut, pour les interpréter sainement, les examiner sans idée préconçue pour ou contre la génération spontanée, ce qui n'a guère été fait par ceux qui ont voulu faire triompher l'une ou l'autre opinion.

Il y a trois explications à examiner : 1° ces infusoires seraient tombés dans la liqueur, ou bien 2° ils proviendraient d'œufs de parents de ces infusoires, ou bien enfin, 3° ils seraient le produit de la génération spontanée.

On conçoit la possibilité que des infusoires desséchés, em-

portés par les vents, tombent dans le liquide, où ils ressuscite-
raient, comme les rotifères dans les expériences de Spallanzani.
A ce compte, il n'y aurait en aucune façon génération, et
plus rien à mettre en discussion. Mais cette supposition a
contre elle le nombre infini des individus qu'on voit s'agiter
dans les infusions, et surtout le temps exigé pour l'apparition
de ces animaux. En effet, il faut souvent plus de vingt-quatre
heures pour l'apparition des infusoires dans les macérations organiques, tandis que l'eau ranime presque aussitôt ceux de ces
animalcules dont la vie a été suspendue par la dessiccation.
M. Dujardin a observé, à la vérité, que les infusoires du genre
amibe apparaissent presque instantanément dans les infusions
organiques; mais ce fait ne peut rien prouver pour ceux, et c'est
le plus grand nombre, qui ne paraissent qu'après vingt-quatre
heures ou quelques jours. La résurrection d'infusoires ne peut
donc être proposée comme *explication générale*, et nous
sommes contraint d'admettre qu'il y a génération spontanée ou
éclosion d'ovules. C'est ce qu'il s'agit maintenant de discuter.

Ici la tâche devient très-aride; il est presque impossible de
mettre de l'ordre dans la discussion, chaque argument pour la
génération spontanée pouvant être réfuté, chaque objection
pouvant être rétorquée.

Si nous invoquons, en premier lieu, l'*analogie,* elle parlera
pour les deux hypothèses et nous laissera dans le doute. Si, en
effet, la généralité et l'uniformité du procédé par lequel s'opère
la reproduction des animaux nous portent à penser que les infusoires ne font pas exception et qu'ils viennent d'*œufs* contenus
dans les liquides destinés aux expériences, l'analogie nous dit,
d'une autre part, que des générations spontanées ayant vraisemblablement eu lieu à l'époque où notre planète était inha-
bitée, il n'y a pas de raison de croire qu'elles soient impossibles
aujourd'hui.

On allègue contre la génération spontanée des infusoires
que ces êtres, ainsi que Ehrenberg en a fait la découverte, ont
une organisation assez compliquée; mais on répond que la nature nous offre des preuves incontestables de sa puissance for-

matrice lorsqu'elle régénère dans certains animaux des parties plus composées encore que ne le sont les infusoires, et lorsqu'elle tire un animal supérieur d'un germe pour ainsi dire amorphe.

Certains infusoires, une fois formés, peuvent se multiplier par scission, et Ehrenberg a même observé que quelques-uns se reproduisaient par des œufs. Mais si l'on voulait inférer de là qu'ils ne peuvent naître que de l'une ou de l'autre manière, on se mettrait en opposition avec les faits. Ceux-ci démontrent qu'une même espèce peut avoir plusieurs modes de multiplication : les naïs, par exemple, se propagent par œufs et par scission. La faculté de produire des œufs n'exclut donc pas la génération spontanée.

A mon avis, un grand argument contre la génération spontanée des infusoires se tire de la constante reproduction de certaines formes qui ont permis de diviser ces êtres en genres et espèces, comme les animaux qui viennent de parents et auxquels ces parents ont transmis leur forme. Il semble que la génération spontanée devrait nous montrer, chaque jour, des espèces nouvelles. Mais la valeur de cet argument est diminuée par cette considération que dans les entozoaires, où bien évidemment la génération est spontanée, on observe cependant la reproduction des mêmes formes.

Voici donc trois objections contre la génération spontanée des infusoires qui ne sont pas restées sans réponse, mais les arguments que nous allons produire en sa faveur ne passeront pas non plus sans contestation.

Les phénomènes observés pendant la production des infusoires semblent témoigner d'une génération spontanée, s'il est vrai, comme on l'a dit, qu'on aperçoive d'abord de simples corpuscules, des monades se réunissant ensuite pour former ou des animalcules ou des membranes se mouvant en totalité. Mais il y a encore réponse à cela ; car il est bien démontré que beaucoup d'espèces animales qui évidemment proviennent de parents, et par conséquent d'ovules ou d'œufs, subissent dans leur développement diverses métamorphoses, et, d'une autre part, les recherches de plusieurs naturalistes modernes, celles d'Ehrenberg en particulier, nous ont appris que les infusoires sont soumis à ces métamorphoses.

Si les animaux qui paraissent dans les infusions viennent d'œufs tombés ou contenus dans les matières soumises à l'observation, il semble que les variétés des produits devraient dépendre seulement de la variété des œufs, et non des autres conditions de l'expérience, comme la nature de la matière employée, son état, la quantité de lumière, etc. Or, en prenant les résultats d'un grand nombre d'observateurs, parmi lesquels il s'en trouve qui repoussent la génération spontanée, je vois les espèces produites, ou leur nombre, varier suivant les conditions des expériences. En effet, lorsque Spallanzani opérait sur des graines en travail de germination, le nombre des infusoires variait suivant l'époque de ce travail. Dans d'autres expériences, les graines bouillies, celle du trèfle par exemple, donnaient d'autres infusoires que les graines qui n'avaient pas subi l'ébullition; les graines écrasées les donnaient plus petits que les graines entières; ils n'étaient pas les mêmes dans les infusions de courge et dans les infusions de camomille. On voit dans les curieuses expériences de Morren les espèces produites varier suivant la quantité de lumière admise et suivant que l'infusion est végétale ou animale. Une infusion de pois à laquelle on ajoute de l'eau distillée de laurier-cerise donne des animalcules plus grêles mais plus vifs qu'une simple infusion de pois. Cette observation est de Treviranus, qui, partisan déclaré de la génération spontanée, avait allégué depuis longtemps et prouvé par des expériences que les *mêmes substances* fournissaient des *espèces différentes,* quand on faisait varier les autres conditions de l'expérience. Je ne citerai pas comme un argument sérieux l'assertion de M. Bory de Saint-Vincent, qui a cru avoir obtenu des *métis* d'infusoires par le mélange de plantes d'Amérique et de plantes d'Europe.

A tout cela, on peut répondre, cependant, que certaines espèces des plus simples se retrouvent dans toutes les infusions; que si les autres espèces apparaissent, celles-ci dans une condition, celles-là dans une autre, c'est que ces conditions sont précisément celles sans lesquelles leurs ovules ne se développeraient pas. Mais on a fait plus, dans ces derniers temps, pour se débarrasser de l'argument que nous venons d'exposer, on a nié les faits principaux sur lesquels il repose. Ainsi Ehrenberg affirme que les espèces produites ne paraissent pas déterminées par la nature de la substance employée, puisque dans une même substance, et toutes les autres conditions étant les mêmes, il a vu se produire tantôt certains infusoires, tantôt des infusoires d'une autre forme. Or, la différence des résultats ne pouvait donc venir que de la différence des œufs présents dans l'infusion.

Je déclare, nonobstant l'autorité d'Ehrenberg, que je persiste à croire que la nature de la substance employée et les autres conditions de l'expérience ont de l'influence sur les produits obtenus.

Comme on le voit, le débat n'a pas encore fait un seul pas vers sa solution. Attachons-nous donc plus particulièrement aux conditions relatives à l'intervention ou non-intervention d'œufs dans les infusions.

Ceux qui nient la génération spontanée admettent que ces œufs existent dans les matières employées aux expériences, que la substance organique, l'eau, ou même l'air, les y ont apportés.

Certains animaux qui reconnaissent incontestablement des parents apparaissent ainsi lorsque leurs œufs sont restés attachés aux plantes vertes employées dans les infusions ; c'est ainsi que Joblot a vu se propager dans les infusions de foin des rotifères et des furculariens. Or, il n'est pas impossible que de véritables infusoires se développent de cette façon.

Mais à cela on répond, relativement aux infusoires, qu'il faudrait, avant tout, montrer leurs œufs dans les infusions ; que le microscope devrait les faire découvrir, et que cependant on ne les aperçoit pas. On ne s'est pas borné à cette réponse ; on a tenté d'instituer les expériences de telle sorte que les œufs fussent détruits, à supposer qu'il en eût existé. Voici comment : on soumet à l'ébullition la matière organique qui sert à l'infusion :

or, soit que les œufs aient été attachés à la matière organique
ou contenus dans l'eau, ils n'ont pu conserver la propriété
d'éclore, car des *œufs cuits* ne sont pas susceptibles de développer le germe qu'ils contenaient, et cependant on voit encore
apparaître des infusoires dans ces liquides bouillis.

Il reste un dernier refuge aux incrédules. On peut dire que
l'air a apporté les œufs dans les liquides après leur ébullition.
Vous avez vu, sans doute, dans un rayon de soleil admis dans
un appartement par la fissure d'un volet, voltiger des myriades
de particules qui sont accompagnées vraisemblablement par
d'autres corps plus ténus, parmi lesquels il peut se rencontrer
des œufs d'infusoires. Cela suppose, à la vérité, que, comme
les graines et les spores de beaucoup de plantes, les œufs d'infusoires ont la propriété de se dessécher sans se détruire, et de
s'offrir dans cet état aux vents, qui les transportent d'un lieu
dans un autre. Pour arracher aux antagonistes de la génération
spontanée la ressource de cette dernière explication, Burdach,
Baer et Hensche, ont remplacé l'air atmosphérique par des gaz
préparés extemporanément. De la terre prise à une grande profondeur a été bouillie pour obtenir un extrait qu'on a mis en
contact avec de l'eau distillée et un mélange d'oxygène et d'hydrogène. Il s'est développé de la matière verte et des filaments
confervoïdes, ce qui témoignerait au moins d'une génération
spontanée de végétaux, si on pouvait admettre que l'accès a été
complétement interdit à leurs corpuscules reproducteurs ; mais
il peut rester des doutes à cet égard.

On a enfin imaginé et exécuté une expérience qui semble démontrer qu'il ne se développe d'infusoires qu'autant qu'il y a eu
possibilité d'un dépôt d'œufs dans le liquide. Nous la devons à
M. Schultze ; on en trouve le détail dans le n° de janvier 1837
de l'*Edinburgh new philosophical journal*. On mit dans un
flacon de l'eau distillée avec des substances végétales et animales. Le bouchon était traversé de deux tubes à analyses munis
de leurs boules ; celles de l'un des tubes étaient pleines d'acide
sulfurique concentré, celles de l'autre contenaient une solution
concentrée de potasse. Le contenu du bocal fut porté à l'ébulli-

tion pour détruire tout ce qu'il pouvait contenir d'êtres vivants et d'œufs. Ceci fait, chaque jour pendant deux mois, on aspirait, par l'un des tubes, l'air du flacon, lequel était remplacé par de l'air de l'appartement, qui se lavait dans l'acide sulfurique. Ce flacon était sur une fenêtre bien éclairée, et à côté de lui un autre vase ouvert contenait les mêmes substances. Chaque jour, le contenu de l'un et de l'autre fut examiné. Dans le dernier, il se développa des vibrions, des monades, des polygastriques et des rotateurs. Dans le bocal fermé, il ne se forma ni infusoire, ni conferve, ni moisissure; mais, après deux mois écoulés, on le déboucha, et alors il s'y développa les mêmes infusoires qui s'étaient montrés dans le flacon primitivement laissé ouvert. Cette expérience a paru de nature à clore la discussion et à mettre fin au débat; cependant, à mon avis, on pourrait dire qu'elle prouve tout simplement que de l'air qui a traversé l'acide sulfurique est contraire à la génération spontanée. Mais peut-être aussi l'acide sulfurique a-t-il agi en détruisant les œufs que l'air eût introduits dans le bocal à expérience? Au lieu de purger l'air des ovules qu'il pourrait contenir, à l'aide de l'acide sulfurique, M. Schwann a imaginé de le soumettre à la chaleur rouge avant de le mettre au contact de l'infusion. Les matières que celle-ci contenait n'ont point subi la décomposition putride, et il n'y a apparu ni animaux infusoires ni végétaux.

Dans l'hypothèse où les infusoires proviendraient d'œufs et non d'une génération spontanée, il reste une dernière difficulté à lever. Si, en effet, dans une matière et des conditions déterminées, on voit naître aussi des infusoires d'une espèce déterminée, il faut supposer non-seulement qu'il y a partout des œufs d'infusoires, mais encore qu'il y a dans la plus petite masse d'air des œufs de toutes les espèces connues d'infusoires! Voyez si vous ne reculez pas devant cette conclusion? Cet argument, que je vous ai proposé il y a quatre ans, m'avait paru tout-puissant; je vais aujourd'hui travailler à l'amoindrir. En effet, les espèces qui apparaissent dans les infusions ne sont pas aussi variées qu'on l'a dit, puisque huit familles seulement y fournissent des *genres* et non tous leurs genres. Ces familles sont celles des *vibrioniens, amibiens, monades, eugleniens, enchelyens, trichodiens, plæsconiens, parameciens.* Si, chaque jour, les naturalistes tendent à réduire le nombre des espèces qu'ils reconnaissent dans les infusions, c'est qu'ils constatent qu'on a décrit comme caractères d'espèces différentes des états successifs d'un même individu qui se métamorphose. Or, si le nombre des espèces d'infusoires est limité, il ne serait pas plus étonnant qu'il y eût des œufs de *tous* dans *toutes* les poussières, qu'il ne l'est de voir apparaitre tout à coup, et sans qu'on sache d'où sont venues les graines, des milliers de pavots noirs, ou de peupliers, ou de crucifères, dans des terrains que l'on vient d'écobuer ou sur lesquels une forêt a été incendiée. Quant au nombre prodigieux d'individus qui s'agitent dans une goutte d'infusion, cela s'expliquerait par le grand nombre d'œufs tombés dans le liquide et par la rapidité de la propagation de ces petits êtres. D'après le calcul fait sur la multiplication d'un rotateur, l'*hydatina senta,* cet animal, dit J. Muller, pourrait se trouver en dix jours à la tête d'une lignée d'un million d'individus.

Il résulte de cette discussion relative aux infusoires, que leur génération spontanée n'est pas prouvée, que leur génération par des œufs n'est pas improbable, que l'expérience de Schultze et celle de Schwann la rendent très-vraisemblable, et que cependant elle n'est pas prouvée non plus, puisque les œufs du plus grand nombre n'ont pas été vus et qu'on ignore même si tous en produisent, et que la fissiparité est plutôt leur mode de multiplication.

2° Y a-t-il des végétaux produits par génération spontanée ?

Parmi les espèces vivantes qui apparaissent dans les infusions, plusieurs appartiennent au règne végétal; quelquefois même, et dans des conditions déterminées, ces dernières seules se rencontrent : en opérant, par exemple, avec des gaz autres que l'air atmosphérique, comme dans les expériences de Fray, de Burdach et de Hensche. Mais ce ne sont pas là les seules circonstances où l'on ait pu soupçonner qu'il y avait génération spontanée de végétaux. Des moisissures apparaissent sur presque toutes les substances organiques qui s'altèrent ; des champignons et des algues croissent même sur une foule d'animaux vivants, et pour ne citer que l'homme, on sait aujourd'hui que le favus de la teigne est un champignon (Schönlein, Lebert) ; qu'un autre champignon cause le *porrigo decalvans* (Gruby), un autre l'*herpes tonsurans* (Gruby), un autre la *mentagre*, qu'un autre accompagne le muguet ; qu'une algue filiforme, bien étudiée par M. Robin, croît sur la langue et dans les interstices des dents. Enfin, on voit végéter des cryptogames sur les parties atteintes de gangrène sénile, les surfaces que le vésicatoire a dénudées, les ulcères. Je m'empresse de reconnaître qu'aucun de ces faits, à part peut-être ceux qui se rapportent aux infusions, ne démontre la génération spontanée ; ils s'expliquent par l'existence et le transport d'organes reproducteurs, de spores parfaitement vus et décrits. Ajoutons que nous connaissons beaucoup mieux le mode de propagation des végétaux que celui des animaux inférieurs, puisque les semences, même des moisissures, n'ont pas échappé au microscope d'Ehrenberg.

Il est pourtant quelques cas de formations végétales qui me paraissent difficiles à expliquer autrement que par la génération spontanée. En effet, des champignons, des moisissures, ont pris naissance dans des cavités où l'air ni l'eau, n'ayant eu accès, n'avaient pu y transporter de semences. Tel est le cas du *dactylium* développé sur un jaune d'œuf dont la coquille était intacte, du *sporotrichium albuminis* qui avait pris naissance aux dépens du blanc d'un œuf entier, des *uredo, ustilago, trichomycètes*, qui ne se trouvent que dans la cavité close de certains fruits, sous l'épiderme de fruits ou de plantes, ou au centre d'arbres volumineux. MM. Rousseau et Serrurier ont vu des moisissures verdâtres pulvérulentes dans le péritoine de perruches, de pigeons, d'une biche, d'une tortue de terre ; j'en ai vu moi-même dans le péritoine de cadavres humains qui avaient séjourné pendant plusieurs semaines dans la Seine. Le docteur Helmarecht a retiré une conferve de l'œil d'un pasteur, auquel cette opération a rendu la vue. En 1830, le docteur Neuber avait affirmé qu'il avait une conferve dans son œil, et demandé qu'on en fit l'extraction.

Si certaines espèces de champignons ne se développent que sur des corps particuliers, peu volumineux, peu répandus dans la nature, il est difficile d'admettre qu'ils aient rempli l'atmosphère de leurs spores, pour les semer à l'occasion sur le sol unique qui leur convient, et je serais plutôt porté à croire à la génération spontanée du champignon qui ne se voit que sur les larves de cicadaire, ou sur telle espèce d'insecte, ou sur des gouttes de suif tombées dans des mines, etc.

MM. Andral et Gavarret ont vu se développer un végétal microscopique dans les liquides albumineux acidulés par l'acide sulfurique. Que ce soit le sérum du sang, le blanc d'œuf ou d'autres liquides albumineux, normaux ou pathologiques, on y voit bientôt paraître des vésicules sphériques diaphanes. Des bourgeons croissent sur ces vésicules; ils s'allongent en tiges, en rameaux, en ramuscules, terminés en cul-de-sac. Il me paraît fort peu probable que des spores se soient semés dans ces liquides albumineux.

M. Cagniard-Latour dit avoir fait naître une nouvelle espèce de conferve du contact de l'eau filtrée avec la vapeur d'acide acétique.

Concluons que l'apparition de certaines espèces végétales ne peut guère être expliquée que par la génération spontanée.

QUATRIÈME LEÇON.

PARALLÈLE ENTRE LES ÊTRES VIVANTS ET LES CORPS BRUTS.

(Suite.)

MESSIEURS,

La question de la génération spontanée a été examinée dans la leçon précédente par rapport aux animalcules infusoires et à quelques végétaux ; nous devons encore l'examiner relativement aux entozoaires.

Y a-t-il génération spontanée d'entozoaires ?

Ici, Messieurs, plus de doutes. Non-seulement il y a impossibilité d'expliquer autrement que par génération spontanée l'existence du plus grand nombre des entozoaires, mais on a véritablement pris la nature sur le fait : on a vu naître des *tænias* et d'autres cestoïdes ; le fait a été communiqué cette année à l'Institut. Mais il faut entrer méthodiquement dans cette discussion.

Pour cela, j'examinerai séparément l'origine des entozoaires contenus dans le tube digestif, et celle des entozoaires qu'on rencontre dans le parenchyme même des organes ou dans des cavités closes de toutes parts.

Soient donc quelques entozoaires contenus dans le tube digestif d'un individu de notre espèce. Celui-ci n'aura pu les acquérir que de l'une des quatre manières suivantes : 1° Il a reçu de ses parents les œufs de ces entozoaires, ou bien 2° il a reçu les animaux eux-mêmes tout formés, ou bien 3° il a reçu leurs œufs du dehors, ou bien enfin. 4° ils sont le produit d'une génération spontanée.

1° Si les œufs ont été transmis des parents à l'enfant. ils pourront venir du père ou de la mère. Si l'on veut faire la supposition qu'ils viennent du père, il faut admettre que celui-ci avait les mêmes vers ; que les œufs de ces vers ont été absorbés dans l'intestin, transportés dans la circulation, et qu'associés au sperme ou même à l'animalcule spermatique, ils sont allés s'établir et se développer dans l'ovule fécondé ! Cela dépasse toute vraisemblance. Si l'on veut les faire venir de la mère, il faut encore les faire absorber dans l'intestin de celle-ci, les envoyer dans l'utérus par la circulation maternelle, les faire absorber dans le placenta par les radicules de la veine ombilicale (car il n'y a pas communication directe entre les circulations fœtale et maternelle), les conduire dans la circulation fœtale, et les faire déposer dans l'intestin de l'embryon, par une sorte de sécrétion apparemment? Cela n'est guère moins invraisemblable que la supposition relative au père. Mais je dis qu'il y a plus qu'*invraisemblance,* il y a *impossibilité;* car, en admettant même que l'absorption prenne des corps solides, plusieurs œufs d'entozoaires sont trop gros pour entrer par cette voie dans la circulation, et les capillaires d'un animal à sang chaud seraient trop étroits pour leur livrer passage.

Je pourrais dire, Messieurs, que déjà la question est jugée ; car on a vu des entozoaires dans le corps de fœtus qui n'avaient pas encore quitté le sein de leur mère. Or, ces fœtus n'avaient pu en recevoir les œufs avec les aliments ou l'air, et puisque les parents n'y étaient pour rien, il n'y avait d'autre origine possible, pour ces entozoaires, que la génération spontanée. Ajoutons que rarement on porte des entozoaires à l'époque de la vie où l'on procrée, et que si la génération était le mode de transmission des vers, il faudrait admettre que les vingt-trois espèces qui vivent chez l'homme étaient contenues dans le corps de nos premiers parents. Et ce qui compliquerait singulièrement le problème, c'est qu'on trouve des entozoaires inclus dans d'autres entozoaires. Ainsi, Siebold, cité par Burdach, a disséqué un oiseau qui portait un monostome contenant un œuf où déjà était apparent un jeune monostome dont le corps recélait un distome.

2° Voyons maintenant si les entozoaires s'introduisent du

dehors dans le tube digestif. Cette supposition ne supporte pas le moindre examen pour l'homme et la plupart des mammifères. Les entozoaires ne vivent pas hors du corps des animaux; chaque espèce a en quelque sorte les siens, et il n'en est que très-peu qui soient communs à plusieurs genres d'animaux à sang chaud. Ceux des carnivores diffèrent de ceux des herbivores : ainsi, en admettant qu'un loup ait dévoré les intestins d'un agneau, et avec ces intestins des entozoaires vivants, ceux-ci perdraient la vie dans le tube digestif du carnivore. Quelques poissons peuvent recevoir de cette manière les vers d'autres poissons ; mais il n'y a pas même lieu de poser la question pour l'homme.

3° Il reste donc à examiner si les entozoaires se propagent par des œufs qui passeraient d'un animal à un autre.

La chose n'est pas impossible pour les tænias, dont les anneaux renferment une innombrable quantité d'œufs très-petits et très-résistants. Ces œufs, expulsés avec le résidu de la digestion, pourront s'attacher à quelques végétaux alibiles et être transportés avec eux dans le tube alimentaire d'un autre individu, et l'on pourrait supposer que telle est la cause de l'endémie du tænia dans certaines localités. Mais c'est précisément la famille des tænias, ou cestoïdes, qui a donné lieu de constater *de visu* le procédé de la génération spontanée.

Quant aux entozoaires qui résident dans l'épaisseur même des tissus, si on veut expliquer leur propagation par des œufs d'un individu à un autre, il faut admettre que ces œufs circulent avec le sang, qu'ils sont excrétés, expulsés du corps, absorbés par un autre individu et portés de nouveau par la circulation dans l'organe ou le tissu qui convient à leur développement. Tout cela est bien peu satisfaisant. Je ne veux pas nier la possibilité que des œufs d'entozoaires circulent dans les voies vasculaires. On sait, depuis Swammerdam, que les grenouilles ont un entozoaire dans leurs poumons, *l'ascaris nigrovenosus.* Or, M. Gluge a découvert l'ovaire de ces parasites, et a aperçu leurs œufs dans les poumons de grenouille; M. Valentin a vu circuler ces œufs avec le sang, et M. Gruby, ayant injecté ces ovules dans les vaisseaux, les a vus s'arrêter dans les capillaires, notamment ceux du poumon, et s'y développer. Mais je vous prie de remarquer, Messieurs, que ces parasites et leurs vers ont précisément pour domicile l'intérieur des vaisseaux, et que dès lors ils ne prouvent pas plus la possibilité que des œufs soient absorbés ou expulsés par sécrétion que ne le prouvent les vers qui circulent avec le sang du chien.

M. Owen a décrit en 1835 un parasite, le *trichina spiralis*, qui se trouve quelquefois par myriades dans les muscles de l'homme, et qui a depuis été l'objet d'un travail du docteur Watson et d'un mémoire de Bischoff. Le docteur Hæring a vu, entre la conjonctive et la sclérotique d'un enfant, un cysticerque celluleux muni de ses quatre suçoirs et de sa double couronne de crochets. Dans ces cas et dans ceux qui leur ressemblent, je doute qu'il y ait eu transport d'œufs d'un individu à un autre.

On n'avait apporté, jusqu'à ces derniers temps, à l'appui de la génération spontanée, que des preuves en quelque sorte *négatives*. C'était par *exclusion*, et faute de pouvoir démontrer chez certaines espèces le procédé ordinaire de la reproduction, qu'on acceptait l'hétérogénie. Mais les faits communiqués cette année à l'Académie des sciences par M. Gros, de Moscou, établissent positivement que des animaux peuvent naître sans le concours de parents. A l'endroit où l'intestin sort de l'estomac des sépias, il se détache un appendice dans lequel M. Gros a vu apparaître des vésicules qui grossissent jusqu'à atteindre un diamètre de 0^{mm},12; puis on y voit apparaître un embryon qui se meut, et qui, rompant enfin son enveloppe, se trouve être le plus souvent un tænia, et quelquefois un cestoïde d'espèce différente. Il arrive aussi que ces vésicules donnent naissance à des distomes; et ce qui n'est pas moins digne d'intérêt, c'est que ces vésicules, avant de contenir l'embryon, recèlent une autre vésicule qui accomplit les phases de la vésicule germinative, comme si la nature reproduisait dans la génération spontanée les mêmes modes de formation que dans la génération par des parents.

Revenant maintenant à la comparaison des corps bruts avec les êtres vivants sous le point de vue de leur origine, nous dirons que, si la génération spontanée semble rapprocher les uns des autres sous le point de vue de leur mode d'origine, il y a cependant à alléguer, en faveur d'une différence, que les générations spontanées n'ont lieu qu'aux dépens de matières organiques, là surtout où ces matières sont abondantes, comme au sein d'autres êtres vivants. Les entozoaires se voient surtout chez les enfants, qui introduisent plus d'aliments dans leur tube digestif qu'ils n'en peuvent digérer, et dans les espèces animales où la vie nutritive l'emporte de beaucoup sur la vie de relation. Les entozoaires existent par milliers dans les moules et différents poissons.

Après avoir étudié comparativement le mode d'origine dans les êtres vivants et les corps bruts, il faut voir encore comment ils se conservent, quels changements ils éprouvent pendant leur durée et comment ils finissent. Ce sujet a été bien traité par Lamarck, et mieux encore par M. Adelon, auquel je ferai quelques emprunts ; mais, ici encore, Stahl avait devancé les physiologistes modernes.

Les moyens et les *conditions de la conservation* ne sont pas les mêmes dans les êtres organisés et les corps inertes.

La cause de la conservation dans le minéral, c'est la persistance des actions d'affinité qui l'ont formé et la cohésion qui réunit ses molécules intégrantes.

Le mode de conservation de l'être organisé est bien autrement complexe. Rappelez-vous, Messieurs, ce que je vous ai dit à propos des *conditions de la vie* (voir p. 20). Vous savez que l'homme ne peut vivre qu'à la condition de recevoir des aliments, de respirer l'air atmosphérique, de jouir d'une certaine température, de se débarrasser, par les sécrétions, du résidu de la nutrition, etc.

On pourrait dire que l'être vivant, faisant passer incessamment de nouvelles substances au travers de l'agrégat qui le constitue, *ne conserve que sa forme* et non sa matière composante ; il est toujours *lui* avec des substances différentes, tandis que le minéral ne peut continuer d'exister qu'en conservant la matière qui le compose, autrement il ne serait plus *lui*.

Ainsi, tandis que le minéral n'a besoin de rien autour de lui et se trouve mieux de l'absence de tout modificateur, l'être organisé met sans cesse à contribution le monde extérieur et lui emprunte les moyens de sa conservation.

Quant aux *changements pendant la durée de l'existence*, le minéral peut n'en éprouver aucun; c'est là même le cas ordinaire, car pour lui le changement, c'est presque toujours le passage à un autre état.

L'être organisé, au contraire, parcourt les périodes connues sous le nom d'*âges*. Sa forme, simple d'abord, ainsi que sa texture, offre des complications successives et quelquefois même des métamorphoses. Il arrive ainsi jusqu'à un développement complet; après quoi commence une période décroissante, car il n'y a pas pour lui d'époque stationnaire.

La phrase si souvent répétée après Linné : *Mineralia crescunt, vegetabilia crescunt et vivunt, animalia crescunt, vivunt et sentiunt*, a pu faire penser que la *croissance* était un caractère commun aux minéraux et aux êtres vivants. Il paraît effectivement que la croyance à une sorte de végétation des pierres s'était assez généralement répandue au temps de Haller, puisqu'il a pris la peine de la réfuter dans un autre ouvrage que ses *Elementa physiologiæ*.

Les cas où un solide grossit par la précipitation de nouvelles molécules tenues en dissolution ou en suspension dans un liquide sont presque les seuls où les minéraux *s'accroissent*, mais alors l'accroissement ne ressemble pas à celui des êtres organisés. Cet accroissement se fait par *juxtaposition* dans le minéral, tandis qu'il s'opère par *intussusception* dans les corps vivants. C'est molécule à molécule et dans l'intimité des tissus que se fait le travail nutritif.

La *fin* n'est ni nécessaire ni spontanée dans les minéraux; elle est amenée par des circonstances extérieures, comme le calorique qui dissocie leurs éléments ou les fait entrer dans de nouvelles combinaisons, l'eau qui les désagrége ou les dissout, les agents chimiques qui les attaquent.

La fin est nécessaire et spontanée dans les êtres vivants; elle est le résultat du mouvement intérieur qui les entretient et les consume tout à la fois. C'est la vie qui engendre la mort. La recherche de la cause de cette caducité des organismes et des circonstances qui amènent plus tôt ou plus tard, suivant les espèces, le terme de l'existence, est bien digne des méditations du physiologiste. Nous nous en occuperons lorsque nous traiterons des *âges* et de la *mort*.

C. Des forces motrices dans les corps bruts et les êtres organisés (1).

Je viens à l'examen du dernier point, savoir, si les corps organisés et les corps bruts obéissent aux mêmes forces. C'est une des plus grandes questions de la philosophie naturelle ; il faut, pour l'aborder, dire en premier lieu ce qu'on entend par *forces*.

Messieurs, c'est une expression bien fréquemment employée dans le langage des sciences. Voyez, en effet : si un corps tombe, on dit qu'il est entraîné par la *force de la pesanteur ;* si deux corps frottés préalablement s'attirent ou se repoussent, c'est à la *force électrique* qu'on en appelle ; si un liquide chauffé se vaporise, on en trouve la cause dans la *force expansive du calorique.*

Comment a-t-on été conduit à employer ce langage ? Le voici :

Après avoir étudié les faits particuliers d'un certain ordre, les physiciens ont vu qu'on pouvait les rapporter à des faits plus généraux, et ceux-ci à un fait plus général encore, *fait principe* qui contient tous les autres, fait au delà duquel on ne peut pas remonter expérimentalement. Eh bien, ce fait prin-

----

(1) Après y avoir mûrement réfléchi, je me suis décidé à mettre ici, plutôt qu'à la fin de l'ouvrage, cette partie philosophique, qui me permettra d'exposer comment j'entends analyser les phénomènes de la vie. J'ai voulu, dès le début de ces leçons, mettre aux mains des étudiants le fil qui les guidera dans le cours de leurs études physiologiques.

cipe, on l'a désigné par un nom, *attraction*, par exemple, *calorique*, *électricité*.

Jusqu'ici nous ne voyons pas paraître l'idée d'une force ; mais suivez bien ceci. Il y a dans l'esprit humain une disposition irrésistible : c'est l'*instinct de causalité*, ou *principe de causalité*, pour employer le langage du kantisme. Cette loi de la *raison pure*, comme ils disent encore, fait que nous attribuons tous les phénomènes dont nous sommes témoins à une cause, à une force motrice. Quand bien même nous n'apporterions pas cette disposition de l'esprit en naissant, nous ne manquerions pas de l'acquérir par l'expérience, car il y a des milliers de phénomènes dont nous constatons la cause (la cause secondaire, au moins). C'est cette disposition de notre esprit qui a rendu pour nous les mots *gravitation*, *électricité*, synonymes de *force de la pesanteur*, *force électrique*. Nous ne connaissons pas de cause à la gravitation, puisque c'est le fait le plus général auquel nous remontions ; mais nous supposons qu'il y en a une, comme pour les autres phénomènes dont nous sommes témoins tous les jours.

Ceci posé, il y a deux manières d'envisager les forces ou causes premières. Les uns pensent que, la matière étant inerte par elle-même, ces forces sont quelque chose de très-réel, donnant le mouvement aux corps et en différant objectivement. Pour d'autres qui croient à l'activité de la matière, le mot *force* indique tout simplement une qualité, une manière d'être de cette matière, une propriété ayant son fondement dans la nature même du corps. Ils allèguent que jamais Newton, ni les physiciens qui l'ont suivi, n'ont voulu dire, lorsqu'ils ont donné le nom de *gravitation* à la cause de la pesanteur, que cette gravitation fût quelque chose existant par soi-même et différant objectivement de la matière pesante, quelque chose qui ne fit qu'y adhérer ; mais ils la considèrent comme une qualité ayant son fondement dans la nature même du corps.

Je n'ai pas besoin de vous dire sous quel drapeau je suis enrôlé. Du reste, vous allez voir que dans l'une comme dans l'autre hypothèse, on peut supposer ou que les forces sont les mêmes dans les corps inertes et dans les corps vivants, ou bien qu'elles sont différentes. C'est précisément là l'objet de notre recherche.

Pour arriver à notre but, je vais passer rapidement en revue les principales opinions émises sur le principe de la vie, et pour cela, je vais les diviser en trois groupes, sans égard pour la chronologie. Notez que c'est une revue très-sommaire, plusieurs points devant être développés dans d'autres parties de ce cours.

1° Il y a une série de théories où, la masse du corps étant considérée comme inerte, on y introduit un principe animateur dont le nom change suivant les inventeurs.

2° Dans d'autres doctrines, on cherche à expliquer la vie par les lois de la chimie, de la mécanique ou de l'électricité.

3° D'autres physiologistes, enfin, reconnaissent aux êtres vivants des propriétés, ou forces spéciales, qu'ils appellent *propriétés vitales, force vitale.*

1° Voyons les théories appartenant au premier groupe. Dans toutes, la masse du corps est inerte ou à peu près inerte, mais elle recèle un principe animateur. Nous rencontrons ici *l'ancien animisme,* le *naturisme d'Hippocrate,* le *système de Paracelse,* celui de *Van Helmont,* et *l'animisme de Stahl.*

Ancien animisme.

Un vers bien souvent cité d'un célèbre poëte latin résume l'opinion d'une partie de l'antiquité sur le principe de la vie et le système de l'univers :

Mens agitat molem et magno se corpori miscet.

Le monde est vivifié par une âme généralement répandue, et dont une parcelle donne la vie à l'homme, aux animaux et aux plantes. Cette pensée, les poëtes et les orateurs romains l'avaient empruntée à d'anciens philosophes qui avaient déjà comparé l'homme à l'univers, le *microcosme* au *macrocosme.* Il est évident que dans cette doctrine on reconnaissait un même principe d'activité pour tous les corps de la nature, et par conséquent des *forces motrices,* identiques pour les êtres vivants et les corps

bruts. Si ce n'est pourtant que quelques anciens ne se contentè-
rent pas d'une seule âme ; à Platon, à Aristote, il en faut trois.
Aussi, comme le dit l'auteur de l'article *Animisme* du Dictionnaire en 30 volumes, avec trois âmes il n'y a plus rien d'obscur
en physiologie. Si une plante végète, c'est qu'elle a une âme végétative ; si un animal végète et sent, c'est qu'il a deux âmes ; si
l'homme, enfin, est intelligent et raisonnable, il doit ce privilége
à une troisième âme, plus noble et plus pure que les deux autres !

Naturisme.

Le rôle que d'autres faisaient jouer à l'âme, Hippocrate l'attribue à la nature. *La nature*, dit Hippocrate, *est le médecin
des maladies ; la nature trouve par elle-même les voies et
les moyens, non par intelligence...* Et plus loin, *la nature
sans instruction et sans savoir fait ce qui convient.* Il dit encore : *Dans l'intérieur, est un agent inconnu qui travaille
pour le tout et pour les parties.*

Sans doute, Messieurs, une sagesse infinie se révèle dans tous
les actes de nos fonctions ; mais le langage que nous venons d'emprunter au père de la médecine a pourtant le tort de nous présenter les phénomènes de l'organisme, tant en santé qu'en maladie, comme le produit d'un *être qui travaillerait au dedans de
nous.* Robert Boyle disait qu'une telle doctrine n'était pas or-
thodoxe, et qu'admettre une semblable divinité dans le corps,
c'était agir à la manière des païens, qui plaçaient des naïades
ou des nymphes aux fontaines pour faire écouler les eaux, et des
dryades aux chênes pour les faire croître.

Système de Paracelse.

Au XVIᵉ siècle, un enthousiaste illuminé prétendit expliquer
les fonctions de la vie par les secrets de l'art cabalistique. Paracelse attribue aux astres une action directe sur le corps ; chaque
astre correspond à un de nos organes et agit sur lui : le soleil
sur le cœur, la lune sur le cerveau, et Vénus sur les organes génitaux. Nous ne nous arrêterons pas aux rêveries de cet effronté

charlatan, qui, nommé en 1526 professeur à l'université de Bâle, commença par brûler publiquement les ouvrages d'Avicenne et de Galien, disant que les cordons de ses souliers en savaient plus que tous les écrivains réunis !

Système de Van Helmont.

Nous allons voir maintenant, avec Van Helmont, le principe supposé de la vie prendre un autre nom que celui d'âme et se personnifier sous le nom d'*archée,* mot que Paracelse avait déjà employé. Cette puissance siége à l'orifice cardiaque de l'estomac : là elle préside directement à la digestion ; par ses ordres, le suc gastrique dissout les aliments, et le portier de l'estomac, le pylore, autre dignitaire de l'organisme, ouvre ou ferme l'ouverture à laquelle il est préposé.

A l'aide d'un ferment (car Van Helmont mêlait des idées chimiques à ses idées spiritualistes, comme Paracelse les avait associées à ses doctrines cabalistiques), l'archée peut organiser la matière *directement* et sans le secours d'un œuf. L'archée et le pylore forment une sorte de *duumvirat,* qui a des archées subalternes dans chacun des viscères, au foie, aux intestins, aux reins, à la matrice ; ces archées sont sous la dépendance de l'archée principale et tenues d'exécuter ses ordres. Mais l'obéissance n'est pas toujours complète : de là des désordres dans l'économie. La plupart des maladies naissent des affections de l'archée, de sa colère, de ses frayeurs, et aussi de ses erreurs, etc.

Je ne voudrais pas, Messieurs, que Van Helmont fût abaissé par vous au rang de Paracelse. Sous cette fiction d'archées répandues dans les différents viscères, on trouve l'idée du *consensus* qui existe véritablement entre les diverses parties de l'organisme, et de la réaction qu'elles exercent par la sympathie les unes sur les autres.

Animisme de Stahl.

Enfin, Messieurs, à une époque plus moderne, nous retrouvons l'âme dans la célèbre doctrine de Stahl. Stahl, élevé dans les principes des chémiatres, s'étonnait de ce que les humeurs, malgré leur altérabilité, fussent cependant si rarement décomposées; de ce que les sels introduits dans le corps n'y causaient point les accidents que la doctrine chimique faisait redouter; d'une autre part, il ne pouvait expliquer par les lois de la mécanique les troubles extraordinaires et subits que les passions déterminent dans l'économie. Il se décida alors à rompre complétement avec les applications de la chimie et de la physique à la vie, et essaya de reconstruire l'édifice médical sur de nouvelles bases. Stahl établit, comme je vous l'ai dit, un parallèle entre les corps vivants et les corps inertes, et signala le premier les différences capitales qui existent entre ces deux ordres de corps.

L'inertie de la matière forme la base du stahlianisme; l'organisation n'est rien sans l'âme. Cependant le corps est nécessaire à l'âme, car celle-ci ne peut connaître qu'à l'aide des organes des sens, ne peut faire exécuter ses volontés qu'à l'aide des muscles : le corps est donc créé pour l'âme. Mais, pour se prêter aux actes variés que ses fonctions exigent, ce corps devait avoir une composition assez flexible, assez molle; des liquides devaient y être unis aux solides : partant ce corps est très-putrescible. Il fallait donc un moyen conservateur : c'est le jeu des fonctions. C'est-à-dire que tous les actes dont nous sommes témoins et qui constituent la vie : la circulation, la digestion, les sécrétions, la nutrition, etc., sont établis, dirigés par l'âme, afin de conserver intact son instrument, le corps, à l'aide duquel l'âme se met en rapport avec le monde extérieur. Ainsi le plus grand nombre des fonctions sont destinées à empêcher la putréfaction du corps.

Avec de semblables idées, Stahl professait le plus profond mépris pour les chémiatres et les iatromécaniciens, dont je vous parlerai bientôt; il n'était pas plus révérencieux à l'égard des anatomistes.

Avoir proclamé que tous les mouvements du corps étaient le résultat d'une détermination de l'âme, c'était reconnaître que tous les mouvements devaient être volontaires. Or, les antagonistes de Stahl objectaient qu'un grand nombre de ces mouvements, et notamment ceux du cœur, avaient lieu sans que le moi en eût la conscience. Je vous dirai dans un autre temps ce que les stahliens répondaient à cet argument.

Telles sont donc les théories où, dans le corps supposé inerte, on met un principe animateur.

2° Nous allons rétrograder maintenant et voir des tentatives d'explication de la vie par les forces de la physique générale.

« L'idée de rapporter les phénomènes des corps organisés aux lois de la physique générale a été, dit Buffon, le pas le plus hardi qui ait été fait dans la carrière de la philosophie, et ce pas, c'est Descartes qui l'a fait » : chose bizarre, si on se rappelle le rôle immense qu'il a fait jouer à l'âme!

Les opinions de Van Helmont régnaient dans la science lorsque Descartes vint exterminer les *archées*. Mais après avoir renversé des erreurs, il poussa l'esprit humain dans une voie qui n'en était pas exempte. La propagation de sa philosophie eut en effet la plus grande influence sur l'établissement de deux écoles, dont l'une prétendit expliquer les phénomènes de la vie par les lois de la chimie, tandis que l'autre les interpréta par les lois de la mécanique. Il concourut à l'établissement du *système chimique* en faisant intervenir dans les fonctions nutritives la considération des ferments, de l'état acide ou alcalin des humeurs, et de leur effervescence. Il eut de l'influence sur la création de l'école *iatromécanique* en expliquant les sécrétions par les formes ronde, cubique, pyramidale des molécules, et les fonctions de relations par un mouvement vibratoire qui, suscité dans les nerfs par les impressions extérieures, et propagé à la glande pinéale, allait en définitive aboutir aux fibres cérébrales, sur lesquelles il laissait des *traces matérielles*.

Chémiatrie.

L'idée d'appliquer la chimie à l'explication des phénomènes des êtres organisés n'était point nouvelle, lorsqu'elle fut sérieusement développée à Leyde. Déjà Paracelse, Van Helmont, Descartes, avaient parlé de l'état chimique des humeurs et de ferments. Cependant Sylvius, plein d'éloquence et de talent, professant dans une université célèbre où il ne fut effacé que par Boerhaave, doit être considéré comme le fondateur et le chef du système chémiatrique. Il ne vit que des opérations chimiques dans les actes de la vie ; l'effervescence des humeurs, leur fermentation, lui suffirent pour expliquer toutes les fonctions du corps, et les solides furent complétement exclus de sa physiologie.

Les aliments fermentent dans l'estomac sous l'influence des liquides gastriques ; l'adjonction du suc pancréatique et de la bile cause un nouveau travail et un dégagement de gaz qui contribue à perfectionner la digestion. Si le sang est mis en mouvement dans le cœur, c'est qu'il y a là encore effervescence par la rencontre d'un sel volatil huileux de la bile avec un acide dulcifié de la lymphe. La même opération donne naissance à la chaleur vitale, chaleur ou feu bien différent du feu ordinaire. Enfin, Messieurs, les esprits vitaux, qui pour le coup sont tout à fait matériels, sont préparés dans l'encéphale par une véritable distillation ; ils participent même des propriétés et de la nature de l'esprit-de-vin !

Tandis que ces idées se propageaient sur le continent, Willis enseignait aux médecins de la Grande-Bretagne une doctrine qui ressemblait beaucoup à celle de Sylvius. Il faisait aussi entrer en effervescence le chyle dans le cœur, sous l'influence du sel et du soufre, qui prenaient feu ensemble, et donnaient naissance à la flamme vitale !

On a peine à croire que de semblables explications aient pu séduire jusqu'au grand Newton lui-même. Haller dit : *Neque magna illa mens Newtonii, ita ab hypothesium amore pura fuit, quin ex fermentatione humorum, spiritus in ipso corde generari conjecerit.*

Iatromécanisme.

Plusieurs médecins distingués de l'époque qui suivit l'installation du système chémiatrique ne tardèrent pas à recon-

naître que les lois des affinités, les acides, les alcalis, les ferments, ne pouvaient pas être acceptés comme explication générale de la vie. Plusieurs circonstances, bien judicieusement
appréciées par Sprengel, dans son *Histoire de la médecine,*
avaient tourné les esprits vers les applications des mathématiques et de la mécanique à l'économie vivante. En effet,
on n'avait pas seulement emprunté à Descartes ses molécules de formes diverses, ses cribles, ses oscillations vibratoires
des solides organiques; les médecins s'étaient encore, à son
exemple, accoutumés à introduire dans la physiologie l'usage
des formules empruntées aux mathématiques. La circulation
harvéienne, désormais admise sans contestation, paraissait favorable à l'application de ces formules; mais l'impulsion vers la
physique expérimentale avait surtout été donnée par les médecins italiens, témoins des découvertes de Galilée. Florence peut
être regardée comme le berceau de l'école *iatromécanique* ou
iatromathématique, qui eut bientôt des adhérents dans la
Grande-Bretagne. Cette école porte indifféremment les deux
noms que je viens de lui donner, parce que, d'une part, elle
expliquait les phénomènes de la vie par les lois de la mécanique,
et parce que, de l'autre, elle se flattait de soumettre ces phénomènes au calcul. Rien ne paraissait plus propre à satisfaire
même les esprits les plus sévères.

Les aliments, introduits dans l'estomac, y étaient soumis à une
trituration qui les réduisait en parcelles ténues. L'appareil circulatoire offrait le modèle d'une machine hydraulique des plus
parfaites, dans laquelle le cœur remplissait l'usage d'une pompe
à la fois foulante et aspirante. On calcula la pesanteur du liquide
à mouvoir, la perte des mouvements opérés par le frottement
contre les parois vasculaires, et l'on évalua à 180,000 livres la
force qui fait contracter le cœur! Les différences dans les liquides sécrétés s'expliquaient par le diamètre, les plicatures, le
nombre des divisions des vaisseaux dans les organes sécréteurs,
et par les formes diverses des molécules, dont les unes étaient
admises et les autres refusées par ces espèces de cribles organisés. La chaleur animale était le résultat des frottements des

globules sanguins les uns contre les autres et contre les parois des vaisseaux subdivisés.

Si la secte iatromécanique, à laquelle appartinrent, dans divers pays, Boerhaave, Douglas, Keill, Robinson, Pitcarn, Sauvages, etc., tomba dans des écarts presque impardonnables, il faut reconnaitre qu'elle porta à un degré de perfection jusque-là inconnu la description et l'appréciation de ce qui est purement *mécanisme* dans l'économie animale. L'ouvrage de Borelli, *de Motu animalium*, est un chef-d'œuvre digne du fondateur de cette illustre école.

Doctrine électro-vitale.

Vous avez vu, au XVIIe siècle, les physiologistes se persuader qu'ils expliqueraient la vie par les lois de la physique générale ; ceux-ci par les affinités chimiques, ceux-là à l'aide de la mécanique. C'est encore à ces lois qu'on a fait appel il y a quelques années, mais c'est l'électricité qu'on a mise en cause.

Tandis que les physiciens constataient le rôle important de l'électricité dans une foule de phénomènes qu'on n'avait pas cru d'abord pouvoir rapporter à cet agent, tandis que les chimistes, reconnaissant aussi son influence sur les affinités moléculaires, étaient bien près de lui attribuer toutes les compositions et décompositions des corps, des physiologistes imaginèrent que ce fluide était aussi le principe secret et puissant de l'activité des corps vivants. On mit en parallèle la rapidité excessive des mouvements électriques et la rapidité des sensations et de la volonté; on rappela les contractions énergiques qu'un courant galvanique suscite encore dans les muscles d'un animal qui a cessé de vivre depuis quelques instants; on avança que, la nutrition et la sécrétion n'étant en définitive que le résultat de combinaisons chimiques, celles-ci avaient pu s'accomplir sous l'influence de courants électriques. Bref, l'électricité détrôna le principe vital, et la barrière qu'on avait voulu élever entre les corps vivants et les corps inorganiques fut encore une fois renversée.

L'histoire de la contraction musculaire et celle de l'innervation me donneront l'occasion de vous montrer combien cette doctrine est erronée et pèche dans les détails. Je dirai seulement aujourd'hui qu'eût-on surpris dans quelques mouvements organiques des indices d'électricité, mon esprit chercherait vainement à en appliquer les formules à la sensibilité, à la contraction musculaire, aux phénomènes intellectuels et moraux. Au reste, quand vous auriez substitué les mots de *force électrique* à ce que d'autres ont appelé *force vitale,* toutes les questions de détail dont la solution fait l'objet de la physiologie n'en seraient pas plus éclaircies pour cela. L'admission d'un courant électrique dans les nerfs ne nous eût point appris que la branche ganglionnaire de la cinquième paire,est affectée à la sensibilité de la face, et la petite racine, aux mouvements des mâchoires. C'est par la méthode expérimentale, l'observation, l'anatomie normale et pathologique, qu'il a fallu arriver à cette notion comme à presque toutes les autres.

CINQUIÈME LEÇON.

PARALLÈLE ENTRE LES ÊTRES VIVANTS ET LES CORPS BRUTS.

(Suite.)

MESSIEURS,

En comparant les êtres vivants aux corps inorganiques sous le point de vue de leurs *forces motrices*, nous avons annoncé que nous rapporterions à trois groupes les opinions émises à diverses époques sur le principe de l'activité des êtres organisés. Les deux premiers chefs ont été épuisés dans la précédente leçon; je vais aborder le troisième. Vous savez déjà qu'il s'agit du *vitalisme* et des *propriétés vitales;* voyons comment on est arrivé à établir cette doctrine.

Vitalisme.

Nous avons vu comment les physiciens, remontant des faits particuliers à des faits généraux, et de ceux-ci à un fait principe qui contient tous les autres, avaient, pour désigner ce fait principe ou sa cause, inventé des noms qui sont là comme l'× algébrique, *attraction*, *électricité*.

Ce qu'avaient fait les physiciens, quelques physiologistes pensèrent qu'ils pourraient légitimement le tenter à leur tour. Ils le firent donc; et comme l'étude des faits particuliers, leur généralisation, ne conduisit point les physiologistes (et ici j'entends parler des plus sages) aux mêmes faits principes que les physiciens avaient proclamés, ces physiologistes décidèrent que les forces qui dominent dans les êtres organisés ne sont pas les mêmes que celles qui régissent les corps inorganiques. Alors ils inventèrent un mot pour désigner la source des phénomènes de la vie : ce fut le mot *force vitale*, principe vital. Puis, quelques-uns observant que les phénomènes de la vie sont trop nombreux et surtout trop variés pour être rapportés à un seul fait principe, ils pluralisèrent la *force vitale*, et de là naquirent les *propriétés vitales*.

Il semble, Messieurs, que rien ne soit plus raisonnable que cette manière de procéder. Mais il y avait là des chances d'erreur, et tout le monde ne sut pas les éviter. En effet, les physiologistes se flattèrent trop, lorsqu'ils s'imaginèrent qu'ils porteraient l'analyse dans les phénomènes de la vie avec autant de rigueur et de facilité qu'en avaient trouvé les physiciens dans la recherche de leurs faits principes. Vous savez déjà que les actes de la vie sont bien plus complexes que ceux de la nature inorganique (voyez page 49) : de là la difficulté de signaler parmi ces actes ceux qui devaient être considérés comme primordiaux.

On ne pouvait donc guère espérer de voir tous les physiologistes arriver aux mêmes faits principes et par conséquent aux mêmes propriétés vitales. Les dissidences ne portèrent pas seulement sur l'*espèce*, mais encore sur le *nombre* des propriétés vitales qu'on avait reconnues dans les êtres organisés. Tel physiologiste n'en admet qu'une, tel autre en reconnaît deux, quelques-uns portent leur nombre à cinq, et d'autres les multiplient encore davantage. Comme exemple frappant de ces divergences d'opinions entre des hommes d'un mérite incontestable, j'opposerai l'un à l'autre deux de mes collègues, MM. Adelon et Gerdy : le premier arrivant par un effort de généralisation à une seule propriété fondamentale, la *sensibilité ;* le second démêlant par une subtile analyse dix-huit actes primordiaux distincts les uns des autres, et par conséquent dix-huit propriétés vitales. Et je ne vous donne là, Messieurs, qu'une faible idée des démêlés qu'a suscités le vitalisme. Les physiologistes que je vous ai cités sont dans le même camp, puis qu'ils sont vitalistes; mais entre eux et quelques autres célébrités modernes il y a bien moins de chances d'accommodement. Jugez-en par les deux passages suivants: *On a,* dit M. Magendie, *établi ou plutôt imaginé des pro-*

priétés vitales, et je m'étonne que l'esprit puisse se contenter d'une semblable mystification. D'une autre part, M. Gerdy promet, dans sa préface, *de traiter* avec tous les développements qu'elle réclame l'histoire des propriétés vitales, *si scandaleusement réprouvées aujourd'hui.*

Dans l'appréciation du vitalisme, je procéderai d'une manière qui vous paraîtra peut-être peu logique. Il est d'usage d'exposer une doctrine avant de la juger : je ne me conformerai pas à cet usage ; je formulerai mon opinion à l'avance, et du point de vue où je me serai placé, j'examinerai les formes diverses sous lesquelles s'est produit le vitalisme. Si cette manière de procéder ne témoigne pas d'une modestie parfaite, elle annonce une conviction bien prononcée : or, il faut être convaincu pour enseigner avec fruit.

Et d'abord, je suppose que ceux de vous qui ont prêté à la dernière leçon une attention réfléchie se demandent en quoi le vitalisme diffère des explications où, dans le corps supposé inerte, on fait intervenir un principe animateur ; en quoi le principe vital se distingue de l'archée de Van Helmont, de l'âme de Stahl ou de la nature d'Hippocrate ; et si on n'a pas reproduit de vieilles doctrines sous des expressions nouvelles ? Je répondrai que la critique que cette question implique est fondée, si on veut donner au principe vital une existence qui lui soit propre, au lieu d'en faire simplement un mode du corps humain. Si, par *propriétés vitales*, on entend désigner des êtres surajoutés pour ainsi dire à nos organes, si on les considère comme des agents qui donnent l'impulsion à la matière organisée, on tombe dans la même faute que plusieurs de nos devanciers, et j'oserai dire qu'on est *animiste* sans le savoir. Il y aura pourtant cette différence entre le principe vital et quelques-unes des abstractions personnifiées dont je vous ai entretenus, entre le principe vital et l'archée de Van Helmont par exemple, que le premier sera beaucoup plus habile, plus savant que le second, plus sage dans ses opérations. parce que les phénomènes ou les lois que cette abstraction personnifiée représente auront mieux été étudiés par les vitalistes que par les partisans de l'archée. Entre les premiers et les sectateurs de Stahl, il y aura cette nouvelle différence qu'ils auront distingué de l'âme leur principe vital, distinction que Stahl n'avait pas faite, puisqu'il confiait à la direction suprême de l'âme toutes les opérations du corps, y compris même la formation de ce corps, produit de l'*anima structrix*.

Je pense que la doctrine des propriétés vitales, envisagée comme je viens de le dire, ne peut que nuire aux progrès de la physiologie et de la pratique médicale. Je soutiens qu'il y a là plus qu'une dispute de mots, car après avoir personnifié le principe vital, il est tout naturel de croire à ses maladies, comme Van Helmont croyait aux affections morales de son archée, et l'on oublie ainsi la considération des organes malades. Un homme est frappé d'hémiplégie; direz-vous : « Voilà la *sensibilité*, la *contractilité*, qui sont affaiblies, malades; occupons-nous de ranimer ces propriétés? » Non. Vous direz au contraire : «Cet homme est atteint d'une hémorrhagie cérébrale, visons à obtenir la résorption du sang épanché. »

Comment faut-il donc entendre le vitalisme? Voici ma profession de foi à cet égard.

Si on veut se borner à dire qu'*un arrangement particulier de la matière, tel que nous le voyons dans les êtres organisés, a la propriété de donner naissance à des phénomènes que ni la chimie, ni la physique, ni la mécanique, ne nous expliquent complétement dans l'état actuel de nos connaissances*, je reconnaîtrai, je proclamerai cette propriété des êtres vivants; je lui donnerai même, si l'on y tient, le nom de *propriété vitale*, quoique le nom de *propriété organique* lui eût mieux convenu, et j'admettrai que la logique autorise à créer autant de ces propriétés qu'il y a dans l'organisme d'actes élémentaires, *irréductibles aux lois de la physique générale, et irréductibles les uns dans les autres*.

Développons ces propositions.

La première a pour base l'activité de la matière en général et de celle des êtres organisés en particulier.

En voyant une masse minérale reposer immobile sur le sol qui lui sert de support, et ne se déplacer que sous l'influence d'une impulsion mécanique venant de l'extérieur et appliquée à cette masse, on a pu supposer et professer que la matière est complétement inerte. Mais cette doctrine se fonde sur une notion incomplète des conditions du fait qu'on a pris pour exemple : loin que la matière soit inerte, elle est constamment agissante. Si un bloc minéral reste fixé sur le sol, c'est en vertu d'une action constante qui l'entraîne vers le centre de la terre; si les molécules qui le composent ne se désagrégent pas, c'est qu'elles exercent aussi une action continuelle d'attraction et de cohésion à l'égard les unes des autres. Lorsque mêlant deux dissolutions salines, on voit la liqueur se troubler à l'instant et un précipité se déposer au fond du vase, peut-on méconnaître que la matière ait été agissante dans la double décomposition qui vient de se produire? On peut donc considérer les corps comme ayant dans leur composition matérielle la raison suffisante des phénomènes auxquels ils donnent naissance.

Mais, dira-t-on, dans les êtres organisés les phénomènes sont si différents de ceux de la matière brute, qu'il faut bien admettre chez eux l'existence d'un agent spécial. Cette objection n'est pas embarrassante. Si les phénomènes offrent un caractère spécial dans les êtres organisés, c'est que leur matière composante n'est pas combinée comme dans les corps bruts. Où voyez-vous dans le règne minéral un pareil mélange d'humeurs et de solides? où voyez-vous la matière amenée à l'état de *principes immédiats,* d'*humeurs,* de *tissus,* d'*organes* et d'*appareils d'organes?* Les propriétés changent avec les combinaisons, c'est là une notion vulgaire en chimie. Le soufre a certaines propriétés, l'oxygène en a d'autres; ils les perdent tous les deux, pour en acquérir de nouvelles lorsqu'ils sont combinés ensemble, et ces nouvelles propriétés seront encore différentes suivant que la proportion de ces deux éléments aura donné naissance à l'acide sulfureux ou à l'acide sulfurique. Est-il donc déraisonnable d'attendre de nouvelles propriétés et de nouveaux phénomènes lorsque l'oxygène, le soufre, le carbone, l'azote et le phosphore, se seront unis pour donner naissance à de l'albumine ou de la fibrine, qui entreront à leur tour dans l'agrégat composé qu'on nomme organisation?

Ceci posé, voyons à quels caractères nous reconnaîtrons une propriété vitale ou mieux *organique* (1), et ce qui pourra légitimer la création de telle ou telle force ou propriété. Lorsque, rapportant les faits particuliers des êtres organisés à des faits plus généraux, et ceux-ci à des faits plus généraux encore, nous arrivons à un dernier terme de généralisation au delà duquel nous ne pouvons nous élever, lorsque nous constatons que, *pour le moment,* ce *fait principe* ne s'explique ni par la chimie, ni par la mécanique, alors nous l'attribuons à une force inhérente à l'organisation. Nous pouvons créer un mot pour la désigner, mais ce mot ne doit être qu'une formule abréviative propre à faciliter le langage, et ne point impliquer l'idée d'un être, d'un agent spécial. Peut-être les mots *principe vital, propriété vitale,* ont-ils l'inconvénient, vu la disposition de notre esprit, de nous porter à personnifier les facultés ; ils en ont encore un autre, et nous en aurons la preuve : c'est de supposer pour toujours l'irréductibilité du phénomène aux lois de la physique générale.

La grande difficulté consiste ici dans la détermination des propriétés primitives ou faits primordiaux, car on court le risque de trop multiplier les forces ou de trop en réduire le nombre.

Si je ne me trompe, Messieurs, je vous ai mis à même d'entendre avec fruit l'énoncé des doctrines du vitalisme, et d'en faire vous-même l'appréciation. Passons donc à cette partie descriptive et critique.

Les premiers rudiments du vitalisme (entendu comme nous l'avons dit) ne remontent pas au delà du milieu du xviie siècle ; c'est dans les ouvrages de Glisson, professeur à l'université de Cambridge, qu'il faut les rechercher, et il est véritablement remarquable que cet auteur soit entré dans cette voie à une époque où l'on était si engoué de mécaniscisme et où on se ruait dans l'application des formules mathématiques aux actes de la vie.

Le titre de son grand ouvrage, *Tractatus de natura substan-*

---

(1) **Par le mot** organique, je n'entends pas désigner les *propriétés de tissu* de Bichat, ni la *force morte* de Haller.

tiæ energetica, prouve qu'il croyait à l'activité de la matière. Il constate dans un autre travail que la substance des animaux vivants, irritée, *réagit* et se *contracte*. Il déclare alors que cette propriété, désignée par lui sous le nom d'*irritabilité*, n'a aucun rapport avec les mouvements physiques ou chimiques ; il la présente comme un acte primordial, auquel il faut rapporter tous les autres actes des fonctions. Il étudie bien les impressions en vertu desquelles les fibres sont excitées à se mouvoir. On a peine à concevoir qu'une doctrine où il y avait tant de vrai ait pu être négligée, à ce point qu'elle était complétement tombée dans l'oubli vers le milieu du xviiie siècle ! On doit reprocher à Glisson d'avoir doué toutes les parties du corps de son *irritabilité*, et d'y avoir même fait participer les os et les humeurs.

Bellini a admis une *force contractile naturelle*, en vertu de laquelle la fibre excitée par des matières âcres cherche à se libérer du malaise qu'elle éprouve. Il avait déduit de cette création une théorie de l'inflammation et de plusieurs autres phénomènes pathologiques. Mais il est arrivé là hypothétiquement, sans expériences directes, et n'a point distingué sa contractilité des simples propriétés de tissu auxquelles nous verrons Haller donner le nom de *force morte*.

Gorter tombe dans le même vice. Sa force vitale, *vis vitalis*, est commune à toutes les parties du corps.

Stahl, quoique promoteur de l'animisme, avait cependant reconnu que, dans l'exercice des fonctions, nos parties étaient le siége de mouvements obsucrs et alternatifs de resserrement et d'expansion. Il avait rapporté ces mouvements à une *propriété spéciale de la matière vivante*, qu'il avait nommée *tonicité* ; et certes, cette faculté, qu'il ne faut pas confondre avec la contraction musculaire, existe dans nos tissus. Mais Stahl eut le tort de la mettre sous la dépendance directe de l'âme.

Jusqu'ici nous ne voyons pas la doctrine du vitalisme prendre rang dans la science ; mais Haller, qui n'a jamais, que je sache, prononcé le mot de *vitalisme*, et (ce qui n'est guère connu peut-être) n'avait pas voulu qu'on donnât à son irritabilité le nom de

force vitale, va cependant par ses travaux jeter les fondements
du vitalisme.

Au lieu d'une seule propriété, Haller en admet deux, savoir
l'*irritabilité*, qu'il n'entendit pas à la manière de Glisson, et la
sensibilité. L'immense influence qu'eurent les idées de Haller
sur la physiologie et même sur la pratique médicale, le nombre
extraordinaire d'expériences dont il l'appuya (on n'en trouve pas
moins de cinq cent soixante-sept décrites dans son journal, et il
en a passé sous silence un plus grand nombre), exigent que nous
nous arrêtions un instant sur sa doctrine.

Les expériences à l'aide desquelles Haller étudiait l'irritabilité
et la sensibilité dans les diverses parties du corps consistaient
à dénuder exactement ces parties, après quoi elles étaient piquées, coupées, tenaillées, interrogées avec le fer et les caustiques.

Toute partie qui, étant touchée par quelque corps étranger,
devient à l'instant plus courte, Haller la déclare *irritable*. L'irritabilité est donc la faculté d'entrer en contraction sous l'influence d'un *stimulus*.

Il a soin de distinguer cette propriété de l'*élasticité*. Dans les
phénomènes produits par l'élasticité, la réaction n'est jamais
supérieure à l'action. Il n'en est pas de même de l'*irritabilité*;
l'effet y surpasse de beaucoup la cause, puisqu'un léger souffle
anime le cœur d'une force qui lui fait surmonter d'énormes résistances.

Il s'attache à prouver que l'irritabilité est différente *de toutes
les autres propriétés des corps*. Rien n'empêche, dit-il, d'admettre l'irritabilité pour une propriété du gluten animal,
comme on reconnaît l'attraction et la gravité pour propriété de
la matière en général. Tout ceci montre combien est sévère et
philosophique la marche du raisonnement de Haller dans l'étude
de l'irritabilité. Il ne veut pas qu'on s'occupe d'en rechercher
l'essence ou la cause prochaine: il écrit à ce sujet : *Propria
autem vis est, ab omni potestate distincta, et referenda
inter fontes generandi motus, quorum ulterior causa igno-
ratur.*

Nous avons dit qu'il fallait un stimulus pour mettre en jeu
l'irritabilité. Ce stimulus, c'est, dans l'état physiologique, et pour
les muscles extérieurs, la *volonté*, ou plutôt c'est le changement
qui se passe dans le système nerveux sous l'influence de la volonté. Les muscles creux, comme le cœur, le tube digestif, ont
pour *stimulus* les liquides qui affluent dans leur cavité. Ainsi, du
sang qui sert de stimulus, et un cœur irritable, et vous com-
prendrez, dans sa doctrine, comment, depuis l'état embryonnaire jusqu'à la vieillesse la plus reculée, la nuit comme le jour,
sans avoir jamais besoin de repos et sans intervention nécessaire
du système nerveux, le cœur enchaîne les contractions alternatives de ses doubles cavités. Le sperme joue le rôle de stimulus
pour tirer de la torpeur le cœur de l'embryon, et susciter ainsi
l'évolution des organes, que Haller croyait préexistants dans le
germe. Ainsi, l'irritabilité présiderait au développement du nouvel être.

Haller ne veut pas qu'à l'exemple de Whytt, on confonde
l'irritabilité avec la sensibilité. Les nerfs, où la sensibilité est
si exquise, ne sont pas irritables, et le cœur, le plus irritable des
muscles, le cœur, *impatiens stimuli,* suivant l'énergique expression de Haller, est à peine sensible, et en le touchant sur
l'homme (l'occasion s'en est présentée), on cause plutôt la syncope que la douleur.

Enfin, Messieurs, Haller soutenait que l'irritabilité était complétement indépendante de la force nerveuse; et comme on ne
peut nier cependant que tous les muscles ne reçoivent des nerfs,
il attribuait aux nerfs des muscles volontaires l'office de transmettre à ces muscles le stimulus provenant de la volonté, et aux
nerfs des muscles involontaires, comme le cœur et les intestins,
la propriété d'entretenir les relations sympathiques de ces parties avec les autres organes de l'économie.

Tels sont, Messieurs, les points fondamentaux de l'irritabilité
hallérienne; nous la jugerons dans un instant.

La deuxième propriété admise par Haller est la *sensibilité*. Il
donne à ce mot un sens plus restreint que ne l'ont fait plusieurs
de ses adversaires et quelques-uns de ses successeurs; il appelle

fibre sensible *celle qui étant touchée transmet à l'âme l'impression de ce contact.* Ainsi, il n'admet pas de sensations non perçues.

Si vous voulez bien, Messieurs, vous rappeler de quel point de vue nous examinons le vitalisme, vous reconnaîtrez avec moi que si Haller n'a pas signalé tous les actes organiques élémentaires, tous les faits principes des êtres vivants, il a au moins procédé d'une façon très-sévère en établissant ses deux propriétés, et su éviter les erreurs que nous reprocherons à quelques-uns de ses successeurs. Il n'a point fait de son *irritabilité* quelque chose de distinct de la matière irritable, et, loin de la personnifier, il en fait une propriété du *gluten* ou *gélatine animale* (il nomme ainsi la matière du muscle). Il va même jusqu'à se refuser à la proposition faite par quelques-uns de ses contemporains, Gaubius entre autres, de donner le nom de *force vitale* à l'irritabilité. Il ne faut pas, dit-il, qualifier de *vitale* une propriété qui survit à l'existence, comme on le voit dans les muscles d'un animal récemment mis à mort et dans les parties qu'on vient de séparer du corps. Mais ce n'est pas là son seul mérite : il sépare l'irritabilité de la *force morte,* distinction qui doit avoir fourni à Bichat l'idée de ses propriétés de tissu; il distingue aussi l'action de l'irritabilité de l'action de l'âme, à laquelle plusieurs physiologistes s'obstinaient encore à faire jouer un rôle dans les mouvements involontaires.

Mais ce qui donne le cachet à sa doctrine, doctrine issue d'une expérimentation rigoureuse, c'est qu'il fixe nettement le domaine et la nature de l'irritabilité. Glisson l'avait mise partout; Haller ne l'admet que là où un excitant fait à l'instant raccourcir la fibre. Il nous donne le catalogue des parties irritables, et qu'y trouvons-nous? tout ce qui dans l'économie recèle de la fibre musculaire ; tout cela et rien que cela. De sorte qu'il arrive, par les vivisections, au même résultat qu'atteindrait aujourd'hui celui qui procéderait, à l'aide du scalpel et du microscope, à la détermination des parties musculaires du corps.

Vous aurez une idée de l'impulsion donnée à la physiologie par la découverte de l'irritabilité, si vous voulez bien vous représenter le chaos qu'il fallait débrouiller, lorsque des hommes tels que Baglivi faisaient de la dure-mère un organe contractile, sorte de cœur dont le resserrement et le relâchement alternatifs mettaient en circulation les esprits vitaux ou animaux, et suscitaient ainsi les contractions musculaires ; lorsqu'on croyait au raccourcissement des tendons, à l'oscillation des nerfs, qui mettaient mécaniquement en jeu la fibre musculaire, et au resserrement des plexus que les ramifications subdivisées des nerfs forment autour des vaisseaux.

Après avoir entendu cette appréciation de l'irritabilité hallérienne, vous serez peut-être surpris, Messieurs, d'apprendre qu'aucun physiologiste moderne ne la fait figurer dans le dénombrement des propriétés vitales dont il reconnait l'existence. D'où vient cette apparente omission? Le voici. Lorsqu'une contraction a lieu par suite de l'application d'un stimulus à une partie irritable, quel est le phénomène capital? C'est la contraction. La propriété fondamentale est la *contractilité* ; l'irritabilité n'est qu'un mode de cette contractilité, c'est la faculté qu'elle a d'entrer en action sous l'influence d'un *stimulus*. Aussi, allez-vous voir désormais le *contractilité* figurer à la place du mot *irritabilité*.

Sur un autre point essentiel, *les rapports de l'irritabilité avec la force nerveuse*, la doctrine de Haller a été soumise à révision par les modernes, et la question n'a pas été jugée dans le sens de la théorie hallérienne. Ce point sera exposé à propos de la physiologie des muscles.

Si Haller a préparé le vitalisme moderne, nous savons qu'il n'avait pas même prononcé ce mot ; mais d'autres physiologistes, tels que Barthez, Blumenbach, Dumas (de Montpellier), Chaussier, Bichat, etc., ont enfin donné au vitalisme les caractères d'un système complet d'explications des phénomènes de la vie. Barthez et Bichat doivent surtout attirer notre attention.

Personne peut-être n'a montré de vues plus élevées que celles de Barthez sur la philosophie médicale, personne n'a tracé d'une manière plus judicieuse et plus sévère la méthode à suivre dans la systématisation des faits : mais il a singulièrement dérogé dans la suite aux préceptes qu'il avait énoncés dans la première partie de ses *Éléments de la science de l'homme.*

Le mot qu'il adopte comme formule abréviative du fait primordial auquel il faut rapporter tous les autres est le mot *principe vital.*

Il distingue tout d'abord ce principe de l'*âme,* et il se prononce contre l'*animisme.*

Il se demande si ce principe vital a une existence qui lui soit propre, ou s'il n'est qu'un mode du corps humain. Il déclare qu'il restera dans le doute à cet égard ; mais il est facile de voir qu'il incline vers la première hypothèse. Les arguments qu'il a produits pour l'appuyer, et qui ont paru si décisifs à certains physiologistes, ne me paraissent pas du tout concluants.

L'existence indépendante de ce principe serait démontrée, dit-on, par l'*unité* qu'il établit dans le corps des animaux, dont toutes les parties sympathisent. Mais cette *unité,* loin de tenir à un prétendu principe surajouté au corps, est due à l'existence de certains organes qui, plus importants, plus répandus que les autres, tiennent ceux-ci sous leur dépendance et établissent des relations entre eux. Il faut un centre nerveux et des nerfs pour avoir une unité complète dans l'organisme. Si l'unité tenait à ce principe vital, elle devrait exister aussi marquée dans le polype et même dans la plante, auxquels on ne pourrait refuser le principe vital, qu'elle l'est dans un vertébré. Or, en coupant un polype en deux, on obtient deux individus, et l'on multiplie les plantes par bouture. Que devient l'argument tiré de l'*unité* du corps humain? Cette unité, je m'empresse de le reconnaître, n'en est pas moins un fait de la plus haute importance et que le médecin ne doit pas plus perdre de vue que le physiologiste.

Barthez est-il plus heureux, quand il regarde l'action des poisons sur la vie comme une présomption en faveur de l'existence indépendante du principe vital? Il suppose que ces poisons tuent en s'attaquant au *principe vital,* et sans causer aucun dérangement matériel. Ainsi, le venin du serpent à sonnettes, au lieu d'agir sur le sang, frapperait cet être inconnu, immatériel sans doute, répandu dans l'économie? Mais qui ne sait aujour-d'hui que les poisons non corrosifs ne tuent qu'autant que transportés par la circulation à l'encéphale et à la moelle, ils touchent molécule à molécule la substance nerveuse; tandis qu'ils ne produiraient pas le même effet s'ils étaient simplement appliqués à la surface du cerveau ou des nerfs?

Barthez admet encore une harmonie préétablie entre le principe vital et le corps, d'où résulte, par exemple, que le jeune veau essaye de frapper avec ses cornes, qui ne sont pas encore poussées. Mais c'est dans le cerveau et non dans le *principe vital* qu'il faut mettre la source de cet instinct, et il est permis de croire que si le veau recélait dans son crâne la cervelle du chien, il tenterait de déchirer son adversaire avec les dents lanières absentes de ses mâchoires.

Barthez donne à son principe vital des *forces motrices* et des forces *sensitives*. Les forces motrices sont :

1° La *contractilité* ou faculté de resserrement ;

2° La *faculté d'élongation*. Ainsi, dans son détestable langage, il dit que le principe vital peut allonger la fibre musculaire. Nous prouverons, à l'article des mouvements, qu'il n'y pas d'é-longation active des muscles.

3° La *force de situation fixe*. C'est encore le principe vital qui met la fibre musculaire dans un état où elle ne peut être ni allongée ni raccourcie. Il citait, à ce sujet, le fameux tour de la grenade fait par Milon de Crotone et rapporté par Pausanias. Les doigts de l'athlète ne pouvaient être ouverts par la personne la plus robuste, et cependant ils ne comprimaient pas la grenade. C'était là une des créations que Barthez affectionnait le plus. Nous nous en expliquerons aussi à propos de la physiologie du système musculaire ; mais nous devons faire remarquer dès à présent qu'à tout prendre, la *situation fixe* ne serait qu'un mode de la contractilité.

4° La *force tonique*, dont on découvre les effets dans l'état qu'on nomme *chair de poule*, dans le changement de diamètre des vaisseaux, etc. Déjà nous avons reconnu l'existence de cette propriété.

Quant aux *forces sensitives* du principe vital, Barthez en reconnaît deux espèces :

1° La sensibilité sans perception, qu'il nomme *sensibilité locale*; 2° la sensibilité avec perception, et qui affecte l'animal entier.

Disons, enfin, que Barthez mettait dans les humeurs et surtout dans le sang les forces sensitives de son principe vital.

Telle est, Messieurs, l'analyse du premier travail où le vitalisme ait été présenté comme une doctrine complète sur la vie.

Le système dont nous allons rendre compte maintenant a joui d'une plus grande faveur encore que celui de Barthez, et il la devait à son ingénieuse simplicité : c'est à Bichat que nous le devons.

Les propriétés de tout organe vivant, dit Bichat, peuvent être distinguées en deux espèces. Les unes tiennent immédiatement à la vie, commencent et finissent avec elle, ou plutôt en forment *le principe et l'essence:* ce sont les *propriétés vitales.* Les autres sont le résultat physique de la texture des parties : ce sont les propriétés de tissu.

Bichat réduit les propriétés vitales à deux, savoir : la *contractilité* et la *sensibilité;* mais chacune d'elles a des subdivisions.

La *contractilité,* qui n'a pas besoin d'être définie, se subdivise en *contractilité animale* ou volontaire, et en *contractilité organique.*

Rien de plus facile à comprendre que l'acception du mot *contractilité animale.* Je veux fléchir mon bras, à l'instant même il est fléchi. Ce mouvement est le résultat du resserrement des muscles biceps et brachial antérieur; ces muscles sont donc doués de la propriété vitale désignée par Bichat sous le nom de *contractilité animale.* Tous les autres muscles du squelette et ceux du larynx, ceux des organes des sens, etc., possèdent la même propriété vitale.

Par le nom de *contractilité organique,* Bichat entend une

faculté de contraction qui n'est point régie par la volonté et sur laquelle cette volonté n'a pas de prise. Ainsi notre cœur se contracte sans que nous puissions en aucune manière modifier par notre volonté le rhythme ou la fréquence de ses battements; il en est de même de l'estomac et des intestins.

Cette *contractilité organique* est elle-même subdivisée en deux espèces: suivant que les mouvements contractiles sont appréciables à l'observateur, comme le serait par exemple le battement du cœur après qu'on l'a mis à nu, ou le mouvement péristaltique d'un intestin; ou suivant que ces mouvements ne tombent pas sous nos sens, en sorte que le raisonnement seul nous les démontre, comme dans la contraction des vaisseaux capillaires sur le liquide qui les parcourt. Dans le premier cas, quand on voit les mouvements, c'est la *contractilité organique sensible;* dans le second, quand on ne les voit pas, c'est la *contractilité organique insensible.*

Ces trois espèces de contractilité, l'animale, l'organique sensible, et l'organique insensible, ne sont point au fond de nature différente; suivant Bichat, elles ne diffèrent que par le degré. Elles existent partout, mais à des doses différentes.

Voilà pour la contractilité; venons à l'autre propriété vitale: c'est la *sensibilité.*

Bichat la subdivise en *sensibilité animale* et en *sensibilité organique.*

La *sensibilité animale* de Bichat n'est autre que ce que tout le monde nomme *sensibilité.* C'est la faculté de recevoir des impressions dont le *sensorium commune*, le moi, a la conscience. La lumière frappe mon œil, le son ébranle la pulpe nerveuse répandue dans mon appareil auditif, ma peau éprouve les impressions de froid et de chaud; le tout est transmis à mon cerveau, où la sensation se consomme: voilà des actes qui dérivent de la *sensibilité animale* de Bichat.

Quant à la *sensibilité organique,* c'est la faculté qu'ont nos organes, nos plus petits vaisseaux, d'éprouver des impressions qui ne vont pas au delà de ces organes, et dont le moi n'a point la perception. Ainsi l'estomac est sensible au contact de l'aliment

sans que le cerveau en sache rien ; le cœur, au contact du sang ;
chaque vaisseau excréteur, chaque réservoir, au contact du fluide
qui a l'habitude de le toucher.

Au fond, ces deux sensibilités ne diffèrent pas par leur nature,
dit Bichat ; elles ne diffèrent que par la quantité, et dans certains cas, la sensibilité organique se monte au ton de la sensibilité animale, dans l'inflammation par exemple, où l'on voit sur-
venir la douleur dans des parties qui paraissent insensibles dans
l'état sain.

Avec ces deux propriétés ainsi subdivisées, Bichat explique
à merveille les phénomènes de la vie dans toutes les espèces
organisées.

A la plante et à quelques animaux homogènes, deux propriétés
suffisent, savoir: la *sensibilité organique,* par laquelle les petits
vaisseaux ou le parenchyme sentent le contact des fluides nourriciers, et la *contractilité organique insensible,* par laquelle ces
fluides sont mis en mouvement. Un peu plus haut, on voit paraître
l'appareil digestif; alors la *contractilité organique sensible*
s'est jointe aux deux propriétés précédentes.

Enfin, les animaux plus parfaits possèdent de plus la sensibilité animale, par laquelle ils prennent connaissance du monde
extérieur, et la contractilité animale ou volontaire, à l'aide de
laquelle ils exécutent les déterminations de leur volonté.

Faut-il expliquer les autres détails de la vie dans un animal
plus parfait, dans l'homme par exemple : Bichat n'est pas plus
embarrassé. Tous les phénomènes moléculaires d'absorption, de
sécrétion, de nutrition, dérivent de la *sensibilité organique* et
de la *contractilité organique insensible.* Chaque petit tube
excréteur, chaque vaisseau absorbant, a sa sensibilité en rapport
avec tel liquide et non avec tel autre : voilà pourquoi il admet
le premier et repousse le second. Que si ces propriétés sont
exaltées, diminuées ou perverties, on verra naître l'inflammation, les diverses espèces d'altérations organiques, les hydro-
pisies, etc.

Je vous l'avouerai, Messieurs, lorsqu'à l'âge de vingt ans,
nourri de la lecture des ouvrages de Bichat, qui étaient presque

les seuls que j'eusse en ma possession, je vis attaquer cette doctrine si séduisante des *propriétés vitales*, j'éprouvai le désappointement qui doit suivre la perte des croyances les plus chères.
Le jugement que j'en vais porter aujourd'hui vous prouvera que
le temps a bien modifié mes opinions à cet égard.

Plusieurs passages de cet auteur et la première phrase que
je lui ai empruntée justifient le reproche qui lui a été fait, depuis
sa mort, d'avoir en quelque sorte *personnifié* les propriétés
vitales, bien que j'aie de la répugnance à croire qu'il en ait fait de
véritables êtres S'il eût vécu, il eût été obligé de s'en expliquer.
Mais je lui reprocherai surtout d'avoir créé *une sensibilité organique et une contractilité organique insensible*, pour désigner des phénomènes qui ne sont rien moins que démontrés. Où
Bichat a-t-il fourni la preuve que l'absorption, la sécrétion, la
nutrition, sont le résultat de cette sensibilité, et s'opèrent plutôt
de cette façon que de toute autre? A-t-il donné la moindre démonstration à l'appui de sa *contractilité organique insensible*
qui ne tombe pas sous le sens?

Mais je ne reprocherai pas seulement à Bichat d'avoir créé des
propriétés pour désigner des faits problématiques, j'objecterai
encore à sa doctrine de ne comprendre qu'une partie des phénomènes élémentaires des êtres vivants. Il y a certainement des
actes primitifs qui ne rentrent *ni dans la sensibilité ni dans la
contractilité organique insensible*. Que la première fasse sentir le contact du liquide nutritif, que la seconde le mette en
mouvement; tout cela n'expliquera pas la formation organique,
la nutrition, la création des tissus.

Un de mes collègues, M. le professeur Gerdy, a porté beaucoup plus loin que ses prédécesseurs l'analyse des phénomènes
de la vie, et il n'admet pas moins de dix-huit propriétés vitales,
c'est-à-dire dix-huit genres de phénomènes irréductibles aux
lois de la physique et irréductibles les uns dans les autres.
M. Gerdy s'est borné à les énumérer dans sa physiologie, et il
n'en a même nommé que dix-sept. En transcrivant cette liste,
j'y ajouterai un petit commentaire explicatif lorsque cela me paraîtra nécessaire. Ce n'est point pour satisfaire à une exigence en

quelque sorte scolastique que j'énumère ici les dix-sept propriétés vitales admises par M. Gerdy ; j'y vois un moyen de vous initier de plus en plus à la détermination des actes élémentaires de l'organisme.

Les propriétés dont il s'agit sont :

1" *La faculté ou propriété de sentir.*

2" *La faculté de transmission sensoriale.* Ici, vous voyez M. Gerdy décomposer la sensation, et prendre à part, et comme phénomène simple, l'action du nerf qui transmet l'impression.

3" *La faculté de perception.* Par suite de la décomposition de la sensation, l'auteur fait encore un acte spécial de la perception, et la rattache en conséquence à une propriété vitale.

4" *La faculté d'éprouver les émotions de l'âme.* Ceci touche à l'action des centres nerveux en ce qui concerne l'intelligence et la volonté.

5" *La faculté ou propriété d'innervation.* Quand la volonté a décidé un mouvement, le nerf interposé au cerveau et au muscle transmet une excitation qui fait contracter celui-ci. C'est là un acte d'innervation. Les nerfs transmettent encore d'autres excitations.

6" *La contractilité.*

7° *L'expansibilité active du pénis et d'autres organes.* Si en effet le sang n'est pas retenu dans les corps érectiles par une cause mécanique, comme serait, par exemple, une pression exercée sur les veines des tissus érectiles par les muscles voisins¹, l'érection sera un phénomène simple et qu'on ne pourra rapporter à aucune autre propriété. Déjà nous avons vu Barthez admettre l'élongation ou expansibilité des parties; mais l'*expansibilité*, envisagée comme propriété vitale, a été surtout l'objet des recherches de Hodge, de Philadelphie, qui a publié à ce sujet un long mémoire dans l'ancien *Journal du progrès des sciences médicales*, et ce mot s'applique, d'après lui, à des phénomènes d'un autre ordre que ceux qui ont fixé l'attention de Barthez et de M. Gerdy : le premier ayant surtout pensé à l'élongation des muscles, de l'iris ou des tissus érectiles; le second, à l'expansion des tissus érectiles seulement. M. Hodge cite l'expansion de l'utérus rempli du produit de la conception, l'expansion des seins quand va venir la lactation, et celle de tout organe qui devient un centre d'activité. L'afflux du sang est à ses yeux une conséquence et non une cause de l'expansion.

8° *La faculté d'absorption.* C'est vous dire que M. Gerdy ne se contente pas de l'endosmose et de l'imbibition pour expliquer les absorptions.

9° *La faculté de sécrétion.*

10° *La faculté d'assimilation.* Déjà Dumas avait étudié, sous ce nom, la faculté qu'ont nos parties d'associer tout à la fois à leur matière composante et à leur vie une portion des sucs nourriciers que la circulation leur apporte incessamment.

11° *La faculté de décomposition nutritive.* On pense généralement que dans la nutrition il y a deux mouvements, l'un de composition, l'autre de décomposition. Ce dernier se rattacherait aussi à une propriété vitale.

12° *Faculté de calorification.* Déjà Chaussier avait créé la faculté de *caloricité.*

13° *Faculté de fécondation.* C'est le sperme qui la possède.

14° *Faculté d'animation.* Cette propriété serait départie au germe, qui donnerait la vie aux sucs qui servent à son développement.

15° *Faculté de l'accroissement.*

Parmi les propriétés vitales dont l'admission a été proposée à diverses époques, j'en trouve deux qui ont plus ou moins de rapport avec les facultés de *fécondation, d'animation* et *d'accroissement.* Lorsque Wolff, le célèbre antagoniste de Haller, essaya de faire prévaloir l'épigenèse sur l'évolution, il attribua la formation du corps et de chacune de ses parties à une force qu'il nomma force essentielle, *vis essentialis;* cette force remplaçait l'*anima structrix* de Stahl. Plus récemment, Blumenbach attribua toutes les actions formatrices à une force qu'il désigna sous le nom de *nisus formativus.*

16° *Faculté de résistance vitale à la putréfaction.* La force de résistance vitale est une des quatre propriétés vitales admises par Dumas (de Montpellier). Cette force empêcherait la décomposition chimique de nos humeurs et de nos tissus, qui naturellement sont très-altérables, et, d'après les idées de Dumas, elle protégerait aussi contre la rupture les muscles contractés.

17° *Faculté d'électrification*, c'est-à-dire de produire de l'électricité.

On est d'abord un peu surpris de cette longue énumération de propriétés vitales; mais M. Gerdy la justifie ainsi: «Les anciens, dit-il, n'avaient que quatre éléments, la terre, l'eau, l'air et le feu; aujourd'hui les chimistes en ont cinquante-quatre (il faudrait actuellement dire soixante et un). Leur en ferez-vous un reproche? et pourquoi me reprocherait-on d'avoir montré qu'il y a plus de propriétés vitales que n'en ont vu ceux qui n'admettent que la sensibilité et la contractilité?» Cela est certainement très logique; mais voyez où conduit cette inflexible logique. Si nous voulons créer une propriété vitale pour chaque acte simple bien différent de tout autre, le nombre de ces propriétés ne sera plus de dix-sept, il sera presque infini. Sentir la lumière et sentir un son, sentir une saveur et sentir le chaud ou le froid, sont choses différentes. Sécréter la bile diffère de sécréter le sperme; la nutrition du muscle diffère de la nutrition de l'os, etc. Ainsi, les propriétés admises par M. Gerdy seraient, comme il en fait l'aveu lui-même, des genres qui comprendraient chacun plusieurs espèces. N'est-ce pas se créer à plaisir des difficultés, que de vouloir instituer autant de propriétés vitales qu'il y a dans l'organisme d'actes différents les uns des autres et que les lois de la matière brute n'expliquent pas?

On sera plus effrayé encore, si l'on considère que la nomenclature dont on vient de faire l'exposé ne comprend pas toutes les propriétés vitales reconnues *passim* par différents auteurs. Déjà, j'en ai intercalé plusieurs, et il y en a d'autres encore : par exemple, l'*incitabilité*, qui avait déjà joué un si grand rôle dans la doctrine de Brown, et que l'on désigne aujourd'hui comme la propriété en vertu de laquelle nos parties subissent tous l'influence des agents provenant du monde extérieur; les changements moléculaires qui constituent le mouvement de la vie. Tiedemann formule d'une manière plus large et plus claire la compréhension du mot *excitabilité,* qu'il substitue à l'*incita-bilité* de Brown : « C'est, dit-il, la propriété ou faculté dévolue à tous les corps vivants, animaux et végétaux, à toutes leurs parties, et même déjà à leurs germes, de se montrer impressionnables par les agents ou influences du dehors, ainsi que par les excitations qu'eux-mêmes produisent, et de se laisser déterminer par ces influences et ces excitations à des manifestations d'action et des changements continuels. » Tiedemann ne fait cependant point une propriété fondamentale de son *excitabilité,* et, comme s'il avait voulu nous prouver que les meilleurs esprits peuvent s'entortiller dans ces distinctions de propriétés vitales, il regarde sa propriété d'*excitabilité* comme un effet de la propriété de *plasticité.* Ne serait-il pas plus simple de dire que quand nos organes ne sont pas réparés par les aliments, ils perdent de leur aptitude à agir ou à réagir ?

Quelques physiologistes ont proposé de reconnaître aux globules du sang une *propriété de mouvement spontané.*

Blumenbach a inventé une propriété qu'il nomme *vita propria,* et avec laquelle il explique sans embarras les particularités d'action de certaines parties du corps, le mouvement de l'iris, par exemple !

Plus j'y pense et plus je suis convaincu que le langage de la science ne perdrait rien de sa clarté, ni l'analyse des phénomènes de la vie de sa rigueur, si on supprimait la plupart des dénominations que le vitalisme a introduites en physiologie. Sans doute, il faut conserver les expressions qui résument certains faits très-généralement reproduits dans l'économie, il faut les conserver à titre de formule abréviative et comme exprimant le dernier effort de généralisation relativement à cet ordre de faits ; mais il ne faut pas multiplier sans besoin ces dénominations, et en créer pour ainsi dire autant qu'il y a de faits spéciaux dans l'organisme.

Je dois vous prémunir contre une faute que plusieurs médecins ont commise et que M. Gerdy leur a très-judicieusement reprochée. Il ne faut pas que vous confondiez la *propriété* avec la *fonction,* la *faculté d'agir* avec l'*action ;* la *sensibilité,* qui n'est que la propriété d'éprouver des sensations, avec l'action de sentir, qui est la *sensation* elle-même; la *contractilité* avec la *contraction*. Un muscle vivant et sain jouit toujours de la *contractilité*, mais il n'est pas toujours en *contraction*. Dire que la sensibilité est une fonction du système nerveux, c'est tenir un langage peu sévère. La sensibilité est une *propriété* et non une *fonction* du système nerveux.

Comment donc analyserons-nous les phénomènes de la vie? Le voici.

En faisant l'étude d'une fonction, nous la décomposerons en ses actes simples ou élémentaires. Or, dans cette décomposition, nous trouverons deux ordres de phénomènes :

1° Ceux qui sont réductibles aux lois de la physique générale : alors nous les expliquons, suivant les cas, par nos connaissances en physique, en mécanique, en chimie, en hydraulique, etc. ;

2° Ceux qui, *dans l'état actuel de la science,* sont irréductibles aux lois de la physique générale. Pour ceux-ci, nous constatons le fait, nous recherchons autant que possible la condition organique à laquelle il est lié, puisque nous le considérons comme un produit de l'organisation , et nous ne nous croyons pas obligés de placer ici le nom d'une *propriété vitale;* car nous y voyons deux inconvénients : le premier, de donner à penser que cette propriété appartient à l'abstraction *vie ,* qu'elle dépend de quelque chose qui n'est pas l'organisation et qu'on nommerait *principe vital;* le second, de préjuger pour toujours l'irréductibilité du phénomène aux lois de la physique ou de la chimie. Or, je suis convaincu que dans cette longue liste de propriétés vitales, il en est qui s'appliquent à des actes parfaitement réductibles aux lois qui régissent la matière brute.

Par exemple, je ne puis consentir à faire de la calorification ou caloricité une propriété vitale. Le calorique ne peut être engendré dans le corps, comme partout ailleurs, que par un procédé physique ou chimique; et quand on considère qu'il y a bien évidemment combustion de carbone et même d'hydrogène dans les espèces qui font le plus de chaleur, comment recourir à une propriété vitale? J'aimerais autant mettre une

propriété vitale pour le dégagement de l'acide carbonique ;
car c'est un phénomène aussi constant, aussi réglé que le
dégagement de chaleur auquel il est lié. La *caloricité* ou *calorification* et la *sensibilité* ne peuvent être rangées dans le
même groupe de propriétés ; car, tous les jours, la matière brute
engendre ou dégage du calorique, tandis que nulle part elle ne
fait acte de sensibilité.

La même objection critique s'applique à la *propriété d'électrification*, et je l'opposerais aussi à la propriété d'être *phos-
phorescent*, si on en avait fait une propriété vitale.

Je n'accepte pas non plus la propriété de résistance vitale à la
putréfaction. Ce n'est pas là un phénomène primitif ; c'est une
conséquence d'autres phénomènes, une conséquence du mouvement nutritif et de la métamorphose organique.

La propriété vitale d'absorption me paraît aussi fortement
compromise par les recherches sur l'imbibition et sur l'endosmose.

Une considération fort judicieuse de M. Chevreul sur le sujet
qui nous occupe se placera ici fort à propos.

Après avoir constaté que le bleu de Prusse se décolore à la
lumière, et qu'il reprend sa teinte foncée dans l'obscurité, s'il y
a le contact de l'oxygène, il dit :

« Supposons qu'un être organisé contienne du bleu de Prusse
dans un liquide faisant fonction de séve ou de sang : que ce
liquide passe dans un tissu où il soit exposé à la lumière, il se
décolorera ; puis passant ailleurs, loin de la lumière, mais exposé
à l'oxygène, il se colorera de nouveau. Un ignorant en chimie
pourra appeler cela un *phénomène vital*, et cependant c'est
purement chimique. »

Je reviens à l'analyse des phénomènes de la vie. J'ai dit que
nous les rapporterions à deux classes : ceux que la physique générale explique, ceux qu'elle n'explique pas. Je vais donner des
exemples des uns et des autres.

1° Plusieurs de nos tissus coopèrent aux fonctions qui leur sont
départies par la propriété toute physique qu'on nomme *élasticité*. Des phénomènes curieux sont liés à l'élasticité des voies

aériennes ; les ligaments jaunes, la membrane moyenne des vaisseaux, le ligament cervical postérieur des animaux, celui qui se
fixe à l'ongle rétractile des animaux du genre *felis*, jouissent à
un haut degré de l'élasticité. Dans la décomposition d'une fonction en ses phénomènes élémentaires, il nous arrivera donc de
rencontrer des phénomènes d'élasticité ; vous comprenez qu'ils
seront examinés alors avec plus de détails.

2° Nous rencontrerons aussi des phénomènes de *pesanteur*.
A la vérité, la station, la projection du sang vers les parties supérieures, l'ascension de la séve, nous montrent que les êtres organisés luttent avec avantage contre les effets de la pesanteur.
Mais on ne peut méconnaître l'influence de cette force physique
dans la stase accidentelle du sang aux veines des membres inférieurs, dans la disparition complète du relief de cet ordre de
vaisseaux sur une main que l'on tient élevée, dans l'affaissement
des fibro-cartilages intervertébraux à la fin de la journée,
dans la rougeur et la turgescence de la face lorsque la tête est
tenue plus basse que le tronc, dans la tuméfaction qui survient à
la membrane pituitaire du côté sur lequel le décubitus a été prolongé, dans la syncope qui frappe une personne faible tenue
sur son séant, et qui cesse par le retour à la position horizontale, etc. Le physiologiste ne devra donc pas méconnaître que
la force de la pesanteur tantôt s'additionnera, tantôt, au contraire, fera obstacle à la force impulsive que les liquides ont
reçue de nos organes.

3° Quoiqu'on soit tombé dans des exagérations ridicules en
appliquant l'hydraulique à la circulation, à l'aide du calcul, cette
partie de la physique nous offre cependant plusieurs lois applicables à nos vaisseaux, et entre autres celle-ci, que quand un
liquide coule à plein tuyau, son cours sera ralenti dans les parties élargies de ce tuyau, puisqu'une même quantité de ce liquide traverse en un temps donné les diverses sections du tube
dans lequel il circule. Ainsi, nous trouverons des phénomènes
d'hydraulique.

4° Je n'ai pas besoin de vous dire que les milieux de l'œil modifient la marche de la lumière, en raison de leur figure, leur

densité, leur combustibilité. Nous trouverons donc des phénomènes de dioptrique.

5° Nous trouverons aussi, dans l'appareil de l'ouïe, des parties propres à transmettre, à réfléchir, à étendre ou à renforcer le son, suivant les circonstances.

6° Les expériences des modernes ne permettent plus de douter que le corps de l'homme ne soit susceptible de se refroidir par les mêmes causes qui empêcheraient l'élévation de température dans un corps inorganique ou un cadavre, c'est-à-dire par l'évaporation des liquides par le poumon et la peau.

7° Si j'ai rejeté la théorie chimique comme explication générale, je n'ai point eu en vue de nier que, dans notre économie, beaucoup d'opérations ne se fissent suivant les lois des affinités ordinaires. La digestion, la respiration, nous en fourniront des exemples remarquables.

8° L'action toute physique d'imbibition, l'endosmose et l'exosmose, nous expliqueront toutes les absorptions éventuelles, la pénétration des boissons et des poisons dans l'économie.

Ces exemples suffiront pour vous faire apprécier la part des forces physiques et chimiques dans la production des actes des êtres vivants; cette part est si large, que plusieurs savants en ont fait l'objet d'un enseignement ou de traités spéciaux. Il faut suivre une autre méthode dans un cours de physiologie, et ne traiter des actes physiques ou chimiques qu'à propos des fonctions auxquelles ils coopèrent.

Citons maintenant quelques phénomènes primitifs, que ni la physique ni la chimie ne peuvent nous expliquer *aujourd'hui*.

1° L'action puissante par laquelle la fibre musculaire se resserre et devient ainsi l'agent de presque tous nos mouvements appréciables ne me paraît pas réductible aux lois de la matière inorganique. Je combattrai, en temps convenable, l'explication qu'on a voulu donner de cette contraction par des courants électriques parallèles dans les nerfs qui animent les muscles. Quant à la prétention de rapporter cette contraction à l'*élasticité*, elle est encore moins soutenable.

2° Je n'attribue pas même à l'élasticité cette contraction moins évidente, mais réelle, par laquelle un vaisseau accommode son calibre au volume de la petite colonne de sang qui le parcourt, surtout chez un animal qui a éprouvé une hémorrhagie; à cette contraction tonique de presque tous nos tissus sous l'influence du froid et des styptiques, contraction qu'on ne peut comparer au resserrement des corps par la soustraction du calorique, car elle ne se montre pas sur le cadavre. Je la regarde en conséquence comme un acte organique élémentaire, distinct de la contraction musculaire.

3° **Les tissus et les humeurs des êtres vivants** sont le résultat d'une action formatrice spéciale dont la chimie n'est point parve à reproduire les résultats.

4° **Je regarde surtout comme irréductible** (aujourd'hui au moins) aux lois de la physique, de la chimie et de la mécanique, l'action nerveuse, soit que s'exerçant de la périphérie au centre, elle mette par la sensation l'animal en rapport avec ce qui l'entoure; soit que, s'exerçant du centre à la périphérie, elle suscite les mouvements musculaires et préside aux diverses élaborations nutritives; soit, enfin, que le cerveau prête son assistance à ces actes intermédiaires aux sensations et aux mouvements musculaires, actes les plus élevés de l'organisme, actes dont la portée chez l'homme a placé cet être à la tête de la création : je veux parler des actes intellectuels et moraux, dont je ne puis encore reconnaître la cause prochaine dans les courants électriques, bien qu'un auteur moderne ait affirmé que les choses ne se passent point autrement.

Une dernière remarque sur l'analyse des phénomènes et des propriétés des êtres vivants. Une personne étrangère à l'étude de l'organisation, mais qui sait cependant qu'elle respire, qu'elle digère, qu'elle marche, qu'elle parle, etc., serait vraisemblablement étonnée de ne point voir figurer, sur cette longue liste des propriétés des animaux, la *propriété de respirer,* la *propriété* ou *faculté de digérer,* la *faculté de marcher,* la *faculté de parler.* Je dis à dessein que cela pourra étonner une personne étrangère à l'étude de l'organisation; car je suis convaincu que des étudiants en médecine n'ont pas besoin qu'on leur explique

que *respirer*, *digérer*, *marcher* et *parler*, sont des actions complexes ou composées, et non des actes simples, et qu'elles tiennent à des facultés complexes ou composées. Dans la seule action de parler, il y a, par exemple, une intervention du cerveau qui fixe la valeur des mots, un acte d'innervation qui fait contracter les muscles du larynx et quelques muscles expirateurs, des phénomènes physiques d'élasticité qui déterminent la vibration sonore de l'air expulsé, etc. Cette distinction entre les phénomènes simples et les phénomènes complexes de la vie a très-bien été établie dans l'*Essai d'analyse des phénomènes de la vie*, publié en 1821, par M. Gerdy, dans le *Journal complémentaire du dictionnaire des sciences médicales*.

Conclusion relativement aux forces motrices envisagées dans les êtres vivants et les corps bruts.

Nous ne connaissons les causes premières de rien ; les causes premières sont placées à tout jamais au delà de notre intelligence. Qu'est-ce qu'une cause pour nous? C'est un fait qui en précède un autre et qui paraît l'avoir occasionné. Supposez que nous soyons parvenus à découvrir un fait précurseur des faits d'attraction, ce sera pour nous la cause de l'attraction. Mais nous demanderons alors la cause de ce fait précurseur, la *cause* de la *cause*, et nous remonterons ainsi indéfiniment sans jamais rien saisir. Telle est la tournure irrésistible de notre esprit. Or, comment ont procédé les génies qui ont fixé la philosophie des sciences? Une fois parvenus au dernier fait expérimental pour un ordre de phénomènes, ils ont placé là un nom synonyme de cause ou de force; mais ils n'ont point remonté au delà, à moins que l'expérience ne les y autorisât. Et, par exemple, ils n'ont point prononcé l'identité des fluides électrique, galvanique et magnétique, avant d'avoir obtenu la *démonstration expérimentale* de cette identité. Ne soyons pas plus audacieux qu'ils ne l'ont été, imitons plutôt leur circonspection. A quels faits principes arrivons-nous pour les êtres vivants? A des faits de sensibilité, de contractilité, de formation organique. Ces faits ressemblent-ils à ceux d'attraction, de calorique, d'électricité, d'affinité chimique, tels que nous les connaissons? Non. Or, comme nous ne jugeons des forces que par les effets, nous sommes autorisés à dire, jusqu'à plus ample informé, que les forces ne sont pas les mêmes dans les deux règnes.

Ce qui existe au fond, je n'en sais rien: peut-être, s'il était possible de remonter dans la filiation des causes, en partant de l'attraction, ou de l'électricité d'un côté, de la contractilité et de la sensibilité, de l'autre, les verrait-on converger vers une cause unique, celle de l'univers? Mais cette cause unique, il n'est donné sans doute qu'à une seule intelligence de la comprendre, ce n'est pas à une intelligence humaine.

SIXIÈME LEÇON.

PARALLÈLE ENTRE LES VÉGÉTAUX ET LES ANIMAUX.

Messieurs,

Ce n'est pas assez d'avoir tracé le parallèle entre les corps inorganiques et ceux qui sont doués de la vie ; il faut, pour pénétrer plus avant dans notre sujet et nous rapprocher de notre but, voir si, dans la grande classe des êtres vivants, on ne peut pas établir une coupe, et signaler quelques caractères distinctifs fondamentaux entre les animaux et les végétaux.

Les progrès de la chimie organique et ceux de l'histoire naturelle ont jeté le plus vif intérêt sur ce sujet ; mais en fournissant de nouveaux matériaux pour le traiter, ils nous imposent l'obligation de créer, pour ainsi dire, un nouveau parallèle entre les végétaux et les animaux, car on ne peut se contenter aujourd'hui de ce que renferment sur ce sujet les livres de physiologie que nous possédons.

Si on compare un animal un peu élevé dans l'échelle, un vertébré par exemple, à un végétal cotylédoné, les caractères distinctifs se présentent en foule ; l'observateur le moins clairvoyant peut les apercevoir et les signaler, et l'on prononce qu'il existe des différences tranchées entre les végétaux et les animaux. M. de Blainville a résumé ces différences dans les deux phrases suivantes, que je vais prononcer lentement et que je ferai suivre d'un léger commentaire.

Un végétal est un être organisé fortement carboné, le plus souvent complexe, sans canal intestinal, sans fibres contractiles visibles, sans fibres excitantes (c'est-à-dire nerveuses), et par conséquent ne digérant pas, ne se mouvant pas, ne sentant pas ses rapports avec le monde extérieur.

Le mot *complexe*, qui est employé ici, ne veut pas dire que le végétal a une organisation compliquée; cela signifie simplement que ce végétal n'est le plus souvent qu'un composé de plusieurs individus.

Un animal, au contraire, *est un être organisé fortement azoté, le plus souvent simple, constamment pourvu d'un canal intestinal plus ou moins complet, de fibres contractiles presque toujours visibles, par conséquent digérant, sentant plus ou moins ses rapports avec le monde extérieur, et nous le démontrant par des mouvements subits que nous lui voyons exécuter dans un but évident.*

Le mot *simple*, qui est appliqué ici à l'animal, ne signifie pas que la structure de ce dernier est peu compliquée, mais bien que l'animal forme un seul être et non une collection d'individus.

Voilà certainement une opposition bien tranchée, bien substantielle, entre le végétal et l'animal; mais cette opposition suppose que la comparaison est établie entre un *animal avoué* et un *végétal avoué*. Or, il est des êtres qu'on ne saura pas trop où placer en se servant de l'espèce de *criterium* que nous venons de donner. Si, en effet, descendant la série animale, on parvient jusqu'aux espèces les plus imparfaites, telles qu'en renferme la classe des zoophytes; si, d'un autre côté, on passe dans la série végétale des dicotylédonés aux monocotylédonés, et de ceux-ci aux plantes les plus simples, on voit disparaître successivement les caractères différentiels que l'on avait admis entre les animaux et les végétaux parfaits; on voit le règne végétal et le règne animal marcher à la rencontre l'un de l'autre, et se confondre, en quelque sorte, dans des êtres auxquels on ne sait plus quelle place il convient d'assigner.

Les remarques suivantes vous feront reconnaître la difficulté d'établir le caractère distinctif fondamental que nous cherchons.

Les oppositions que nous avons mentionnées précédemment se rapportent à cinq chefs principaux : 1° état complexe opposé à l'état simple; 2° l'absence ou la présence du tube digestif; 3° l'absence ou la présence des nerfs; 4° l'insensibilité dans les plantes, la sensibilité dans les animaux ; 5° l'immobilité des premiers, la mobilité des seconds.

Apprécions la valeur de ces caractères.

Caractère tiré de l'état complexe ou simple.

Peut-on considérer une plante comme un être complexe, c'est-à-dire comme une agrégation de plusieurs individus? Cette manière d'envisager l'organisation végétale, déjà proposée par Dupetit-Thouars, a été développée par M. Gaudichaud en 1845. Supposez qu'un bourgeon perce l'écorce d'un arbre; ce bourgeon envoie d'une part un prolongement qui descend dans la tige et va se plonger dans la terre, et un autre qui monte dans la partie supérieure de la plante : c'est un nouvel individu. Ainsi font les autres bourgeons; de telle sorte qu'un arbre est un ensemble d'individus de tout âge. Cette théorie n'a pas obtenu l'assentiment de la section de botanique de l'Institut. Mais en abandonnant la théorie de M. Gaudichaud, on peut conserver la proposition qu'une plante est un être complexe, car elle est en rapport avec plusieurs phénomènes de mortification ou de végétation partielles dans un même arbre.

Si une telle disposition était exclue du règne animal, l'état simple ou complexe pourrait fournir un caractère distinctif ; mais les polypes sont des agrégations d'individus, les anneaux d'un tænia représentent aussi une série d'êtres qui se tiennent.

Bien plus, M. Nordman a observé que, dans certains polypes, l'extrémité pourvue de la bouche et des tentacules se séparait, devenait libre, et nageait isolée et semblable à une jeune méduse.

Dugès, peu de temps avant sa mort, a publié un mémoire où il expose que la tendance à la segmentation se montre dans toutes les espèces animales. Chaque segment d'un animal articulé représente pour lui un animal élémentaire, une *zoonite*, suivant l'expression de M. Moquin; il pousse même l'amour des analogies au point de regarder les pièces séparées qui composent la colonne vertébrale comme une trace de tendance à la segmentation.

Je ne le suivrai pas jusque-là; car, pour moi, la multiplicité des vertèbres est en rapport avec les mouvements et l'action protectrice du rachis. Toutefois, l'état *simple* ou *complexe* ne peut nous fournir le caractère distinctif fondamental que nous cherchons, quoiqu'il établisse une différence dont il faut tenir compte entre les animaux supérieurs et les plantes.

La présence ou l'absence d'une cavité digestive nous permettra-t-elle de séparer nettement les animaux des végétaux ?

Vous savez l'importance qu'ont accordée à ce caractère Cuvier, Richerand, M. de Blainville, et la plupart des physiologistes. Lacépède a dit, assez heureusement, qu'un animal peut être réduit par la pensée à un tube nutritif ouvert à ses deux bouts : de là deux surfaces, l'*externe*, l'*interne*. On ne trouve rien autre chose qu'une masse homogène entre les deux surfaces chez quelques animaux inférieurs; mais chez les animaux plus parfaits, des organes se montrent logés dans l'intervalle des deux surfaces, et le nombre de ces *instruments* va augmentant à mesure que l'organisation se complique.

Ce caractère est fort important. Le microscope a récemment accru sa valeur; mais est-il absolu? Consultons d'abord l'anatomie comparée de Cuvier. Dans le grand embranchement des zoophytes ou animaux rayonnés, deux classes ont, sans exception, le tube digestif: ce sont les échinodermes et les acalèphes. Mais déjà, dans la classe des polypes, la matière gélatineuse des éponges nous offre une exception; puis, dans la classe des entozoaires, nous trouvons la section des *parenchymateux,* qui manquent de tube digestif, et ont tout au plus quelques canaux ramifiés faisant suite à des suçoirs. Enfin, dans la classe des *infusoires,* Cuvier admet une section des *homogènes,* qui n'auraient point d'organes et en conséquence point de cavité digestive. Ainsi donc, d'après Cuvier, les *éponges,* les *entozoaires parenchymateux,* et les *infusoires homogènes,* seraient privés de cavité digestive. Mais je vais montrer que c'est trop étendre l'exception. Des suçoirs et des tubes ramifiés ressemblent plus à une cavité digestive qu'aux parties absorbantes des plantes ; il n'y a point d'orifices organisés aux racines , qui ne prennent que ce qui est en dissolution autour d'elles. Un suçoir comparé aux porosités de la matière végétale est donc une immense ouverture destinée à la digestion. Ainsi, les entozoaires parenchymeux ne font pas exception.

Restent les infusoires et les éponges. Mais Ehrenberg nous a appris que tous les infusoires ont une cavité disgestive. Cet habile micrographe , dont l'Académie des sciences a couronné les travaux, a constaté que tous les infusoires ont une bouche, et que, bien loin de manquer d'estomac, quelques-uns en ont jusqu'à quatre. Tous ont des moyens de saisir l'aliment ; leur système musculaire et leur système nerveux sont très-compliqués. Pour constater ces faits surprenants, M. Ehrenberg a nourri les infusoires avec de l'indigo et du carmin, qui coloraient leurs parties intérieures et les rendaient plus faciles à observer. Les faits annoncés par Ehrenberg ont été contestés par M. Peltier, qui avait été dupe d'une illusion d'optique, ainsi que l'a démontré Ehrenberg. Un micrographe français d'une grande habileté , M. Dujardin, avait nié aussi, dans plusieurs mémoires , les merveilles de l'organisation des infusoires , et notamment leurs estomacs multiples ; il n'avait vu dans le corps de ces animaux que des vésicules ne communiquant ni entre elles ni avec un intestin : mais il a été convaincu plus récemment par les démonstrations directes d'Ehrenberg.

Comme on le voit, le caractère tiré de la présence du tube digestif devient de plus en plus général ; cependant, l'exception que forment les éponges subsiste, et j'ajouterais aux éponges les spermatozoaires, s'il était prouvé qu'ils fussent des animaux : or, que ferez-vous de ces êtres? Si la présence du tube digestif est pour vous le caractère de l'animalité, il faudra que vous les rayez du catalogue des animaux. Mais ils ne ressemblent guère à des plantes : d'où il suivrait qu'ils ne seraient ni animaux ni plantes. Poursuivons.

La présence ou l'absence de fibres excitantes, c'est-à-dire de nerfs, peut-elle fournir un caractère distinctif entre les animaux et les plantes?

Il est bien certain que les végétaux n'ont pas de nerfs. Ni leur moelle ni leurs rayons médullaires ne peuvent être sérieusement comparés au centre nerveux et aux nerfs des animaux ; et quant à ces corpuscules nerveux que M. Dutrochet aurait vus rangés symétriquement dans les cellules de plusieurs végétaux et notamment des sensitives, cela ne doit pas nous occuper, car personne n'a rien vu d'analogue aux tubes primitifs des nerfs dans les plantes qui sont douées de motilité. Si tous les animaux avaient des nerfs, cette particularité organique séparerait donc nettement les deux règnes. Des observations délicates des modernes ont fait voir des nerfs chez beaucoup d'animaux appartenant à l'embranchement des zoophytes, et chez lesquels on avait pu les soupçonner, mais non les démontrer. Les infusoires, d'après Ehrenberg, plusieurs échinodermes, d'après Tiedemann, plusieurs genres d'entozoaires, ont des nerfs; les cysticerques même ne font pas exception, d'après Blanchard. Il devient de plus en plus probable, dit Muller, que tous les animaux sans distinction ont des nerfs. Je suis assez porté à penser comme Muller sur ce point, mais remarquez bien que notre croyance repose sur l'induction et non sur une démonstration directe. Or, il faut une démonstration directe, il faut quelque chose qui tombe sous les sens, pour fonder un caractère en histoire naturelle; et comme on n'a pas encore montré de nerfs dans plusieurs polypes, les hydres, par exemple, je ne regarde pas la présence ou l'absence de fibres excitantes ou nerveuses comme pouvant servir à distinguer l'animal de la plante.

La sensibilité peut-elle servir de caractère distinctif entre les animaux et les plantes?

Nous ne trouverons pas plus ici que tout à l'heure le caractère pratique que nous désirons ; je pense même que la question que je viens de poser est tout à fait insoluble. Nous ne pouvons juger de la *sensibilité* que chez nous et chez les espèces animales qui se rapprochent de nous. Une abeille pique ma main, je la retire brusquement : voilà un acte de sensibilité exprimé par un mouvement qui a un but et un caractère déterminés. J'enfonce une aiguille dans la patte d'un chien, il la retire brusquement : l'instinct d'analogie me dit que l'apparition des mêmes phénomènes, dans les mêmes circonstances, témoigne d'une même propriété. La dissection comparée du chien et de l'homme me confirme dans cette idée, en me montrant dans les deux un système nerveux formé sur le même modèle. Mais ce double caractère, tiré d'un mouvement accompli dans le but d'éviter la douleur, et d'un appareil organique particulier, va s'amoindrissant à mesure qu'on le cherche dans des espèces plus éloignées de l'homme. On arrive à ce point où l'*irritabilité* semble avoir pris la place de la *sensibilité* et du *mouvement volontaire*, et déjà les nerfs ont cessé d'être apparents (1). Si donc je suis bien convaincu que les plantes sont insensibles, il m'est impossible de démontrer que tous les animaux jouissent de la sensibilité, et qu'on la trouve, par exemple, chez ces êtres gélatineux qui ont pour domicile les coraux, les madrépores ou les éponges. La chose est vraisemblable, mais elle n'est pas prouvée.

La motilité peut-elle servir de caractère distinctif entre les animaux et les plantes ?

S'il fallait, pour reconnaitre la motilité, qu'il y eût possibilité de transport d'un lieu dans un autre, nous serions obligés de la refuser à un grand nombre d'êtres qui naissent, vivent et meurent à la même place, et qui ont cependant plusieurs des caractères de l'animalité. Mais des mouvements partiels nous suffisent : or,

---

(1) La question des rapports de l'irritabilité avec la sensibilité, qui se présente incidemment ici, sera traitée aux *fonctions animales* ; quant à la *sensibilité organique* qui, d'après Bichat, serait commune aux animaux et plantes, il n'y a pas lieu de s'en occuper dans ce débat.

on les a observés dans tout le règne animal. Les éponges seules paraissaient faire exception, lorsque M. Dujardin a constaté que des fragments d'éponges mis sous le microscope changent de forme à chaque instant'; quelques-uns même ont un mouvement de transport. Ces éponges sont formées de vésicules qui ont des mouvements alternatifs de dilatation et de resserrement, et qui représentent une collection d'individus ou de parties vivantes, comme les amibes ou protées de Muller. Ces observations ont été faites sur la *spongia panicea* et la *cliona celata* des côtes de la Manche, et sur les spongilles de l'Orne et des environs de Paris.

Est-ce que nous aurions enfin découvert le caractère que nous cherchons? Pas encore, Messieurs. Jusqu'ici, la difficulté venait de ce que certains êtres réputés animaux ressemblaient aux plantes par absence de tube digestif, par absence de nerfs visibles, par absence de sensibilité peut-être : voilà maintenant que certaines plantes vont ressembler aux animaux par la *motilité*.

Vous connaissez les faits qu'on a allégués à cette occasion. Ce sont la plumule et la radicule, allant invariablement l'une vers l'atmosphère, l'autre vers la terre ; les racines qui s'allongent dans les bonnes filières de terrain, les plantes qui ferment leurs feuilles le soir ou se tournent vers la lumière en suivant la marche du soleil, l'oscillation du sainfoin, le mouvement floral de l'épine-vinette, les vrilles qui se rapprochent des corps solides et s'y cramponnent; la *dionea muscipula*, qui met en prison et perce des dards de ses feuilles l'insecte qu'a attiré le suc mielleux qu'elles sécrètent; les *mouvements des sensitives*, ceux de l'*oxalis sensitiva* de Java, etc.

Plusieurs de ces mouvements étant aussi apparents, plus apparents même que les mouvements de certains animaux, la motilité, envisagée abstraction faite de sa nature, ne pourrait servir à distinguer les animaux des plantes : mais il faut voir si la nature du mouvement est la même chez les uns et chez les autres. Ce qui pourrait faire assimiler l'irritabilité végétale à l'irritabilité animale, c'est que, d'après les expériences de Macaire Princep, les poisons détruisent également l'une et l'autre. Déjà Schueller et Zeller avaient obtenu le même résultat de leurs expériences, mais il paraît cependant que les mouvements diffèrent quant à leur mécanisme.

Relativement à l'allongement des racines dans les bonnes filières de terrain, cela tient tout simplement, comme l'a écrit M. Durand, de Caen, à ce que ces racines s'accroissent davantage là où elles sont mieux nourries.

La direction des tiges vers la lumière, que de Candolle attribuait à l'accroissement plus grand du côté étiolé, est due, suivant Dutrochet, à ce que l'exhalation plus grande vers le côté éclairé y diminue la turgescence des cellules, et par conséquent la force d'incurvation qui prédomine alors dans les cellules du côté non éclairé. Ce n'est donc pas le côté qui est dans l'ombre qui recourbe celui que la lumière éclaire ; car, si on fend la tige, le côté éclairé se courbe encore davantage.

M. Dutrochet a publié une série de mémoires où il étudie le mécanisme des mouvements dans les sensitives, dans le sainfoin oscillant, dans les vrilles et les tiges, qui s'infléchissent les unes vers la lumière, les autres vers l'obscurité, comme l'avait déjà indiqué Kinght en 1812 ; il donne aussi l'explication du réveil et du sommeil de la corolle des *mirabilis*. Son système d'explications est partout le même : ce sont toujours des cellules plus ou moins pleines de liquide, plus ou moins turgescentes, qui causent le phénomène. Je me bornerai donc à l'exposé de sa théorie du mouvement des sensitives. A l'insertion du pétiole commun, se trouve un bourrelet qui contient un système de cellules où passent des liquides par endosmose. S'il passe plus de liquide dans la partie supérieure du bourrelet que dans l'inférieure, cette partie se gonflera, se courbera et déprimera la feuille ; ce sera le contraire si l'afflux a lieu dans la partie inférieure du bourrelet. Ainsi, les parties opposées de ce bourrelet sont deux ressorts antagonistes : si on en enlève un, l'autre agit constamment, et la feuille reste redressée ou abaissée ; si on les enlève tous les deux, il n'y a plus de mouvements. M. Dutrochet a légèrement modifié sa théorie relativement au *sommeil* et au *réveil* de quelques parties des plantes ; ce dernier état tiendrait à un effet d'endosmose de liquide, tandis que le sommeil serait produit par un tissu fibreux incurvable par oxygénation.

Si cette théorie ingénieuse était confirmée, elle établirait, à mon avis, une différence fondamentale entre l'*irritabilité végétale* et l'*irritabilité musculaire*, quoique M. Dutrochet ait voulu ramener leurs effets à un même mécanisme. Mais les expériences de M. Payère ont montré plus récemment que le lieu de la courbure ne correspond pas au lieu de la plante qui reçoit la lumière ; que cette courbure est d'autant plus forte, que la lumière est plus faible et vient de plus bas ; et enfin, que si l'on fait germer la plante dans une boîte éclairée par le côté, la tige se dirige *sans se courber* vers le point d'où vient la lumière : toutes circonstances qui ne s'accordent pas avec la théorie de M. Dutrochet. Ajoutons que M. Fée, professeur à la Faculté de médecine de Strasbourg, a nié l'appareil spécial de mouvement des sensitives, et ne voit dans les phénomènes qu'elle présente qu'un résultat d'une exagération de la propriété contractile qu'il admet dans toutes les plantes.

Il faut donc que nous cherchions un autre caractère différentiel entre le mouvement de la plante et celui de l'animal. Lamarck a dit à ce sujet des choses fort judicieuses ; il n'admet l'*irritabilité* que dans les animaux, et il la regarde comme un caractère plus constant de l'animalité que la faculté de sentir, que le mouvement volontaire, et même que la digestion. Le mouvement, produit de l'application d'un stimulus sur une partie irritable, se renouvelle, dit-il, autant de fois qu'il y a de nouveaux contacts. Jamais chose pareille ne s'observe dans les plantes, et lorsqu'un ébranlement quelconque a causé l'affaissement des folioles de la sensitive (*mimosa pudica*), il s'écoule un certain temps avant que les folioles redressées puissent être infléchies de nouveau. Je déclare que je partage sous ce rapport l'opinion de Lamarck. Il n'existe aucun rapport entre les mouvements des plantes que j'ai citées jusqu'à ce moment et les mouvements des animaux ; mais nous allons voir tout à l'heure certains êtres du règne végétal partager avec les animaux la faculté de se transporter d'un lieu dans un autre.

Toute cette discussion nous conduit plutôt à admettre la confusion des deux règnes qu'à établir entre eux un caractère différentiel fondamental. On a apporté d'autres considérations à l'appui de cette analogie entre les animaux et les plantes. Ainsi, on verrait, dans les infusions, les êtres végétaux et animaux qui y apparaissent se transformer les uns en les autres. Ingenhouse aurait vu la matière verte de Priestley se changer en infusoires et être reformée par eux. D'autres auraient constaté que des conferves se seraient transformées en infusoires, lesquels auraient à leur tour produit des conferves en se réunissant. Nitzsch dit que les animalcules infusoires nommés *baccilaria* (*fulva* et *palea*), qui se meuvent comme des animaux, ressemblent au *baccilaria viridis*, qui cependant a toute l'apparence d'une plante. M. Gaillon, naturaliste distingué, a observé pendant un an, à des époques très-rapprochées, des filaments de la *conferva comoïdes;* il en a vu sortir des corpuscules verdâtres, qui se mouvaient comme les infusoires de Muller. M. Mertens, célèbre botaniste allemand, a écrit à M. Gaillon qu'il avait fait des observations analogues sur la *conferva mutabilis*. Enfin, M. Edwards a cité beaucoup de faits de ce genre dans un travail ayant pour titre *Liaisons du règne végétal et du règne animal.*

Maintenant, Messieurs, je suis obligé de vous déclarer que tout cela n'est pas vrai, ou plutôt qu'on a mal interprété ce qu'on a vu. Mais l'erreur tient à un fait qui n'est pas moins merveilleux que celui qu'on réfute, et ce fait semble établir de plus en plus que les deux règnes se confondent. Ce fait, c'est que les corpuscules reproducteurs de quelques végétaux inférieurs ont des mouvements que leur impriment des cils vibratiles. Cela a été constaté par M. Trentepohl sur la *conferva dilatata,* par Treviranus sur la *conferva limosa,* et par d'autres que je citerai bientôt. Or, quand ces corpuscules se sont mis au repos et ont produit de nouvelles plantes, on a cru que c'étaient des infusoires qui s'étaient convertis en plantes, et réciproquement, en voyant sortir de ces plantes des corpuscules animés de mouvements, on a pensé que ces plantes se résolvaient en infusoires.

On a pu être trompé encore par les métamorphoses de ces êtres inférieurs. Ainsi M. de Flottow, observant le développement du *protococcus pluvialis*, qui est une plante, l'a vu exécuter des mouvements, puis se changer en *astasia pluvialis*, qui est décrit comme un infusoire : celui-ci se multiplia par division, et chaque division était un *protococcus pluvialis*. A ces faits, qui tendent à détruire toute distinction entre les animaux et les végétaux, ajoutons ceux que M. Paul Laurent a communiqués cette année à l'Institut. Il aurait vu, dans les granules élémentaires des plantes, des mouvements de locomotion semblables à ceux qui distinguent les animaux. Disons encore que les mouvements de balancement, de reptation, d'incurvation, de torsion, des tremelles, des oscillatoires et des conferves, ont beaucoup de rapport avec les mouvements opérés par certains animaux inférieurs.

En désespoir de cause, on pourrait, avec M. Edwards, proposer de prendre pour caractère distinctif entre l'animal et la plante la nature même du tissu de l'être douteux qu'on examine. Ainsi on prononcera que l'éponge, qui n'a pas de cavité digestive, appartient bien effectivement à l'embranchement des animaux, parce que sa substance est analogue à celle du polype, qui a, lui, un estomac, et prend place sans contestation parmi les animaux. Mais ce caractère ne vaut pas mieux que les autres, et je vais à cette occasion vous donner de nouvelles preuves de la confusion des deux règnes. Les éponges, que M. Dujardin et M. Turpin, son rapporteur, ont décidément placées parmi les animaux à cause de la contraction et des relâchements alternatifs des vésicules qui les composent, renferment dans ces vésicules une matière verte analogue à celle des végétaux. Or, M. Hog, dans un mémoire fort beau et très-étendu, soutient que les éponges sont des plantes : 1° parce qu'il a constaté que cette matière verte se développe par l'action de la lumière ; 2° parce qu'il en sort, de même que d'autres végétaux inférieurs, des *corps seminiformes*, qui nagent, se meuvent avec élégance, et vont ensuite se fixer pour donner naissance à de nouvelles éponges ; 3° parce que leur accroissement résulte de l'allongement graduel de leurs bords transparents. Tout ceci démontre au moins que l'éponge a plusieurs des caractères de la plante. On en peut dire autant de l'*euglena viridis*, infusoire qui contient de la matière verte comme celle des végétaux, et qui *dégage de l'oxygène* sous l'influence de la lumière, comme l'ont démontré les expériences de Morren. Enfin, ce qui achève d'établir la confusion entre les deux règnes, c'est que certains animaux nous offrent une organisation où la cellulose, substance ternaire végétale, joue un rôle important.

Vous ne serez donc point étonnés, d'après ce qui précède, si des dissidences se sont élevées entre des naturalistes célèbres sur la place qu'il convient d'assigner à plusieurs êtres vivants : si les éponges, rangées parmi les animaux par Linné, Lamarck, Bosc, Cuvier, et tout récemment par Dujardin et M. Turpin, ont été regardées comme des végétaux par Tournefort, Spallanzani, Targioni, et, il y a peu de temps, par M. Hog ; si Girod de Chantram, Fontana, Saussure, ont considéré comme des animaux les conferves, les bisses, les tremelles, qui sont des végétaux pour le plus grand nombre des naturalistes. Permettez-moi, à ce sujet, de citer une petite anecdote. Notre agrégé M. Martins, ayant eu l'occasion d'examiner au microscope de la neige verte pendant son voyage au pôle, remarqua qu'un jour elle était immobile, et un autre jour animée de mouvements. De retour en Allemagne, il raconte le fait à M. Ehrenberg : « Ah ! dit celui-ci, je sais ce que vous avez vu ; c'est l'*euglena viridis*, un petit animal » M. Martins va rendre ensuite visite à M. Meyen ; il parle encore de ce qu'il a observé, et le célèbre botaniste de lui dire : « Je connais votre neige verte ; c'est un amas de petites plantes (le *protococcus viridis*). »

Treviranus, Bory de Saint-Vincent, Corti, et beaucoup d'autres naturalistes, ont proposé d'établir un règne intermédiaire aux plantes et aux animaux, règne qu'on appellerait *psychodiaire*, ou *planti-animal*, ou *végéto-animal*, suivant l'expression de M. Turpin. Il comprendrait beaucoup de cryptogames et quelques zoophytes. Je crois que s'il ne s'agissait que d'une classification à établir, cette création ne serait pas bien nécessaire. Nous avons vu effectivement que si nous voulons avoir égard à la présence ou l'absence du tube digestif, les éponges seules **nous embarrassent**, en admettant, ce que nous discuterons ailleurs, **que les spermatozoaires ne soient pas des animaux.** Mais si nous tenons compte de la confusion des caractères des animaux et des végétaux dans certaines espèces, je pense qu'on est parfaitement autorisé à établir ce règne intermédiaire.

Avant de quitter ce sujet, je veux vous faire observer que si le règne végétal passe insensiblement au règne animal, ce n'est pas par ses espèces les plus parfaites qu'il confine aux plus imparfaites des animaux, ainsi qu'on pourrait le croire quand on entend parler d'une échelle graduée des êtres. Buffon s'est grandement trompé quand il a écrit : «Si le polype n'est pas le dernier des animaux, il devient la *première* des plantes.» Il fallait dire la **dernière** des *plantes*. C'est, en effet, par leurs espèces les plus imparfaites et les plus simples que les deux règnes se touchent : **après quoi**, ils marchent en divergeant à mesure qu'ils se perfectionnent.

Après avoir démontré qu'il y a des points nombreux de ressemblance entre les animaux et les végétaux, il convient d'établir le parallèle entre un *animal avoué* et un *végétal avoué*, et en prenant pour type, dans chaque classe, un être avantageusement placé dans la série à laquelle il appartient.

Nous rapporterons à deux chefs tous les détails de ce parallèle : 1° constitution matérielle, 2° fonctions. Il nous sera difficile de ne pas empiéter un peu sur la seconde partie en traitant de la première, car nous y examinerons successivement la matière à l'état de mouvement et à l'état de repos dans le végétal et l'animal.

1° De la constitution matérielle des végétaux et des animaux.

Nous traiterons sous ce titre, 1° de la composition élémentaire et des combinaisons, 2° de la forme, 3° du volume, 4° de la structure.

De la composition élémentaire et des combinaisons.

Le mouvement qui fait passer incessamment de nouvelles substances au travers d'un être vivant l'a fait comparer, ainsi que nous l'avons dit, *à un tourbillon à direction constante*, dont la forme se conserve tandis que la matière s'y renouvelle. Examinons donc séparément, pour le *tourbillon végétal* et le *tourbillon animal*, quelle est la constitution matérielle du *tourbillon*, ce qui y pénètre et ce qui en sort. Je mettrai à profit ici les travaux de MM. Dumas, Liebig et Boussingault ; mais la forme et l'ordre de l'exposé m'appartiendront.

Quatre substances élémentaires principales composent la matière qui vit dans le *tourbillon végétal :* ce sont l'*oxygène*, l'*hydrogène*, le *carbone*, et l'*azote*.

Dans quel état s'y rencontrent-elles? Trois de ces corps simples donnent naissance au ligneux, à l'amidon, au sucre, à la cellulose, etc.: ce sont l'oxygène, l'hydrogène, et le carbone ; et, pour cela, elles se réunissent dans des proportions telles que l'oxygène et l'hydrogène y forment vraisemblablement des molécules d'eau qui, combinées au carbone, donnent naissance à ces produits ternaires. D'une autre part, le végétal renferme, comme nous le démontrerons, des produits azotés, albumine, fibrine, caséum ; et, pour constituer ces produits, l'eau et le carbone se sont joints à des molécules d'ammonium (nous pouvons négliger ici le phosphore et le soufre). Vous voyez que, moins circonspect que nous ne l'avons été à la page 66, nous acceptons la théorie qui veut que l'oxygène et l'hydrogène soient à l'état de molécules d'eau dans les combinaisons organiques, et que nous empruntons à M. Dumas un de ses radicaux composés, l'*ammonium*, substance qui résulterait de la combinaison de l'azote et de l'hydrogène dans d'autres proportions que celles qui donnent naissance à l'ammoniaque. Il y a plus d'hydrogène dans l'ammonium que dans l'ammoniaque.

Ainsi donc, du ligneux, de l'amidon, du sucre, de l'albumine, de la fibrine, du caséum : voilà les parties importances d'un végétal sous le point de vue physiologique.

Eh bien ! Messieurs, qu'est-il entré dans ce tourbillon ? quelles substances y pénètrent à chaque jour, à chaque heure ? Sont-ce les principes immédiats tout formés ? est-ce de la cellulose, de l'amidon, de la fibrine, etc. ? Pas du tout ! Il est facile de voir que le végétal ne trouve rien de cela autour de lui. Ce n'est pas l'air qui lui fournit ces substances toutes formées, et si le sol a reçu des engrais, la matière organique y a été décomposée par la putréfaction.

Vous entrevoyez déjà un fait immense : c'est que le végétal compose lui-même la matière organique qu'il recèle, et puisqu'il la compose, ce doit être aux dépens de combinaisons minérales où figurent les quatre éléments que nous avons nommés.

Voyons donc d'où lui viennent ces quatre éléments, à quel état il les reçoit, et ce qu'ils y deviennent.

Origine du carbone. Cet élément forme le squelette de la plante, il y est en énorme quantité, et provient de l'acide carbonique qu'elle a pris dans l'air par ses feuilles, et dans le sol par ses racines. L'acide carbonique du sol vient lui-même de l'air, d'où les pluies l'ont entraîné, et des engrais, qui en fournissent en le décomposant. Mais la plus grande quantité du carbone de la plante lui vient de l'air ; ces énormes baobabs, ces colosses du règne végétal, n'avaient pas pris dans le sol la cent millième partie de leur carbone.

Pour céder son carbone à la plante, il a fallu que l'acide carbonique fût décomposé ; c'est l'œuvre de la plante elle-même. Ainsi voilà, suivant l'expression de M. Dumas, un appareil de réduction qui travaille à froid et fait ce que nous ne pourrions obtenir qu'à l'aide d'une force énorme ; il lui a suffi de l'influence solaire pour accomplir ce grand phénomène.

A mesure qu'elle prend le carbone, la plante le combine à l'eau, et quelquefois à l'eau et à l'ammonium pour faire de la matière organique.

Origine de l'azote des plantes. Quelques plantes, et elles sont précieuses pour l'agriculture, peuvent en prendre directement à l'atmosphère, et par conséquent à l'état d'azote. C'est ce que démontrent les expériences de M. Boussingault. Il a fait germer des graines de trèfle dans du sable siliceux; l'air qu'il renouvelait autour de la plante était lavé, et l'eau dont on l'arrosait avait été distillée. La petite plante augmenta de poids, et l'analyse prouva qu'elle avait absorbé de l'azote. Les topinambours agiraient dans le même sens.

D'autres plantes, qu'on nomme épuisantes, et ce sont celles qui fabriquent les matières azotées pour les animaux, n'empruntent pas d'azote à l'air, et pompent par leurs racines une combinaison ammoniacale, soit que les pluies orageuses aient entraîné dans le sol le nitrate d'ammoniaque formé par le passage de l'étincelle électrique, soit que des matières organiques azotées, c'est-à-dire des engrais, aient été ajoutées au sol, qui, d'ailleurs, en renferme toujours une certaine quantité. C'est encore un sel ammoniacal ou bien de l'oxyde d'ammonium que la plante reçoit dans ce cas.

Que deviennent les combinaisons ammoniacales absorbées par les végétaux? Elles sont réduites comme l'a été l'acide carbonique. L'oxygène est expulsé, et l'ammonium mis à profit pour former, avec l'eau et le carbone, de l'albumine, du gluten, du *caséum*, et même d'autres produits azotés.

Ainsi, et pour la seconde fois, elle a exercé la double action de réduire des oxydes et de former de la matière organique.

Origine de l'oxygène et de l'hydrogène des plantes. C'est à l'état d'eau que ces deux corps simples sont pris par les végétaux, c'est à l'état d'eau qu'elles les combinent avec le carbone ou avec le carbone et l'ammonium pour créer des principes immédiats.

Mais il est des produits végétaux où prédomine l'hydrogène, et qui n'ont pu prendre naissance que par suite de la décomposition de l'eau. La théorie attribuait donc encore aux plantes le pouvoir de décomposer l'eau ; ses prévisions ont été confirmées par des expériences décisives de M. Boussingault. C'est là un fait important, puisqu'il établit un nouveau contraste entre les actions chimiques de la plante et celles de l'animal.

SEPTIÈME LEÇON.

PARALLÈLE ENTRE LES VÉGÉTAUX ET LES ANIMAUX.

(Suite.)

Nous avons dit, Messieurs, quelles substances sont admises dans le tourbillon végétal et ce qu'elles y deviennent; je dois, pour compléter le tableau des opérations chimiques appréciables pendant la végétation, vous faire connaître ce que les plantes éliminent. Un seul principe en est expulsé (en négligeant la transpiration et certaines sécrétions), mais ce principe est fort important pour la constitution de l'atmosphère; ce principe, c'est *l'oxygène*. Celui-ci provient de l'acide carbonique réduit. Sans doute, il peut être fourni encore par l'oxyde d'ammonium réduit, et, dans quelques cas enfin, par l'eau décomposée; mais l'acide carbonique en est la source principale. La plante a donc reçu de l'atmosphère et du sol, mais principalement de l'atmosphère, des substances minérales. Elle a composé à l'aide de ces substances, et par ses seules forces, mises en jeu toutefois par les stimulants extérieurs, elle a composé, dis-je, des principes organiques, et elle a dégagé de l'oxygène.

Examinons maintenant le *tourbillon animal,* en suivant le même ordre que pour la plante.

Malgré la différence d'apparence extérieure, il nous montre cependant les principes immédiats fondamentaux que nous avons reconnus dans la composition du végétal : *fibrine, albumine, caséine.*

Ces substances y ont-elles la même origine, le même mode de formation qui a fixé notre attention relativement aux plantes? l'animal a-t-il simplement reçu, comme elles, des substances minérales qu'il aurait, par ses propres forces, converties en principes immédiats? Pas du tout! Ce sont des matières organiques qu'il a reçues, c'est sur ces matières et non sur de simples combinaisons minérales qu'il a agi pour constituer sa propre substance. Ces matières organiques, il les a reçues des végétaux, tantôt directement, si ces végétaux ont fait partie de ses aliments, tantôt d'une manière médiate, s'il s'est nourri de la chair des herbivores.

Avec les principes azotés, l'animal introduit encore des composés organiques ternaires : *amidon, sucre, corps gras,* etc.

Pour suivre de point en point notre parallèle, nous nous demandons ce que deviennent dans le *tourbillon animal* les matières organiques qui y pénètrent. Les unes, comme l'amidon, le sucre, les graisses, sont incessamment détruites, brûlées; les autres, comme les composés azotés, fournissent aussi des matériaux que l'oxygène attaque. Mais elles s'assimilent en outre aux tissus et aux humeurs de l'animal, elles réparent les pertes que le mouvement de la vie occasionne, et contribuent, chez les jeunes sujets, à l'accroissement du corps.

Ainsi, les végétaux forment de la matière organique; nous, nous la dépensons : ils sont *producteurs,* nous sommes *consommateurs.* Mais si nous *consommons* la matière organique, nous *produisons* en échange, ainsi que l'ont exposé MM. Dumas et Liebig, de la chaleur, du mouvement, et sans doute aussi ces mutations moléculaires et mystérieuses de la substance nerveuse sans lesquelles il n'y aurait ni sensations ni volonté.

Mais, pour brûler les matières organiques, il faut que les animaux empruntent un principe à l'atmosphère : c'est l'oxygène, c'est le même principe que les végétaux y versent constamment.

Quelles substances sont expulsées de ce tourbillon animal? Précisément les substances dont les végétaux ont besoin. Le carbone brûlé a donné l'acide carbonique, qui s'échappe par les poumons et la peau; l'hydrogène brûlé a donné de l'eau, que les plantes à la vérité trouvent partout; enfin, un produit ammoniacal, l'*urée,* véritable résidu de l'action de l'oxygène sur les matières organiques azotées, est entraîné avec les urines, et bientôt après sa sortie se convertit en carbonate d'ammoniaque, propre à la nutrition des végétaux.

Ainsi, Messieurs, ce que les plantes ont pris à l'atmosphère pour en constituer des matières organiques passe par le corps des animaux, qui le détruisent, et le rendent à l'atmosphère dans l'état où les plantes l'ont déjà trouvé et où elles vont le trouver encore. Ainsi, la matière minérale passe et vit successivement dans deux organismes avant de revenir à l'état de matière minérale ; ainsi, tout vient de l'atmosphère et retourne à l'atmosphère, comme s'il eût suffi de la condensation de ses éléments pour donner naissance aux êtres qui animent la surface du globe.

Qu'une roche nue surgisse du sein de la mer, par un de ces soulèvements qui jouent un si grand rôle aujourd'hui dans les théories géologiques, des espèces microscopiques se montreront d'abord à sa surface ; leur détritus nourrira des espèces plus considérables, dont les germes auront été apportés par les vents et les courants ; bientôt une riche verdure aura couvert la nudité du rocher, et, avec les siècles, une couche profonde de terre végétale aura peut-être fait de cette île une des plus fécondes du globe. Presque tout aura été emprunté à l'atmosphère.

Après avoir examiné comparativement la matière à l'état de mouvement dans les animaux et les végétaux, il faut l'y observer à l'état de repos. Des différences si tranchées dans les actions chimiques doivent en amener dans la constitution élémentaire : en effet, tandis que l'*azote* prédomine dans l'animal, c'est le *carbone* qui s'accumule dans la plante. Mais vous savez que l'azote n'est pas exclu de leur composition : déjà nous l'avons signalé dans le gluten, l'albumine, la caséine végétales ; tous les alcaloïdes végétaux, strychnine, brucine, morphine, vératrine, etc., renferment de l'azote.

Il y en a dans le pollen, dans les champignons, où Vauquelin avait signalé ce que de son temps on nommait *osmazome*.

MM. Chevalier et Lassaigne ont constaté que certains *chenopodium* exhalaient de l'ammoniaque.

M. Gay-Lussac a communiqué à l'Institut, en 1833, un mémoire où il exposait que toutes les semences de végétaux, sans exception, contiennent de l'azote. Les unes, où ce principe est abondant, donnent directement des produits ammoniacaux par la distillation ; les autres donnent des produits acides, mais l'addition de la chaux y fait encore paraître l'ammoniaque.

Enfin, un travail plus récent de M. Payen a montré l'importance de l'azote pour les formations végétales : non-seulement il y en a dans les graines, mais aucune partie végétale ne se développe qu'en présence d'une combinaison azotée. Il le démontre dans le cambium, aux dépens duquel vont se former les couches ligneuses et celles de l'écorce, et même dans les sucs emprisonnés dans le bois.

La plante n'en est pas moins un être organisé *fortement carboné*.

Quant aux animaux, toutes leurs parties, moins la graisse, sont *azotées ;* le tissu adipeux lui-même, en y comprenant l'enveloppe celluleuse du corps gras, est azoté. La présence de la cellulose dans le corps de quelques animaux forme une deuxième exception.

Relativement à la répartition des autres éléments dans les règnes végétal et animal, il n'y a à signaler que des différences de peu d'importance.

L'iode appartient surtout aux végétaux ; cependant, Tiedemann fait remarquer qu'on le trouve dans les éponges, les doris, les vénus. La même considération s'applique au brôme.

Quoique le phosphate de chaux, et par conséquent le phosphore, nous vienne des végétaux (voy. p. 65), il s'accumule pourtant en plus grande quantité dans le corps des animaux que dans les plantes.

La potasse et la chaux sont relativement plus abondantes chez les premiers, la soude et la silice dans les secondes.

La comparaison des principes immédiats nous offre plus d'intérêt. J'ajouterai quelques détails à ce que j'ai dit de leur origine, je montrerai ensuite leurs *analogies* et leurs *différences*.

Vous serez peut-être surpris d'apprendre que la doctrine qui a aujourd'hui tant de retentissement, touchant l'*origine* de la matière organique dans les animaux et les végétaux, avait été formulée explicitement au siècle dernier. Un Belge, Van Bochante, lisait en 1781, à l'Académie des sciences de Bruxelles, une série de mémoires où il se proposait de démontrer que la nature compose la matière des animaux, dans la *seule économie végétale*, ce sont ses expressions, et qu'elle passe toute formée dans les animaux, pour les nourrir ; il n'en excepte pas la graisse, dont l'origine, dans les espèces animales, est, pour les plus célèbres chimistes et agronomes de notre temps, l'objet d'une polémique qui ne paraît pas toucher à sa fin, et dont je rendrai compte à propos des sécrétions.

Certains physiologistes, qui voient peut-être avec quelque regret rabaisser la puissance formatrice des organismes animaux, se refusent à accueillir les idées nouvelles que je viens de vous exposer. D'une autre part, un chimiste, M. Kuhlmann, vient de tenter des expériences pour rechercher si les animaux ne pourraient pas faire de la matière organique avec des substances minérales azotées. Il a introduit du carbonate d'ammoniaque dans les aliments donnés à des porcs ; mais ces animaux n'ont été ni mieux ni plus mal que ceux aux aliments desquels on n'avait pas fait cette addition, et l'urée n'a pas été plus abondante dans leurs urines. Le résultat est donc encore négatif.

Quant aux *analogies,* à la presque identité que présentent les plus importants des principes immédiats azotés dans les animaux et les plantes, elle avait déjà été entrevue vers le milieu du dernier siècle, bien qu'à cette époque la chimie organique n'existât pas encore. Haller nous avertit que Beccari a signalé dans la farine des céréales deux substances : l'une pulvérulente, amylacée, qui tient de la nature végétale, et donne, en se décomposant, des produits acides ; l'autre, qui participe de la nature animale et pourrit à la manière d'un cadavre : *pars glutinosa ad animalem indolem accedit et ad cadaveris modum putrescit.* Haller, par une sorte d'inspiration prophétique, donne le nom de *gluten* à la matière du muscle, à cette fibrine des modernes, qu'ils nous montrent identique au gluten dans sa composition élémentaire et ses propriétés chimiques.

Vous concevez, Messieurs, qu'à une époque où la décomposition par la putréfaction ou le feu constituait toute l'analyse organique, on ne pouvait établir d'une manière positive l'identité chimique entre certains principes azotés des plantes et ceux des animaux. Mais cela a été fait de nos jours. Soit une certaine quantité de farine de froment pétrie sous un filet d'eau : celle-ci entraîne une matière qui lui donne l'apparence laiteuse, et qui a, dit M. Dumas, toutes les propriétés de l'*albumine coagulée* et la même composition chimique. Mais il est resté dans la main une substance solide de laquelle on peut extraire encore deux principes immédiats, dont l'un représente la *caséine* des animaux, tandis que l'autre, que l'on nomme *gluten*, a les mêmes proportions d'azote, d'oxygène, de carbone et d'hydrogène, que la fibrine, et les mêmes propriétés chimiques.

Le suc des racines, en général, et l'herbe, renferment aussi de la caséine et de l'albumine.

D'une autre part, M. Liebig démontre ainsi l'analogie que nous étudions. Soit un suc végétal récemment exprimé : il s'en dépose une matière verte, qui, dépouillée de sa partie colorante, laisse une substance d'un blanc grisâtre; c'est la *fibrine végétale*, qui était en dissolution dans ce suc, comme la fibrine dans le sang. Ce principe se retrouve dans le gluten. Supposez maintenant ce suc clarifié : chauffez-le, vous coagulerez une albumine végétale en tout semblable à l'albumine de l'œuf ou du sang; enfin, les acides précipitent la caséine dans ce suc, comme ils la coagulent dans le lait.

Voilà pour les *analogies*, traitons maintenant des différences.

La première se tire de la proportion des principes azotés dans l'économie animale et végétale. Ils composent toute la masse du corps des animaux, moins le tissu graisseux, tandis qu'ils ne se trouvent que par places dans les végétaux.

Le corps des animaux renferme des parties qui se réduisent en *gélatine* et en *chondrine*. Or, il n'y a pas un atome de gélatine dans les humeurs et les tissus des végétaux. Nous retirons de cette considération la conclusion importante que si les animaux doivent recevoir des principes immédiats tout faits, s'ils ne travaillent que sur des principes immédiats, ils ont au moins la faculté de les transformer. Or, si vous vous rappelez combien de tissus dans le corps se réduisent en gélatine ou en chondrine, vous serez convaincus que l'économie animale opère ces transformations sur une grande échelle (voy. p. 72). A celui qui se refuserait à reconnaître aux animaux le pouvoir de créer des principes immédiats avec d'autres principes immédiats, je demanderais si la vipère et le serpent à sonnettes ont puisé en nature, dans leurs aliments, ce venin qui détruit les sources de la vie?

La *créatine*, cet acide animal important, découvert, par M. Chevreul, dans le bouillon, et plus récemment, par M. Liebig, dans la chair musculaire, n'a pas été signalée dans les végétaux, pas plus que la matière phosphorée grasse du cerveau, des muscles et du sang, matière qui est azotée en même temps que phosphorée, et qui est vraisemblablement en rapport avec des propriétés refusées aux végétaux.

D'une autre part, certains principes azotés végétaux, alibiles, la légumine par exemple, ne sont pas complétement identiques à la fibrine, l'albumine ou la caséine.

Enfin, les végétaux ont une foule d'alcaloïdes azotés, morphine, strychnine, vératrine, etc. etc., et il n'y a pas un seul alcaloïde animal. M. Schultz avait cru que la bile devait son alcalinité à un principe de cette nature, mais c'est la soude qui la lui donne.

Ainsi, tandis que le règne animal nous montre une sorte d'uniformité de composition organique dans toutes ses espèces, puisqu'on y rencontre à peu près partout les mêmes principes immédiats, le règne végétal offre dans ses productions une variété infinie, chaque plante ayant en quelque sorte son principe immédiat qui la caractérise au point de vue chimique. Cela est certainement en rapport avec la propriété départie aux végétaux de créer par eux-mêmes leur matière composante; cela explique aussi pourquoi les végétaux produisent une si grande quantité de poisons, tandis qu'on en rencontre à peine dans le règne animal.

Différences provenant de la forme.

La forme est plus nettement arrêtée, plus fidèlement transmise par génération, dans les espèces animales que dans les plantes. Quoique deux chênes aient le même port aux yeux d'un botaniste, ils diffèrent cependant par le nombre, la direction, les subdivisions des branches.

La forme est *ramassée* dans les animaux, *branchue*, *ramifiée* dans les plantes. Ce n'est que dans les espèces inférieures des deux règnes qu'on voit disparaître les caractères tirés de la forme.

La *symétrie* ne paraît point être une loi de la conformation végétale ; on peut bien la voir dans quelques feuilles pinnées, mais rarement pourrait-on diviser une plante en deux parties parfaitement semblables.

La symétrie est donc un état exceptionnel dans les plantes, et les efforts de de Candolle n'ont pu la faire reconnaître comme un caractère de conformation dans le règne végétal.

Les animaux, au contraire, à part quelques genres, comme les pleuronectes, sont symétriques extérieurement et quelquefois même dans leurs parties intérieures. Tantôt, comme dans les vertébrés, la symétrie est uniquement *latérale*, c'est-à-dire que la partie droite ressemble à la partie gauche ; mais le dos diffère du ventre, et l'extrémité antérieure de l'extrémité postérieure. Tantôt l'animal étant *radié*, il y a tout à la fois ressemblance entre les parties droite et gauche et les parties supérieure et inférieure, en sorte que le devant seulement diffère de la partie postérieure ; tantôt, enfin, la symétrie est *sériale*, suivant l'expression de Muller, c'est-à-dire que les animaux sont composés de pièces qui reproduisent la même forme d'avant en arrière, comme dans les vers : alors il n'y a plus de différence qu'entre le dos et le ventre. Je vous prie de remarquer que, dans toutes ces formes, la symétrie *latérale* est conservée.

L'examen de la symétrie dans l'homme a fourni à Bichat des considérations qui s'appliquent parfaitement au parallèle que nous établissons ici. Suivant Bichat, ce qui dans les animaux est en rapport avec la faculté de connaître et d'agir spontanément (facultés propres aux animaux) se distingue par la *symétrie* de ce qui, dans les mêmes animaux, est en rapport avec les fonctions nutritives ou *végétatives* qui leur sont communes avec les plantes. La symétrie serait donc affectée exclusivement aux organes de la vie de relation ou *animale*. Ainsi, un centre nerveux symétrique, en rapport avec des sens parfaitement symétriques aussi, envoie à droite et à gauche des divisions nerveuses qui ne perdent le caractère symétrique que là où elles se plongent dans les viscères de la vie végétative ; ainsi, un squelette symétrique offre des leviers pour des muscles volontaires parfaitement symétriques, etc. Pour la vie végétative, au contraire, la symétrie est presque partout absente. Voyez le cœur, le foie, la rate, l'estomac, l'intestin, etc. : aucun de ces viscères ne serait divisé en deux parties parfaitement semblables par un plan qui séparerait l'homme droit de l'homme gauche. Ces remarques sont fondées, si on n'examine pas les choses de trop près ; mais on y pourrait objecter que les glandes salivaires sont semblables à droite et à gauche, que l'appareil urinaire ne peut pas être considéré comme asymétrique par cela seul qu'un rein serait placé un peu plus haut que l'autre. Meckel a fait observer aussi que la symétrie existait dans les organes de la vie nutritive de certains animaux inférieurs, et qu'en outre l'homme et les animaux supérieurs étaient parfaitement symétriques dans toutes les parties de leur corps, dans la première période de la vie embryonnaire. Ces dernières remarques ont plus récemment été reproduites par M. Flourens, dans un mémoire qu'il a communiqué à l'Institut.

Différences provenant du volume

Entre les nains et les géants, parmi les animaux, les différences ne sont jamais aussi grandes qu'entre certains individus d'une même espèce végétale. Il ne faut pas chercher seulement dans les conditions du sol l'explication de ces différences, il faut les rapporter encore à la longévité surprenante à laquelle parviennent certaines plantes. Le calcul ingénieux établi par Adanson, sur les couches concentriques de la tige de quelques baobabs du cap Vert, porte approximativement à six mille ans l'âge de ces végétaux. Il n'y a rien de comparable à cela dans le règne animal. Si on considère que certains arbres semblent croître indéfiniment, on se figurera les dimensions colossales auxquelles ils peuvent atteindre. Des baobabs, des châtaigniers, des cyprès, des tilleuls, des noyers, ont fourni de curieuses observations à cet égard. On a vu des baobabs dont la tige avait plus de 100 pieds de circonférence; un châtaignier avait 122 pieds de circonférence; un cyprès de la Caroline, 138 pieds. J'ai lu, dans *le Messager* du 26 juin 1833, qu'un noyer du cercle d'Istrie pouvait couvrir cinq mille personnes de son ombre.

Différences provenant de la structure.

On a employé, à peu de chose près, le même vocabulaire, la même nomenclature pour l'anatomie animale et l'anatomie végétale. Dans les deux, on parle de *tissu cellulaire*, de *vaisseaux*, de *glandes*, d'*épiderme*, de *poils*, etc. Eh bien! Messieurs, rien de tout cela ne se ressemble chez le végétal et l'animal.

Mais, dira-t-on, ce tissu cellulaire, qui fait la base de tout être organisé, est-il au moins semblable dans les végétaux et les animaux? Pas le moins du monde. Vous allez en juger. Le tissu cellulaire ou utriculaire des végétaux, tissu qui forme à lui seul presque toutes les parties d'une plante, est composé de cellules ou utricules munies ou non de noyaux et de nucléoles; vésicules transparentes dans les parties fraîches, parfaitement closes, et ne communiquant les unes avec les autres que par des porosités invisibles; vésicules prenant, suivant la manière dont elles se compriment, se serrent, les unes les autres, des formes très-variables et qui rappellent plus ou moins l'aspect des alvéoles, bien qu'une vésicule seule dans son entier ait plutôt la forme de dodécaèdre. Placez dans ces vésicules ou utricules de la *fécule*, tantôt en grains transparents, tantôt en grains recouverts d'une couche colorée ou verte, et constituant alors ce qu'on nomme *chlorophylle globuleuse* (chromule de de Candolle), tantôt plongés dans une masse de chlorophylle informe, fécule que l'iode peut toujours démontrer en la colorant en bleu ; ajoutez encore à ce contenu , pour quelques cellules, de petits cristaux de forme variable, et vous aurez une idée de ce qu'on peut considérer comme l'élément de l'organisation végétale.

Le tissu cellulaire des animaux ne ressemble en rien à cela. Loin d'être composé de cellules ou utricules, il est formé de deux sortes de fibres que je vous ferai connaître en traitant de l'organisation animale. Si ces fibres réunies par une matière amorphe interceptent des espaces et donnent à la masse l'apparence de cellules , celles-ci , communiquant largement ensemble , n'ayant aucune forme déterminée, et ne contenant rien que de l'humidité (à part le tissu graisseux), ne peuvent, en aucune façon, être assimilées aux utricules des végétaux.

Si on ne peut comparer les cellules végétales au tissu cellulaire des animaux , on pensera peut-être qu'elles ont pour analogues les cellules à noyau des animaux. Au moment où elles apparaissent, il y a effectivement une conformation analogue ; mais bientôt toute analogie cesse, car la cellule végétale , outre le contenu dont nous avons parlé, reçoit des dépôts successifs qui épaississent sur plusieurs points ses parois, et d'où résultent les apparences de trous ou de fentes sur les points des cellules où ne se sont pas opérés ces dépôts , la membrane seule de la cellule existant en cet endroit. Vous verrez que les choses ne se passent pas ainsi dans les cellules animales.

J'appelle toute votre attention, Messieurs , sur la différence que je vais vous signaler entre l'organisation végétale et l'organisation animale. Cette différence est fondamentale. *La matière qui forme la paroi de la cellule végétale est une combinaison ternaire d'oxygène, d'hydrogène et d'azote.* C'est de la cellulose, et il en est de même sans doute de tous les tissus du végétal. C'est cela , c'est cette substance ternaire qui fonctionne chez lui. Quant aux matières azotées , elles sont plutôt dans les humeurs de la plante, ou encore contenues dans les utricules, à l'état de granules irréguliers.

Dans l'animal, au contraire, les *parois de la cellule et tous les tissus sont composés de matières azotées*, et ce n'est que dans les humeurs ou dans l'intérieur des cellules que sont contenus les principes ternaires.

Ainsi, le végétal fonctionne avec des tissus composés de principes ternaires non azotés ; l'animal, avec des tissus contenant au moins quatre éléments (tissus qui se réduisent en gélatine) et souvent six (fibres musculaire et nerveuse).

L'exception formée par les animaux dont les parties sont composées de cellulose m'avait singulièrement surpris avant que je connusse les détails de ce fait. Il me répugnait beaucoup d'admettre que des êtres vivants pussent, avec de la substance purement végétale, *sentir, vouloir, innerver, opérer des mouvements volontaires*, toutes choses que les espèces animales n'exécutent qu'à l'aide de tissus azotés et phosphorés ; mais cette monstrueuse exception n'existe point. Les animaux tuniciers, chez lesquels Loevig et Koelliker ont découvert l'existence de la cellulose, ont, comme d'autres animaux, des muscles, des viscères, des nerfs azotés, et l'enveloppe seule de ces parties est composée d'une matière ternaire. La potasse caustique, qui dissout toutes les parties *animales*, laisse subsister l'enveloppe ou trame ternaire dont nous parlons.

Ni les vaisseaux, ni les tuyaux aériens, ni l'épiderme, ni les poils, ni les cellules pigmentaires, ne se ressemblent dans les animaux et les plantes. Voici sur ce sujet quelques remarques de M. Ch. Robin.

Les vaisseaux des animaux se *ramifient*, pénètrent dans tous les organes ; ceux des végétaux occupent une place déterminée, ils sont rectilignes ou à peine flexueux, et (les laticifères exceptés) sans subdivisions en branches et ramuscules, d'où il suit que certaines parties importantes, l'écorce et la moelle par exemple, en manquent complétement.

Les vaisseaux des animaux sont composés de plusieurs couches distinctes et superposées ; ceux des végétaux résultent d'une substance homogène avec un dépôt à l'intérieur. Les premiers ne sont pas cloisonnés, les seconds ont des cloisons incomplètes.

Les trachées des feuilles, organes respiratoires des végétaux, ne se bifurquent pas comme celles des insectes ; elles ne font, sauf **de rares exceptions**, que se séparer d'un faisceau principal.

L'épiderme des animaux est composé de cellules à noyau, celui des plantes a *sous lui* les cellules à noyau (lorsqu'il en existe).

Les poils des végétaux sont formés de cellules allongées ; ceux des animaux ont quelquefois l'apparence celluleuse au centre, mais ils résultent surtout de fibrilles pleines, accolées les unes aux autres.

Les cellules pigmentaires des animaux, remplies de graines colorées, auraient une assez grande analogie avec les cellules végétales et les graines de fécule, entourées de chlorophylle, si la constitution chimique du contenant et du contenu n'était absolument différente dans les deux classes de cellules.

HUITIÈME LEÇON.

PARALLÈLE ENTRE LES ANIMAUX ET LES VÉGÉTAUX.

(Suite.)

Déjà, Messieurs, nous avons consacré deux leçons à la comparaison des animaux et des végétaux ; nous achèverons d'exposer dans celle-ci tout ce qui se rattache à ce sujet.

Nos études sur la structure n'ont porté jusqu'ici que sur les éléments anatomiques et les tissus ; d'autres différences non moins dignes d'intérêt se remarquent dans la disposition des organes et des appareils.

Les organes importants sont variés, nombreux, dans les animaux : mais chacun d'eux ne se répète pas un grand nombre de fois, tandis que les plantes, dont les fonctions moins complexes n'exigeaient pas une grande variété d'organes, reproduisent les mêmes à l'infini. Ainsi il n'y a qu'un cœur, qu'un cerveau, qu'un foie, que deux poumons, que deux reins, qu'un estomac ; il y a au contraire des milliers de feuilles sur une même plante. Cette remarque est de J.-F. Meckel.

Une autre opposition avait déjà frappé Aristote ; elle a été exposée par Treviranus dans sa biologie, et d'après lui, par Tiedemann. Elle est relative à la situation des parties importantes de l'économie dans les animaux et les végétaux. Les plantes poussent à l'extérieur leurs organes les plus importants : c'est en dehors qu'on trouve les feuilles, les fleurs, les fruits. Les animaux, au contraire, renferment les parties les plus nécessaires à la vie ; c'est en dedans que sont cachés le cœur, le cerveau, les poumons. Les plantes ont une tendance à l'*expansion périphérique* ; les animaux se concentrent en eux-mêmes. C'est ce qui a fait dire, avec plus d'esprit que de vérité, que *les plantes sont des animaux retournés en dehors, et les animaux, des plantes retournées en dedans.* Vous êtes assez avancés déjà dans ce parallèle pour comprendre qu'un animal retourné n'aurait pas plus les caractères de la plante, que celle-ci n'aurait de ressemblance avec un animal si elle avait renfermé ses fleurs et ses feuilles.

Enfin, Messieurs, les animaux supérieurs ont des organes qui tiennent prochainement sous leur dépendance le reste de l'économie : tel est l'axe cérébro-spinal, qui envoie en divergeant des nerfs à la périphérie ; tel est le cœur, qui, à l'aide de canaux ramifiés, distribue à toutes les parties le liquide sans lequel elles ne pourraient fonctionner. Une telle disposition ne se voit pas dans les plantes, car leur moelle n'a pas les prérogatives du centre nerveux des animaux.

L'unité, l'indivisibilité, appartiennent donc plus à l'animal qu'à la plante. Une partie séparée du corps d'un vertébré meurt infailliblement. Il n'en est pas de même dans les plantes, où toutes les parties ont, à peu de chose près, la même constitution anatomique. De là, la facilité de faire vivre les branches ou même les feuilles qu'on en a séparées ; de là, enfin, l'aptitude qu'ont les plantes à transformer leurs organes les unes dans les autres, leurs feuilles en fleurs, et leurs étamines en pétales, etc. Quelques animaux inférieurs, dépourvus d'organes centraux ou chez lesquels ils sont peu prédominants, sont divisibles, et sous ce rapport ils se rapprochent des végétaux.

Des fonctions dans les animaux et les végétaux.

Les animaux et les végétaux ont cela de commun qu'ils se conservent comme *individus* pendant un temps limité, et comme espèces pendant un temps indéfini. Pour les uns et les autres, les conditions de la conservation sont un état d'intégrité de l'organisation et l'intervention des agents provenant du monde extérieur. Les uns et les autres doivent absorber des matières nutritives, les modifier au contact de l'air, les mettre en circulation, et séparer quelques produits, etc. Vous comprenez, d'après cela, que leurs actions sont nombreuses et diverses : il y a donc nécessité de les classer, autant que possible, et d'assigner à chacune d'elles un nom particulier. On a donné le nom de *fonctions* à ces actes par lesquels se conservent et la vie individuelle et l'espèce, à ces moyens d'existence, suivant l'expression de Richerand. Le mot fonction dérive de *fungi, fungor,* qui signifie s'acquitter.

Toute action d'un corps organisé n'est cependant pas une fonction; on ne doit donner ce nom qu'à *une série d'actes ou un ensemble d'actes concourant à un but commun.* J'exposerai la classification des fonctions lorsque j'aurai traité de l'organisation animale; bornons-nous ici à l'examen des fonctions communes aux animaux et aux plantes. Celles-ci forment deux classes : les unes sont relatives à la conservation de l'individu; les autres, à la conservation de l'espèce.

Les premiers sont : 1° l'absorption, 2° la respiration, 3° la circulation, 4° la nutrition proprement dite, 5° les sécrétions.

Les secondes peuvent être, pour le moment, comprises sous le titre de *génération.* Pendant que ces fonctions s'exécutent, quelques êtres produisent de la chaleur, d'autres dégagent de l'électricité, quelques-uns deviennent phosphorescents. La comparaison des animaux et des plantes doit encore être établie sous ce triple point de vue.

Cette énumération des fonctions communes à l'animal et à la plante vous révèle déjà une différence saillante entre l'un et l'autre. Vous ne voyez point figurer, en effet, sur cette liste, les fonctions dites *animales :* les sensations par lesquelles les êtres vivants prennent connaissance du monde extérieur, l'intelligence et le moral, l'innervation, les mouvements parmi lesquels un grand nombre sont volontaires. Déjà nous nous sommes expliqué sur la sensibilité et l'irritabilité des plantes; passons donc aux fonctions qui leur sont communes avec les animaux.

De l'absorption dans les animaux et les végétaux.

On nomme fonction de l'absorption ou des absorptions l'acte ou les actes par lesquels une matière liquide ou gazeuse quelconque, alimentaire ou autre, étant au contact d'une partie vivante, pénètre les vaisseaux ou simplement la trame, l'épaisseur de cette partie. Cette fonction ne s'exerce pas seulement sur les substances venant directement du dehors, mais encore sur les parties constituantes des êtres organisés.

S'il y a des différences relativement à l'absorption dans les végétaux et les animaux, il y a aussi des analogies. En effet,

Chez les uns et les autres, l'absorption se fait par les porosités de la matière organique, et non par des *orifices organisés;* on n'a point vu de ces orifices au chevelu des racines. Si les pores oblongs des feuilles sont destinés à l'absorption, cela constitue une légère différence; mais ces pores ne sont que les extrémités des tuyaux aériens de la plante.

Dans les animaux et les plantes, l'absorption fait pénétrer les matières qui jouent le rôle d'aliments.

Dans les animaux et les plantes, elle ne s'exerce que sur des substances liquides et gazeuses; les solides sont exclus, à moins qu'ils n'entrent en dissolution.

Dans les animaux et les plantes, l'absorption se fait aveuglément, sans action élective, et sans que la *prétendue sensibilité organique* empêche la pénétration des poisons, des matières colorantes dissoutes, des sels solubles, etc. On serait tenté cependant de croire à une action élective de la part de certaines plantes, non pas pour repousser, mais pour attirer certains sels qu'on y trouve en grande abondance. Les racines d'absinthe, par exemple, dépouillent tellement le sol des sels de potasse, qu'il devient pour quelque temps impropre à la culture du blé, qui a besoin d'alcali (Liebig). Un propriétaire des environs de Gœttingue planta de l'absinthe dans toutes ses terres, dans le but de recueillir une grande quantité de potasse; il résulta de là que sa propriété, épuisée de sels de potasse, devint pendant près de dix ans impropre à la culture du blé (1). Ces faits s'expliquent

_____

(1) **Nous trouvons** ici une confirmation de la thèse que j'ai soutenue à la page 64, savoir : que les plantes ne forment pas de toutes pièces les minéraux

plutôt, à mon avis, par un rapport entre les humeurs de la plante et la partie qu'elle absorbe, que par une *sensibilité* qui *choisirait* entre les substances mises au contact des racines.

Voilà pour les analogies; examinons les différences.

Nous avons dit que l'absorption ne faisait pénétrer dans l'organisme que ce qui était à l'état liquide ou gazeux. Mais les animaux prenant presque tous leurs aliments à l'état solide ou de suspension, il fallait qu'une opération préalable en déterminât la dissolution. De là, pour les animaux, l'existence d'une fonction qui leur est particulière, la *digestion*, fonction qui a pour but d'opérer la dissolution de la matière alimentaire, en même temps qu'elle commence à la transformer. Dans toute la série animale, en effet, de l'homme au polype, le ramollissement, la liquéfaction de l'aliment est le phénomène le plus apparent de la digestion. Cette première fonction a donc mis la substance alimentaire au point où elle se trouve, près des racines du végétal, c'est-à-dire à l'état de liquidité. Alors, tandis que celui-ci puise dans le sol, autour de lui, l'animal prend dans sa propre cavité, qui a été comparée au sol. C'est ce qui a fait dire que les animaux ont leurs racines dans le tube digestif, comme les plantes l'ont dans la terre; vue ingénieuse qui remonte à Hippocrate, auquel on attribue ces paroles : *Quemadmodum terra arboribus, ita animalibus ventriculus.*

Cette première différence touchant les circonstances qui précèdent l'absorption est en rapport avec les autres conditions organiques de l'animal et de la plante. Le premier, ayant ses racines à l'intérieur, se meut, change de place sans inconvénient, parce qu'il transporte avec lui son sol nourricier. La plante, au con-

---

qu'elles contiennent. Des expériences encore inédites de M. Lassaigne, et qu'il doit bientôt communiquer à l'Institut, ont donné des résultats analogues à ceux que je viens de faire connaître. Des tiges de blé, qui végètent dans du sable siliceux, sont arrosées, les unes avec de l'eau distillée, les autres avec la solution des sels des os obtenue par l'eau chargée d'acide carbonique : ces dernières croissent avec rapidité, et donnent, à l'analyse, les sels qu'elles ont absorbés.

traire, est condamnée à végéter dans le lieu où ses racines sont implantées.

Les matières que l'absorption introduit à titre d'*aliments* ne sont pas les mêmes dans les végétaux et les animaux. Je vous ai enseigné, d'après MM. Dumas, Liebig et Boussingault, que les aliments des premiers étaient des substances minérales. Cette opinion, déjà soutenue par M. de Mirbel et Smith, est attaquée par Tiedemann, qui, du reste, n'avait pas pour la discuter les éléments que nous possédons. S'appuyant sur les expériences d'Hassenfratz et de Théodore de Saussure, expériences qui prouvent que « dans un sol absolument exempt de matières organiques, les plantes végètent misérablement ou même ne poussent pas du tout, fleurissent rarement et fructifient plus rarement encore, » il en conclut que « la différence établie entre les végétaux et les animaux, consistant en ce que les premiers vivent de matières organiques, et les autres de matières inorganiques, est insoutenable. » Les faits allégués par Tiedemann sont vrais, surtout en ce qui concerne les plantes épuisantes, qui ne prennent pas d'azote dans l'atmosphère. L'interprétation seule de ces faits est erronée. Oui, il faut des matières organiques dans le sol pour que les plantes y végètent convenablement ; mais les matières organiques n'agissent qu'après leur décomposition, leur réduction à l'état de combinaisons minérales contenant de l'azote. De sorte que les plantes n'empruntent pas de principes immédiats à ces matières organiques, et celles-ci pourraient être remplacées par un sel ammoniacal. Si les plantes n'avaient pas le pouvoir que nous leur attribuons, la matière organique, sans cesse décomposée par les animaux, par la putréfaction, par le feu, finirait par disparaître de la surface du globe, et avec elle les animaux et les plantes. Mais c'est le contraire qui a lieu, car cette matière organique va s'accumulant de plus en plus là où vivent les êtres organisés.

Du reste, la faculté de former de la matière organique de toutes pièces n'exclut peut-être pas celle d'en absorber. Les plantes parasites, le gui par exemple, s'en nourrissent sans doute ; il en est de même des champignons, qui, à la vérité, fonctionnent plutôt comme des animaux que comme des plantes, au point de vue des actes de la nutrition.

La chaleur, la lumière, modifient singulièrement la rapidité de l'absorption dans les plantes. Ces conditions extérieures de la vie ont moins d'influence sur l'activité de l'absorption chez les animaux.

Les produits de l'absorption nutritive dans les animaux supérieurs, le chyle, et ce qui passe dans les veines du tube digestif, sont beaucoup plus composés que la séve, laquelle est aqueuse, claire, dépourvue de globules, si ce n'est à une certaine hauteur de la tige, comme l'a remarqué Schultz. Cette différence tient tout à la fois à ce que les animaux ont reçu des principes immédiats pour aliments, et à ce qu'ils ont versé leurs propres sucs sur la matière nutritive avant qu'elle fût absorbée, tandis que les plantes ont pris tout simplement autour d'elles l'eau plus ou moins chargée de substances minérales en dissolution.

Le liquide absorbé chez les animaux supérieurs va se jeter dans d'autres courants de liquides qui se meuvent circulairement dans le corps, tandis que le liquide produit de l'absorption chez les plantes constitue à lui seul toute la colonne ascendante qui, sous le nom de séve, circule des racines aux feuilles.

Quant au mécanisme de l'absorption, je ne pense pas qu'il doive établir un caractère différentiel entre la plante et l'animal. Nous nous en occuperons ailleurs.

De la respiration dans les animaux et les plantes.

Le liquide que l'absorption introduit dans les animaux et les plantes n'a pas encore les qualités d'un suc nutritif : il ne peut les acquérir qu'au contact de l'air. De là, une nouvelle fonction commune à l'animal et à la plante, la *respiration*. Aucun être vivant ne peut se soustraire à cette nécessité : ni le fœtus dans le sein de sa mère, ni les entozoaires contenus dans le corps d'autres animaux, ni ces reptiles renfermés dans des troncs d'arbres ou des blocs de pierre. Pour tous, il y a des modes de respiration qui vous seront exposés plus tard.

Vous savez que les plantes respirent au moyen de leurs parties vertes : les feuilles en premier lieu, puis l'écorce verte des végétaux qui n'ont pas de feuilles. Quelques parties colorées en rouge fonctionnent dans le même sens, d'après les expériences de Morren. Les fleurs et les racines jouent un rôle opposé à celui des feuilles. Quant aux fruits, M. Théodore de Saussure a encore démontré, en 1833, contre Ingenhouse et M. Bérard, qu'ils agissent de même que les feuilles, mais plus faiblement, tant qu'ils sont verts.

Je ne pense pas que l'air, conduit dans les parties de la tige et même des racines non accessibles à la lumière!, y agisse dans le sens de la respiration végétale; il va plutôt se dépouillant de son oxygène, à mesure qu'on l'examine plus près de la racine dans les cavités pneumatiques de la plante (M. Dutrochet).

Relativement aux animaux, on peut dire que toute partie exposée au contact de l'air, et dont l'épaisseur n'est pas telle que ce fluide ne puisse agir sur le sang ou le suc nutritif, est le siége d'un phénomène de respiration. Ainsi agit toute la surface du corps pour une foule d'animaux qui n'ont pas besoin d'organes respiratoires. Lorsque le besoin d'inspiration est plus marqué et l'organisation plus compliquée, les organes respiratoires apparaissent, et ils ne sont autre chose qu'un *artifice* pour multiplier le contact médiat de l'air et du sang, en augmentant les surfaces et diminuant l'épaisseur des membranes interposées aux deux fluides.

Nulle part les différences entre les animaux et les végétaux ne sont plus tranchées qu'ici, ni plus en rapport avec les besoins des uns et des autres.

La respiration des plantes dépend de l'action de la lumière; elle cesse la nuit, elle est donc intermittente : sa cause occasionnelle est extérieure.

La respiration des animaux n'éprouve aucun changement par l'action de la lumière ou de l'obscurité ; elle est continue, et son principe est intérieur.

Mais c'est dans le commerce, dans l'échange de matériaux gazeux que les plantes et les animaux entretiennent avec l'atmosphère, qu'il faut chercher les caractères les plus saillants de leur séparation.

Déjà les faits vous ont été exposés en ce qui concerne les plantes; il s'agit de fournir ici les preuves de ce que j'ai avancé en différents endroits de ce parallèle.

Les plantes absorbent de l'acide carbonique pendant le jour. En effet, des plantes dont la racine plonge dans l'eau distillée, et qu'on recouvre d'une cloche pleine d'acide carbonique et d'air, y font disparaître en quelques jours tout l'acide carbonique, comme l'ont vu, entre autres, Sennebier, de Candolle et Th. de Saussure. Les animaux, au contraire, absorbent de l'oxygène par la respiration.

Les animaux expirent de l'acide carbonique, et les plantes exposées à la lumière dégagent de l'oxygène. Ce fait a été découvert par Priestley, qui, ayant analysé les petites bulbes que des feuilles submergées et éclairées par le soleil avaient laissé dégager, les trouva formées d'air fortement oxygéné ou d'oxygène pur. Des expériences sans nombre ont confirmé cette découverte. Il est important, pour les détails de ce parallèle, de déterminer quelle est la source de cet oxygène. Fourcroy pensait que l'oxygène venait de la décomposition de l'eau par la plante, qui aurait gardé l'hydrogène; Sennebier montra qu'il venait de l'acide carbonique réduit. En effet, la proportion d'oxygène fournie par une plante submergée est proportionnelle à la quantité d'acide carbonique que l'eau contient, et si la plante était dans de l'eau distillée, elle ne fournirait pas d'oxygène. Ainsi donc, bien qu'un autre ordre d'expériences ait démontré à M. Boussingault que les plantes ont le pouvoir de décomposer l'eau, on doit considérer l'acide carbonique comme la source principale et presque exclusive de l'oxygène qu'elles exhalent.

Ici, Messieurs, se présente une nouvelle opposition entre la respiration de la plante et celle de l'animal. L'organe respiratoire de la plante fonctionne aussi bien sous l'eau qu'à l'air libre. Il n'en est pas de même des animaux : leurs poumons sont créés pour l'air, et leurs branchies pour l'eau. La grenouille, qui vit et respire quelque temps dans l'eau aérée, froide, renouvelée, n'y dilate pas une seule fois son poumon ; c'est par la peau qu'elle absorbe l'oxygène. Enfin, il n'est pas nécessaire que la plante ait absorbé par ses feuilles l'acide carbonique pour en retirer l'oxygène ; l'expérience démontre qu'elle agit de la même façon sur l'acide carbonique que ses racines absorbent.

Opposons d'une manière rapide et en quelque sorte aphoristique les phénomènes respiratoires de la plante à ceux de l'animal.

Les plantes prennent l'acide carbonique que les animaux rejettent ; les animaux s'emparent de l'oxygène dont les plantes se débarrassent.

Les plantes absorbent dans l'air une combinaison binaire, elles rendent à l'air un corps simple ; les animaux absorbent dans l'air un corps simple, et ils exhalent une et même deux combinaisons binaires.

Les plantes absorbent ce qui doit contribuer à la formation de leurs parties constituantes, elles prennent pour construire ; les animaux absorbent un principe qui attaque et détruit la matière organique, mais sans lequel ils ne pourraient vivre.

Les plantes prennent dans l'air un corps brûlé et lui rendent un corps comburant ; les animaux absorbent un corps comburant et rendent à l'air un corps brûlé.

A ces oppositions, j'en ajouterai une qui n'a pas, que je sache, été indiquée.

Le mécanisme de cet échange de fluides aériformes que les êtres vivants entretiennent avec l'atmosphère et l'essence de la respiration n'offrent pas la moindre analogie dans les animaux et les plantes. Chez les animaux, il y a tout simplement substitution d'un gaz venant de l'atmosphère à un gaz que le sang charrie ; le premier expulse le second, d'après une loi bien connue aujourd'hui. Cette action physique s'exerce aussi bien dans les ténèbres qu'à la lumière, il n'y a pas d'intermittence des phénomènes respiratoires. Pour les plantes, les radiations chimiques de la lumière opèrent dans la feuille la décomposition de l'acide carbonique contenu dans leurs tuyaux aériens. Ces radiations combinent sur place le carbone avec l'eau et quelquefois avec l'azote, pour faire des principes immédiats, tandis que l'oxygène mis en liberté se dégage. Cette opération s'arrête en l'absence des radiations chimiques qui l'ont commencée et entretenue : cela ne ressemble guère à l'échange de gaz qui se fait dans les poumons des animaux.

Il ne faut pas, par amour du merveilleux, dire que la plante respire en sens inverse le jour et la nuit : elle ne respire que le jour, et si, la nuit, elle dégage de l'acide carbonique, c'est que, faute de lumière, elle ne peut réduire celui que ses racines absorbent ; cependant, comme elle prend un peu d'oxygène la nuit, il peut s'y produire quelques phénomènes de combustion, mais cela est peu marqué et presque négligeable.

D'après l'action que l'animal et le végétal exercent sur l'atmosphère, on peut dire qu'ils la purifient sans cesse l'un pour l'autre. Si pendant l'hiver, alors que les plantes ont cessé de respirer, et que nous ajoutons à l'acide carbonique produit de notre respiration celui que dégagent nos foyers, on ne voit pas changer la composition de l'atmosphère, c'est que d'autres climats ont le printemps pendant que nous avons l'hiver, c'est que le mouvement rapide de l'air le renouvelle à chaque instant, c'est enfin que, d'après le calcul de M. Dumas, la masse d'air qui nous entoure est si considérable, qu'il faudrait plusieurs milliers d'années avant que les animaux, seuls habitants du globe (s'il pouvait y avoir des animaux sans plantes), y eussent rendu l'air irrespirable. On n'en doit pas moins admirer le mécanisme par lequel s'entretient l'équilibre dans la constitution chimique de l'atmosphère.

Il faudrait, pour compléter cet examen comparatif de la respiration chez les animaux et les plantes, opposer la séve qui a subi l'action de l'air au sang devenu artériel. Mais les savants qui ont étudié ce point de physiologie végétale ne nous ont pas encore donné d'éléments positifs pour ce travail ; ils ne s'accordent pas sur les qualités de la séve descendante. En effet, on lit dans Tiedemann que la séve, qui, avant de subir dans les feuilles l'action de la respiration, était incolore, peu coagulable, contenant peu ou pas de globules, s'y convertit, sous l'influence de la lumière et de l'air, en un liquide verdâtre en partie coagulable et chargé de globules. D'une autre part, M. Schultz, de Berlin, décrit comme séve descendante ce suc épais et diversement coloré qu'on nomme *latex*, suc blanc dans les euphorbiacées, jaune dans le *chelidonium majus*, rouge dans la *sanguinaria*, etc. Nous en parlerons dans un instant. Enfin, M. le professeur Richard admet, avec beaucoup d'autres physiologistes, que la séve descendante est aussi aqueuse et aussi claire que la séve ascendante, reconnaissant cependant qu'elle a subi une élaboration importante. On voit, dans les expériences de M. Biot, que le sucre de la séve du bouleau, qui tournait à gauche avant d'avoir éprouvé l'action respiratoire, tourne à droite après y avoir été exposée.

De la circulation dans les animaux et les plantes.

Le liquide nutritif, une fois vivifié, doit être porté à toutes les parties pour les exciter, les nourrir : c'est l'office d'une troisième fonction, la *circulation*, qui est commune aussi à l'animal et à la plante.

Vous savez, Messieurs, que, chez la plupart des animaux, le sang, poussé par un organe contractile, le cœur, se meut *circulairement* dans le corps, à l'aide d'un double système de vaisseaux destinés les uns à le conduire aux parties, les autres à le ramener.

Y a-t-il aussi un mouvement *circulaire* de la séve ? L'ascension de ce liquide est connue depuis longtemps; mais il fallait établir qu'il y a un mouvement de retour, un véritable *circulus*. Déjà, dans le siècle dernier, on avait reconnu un mouvement circulaire de globules et du fluide nutritif dans ces petits tubes dont se compose la tige de quelques plantes aquatiques. L'abbé Corti avait vu ce mouvement, en 1772, dans une espèce de *chara*, et trois ans plus tard, dans le *caulinia fragilis*. La lettre qu'il écrivit à ce sujet au comte Paradisi fut si bien oubliée, qu'un homme des plus érudits, Treviranus, crut avoir fait cette découverte en 1807. Ce mouvement, qui a été mieux étudié par les modernes, en lui-même et dans ces conditions, ne ressemble pourtant en rien à la circulation d'un animal, puisqu'il se passe isolément dans chaque tube de la plante : les particules remontant le long d'une paroi du tube , passant sous le diaphragme qui sépare ce tube d'un autre, et descendant sur la paroi opposée.

L'existence d'une séve descendante était rendue plus que probable par le gonflement qui se montre au-dessus d'une ligature serrée circulairement autour de l'écorce d'un arbre. Mais il manquait une démonstration qui fût à ce point de physiologie végétale ce qu'avait été à la circulation harvéienne la découverte du passage direct du sang des extrémités des artères dans les origines des veines. Cette démonstration, on put croire qu'on venait de l'obtenir, lorsque M. Schultz, en 1820, fit la découverte du mouvement du liquide contenu dans les vaisseaux laticifères. Voici en quoi consiste ce mouvement. Sur les stipules du figuier, préalablement privées de leur épiderme , et examinées au microscope, on voit des courants de liquides chargés de globules, dans des vaisseaux ramifiés et anostomosés, et il n'est pas rare de suivre certains globules qui, après avoir passé d'un vaisseau dans un ou plusieurs autres, sont ramenés dans le premier pour parcourir ensuite un autre trajet. Or, la rapidité de ces courants, et la masse de liquide qu'ils transportent, devaient faire penser qu'ils provenaient d'un système de vaisseaux afférents et efférents, et qu'en un mot, il y avait une véritable circulation, un *circulus* dans les plantes.

Le *latex*, dans les idées de M. Schultz, n'était autre chose que la séve descendante, c'est-à-dire la séve modifiée, rendue plus épaisse et plus plastique au contact médiat de l'atmosphère. Muller, qui a observé ce mouvement sur les feuilles du *chelidonium majus*, plante qui avait servi aux premières expériences de M. Schultz, paraît croire aussi à un mouvement circulaire du fluide nutritif dans les plantes; mais de nouvelles observations ont considérablement ébranlé cette théorie. Le *latex*, qui n'existe que chez certaines plantes , n'est plus regardé comme la séve, mais comme un produit analogue aux humeurs sécrétées chez les animaux, la bile ou la salive, par exemple; et, d'une autre part, le mouvement du *latex* a été positivement nié par un observateur habile, M. Mohl. Il ne nous reste donc à mettre en parallèle avec la circulation des animaux supérieurs que le double mouvement de la séve; mais ce double mouvement, pour lequel on ne connait ni vaisseaux spéciaux ni agent d'impulsion analogue à un cœur ou à des cils vibratiles, ne ressemble en aucune manière au cours du sang dans les animaux supérieurs. Il me parait douteux aussi que la séve, qui revient des feuilles et descend vers les parties inférieures du végétal, retourne une seconde fois aux feuilles. Chez les animaux, les globules du sang parcourent sans doute plusieurs milliers de fois les voies de la circulation avant d'être employés à la nutrition ou détruits.

De la nutrition dans les plantes et les végétaux.

Lorsque le liquide introduit par l'*absorption,* vivifié par la *respiration,* a été porté par la *circulation* au contact des parties vivantes, celles-ci y puisent des matériaux qu'elles s'assimilent et y rejettent des matériaux qui sont hors de service. C'est en cela que consiste la nutrition, qui suppose un double mouvement, l'un de *composition* et l'autre de *décomposition.*

Les phénomènes apparents de cette fonction paraissent bien différents dans les plantes et les animaux.

A partir du collet de la racine, l'irradiation nutritive s'opère en deux directions différentes: l'une vers la profondeur du sol, où la racine s'enfonce; l'autre vers l'atmosphère, où s'élancent la tige et ses divisions. Il n'y a rien de semblable dans les animaux.

L'augmentation d'épaisseur d'un tronc d'arbre et de ses branches se fait par l'application de couches à l'extérieur du bois et à l'intérieur de l'écorce. Cela diffère de l'accroissement des animaux.

La plante pousse tous les ans de nouveaux jets, elle perd à chaque saison ses organes respiratoires. Tout cela n'appartient qu'aux végétaux.

Le mouvement de décomposition est peu apparent dans la plante, qui conserve indéfiniment les couches dont, chaque année, elle a augmenté le nombre, et c'est pour cela que certains arbres parviennent à des dimensions si colossales.

Enfin, l'essence des mouvements de nutrition ne peut être la même dans deux organismes, dont l'un va réduisant sans cesse des substances oxydées, et l'autre brûlant incessamment de la matière organique.

Des sécrétions chez les animaux et les plantes.

Je dois être bref sur ce sujet; il n'offre qu'un intérêt secondaire, et d'ailleurs les termes de comparaison nous manquent. On est si peu avancé sur les rapports du système vasculaire avec les parties qui sécrètent dans les végétaux, que les uns ont regardé comme une séve de retour ce que d'autres décrivent comme humeur sécrétée, analogue *à la bile et à la salive;* de sorte que les vaisseaux laticifères, qui, dans la première hypothèse, seraient analogues aux veines, ne seraient plus, dans la seconde, que des *conduits excréteurs* ou des *réservoirs* pour un produit de sécrétion. A part la production du *latex,* on peut dire que les sécrétions des plantes ont presque exclusivement le caractère excrémentitiel. C'est ainsi que les plantes *excrètent* des résines, des cires, des gommes, certains corps sucrés, comme la manne. Tous ces produits qui se concrètent n'ont plus d'usages pour la plante, si ce n'est peut-être l'espèce de vernis que quelques-uns leur fournissent et par lequel elles sont garanties contre l'excès d'humidité. Les humeurs sécrétées par les animaux, la bile, la salive, le suc pancréatique, les larmes, etc., sont employées au profit d'autres fonctions.

De la génération chez les animaux et les plantes.

Un curieux calcul, établi par M. Dumas, sur des observations de M. Brongniart, permet de supposer que les plantes ont précédé les animaux (les animaux supérieurs au moins) à la surface du globe. Tout le charbon de terre provient de végétaux, et ces végétaux l'avaient emprunté à l'acide carbonique de l'atmosphère : or, celle-ci a dû en contenir 4 ou 5 centièmes pour fournir la masse de charbon qui est enfouie sous la terre ; elle était donc irrespirable pour les animaux supérieurs.

Il y a de remarquables analogies dans les procédés *apparents* et *saisissables* par lesquels la nature accomplit la merveille de la reproduction dans les animaux et les plantes.

L'existence et la nécessité de *deux sexes* pour la reproduction des plantes phanérogames, comme pour celle des animaux, mises en doute par Spallanzani, sont parfaitement démontrées aujourd'hui.

Chez les plantes, comme chez les animaux, les parties femelles fournissent une ou plusieurs ovules, et les parties mâles, un principe fécondant (1).

Chez les plantes, comme chez les animaux, la matière fécondante du mâle renferme de petits corps qui sont animés d'un mouvement spontané.

Chez les plantes, comme chez les animaux, la fécondation a pour condition le contact de la matière fournie par le mâle avec l'ovule.

Chez les plantes, comme chez les animaux, la fécondation est suivie d'un travail qui fait apparaître dans l'ovule un amas de petites cellules que nous connaîtrons plus tard sous le nom de *cellules à noyau,* et c'est pendant ce travail ou peu de temps après que l'embryon se forme.

A partir de là, l'embryon végétal et l'embryon animal obéis-

---

(1) La théorie célèbre de Schleiden, qui mettait l'embryon futur dans le boyau pollinique, comme d'autres physiologistes avaient placé dans le sperme l'embryon animal, cette théorie, dis-je, qui avait porté M. Schleiden à nier l'existence des ovules des végétaux, a été attaquée par plusieurs botanistes français et par M. Meyen, en Allemagne ; elle a été complétement renversée par le magnifique travail que M. Amici a composé postérieurement à la communication qu'il avait faite aux savants réunis dans le dernier congrès scientifique de Padoue.

sent chacun aux lois particulières de leur développement, et ce
serait s'exposer à forcer les analogies que de les poursuivre plus
loin.

Quelques différences relatives aux organes sexuels ont été signalées par Hedwig et Treviranus, cités par Tiedemann.

Le premier fait la remarque que les organes de reproduction
des plantes tombent avec le fruit, et qu'il en naît chaque année
de nouveaux, tandis qu'ils sont à demeure dans les espèces animales.

Dans les végétaux, on voit le plus souvent les organes mâles et
femelles portés par le même individu; l'hermaphrodisme est
beaucoup plus rare dans le règne animal. La réunion des sexes
constitue plutôt un caractère de perfection dans les plantes, au
dire de Treviranus, tandis qu'elle ne se trouve que dans les
espèces inférieures de la série animale.

De la calorification, du dégagement d'électricité, de la phosphorescence chez les animaux et les plantes.

Les phénomènes que ce titre comprend sont essentiellement
liés aux opérations chimiques et moléculaires de la respiration,
de la nutrition et de la métamorphose organique en général, et
pour les animaux, le système nerveux n'est pas étranger à leur
production. Je ne me propose de les étudier en eux-mêmes, d'en
faire l'histoire complète, qu'après avoir terminé la partie du cours
relative aux fonctions nutritives.

Il ne s'agit donc ici que de déterminer si la faculté de produire de la chaleur, de dégager de l'électricité, d'être phospho-
rescent, appartient aux animaux, ou aux végétaux, ou aux uns
et aux autres, ou plus aux uns qu'aux autres.

On pourrait prendre pour épigraphe ici une proposition que
M. Dumas a jetée dans son *Traité de chimie organique :* « La
plante absorbe des forces chimiques, *chaleur, électricité;* l'animal produit des forces chimiques, *chaleur, électricité.* » C'est de
cette proposition que je vais faire découler tous les traits du parallèle entre les végétaux et les animaux, relativement au déga-

gement de fluides impondérables. Comment les résultats ne seraient-ils pas différents entre deux agrégats dont l'un va toujours *réduisant,* tandis que l'autre va toujours *oxydant?* Les plantes n'absorbent-elles pas les forces chimiques des radiations lumineuses, s'il est vrai que la lumière réfléchie par elles n'impressionne plus les plaques daguerriennes?

1° La *calorification,* ou faculté de produire de la chaleur, appartient surtout aux animaux. Le sang de l'homme se maintient à 37° centigr. environ; la plupart des mammifères l'emportent sur l'homme, et les oiseaux sont encore mieux partagés. D'autres animaux suivent, à peu de chose près, les variations de la température extérieure; le calorique qu'ils produisent n'est guère plus apparent que celui qui est mis en liberté par le fer quand il s'oxyde lentement à l'air.

Les végétaux produisent-ils de la chaleur? Un arbre dans la tige duquel on introduit un thermomètre, par un trou pratiqué à l'instant même, paraît plus chaud que l'air, si l'expérience est faite par une matinée fraîche, et plus froid, si on opère au milieu d'une journée très-chaude. Ces expériences ne prouvent pas que les arbres aient une température propre; il faut en expliquer les résultats, avec Fontana et Treviranus, par la lenteur avec laquelle les tiges se mettent en équilibre avec la température extérieure.

Il paraît cependant que les plantes jouissent d'un léger pouvoir de calorification. Le thermomètre n'eût certainement pu suffire à la démonstration de ce fait, que M. Dutrochet a rendu évident par l'application de l'appareil délicat que les courants thermo-électriques mettent en jeu, et que nous ferons connaître à propos de la *calorification.*

La température d'une plante vivante l'emportait de un quart de degré centésimal au maximum, quelquefois seulement d'un 6ᵉ de degré, et même d'un 10ᵉ ou d'un 12ᵉ, sur la température d'une plante morte. Néanmoins, sur une plante qui respire à l'air libre et à la lumière, la température est plus basse que celle de l'air ambiant, à cause de l'évaporation de l'eau et de la volatilisation de l'oxygène. Aussi M. Dutrochet avait-il préalablement neutralisé cette cause de refroidissement.

Quelques plantes dégagent, dans certaines de leurs parties et pendant des actes déterminés, une notable quantité de chaleur ; mais alors elles fonctionnent comme les animaux. Ce fait intéressant, observé d'abord par Lamarck, en 1777, sur la fleur de l'*arum italicum,* a été constaté et étudié depuis par un bon nombre d'observateurs sur des plantes de la famille des aroïdées. On a vu le thermomètre, placé dans le spadice de quelques-unes de ces plantes, monter à 9 $\frac{1}{2}$, 14, 22, et même, dit-on, plus de 25° au-dessus de la température ambiante. L'air extérieur étant à 19" à l'Ile de France, MM. Hubert et Bory de Saint-Vincent auraient vu la température du spadice de l'*arum cordifolium* monter à 44 et 49° centigrades, ce qui excéderait de 12° centigrades la température du sang de l'homme. A supposer qu'il se fût introduit ici quelque cause d'erreur, elle n'existerait pas dans les expériences faites à l'aide de l'appareil qui accuse les courants thermo-électriques. Or, MM. Van Beck et Bergsma ont constaté de cette manière que la température s'était élevée à 43° centigrades dans le spadice du *colocasia odora,* l'air extérieur étant à 21°.

Ces faits confirment plutôt la règle relative aux causes de dégagement de calorique qu'ils ne l'infirment, car les plantes dans ces cas absorbent de l'oxygène, dégagent de l'acide carbonique. Cette double action est d'autant plus marquée que la température est plus élevée, et tout s'arrête si la plante est plongée dans l'azote : fait important observé en Hollande par MM. Vrolik et Vries.

La formation d'acide carbonique, l'absorption d'oxygène, s'observent ausssi pendant la germination, moment où les graines dégagent de la chaleur. M. Boussingault s'est assuré qu'il y avait combustion de charbon et d'hydrogène pendant la germination des graines de trèfle ; tout le monde sait que l'orge s'échauffe pendant la germination.

1° La faculté de dégager de l'électricité est beaucoup plus marquée dans les animaux que dans les plantes. Ce n'est pas seulement chez les poissons électriques que nous aurons l'occasion d'en étudier les effets. Nous verrons que M. Matteucci a démontré dans la grenouille un courant propre allant de la tête vers les pieds ; que le même observateur a surpris dans toutes les espèces animales où il les a cherchés des courants électriques marchant de l'intérieur à l'extérieur des muscles, et qu'il est parvenu à faire des piles avec des chairs de pigeons et de grenouilles. Chez l'homme et les animaux, il y a, suivant M. Donné, des courants établis entre les surfaces qui sécrètent des liqueurs acides et celles qui laissent échapper des humeurs alcalines. Ces courants marchent de la surface alcaline vers la surface acide.

La production d'électricité se réduit à peu de chose dans les plantes, et encore ne l'observe-t-on guère que dans les parties qui agissent sur l'atmosphère, comme le font les animaux, savoir les fleurs, les fruits, les graines qui germent.

Le naturaliste Zawadeki a remarqué que, dans les soirées chaudes de juillet et d'août, quelques plantes à fleurs jaunes lançaient des étincelles électriques (le souci, la capucine). Nous retrouverons ce fait à propos de la phosphorescence.

M. Donné a constaté dans plusieurs fruits l'existence de courants électriques. Dans les pommes et les poires, le courant va de la queue vers l'œil du fruit ; il marche en sens inverse dans les abricots et les pêches. On n'obtient pas d'indices de courant, si on enfonce les aiguilles perpendiculairement à l'axe du fruit. M. J. Regnauld a fait observer avec raison que le courant pourrait bien être une conséquence du moyen même qu'on emploie pour le constater ; c'est-à-dire qu'en jetant un arc métallique sur les deux points opposés d'un fruit, on introduit une condition nouvelle pour la formation et l'écoulement du courant. Du reste, Messieurs, ne voyez pas là un résultat d'une propriété vitale du fruit ; car si, à l'exemple de M. Donné, vous divisez ce fruit en deux moitiés, et si vous en exprimez le suc de manière à avoir dans un vase le liquide qui avoisinait la queue, et dans un autre celui qui était aux environs de l'œil, les aiguilles plongées dans ces liquides, dont les propriétés chimiques sont un peu différentes, conduiront encore un courant électrique dans le même sens que sur le fruit intact.

M. Pouillet a fait de nombreuses recherches sur la production

d'électricité pendant les différentes phases de la germination et
de la végétation. C'est l'électricité de tension accumulée sur la
plante qu'il a essayé de reconnaître, et dont il a effectivement
reconnu la présence dès que la plante était sortie de terre.

Rien ne prouve que, comme l'a supposé M. Dutrochet, les
deux faces des feuilles aient une polarité opposée ; enfin je ne
citerai pas, comme exemple de production d'électricité *pendant
la végétation,* la pile qu'un médecin, contemporain de Volta,
construisit avec des rouelles de betterave et de bois de noyer : le
circuit, que prolongeaient deux feuilles de cochléaria, était
fermé par une patte de grenouille, que le courant électrique mettait en contraction.

3° Le phénomène de la *phosphorescence* n'a jamais été vu
sur les animaux vertébrés vivants. Les yeux du chat, du tigre,
du chien, ne dégagent pas de lueurs pendant l'obscurité, et la
flatterie seule a pu persuader à un empereur romain que ses yeux
lançaient des éclairs. Cependant la phosphorescence appartient
presque exclusivement aux animaux, et il est bien certain que le
petit nombre de végétaux qui la présentent sont alors, comme
les animaux, le siège de phénomènes de combustion et d'électricité. La part de ce dernier agent dans la phosphorescence a été
fort habilement établie par M. Becquerel.

Si la phosphorescence n'a pas été accordée aux vertébrés, on
la trouve en revanche dans des myriades d'êtres du règne animal, les uns à respiration aérienne, les autres faisant naître dans
les mers intertropicales et certaines parties de la Méditerranée
ces merveilleux phénomènes, objet de l'admiration et de la surprise des navigateurs. J'indiquerai ailleurs ces animaux et les
conditions de la phosphorescence.

Il n'y a que très-peu de familles de plantes qui soient phosphorescentes à l'état de vie. Ehrenberg a découvert qu'une algue,
le *spongodium vermiculare,* regardée comme phosphorescente,
ne devait son éclat qu'à de petits animaux auxquels elle sert
d'habitation.

Est-il vrai que, comme l'ont dit d'anciens auteurs, certaines
fleurs naturellement éclatantes, et notamment celles d'un jaune

orangé ou doré, jettent au moment du crépuscule des lueurs plus ou moins lumineuses, des étincelles? Cela était admis par Linné. Sa fille avait observé cette sorte de phosphorescence sur les fleurs de la capucine, et d'autres disaient l'avoir vue sur des fleurs du souci, de l'œillet d'Inde, de plusieurs espèces de *lilium*, du grand soleil. Nous avons déjà parlé de l'étincelle que Zawadeki aurait vue se dégager de quelques-unes de ces plantes; Johnson aurait observé le même fait sur la tubéreuse, à cela près du pétillement qui doit accompagner l'étincelle électrique. Il y a lieu de penser cependant que ces phénomènes ne sont pas bien évidents, puisqu'un grand nombre d'expérimentateurs ont vainement essayé de les constater. Goëthe croyait que, dans les observations de ce genre, on s'était laissé aller à une illusion; il eût montré la même incrédulité relativement à la vive phosphorescence qui, au dire d'un voyageur, aurait accompagné l'ouverture de la spathe d'un pendanus. Mais la phosphorescence de plusieurs cryptogames est incontestable, notamment de certains champignons, l'*agaricus olearius*, l'agaric de l'olivier, sujet d'intéressantes observations de M. Delille. N'avons-nous pas déjà dit que les champignons se comportaient en beaucoup de choses comme les animaux? La phosphorescence a été observée sur des bissus, des conferves, des rhizomorphes.

Les acotylédonées ne sont phosphorescentes qu'à la condition d'absorber de l'oxygène et de brûler du carbone; elles cessent d'être lumineuses dans le vide ou dans d'autres gaz que l'air atmosphérique ou l'oxygène.

NEUVIÈME LEÇON.

MESSIEURS,

La méthode voudrait que le parallèle entre les végétaux et les animaux fût suivi immédiatement de la comparaison des animaux entre eux; nous nous élèverions ainsi progressivement jusqu'à l'homme, qui doit être plus particulièrement le sujet de nos études. Mais où prendre les bases de cette comparaison? quels sont les points par lesquels les animaux se ressemblent ou diffèrent? C'est par leur structure et leurs actes, en d'autres termes, par l'organisation et les fonctions. Il faut donc que nous nous occupions, en premier lieu, de l'organisation animale et de la classification des fonctions. Nous prendrons pour type de notre exposé de l'organisation un animal supérieur; nous dirons ensuite comment cette organisation et les fonctions se compliquent du zoophyte à l'homme, et nous donnerons une classification des animaux, à laquelle vous pourrez recourir, toutes les fois qu'il nous arrivera d'emprunter des faits à la physiologie comparée.

Le parallèle des animaux entre eux sera suivi de la comparaison de l'homme avec les espèces animales les plus parfaites. Nous examinerons, en dernier lieu, les caractères que présentent les hommes des différents points du globe, et cette étude nous conduira à un exposé des races humaines, par lequel nous terminerons ces prolégomènes.

DE L'ORGANISATION DES ANIMAUX.

La matière des êtres vivants, à l'état de repos, peut être envisagée sous deux points de vue différents.

1° La constitution élémentaire, la combinaison des éléments, et les produits de cette combinaison : c'est l'objet de la chimie organique.

2° Le mode d'agrégation de la matière organique, son arrangement en humeurs et en solides ; la répartition de ces derniers en tissus, en organes, en appareils : c'est l'objet de l'anatomie.

Tout cela constitue l'*organisation* ; car la combinaison chimique n'y est pas moins essentielle que le mode d'agrégation.

Les considérations relatives au premier ordre de faits vous ayant déjà été exposées aux pages 56, 65 et 68, nous n'avons plus à nous occuper ici que de l'agrégation ou structure.

Le corps des animaux est composé de solides et d'humeurs. Quelques physiologistes y ajoutent des gaz ; d'autres, des gaz et des vapeurs. On y a fait figurer les *esprits* à diverses époques, mais cela n'appartient plus qu'à l'histoire de la science ; enfin, il y a dans les animaux des courants de calorique et d'électricité.

Relativement aux *gaz,* on ne s'est pas borné à constater leur présence dans diverses cavités du corps ; on a encore imaginé des *gaz organiques,* c'est-à-dire faisant partie des tissus organisés, gaz qu'on pourrait extraire de ces tissus à l'aide du vide pneumatique. M. de Blainville a écrit plusieurs pages à ce sujet ; mais je confesse que je ne puis me faire une idée nette de ce qu'on entend par cette expression, si cela désigne autre chose que des gaz dissous dans les humeurs du corps.

Les gaz qui se rencontrent dans le corps peuvent y être rapportés à trois classes : 1° les gaz qui sont contenus dans des cavités communiquant librement avec l'atmosphère, 2° les gaz renfermés dans le tube digestif, 3° les gaz que le sang charrie.

1° Les gaz qui sont contenus dans des cavités en communication libre et permanente avec l'atmosphère ont une tension qui est incessamment ramenée à celle de l'air extérieur. On trouve ces gaz dans les cavités de la face, savoir : les sinus maxillaires, les sinus frontaux, les cellules ethmoïdales, les sinus sphénoïdaux, le canal nasal ; on les trouve dans l'oreille moyenne et les cellules mastoïdiennes (autres que celles du diploé) ; enfin, le pharynx est plein d'air dans ses quatre cinquièmes supérieurs, et cette colonne d'air se prolonge par les voies aériennes jusque dans les vésicules pulmonaires. On pourrait dire que tous ces gaz ne sont autre chose que l'atmosphère prolongée dans des cavités librement ouvertes à l'extérieur. A ce titre, ils ne peuvent guère être considérés comme faisant partie de l'animal; mais leur rôle n'en est pas moins important, et je vous l'expliquerai à propos de l'ouïe, de l'olfaction, du cours des larmes, et de différents phénomènes de la respiration.

Dans les oiseaux, l'air atmosphérique s'introduit librement dans certaines poches et dans quelques os des membres; il pénètre plus complétement encore par les trachées le corps des insectes.

On a cru longtemps que l'air atmosphérique s'introduisait jusque dans les ventricules cérébraux par les trous de la lame criblée de l'ethmoïde; le cerveau aspirait l'air chargé ou non de molécules odorantes, et cet air était employé à la préparation des esprits. Cette doctrine a figuré même dans l'histoire des plaies de tête.

2° Les gaz du tube digestif forment une seconde catégorie, qu'il ne faut pas confondre avec la première. Sans doute, la cavité digestive est ouverte à l'extérieur; mais, en haut comme en bas, les parois du tube sont appliquées les unes aux autres, de telle sorte que l'atmosphère ne peut se mettre en communication libre et permanente avec les fluides élastiques renfermés dans les intestins et l'estomac. La composition de ces gaz diffère donc de celle de l'atmosphère. Doivent-ils être considérés comme une simple conséquence de l'élaboration subie par la masse alimentaire? ont-ils d'autres usages? Cette dernière opinion a été développée dans un travail fort original de M. Maissiat; il en sera question à l'article de la digestion.

3° La troisième classe de gaz comprend ceux que le sang charrie et qu'il tient à l'état de dissolution; ils ont été, dans ces derniers temps, l'objet de travaux pleins d'intérêt et dont j'exposerai ailleurs les résultats (1).

____

(1) Je me suis demandé si le bruit qu'on entend dans les carotides des sujets anémiques ne proviendrait pas de ce que de petites fractions des gaz du sang passent à l'état de liberté: l'élasticité des artères, qui tend à maintenir béante

Il y a peu de choses à dire sur les *vapeurs* considérées comme parties constituantes des animaux. L'expiration entraîne une vapeur chargée de matière animale. On a beaucoup parlé de la vapeur du sang, *halitus sanguinis;* mais cette vapeur ne se forme que lorsque le sang est exposé à l'air, elle n'existe pas dans le sang en circulation. Quant aux personnes qui disent que le produit de la sécrétion des membranes séreuses s'y trouve à l'état de vapeur, elles admettent une hypothèse contraire aux plus simples notions de la physique. Passons donc à l'étude des parties solides et des humeurs du corps humain.

La proportion entre les unes et les autres est de beaucoup, dit-on, à l'avantage des humeurs. On a cité l'expérience de Chaussier, qui, ayant mis et fait séjourner dans un four un cadavre humain du poids de 120 livres, l'en retira réduit au poids de 12 livres; de sorte que les liquides auraient constitué les $\frac{9}{10}$ de ce corps. Un résultat plus extraordinaire est rapporté par Senac: une momie d'un corps qui avait dû peser 180 livres n'en pesait plus que 15.

Je me permettrai une observation critique sur les conséquences que l'on a tirées de ces expériences. Elles prouvent que les *liquides,* en y comprenant ceux qui, en imbibant les tissus, leur donnent leurs propriétés essentielles et sans lesquelles ils ne pourraient fonctionner, l'emportent de beaucoup sur les tissus réduits à leurs parties solides desséchées.

En effet, les muscles, les nerfs, les vaisseaux, les ligaments d'un cadavre, se réduisent presque en fils par la dessiccation. Les os eux-mêmes, ces parties si denses, et qui paraissent presque entièrement composés de solides, perdent par leur exposition à l'air une partie considérable de leur poids. Mais les *humeurs* proprement dites, telles que le sang, la bile, la salive, le sperme, etc., ne l'emportent pas sur la masse des solides envisagés à l'état

---

la lumière de ces vaisseaux, agirait alors sur une colonne de sang trop mince pour le tube artériel, dans le même sens que la machine pneumatique à l'aide de laquelle on retire les gaz du sang.

physiologique, c'est-à-dire des solides pénétrés d'humidité, comme ils doivent l'être pour fonctionner.

Du reste, la proportion des liquides n'est vraisemblablement pas aussi considérable que l'indiquait l'expérience de Chaussier et l'observation faite par Senac. La dessiccation rapide opérée dans un four et celle d'une momie s'accompagnent nécessairement de la destruction de quelques parties solides. Au lieu donc de porter à $9/10$ la proportion des liquides, je pense qu'il faudrait prendre la moyenne des expériences faites par M. Chevreul, qui a opéré la dessiccation dans le vide, et à l'aide d'une chaleur très-modérée; on obtiendrait alors que la proportion d'eau dans le corps humain est d'environ $6667/10000$.

Il n'est pas nécessaire d'avoir beaucoup manié le scalpel pour savoir que tous les tissus ne sont pas également pénétrés de liquides, et il me paraît inutile de multiplier les chiffres sur ce sujet, qui avait déjà occupé des écrivains du temps de Haller. Je me bornerai à opposer, d'après M. Chevreul, le tissu élastique aux ligaments. Les premiers ne perdent que $495/1000$, les seconds abandonnent $768/1000$ d'eau. La substance corticale du cerveau perd encore davantage de son poids, d'après les expériences de Hamberger.

J'ai déjà parlé du rôle de l'eau dans l'économie animale (voy. p. 70); j'ajouterai que je ne crois pas plus à une *eau organique* qu'à des *gaz organiques:* une eau organique, c'est-à-dire composée d'autres éléments que l'oxygène et l'hydrogène, ne serait plus de l'eau.

Nous allons étudier successivement les parties solides et les humeurs des animaux.

DES PARTIES SOLIDES OU TISSUS DES ANIMAUX.

On a pensé longtemps que tous les solides du corps pouvaient en dernière analyse se réduire à une fibre élémentaire dont on essaya de fixer et les dimensions et la nature. Un grand nombre d'écrits ont été composés sur cette fibre élémentaire, qui, d'après l'expression de Haller, serait à l'anatomiste ce qu'est la *ligne* au géomètre : le premier, composant tous les organes avec cette fibre; le second, retirant toutes les figures possibles de la réunion de lignes droites. Vous savez qu'on la constituait, au temps de Haller, de *terre*, *d'eau*, *d'huile, cimentés par le fer et l'air*.

Pour ne pas m'arrêter longtemps sur un point d'histologie sur lequel Haller n'a pas cru qu'il fallût entrer en discussion, et qui cependant a occupé sérieusement plusieurs de ses successeurs, je grouperai sous deux chefs les opinions relatives à la configuration des particules élémentaires du corps humain.

Pour un certain nombre d'anatomistes, la fibre élémentaire est creuse; pour les autres, elle est pleine.

Parmi ceux qui la font creuse, les uns disent que tout est composé de vaisseaux sanguins; d'autres voient partout des lymphatiques; d'autres, des filaments creux plus ou moins contournés et d'une nature indéterminée.

La première opinion remonte à Ruysch. Le succès de ses injections l'avait persuadé que tout le corps était composé de vaisseaux, tout, sans en excepter la substance médullaire des centres nerveux. Cette doctrine, à la propagation de laquelle il travaillait encore à l'âge de quatre-vingt-dix ans, il était parvenu à la faire accepter par presque tous les anatomistes de l'Europe. Livré à peu près exclusivement aux pratiques manuelles de l'anatomiste, Ruysch n'avait point ces qualités brillantes de l'imagination qui sont nécessaires pour inventer et *orner* une hypothèse, et c'était précisément ce qui lui avait concilié la confiance de tous. La théorie de la vascularité générale a été renversée par Albinus et son élève Haller. Tous deux ont objecté que dans les parties le mieux injectées, là où les réseaux sont le plus serrés, ils circonscrivent cependant des *îles* de matière organique que l'injection ne pénètre pas et que la macération peut entraîner. Haller était parvenu de son côté, comme Albinus du sien, à la découverte de ce fait, et l'on peut voir, dans la préface du second volume des *Elementa physiologiæ*, que le maître avait eu la faiblesse de s'offenser de ce que l'élève se fût permis de s'attribuer ce qui lui revenait équitablement dans cette découverte.

Si vous parcourez le texte et les figures du *Prodromo della grande anatomia* de Mascagni, vous verrez que cet auteur montre presque partout des lymphatiques; il n'en excepte ni l'arachnoïde, ni l'épiderme, ni les dents, qu'il compose de cet ordre de vaisseaux. Mais on est allé encore plus loin que lui.

Ainsi, d'après Arnold, le tissu cellulaire résulte d'un amas inextricable de lymphatiques anastomosés dans une substance amorphe, et les parois des vaisseaux sanguins sont elles-mêmes formées de lymphatiques. Il n'a été donné aucune démonstration à l'appui de cette hypothèse.

C'est à Leewenhoek qu'il faut faire remonter la première mention d'éléments organiques qui seraient constitués par des filaments creux diversement contournés et dont la finesse serait excessive. Il croyait les avoir vus dans le cerveau, dans l'épiderme; et dans l'une des méninges, la pie-mère; mais il n'en faisait pas le seul élément du corps. Monro, qui admit pendant un temps l'existence de ces filaments, leur donnait 0,0013 de ligne. On ne prononce guère le nom de Fontana sans songer à ses cylindres élémentaires dépassant en ténuité les vaisseaux les plus fins, composant à eux seuls tout le tissu cellulaire, entrant pour deux tiers dans la composition des nerfs, et pour cinq sixièmes dans la composition des muscles. De nos jours encore, Berres a fait de ces filaments un ordre de conduits qui naîtraient de vésicules de matière organique, comme les conduits excréteurs naissent des glandes.

On est obligé de reconnaître que l'imagination a eu beaucoup de part dans cette analyse des éléments de la forme, et que dans d'autres circonstances il y a eu incontestablement des erreurs d'optique. C'est ainsi qu'à un fort grossissement, Monro avoue avoir aperçu des filaments pelotonnnés dans la cire, les métaux, le blanc de baleine, etc.

Je dois vous exposer maintenant une théorie qui a eu grande faveur, il y a vingt-cinq ans environ. Consultez le *Manuel d'anatomie* de Meckel, ou le livre de Béclard sur l'anatomie générale, voici ce que vous y apprendrez touchant la structure élémentaire du corps humain.

Il y a, dit-on, deux formes primitives ou deux états de la

matière organique : 1° une substance que l'on appelle *coagulée* ou *coagulable*, matière homogène qui paraît former la base de tout être animé, dont on pourrait prendre une idée en examinant le tissu cellulaire le moins résistant ; 2° la forme de globules. Avec la première de ces substances, on obtenait la masse cellulaire du corps et tout ce qui dérive du tissu cellulaire ; avec les globules placés à la file dans la matière coagulée, on composait des fibres, et notamment la *fibre nerveuse* et la *fibre musculaire*.

Meckel avait admis, avec les frères Wenzel, que ces globules, auxquels on attribuait un si grand rôle, variaient de forme, de volume, suivant l'âge, suivant l'espèce d'animal, et dans les diverses parties d'un même organe. Mais M. Milne-Edwards affirma qu'ils offraient partout le même volume, $\frac{1}{300}$ de millimètre, quels que fussent le tissu, l'animal, ou l'humeur, dans lesquels on les examinait.

C'était en général de ces trois éléments, le *cellulaire*, le *nerveux* et le *musculaire*, que l'on dérivait tous les tissus de l'économie, portant ainsi à trois, avec Haller, le nombre des fibres élémentaires, que beaucoup d'anatomistes avaient réduites à *une*. A ces trois fibres primitives, Chaussier en avait depuis longtemps ajouté une, qu'il nommait *albuginée*, formant les tendons et les ligaments. M. Richerand y avait joint la substance épidermique ou cornée.

Mais l'histologie ne devait pas en rester là.

Des observations plus délicates et de meilleurs instruments ont permis de constater que ni la fibre nerveuse ni la fibre musculaire n'étaient composées de globules placés à la file, et que, d'une autre part, les tissus simples, élémentaires, étaient plus nombreux qu'on ne l'avait supposé.

C'est donc de ces *tissus simples* élémentaires, et non d'une *fibre primitive* fort contestable, qu'il faut rechercher les caractères.

On s'est beaucoup occupé de cette détermination depuis Aristote, qui admettait des parties *similaires* ou simples et des parties *dissimilaires* ou composées, jusqu'à Bichat et ses successeurs, qui ont, à l'envi les uns des autres, proposé des classifications des tissus. Mais il faut reconnaître, et certes Bichat ne l'ignorait pas, que la plupart des tissus décrits en anatomie générale ne sont des éléments que par rapport aux parties plus complexes qu'ils concourent à former. Un vaisseau est un *élément* de la composition de la plupart des organes et des autres tissus, et cependant le vaisseau n'est pas un *tissu simple*. Encore une fois, c'est par la recherche de ces derniers qu'il faut débuter. A cet égard, M. Gerdy s'est plus rapproché de la vérité que ses prédécesseurs. Les progrès de la micrographie et l'excellente méthode d'études qui consiste à soumettre à différents agents chimiques les parcelles de tissu placées au foyer de l'instrument me permettront, si je ne me trompe, d'apporter plus de précision encore dans la détermination des tissus simples en mettant à profit ce qui a été publié sur l'histologie depuis dix ou douze ans.

Mais, avant d'examiner *ce que sont* les tissus chez l'animal adulte, il peut être utile de rechercher *ce qu'ils ont été*.

Lorsque l'on examine la matière semi-liquide dans laquelle un embryon se développe, que ce soit une plante ou un animal, que ce soit un mollusque, un oiseau ou un mammifère, on aperçoit constamment des cellules marquées d'un point plus opaque, comme serait un noyau contenu à leur intérieur : ce sont les cellules à noyau. On a pensé que tous les tissus, ou au moins le plus grand nombre, procédaient des transformations de ces cellules ; on s'est efforcé de suivre, de décrire ces transformations : de là est née la théorie cellulaire, dont je dois vous tracer un exposé critique avant de faire le dénombrement des tissus des animaux.

Des cellules et de la théorie cellulaire.

J'ai dit, dans une autre leçon, que l'avenir de cette théorie était incertain. Oui, son avenir est incertain comme théorie histologique, comme explication générale de la formation des tissus ; mais ceux qui, sous ce prétexte, négligent d'en prendre connaissance ou la dédaignent, se condamnent à ignorer une foule de faits qui n'ont pas besoin d'emprunter à une théorie quelconque leur intérêt ou leur importance.

Historique. On avait déjà parlé de cellules avant que la théorie actuelle fût inventée : ainsi F. Meckel réfute Gallini et Ackermann, qui avaient considéré les cellules comme les derniers éléments de la forme ; il objecte que si les cellules sont formées de lames et de fibres, ces lames et ces fibres viennent avant la cellule comme parties formatrices. Nous dirons, sans nous attacher à ces subtilités, qu'il n'y a aucun rapport entre la théorie de Gallini et d'Ackermann et la théorie cellulaire actuelle, entre leurs cellules, qui seraient un état permanent dans l'organisation, et les *cellules à noyau*, qui ne seraient qu'un état transitoire pour la formation de la plupart des tissus du corps.

La théorie de M. Raspail n'a pas non plus la moindre ressemblance avec celle que nous allons exposer. « Le type de l'être organisé peut, dit-il, se réduire, dans sa plus simple expression, à une vésicule imperforée, douée de la propriété d'élaborer, au profit de son développement indéfini, les substances gazeuses et liquides qu'elle attire dans son sein par aspiration, et de rejeter par expiration ceux des éléments décomposés qui ne peuvent servir à l'assimilation. » M. Raspail compose les parois de cette cellule d'autres cellules placées côte à côte, et celles-ci de cellules plus petites encore, jusqu'à l'infini.

La théorie cellulaire a été importée de l'anatomie végétale à l'anatomie des animaux. Ce singulier corps granuleux (noyau) qu'on aperçoit dans un grand nombre de cellules végétales éveilla l'attention de Robert Brown en 1831. Il le signala, et dit que la paroi de la cellule passait sur ce noyau de manière à le contenir ; mais il en resta là, et ne donna pas de théorie.

Ce fut Schleiden qui la créa. Frappé de voir constamment ce noyau dans les cellules de l'embryon végétal, et par conséquent là où ces cellules et l'embryon lui-même se forment, il en conclut que le noyau est pour quelque chose dans la production de la cellule. Dès lors cela devient à ses yeux un organe important : il le désigne sous le nom de *cystoblaste*, ou, par contraction, *cytoblaste*, ce qui signifie *générateur de la cellule* : on lui a aussi conservé le nom de *noyau*. Mais le cytoblaste, pour Schleiden, n'est pas encore l'organe le plus important, celui par lequel commence l'impulsion formatrice : c'est le *nucléole* qui jouit de ce privilège. Il nomme ainsi un petit corps, semblable à un anneau épais ou à un globule creux, qui se remarque dans l'épaisseur du noyau ou cytoblaste. Quelquefois il y a deux ou même trois nucléoles, d'autres fois le nucléole est réduit à un petit point obscur.

Voici donc comment naîtraient les cellules. Le sac embryonnaire contient une humeur organisable (cytoblastème). Il y apparaît bientôt des granules, qui, réunis autour des nucléoles, donnent naissance à des *noyaux*. C'est alors que commence la formation des cellules. La matière qui se condense pour la former est d'abord appliquée sur le noyau, comme un verre sur le cadran d'une montre ; mais à mesure que la cellule croît, le noyau y occupe un espace relativement moins considérable (1). C'est de l'évolution ultérieure de ces cellules que naîtraient enfin toutes les parties des végétaux.

Cette théorie ingénieuse a été importée par Shwann dans l'histologie animale. Il commença ses recherches sur la corde dorsale de plusieurs poissons, puis sur les cartilages, etc., et établit que les cellules à noyau sont le point de départ de toute formation organique.

Bientôt on reconnut qu'une foule de faits déjà acquis à la science pouvaient se rattacher à la théorie cellulaire, et la plus curieuse de ces applications fut sans doute la détermination des différentes parties de l'œuf des animaux. On remarqua que Purkinje, de Breslau, avait établi quelque chose d'analogue à la théorie cellulaire, lorsqu'il avait montré le jaune de l'œuf se condensant autour de la vésicule germinative, et s'entourant ensuite de la membrane vitelline. Nous examinerons, en trai-

---

(1) Schleiden, d'après sa théorie de la génération, met ce travail dans le sac pollinique, qui aurait pris la place du sac embryonnaire, après avoir aspiré les humeurs contenues dans celui-ci.

tant de la génération, si l'œuf tout entier doit être considéré
comme une cellule à noyau.

Des parties où l'on voit des cellules à noyau.

Pour démontrer que la théorie cellulaire a pour point de départ des faits bien avérés et des observations nombreuses, je vais
débuter par une sorte d'inventaire de ce qui est acquis à la science
sur cette matière. Il ne faut pas confondre dans le même scepti-
cisme la *théorie cellulaire* et les faits d'anatomie qui s'y rapportent. L'existence des cellules à noyau dans un grand nombre
de parties ne peut être contestée; les doutes ne peuvent naître
que relativement à leur évolution ultérieure. C'est ce que n'ont
pas compris ceux qui ont frappé du même discrédit et la théorie
cellulaire et les faits d'histologie que le microscope nous a ré-
vélés. Parlons d'abord des cellules à noyau, en commençant par
celles des végétaux.

1° J'ai déjà dit que Schleiden avait constaté leur existence et
suivi leur développement dans le sac embryonnaire. Ceux qui
connaissent la réfutation de sa théorie de la génération par
M. Amici pourraient croire que cette réfutation entraîne la négation des cellules à noyau dans le sac embryonnaire, mais il
n'en est rien. Consultez les planches du dernier mémoire de
M. Amici sur le développement des orchidées, et vous y verrez
le sac embryonnaire plein de cellules à noyau. Or, il ne faut pas
oublier que M. Amici est un des hommes qui manient le microscope avec le plus d'habileté, et qu'il possède les meilleurs instruments connus.

2° Dans les parties des plantes dont le développement est
achevé, les cellules n'offrent plus de noyau; quelques plantes
cependant en sont entièrement composées : les orchidées sont de
ce nombre, ainsi que les cactus.

3° Lorsque, après la segmentation du jaune de l'œuf des mammifères, le sac blastodermique a pris naissance, on le voit *entièrement composé de cellules à noyau* qui offrent l'aspect le
plus régulier, chacune d'elles étant devenue polyédrique et en

apparence hexagonale par la pression que les autres lui font éprouver. Sur ce fait, pas le moindre doute possible.

4° Lorsque la membrane blastodermique s'est divisée en feuillets *séreux, muqueux* et *vasculaire,* ces trois feuillets résultent encore des cellules à noyau; la partie sombre et la partie claire de l'*area germinativa* en sont également composées, mais, comme on le conçoit, elles n'y offrent pas le même aspect.

Lorsque l'embryon commence à se montrer, sa masse entière et chacune de ses parties sont composées de cellules à noyau. Cela a été vu par Bischoff sur les embryons du lapin et aussi sur les embryons du chien. Bischoff dit, dans son mémoire sur le développement du lapin, que *toutes les parties de l'embryon qui n'a pas dépassé le neuvième jour sont composées de cellules;* le noyau ne manque que dans les cellules de la corde dorsale.

Tout ce que j'avance ici peut être vérifié dans les excellentes figures que Bischoff a jointes à son mémoire.

5° Avant Bischoff, Martin Barry, qui le premier avait trouvé le moyen d'étudier jour par jour, et en quelque sorte heure par heure, l'œuf tubaire des lapines, s'était complu dans la description de cellules à noyau, dont il montre plusieurs créations successives. Il dit aussi dans plusieurs endroits, et montre dans ses planches, que l'embryon est représenté d'abord par un amas de cellules.

6° Ce qu'on a improprement nommé *disque proligère,* dans l'œuf des mammifères, est un composé de cellules à noyau.

7° Dans l'œuf fécondé des oiseaux, des cellules à noyau sont distribuées le long de la cavité centrale du jaune.

8" Les globules du sang de l'embryon sont des cellules à noyau pendant une période très-courte de son développement. M. Lebert a constaté que, de la trente-deuxième à la trente-quatrième heure de l'incubation de l'œuf de poule, les globules privés de matière colorante ont un noyau qui devient très-apparent lorsque l'on dessèche ces globules ou cellules. Bischoff avait déjà fait des observations analogues à celles-ci sur le sang des embryons de chien, de brebis, de vache, de cochon, et il avait noté que ces cellules étaient plus grandes que les globules du sang de l'adulte.

Vous étonnerez-vous, Messieurs, en présence de ces faits, si, voyant constamment des cellules précéder les tissus des animaux, on a supposé qu'elles donnaient naissance à ces tissus, comme les cellules végétales aux vaisseaux et aux parties constituantes des plantes ?

Par les progrès du développement, chez les animaux, les cellules disparaissent, mais certains tissus en sont encore plus ou moins complétement composés chez l'adulte, et je dois vous les faire connaître pour compléter notre inventaire.

9° Tous les épithéliums sont composés de cellules à noyau; elles s'aplatissent et se réduisent en espèces d'écailles dans l'épiderme, mais on les voit nettement dans les épithéliums des muqueuses.

10° Les grains des pigments sont renfermés dans des cellules à noyau.

11° Des cellules à noyau bien caractérisées sont disséminées dans la matière homogène des cartilages.

12° La partie antérieure du cristallin est composée de belles cellules à noyau.

13° Les corpuscules ganglionnaires qui se remarquent sur le trajet des nerfs contiennent chacun une cellule dont le noyau est très-distinct.

14° Les globules de la lymphe sont considérés par Vogel comme des cellules à noyau.

15° Enfin, à la face interne de la membrane propre des glandes dans le cul-de-sac terminal de chaque radicule du conduit excréteur, il se forme incessamment des cellules qui se détachent, se rompent, et constituent avec le liquide qu'elles contenaient une partie du produit sécrété.

L'application du microscope à l'étude des produits pathologiques a donné une importance nouvelle et inattendue à la théorie cellulaire. Ces tissus de nouvelle formation, dont quelques-uns subissent une évolution si fâcheuse pour l'économie, peuvent être considérés comme des embryons qui prennent naissance au sein d'un autre corps plus ou moins avancé en âge. Ne serait-il pas digne d'intérêt de constater que, comme les embryons normaux, ils débutent par des cellules? or, cela est parfaitement démontré aujourd'hui ; il y a seulement cette différence que, dans le développement des animaux, l'état cellulaire est transitoire, les cellules étant remplacées par les différents tissus, tandis que les cellules persistent en général dans les tissus pathologiques dont l'accroissement se fait par une production incessante de nouvelles cellules. Je pousserai plus loin encore la considération de ces analogies et de ces différences. Parmi les tissus de nouvelle formation, les uns sont analogues aux tissus normaux, les autres en diffèrent ; les premiers n'ont pas de malignité, et quelquefois même ils sont réparateurs comme les tissus cicatriciels ; les seconds sont funestes à l'économie. Eh bien, les cellules sont un état transitoire pour les premiers, tandis que dans les seconds elles ne passent point à un état analogue aux autres tissus de l'économie.

La citation de quelques-uns des faits de cet ordre fournira de nouveaux articles à notre inventaire.

16° M. Lebert décrit des globules *fibro-plastiques*, qui apparaissent là où il se fait des cicatrices, et qui, d'après ses figures, consistent en cellules à noyau plus ou moins allongées. Ces globules passent peu à peu à l'état de fibres des cicatrices.

17° La matière aux dépens de laquelle se développent les fausses membranes, matière qu'on a appelée *lymphe plastique, matière couenneuse, exsudation plastique*, contient des *globules granuleux*, parmi lesquels il y en a qui sont munis de noyaux.

18° L'aspect framboisé des globules ou cellules du pus y masque quelquefois le noyau, mais l'acide acétique le fait apparaître en donnant de la transparence à la cellule. J'ai montré, à l'article *Pus* du Dictionnaire en 30 volumes, par quelle merveilleuse transition les cellules épithéliales succédaient aux cellules du pus dans les plaies qui se cicatrisent.

19° Mais c'est dans les tissus cancéreux, et notamment dans l'encéphaloïde, que la production des cellules à noyau apparaît dans tout son luxe. Ici, ce sont de grandes cellules pourvues de leur noyau et de nucléoles; ailleurs, une cellule renferme plusieurs noyaux; ailleurs, des cellules emboîtées et concentriques ont un noyau à leur centre, etc.

20° Les globules mélaniques, qui rappellent les cellules pigmentaires, ont comme elles les noyaux, les nucléoles et les grains de pigment.

Ces exemples suffiront, je pense, pour démontrer que la théorie cellulaire a pour point de départ des faits et non des hypothèses; mais il se présente ici une objection sérieuse, et dont il faut examiner la portée. Lorsque l'on apperçoit dans une humeur ou une partie qui s'organise un corps arrondi ou polyédrique, marqué d'un point plus opaque et granulé, est-on bien sûr qu'on ait sous les yeux une véritable cellule munie d'un noyau, c'est-à-dire *une poche ayant des parois membraneuses et une cavité?* N'a-t-on pas pris pour des cellules de simples condensations de matière organique autour d'une partie plus dense qui représenterait le noyau? Je suis obligé de reconnaître que cette objection est fondée. Je pense qu'avant d'arriver à son développement, la prétendue cellule est souvent à l'état que je viens d'indiquer; mais je dirai que, dans le cas même où ces petites agglomérations n'arriveraient pas à l'état de cellules, leur constance dans les parties qui se développent ne permettrait pas de les négliger sous le rapport histologique. A la vérité, cela ruinerait toutes les explications de développement où l'on fait jouer un rôle *à la cavité de la cellule;* mais il est bien certain qu'à l'état parfait, les petites agglomérations dont nous nous occupons s'entourent d'une enveloppe particulière, et qu'en un mot, elles sont des cellules.

Encore une remarque sur ces cellules. Ce mot vous fait penser sans doute à de petites poches dont la cavité se rapprocherait plus ou moins de la forme sphérique; il n'en est rien dans la plupart des cas, et souvent la cellule est si plate, qu'on pourrait mettre en doute l'existence de sa cavité.

Ceci posé, nous allons passer à la description des cellules, dire comment elles se forment et se multiplent, et quelles sont leurs transformations ultérieures.

Des cellules.

Nous avons à y considérer la cellule elle-même, son noyau, ses nucléoles, et ses granulations élémentaires.

Déjà vous connaissez les variétés de formes de la *cellule :* tantôt arrondie, d'autres fois si plate qu'on peut mettre en doute sa cavité ; vous la verrez allongée dans l'épithélium à cylindre, quelquefois polyédrique, offrant des prolongements dans quelques cellules pigmentaires, etc.

Le *noyau* parait être tantôt dans la cavité de la cellule, tantôt attaché à ses parois ; dans ce cas, c'est à la paroi interne qu'il adhère, mais il a paru quelquefois attaché à l'extérieur de la cellule.

Ici se place une remarque importante. La cellule et le noyau n'ont pas la même constitution chimique ; les cellules se dissolvent dans l'acide acétique, à moins qu'elles ne soient très-vieilles ; le noyau ne s'y dissout pas : ainsi, un noyau ne peut devenir une cellule.

Les *granulations élémentaires* se voient surtout dans le noyau, et quelquefois il y en a entre le noyau et la cellule ; ce sont ces granulations qui forment le noyau. Je dirai tout à l'heure par quel singulier mécanisme elles semblent prendre naissance. Ces granulations ont de 1 à 2 millièmes de ligne de diamètre.

Le *nucléole* ne doit être confondu ni avec le noyau, ni avec les granulations élémentaires ; il a un aspect différent, on dirait un vide, ou une partie fluidifiée, ou un globule graisseux. Il y a des probabilités pour cette dernière détermination. Quelques noyaux ont plus d'un nucléole.

De la formation et de la multiplication des cellules.

Si nous voulons nous reporter à la théorie importée de l'histologie végétale à l'histologie animale, les cellules naissent au sein d'une humeur nommée *cytoblastème*. Dans cette humeur, apparaissent des granulations qui se groupent autour d'un nucléole pour former un noyau sur lequel s'engendre la cellule. Voyons ce que nous pouvons accepter de cette théorie.

Le cytoblastème existe pour les formations animales comme pour les formations végétales. Cela ne peut être contesté.

La réduction de la matière animale en granulations élémentaires est aussi un fait acquis à la science. Une remarque des plus intéressantes, faite par Ascherson, nous met sur la voie du développement des granulations élémentaires. Lorsque de la graisse est mise en contact avec de l'albumine liquide, celle-ci se dispose en pellicules membraneuses autour de petites particules de graisse ; on dirait qu'il se fait, qu'il se crée, qu'il s'engendre des membranes. Il vous sera facile de répéter l'expérience d'Ascherson. Une goutte d'huile et une goutte d'albumine liquide sont mises en contact sur une lame de verre, ou bien on agite ensemble de l'huile et de l'albumine liquide : dans l'un et l'autre cas, on voit naître de petites vésicules formées d'un contenant et d'un contenu. Mais on désire obtenir la preuve qu'on n'a pas été dupe d'une simple apparence, et qu'il y a bien véritablement une enveloppe membraneuse autour des particules des corps gras ; voici comment on démontre ce fait. On ajoute un peu d'eau au mélange : il se fait un travail d'endosmose ; la petite poche s'enfle ; tout à l'heure elle était allongée et ridée, maintenant elle devient turgide et sphérique ; et, suivant les lois de l'*endosmose* et de l'*exosmose*, la petite poche, en même temps qu'elle reçoit de l'eau, expulse une petite quantité du corps gras qu'elle contenait. L'addition d'acide acétique augmente la turgescence au point de faire crever les cellules. Peut-être, comme on l'a supposé, les deux autres combinaisons protéiques, fibrine et caséine, jouissent-elles du même privilége que l'albumine ; ainsi, par exemple, verrait-on la caséine former la partie corticale des globules du lait.

L'importance des corps gras pour la formation des tissus semble démontrée par les observations récentes de MM. Martin-Saint-Ange et Baudrimont sur le développement du poulet. Les globules huileux, disent-ils, sont les premiers matériaux employés à la création des organes de l'embryon des oiseaux. L'analyse a fait voir à M. Baudrimont que la proportion de matière grasse dans le vitellus allait diminuant à mesure que le poulet approchait de l'époque de l'éclosion, et après la naissance.

Nous devons avouer pourtant que cette action réciproque de la graisse et des combinaisons protéiques ne peut nous conduire au delà de la formation des granulations élémentaires, à supposer qu'elle les explique.

Le noyau se forme-t-il autour du nucléole, et celui-ci a-t-il véritablement l'antériorité? Ici, nous commençons à nous séparer de la théorie de Schleiden. Les arguments qu'on a invoqués pour l'appuyer sont insuffisants. Qu'a-t-on allégué en effet? L'œuf, dit-on, est une cellule dont le noyau est représenté par la vésicule proligère, et le nucléole par la tache germinative. Or Wagner a vu, dans *l'agrion virgo,* la tache germinative se développer avant la vésicule proligère; mais cette détermination des parties de l'œuf est tout à fait arbitraire. Une observation isolée de Schwann sur le développement d'un cartilage n'est pas plus concluante. Il semblerait plutôt démontré que le nucléole ou les nucléoles se forment plus tard dans le noyau. M. Mandl pense qu'il se fait là une liquéfaction partielle, et il ne me paraît pas impossible que les particules graisseuses provenant de quelques granulations élémentaires ne se réunissent dans le noyau pour former le nucléole. Il est donc plus convenable d'admettre avec Henle, Guterbock, Vogel, que les noyaux résultent tout simplement de l'agglomération de granules élémentaires. M. Lebert m'a assuré aussi que les *nucléoles,* au nombre de deux ou trois, se forment consécutivement dans le noyau, et que *jamais on ne les a vus isolés hors du noyau.*

Le noyau précède-t-il toujours la cellule? mérite-t-il le nom de cytoblaste? Je pense que c'est là le cas le plus ordinaire; mais la règle souffre des exceptions.

En premier lieu, il y a des cellules sans noyau. On n'en trouve pas dans les cellules de la corde dorsale des poissons, au dire de Schwann : la même remarque a été faite par M. Robin. Je tiens de M. Lebert qu'on ne trouve pas de noyaux dans les cellules de la corde dorsale des grenouilles, mais il y en a dans la corde dorsale des tritons. Il n'en a pas vu non plus dans les cellules qui se forment autour des granulations du vitellus (j'excepte celles du canal intérieur du jaune), et déjà Schwann, Reichert et Bergmann, les y avaient niées. Les cellules de certaines formes de pus et des tubercules n'en ont pas, suivant M. Lebert.

Ainsi, il y a des cellules qui n'ont pas et qui n'ont jamais eu de noyau. Reste la question de savoir si, dans les cellules munies de noyau, ce dernier a été l'organe précurseur de la cellule et l'occasion de sa formation. On ne peut plus s'appuyer ici sur une analogie entre les cellules animales et les cellules végétales, puisque la préexistence du noyau est niée par de célèbres botanistes. Ainsi, d'après M. de Mirbel, le cambium se convertit par places en petites masses sphéroïdales qui deviennent creuses par le retrait de leur matière constitutive ; ainsi se formerait la cellule. M. Dujardin a donné une théorie qui diminuerait singulièrement l'importance du noyau, puisqu'il le considère comme un résidu solide de la matière aux dépens de laquelle s'est formée la cellule ; mais il ne faut pas aller trop loin dans cette dénégation. La préexistence des noyaux dans certaines formations animales me paraît démontrée par les observations de Schwann, à moins que ses planches n'aient été faites d'imagination et sans consulter la nature. Je vois, en effet, dans un cartilage pris au bord de l'arc branchial d'un têtard, des cellules grandes et complètes, munies d'un noyau avec un ou deux nucléoles ; puis, dans d'autres points, des cellules plus petites, mais *avec un noyau aussi gros que le précédent ;* puis des noyaux avec leur nucléole, mais pas encore de cellules ; ailleurs enfin, de simples granulations. Henle dit avoir vu des granulations s'amasser autour d'un noyau pour former *peut-être* les cellules du sang. Je tiens de M. Lebert que les noyaux précèdent les cellules dans le tissu encéphaloïde. L'auteur de l'article où est exposée la doctrine de Schwann dans le *British medical review,* pour 1840, assure qu'il a vu les cellules se former autour des noyaux.

Enfin il reste à examiner si, dans le cas où le noyau a précédé

la cellule, celle-ci consiste d'abord en une petite membrane
appliquée sur le noyau comme un verre sur la montre. Ici, il
faut convenir que les faits sont plutôt opposés que favorables
à cette théorie, et ces faits semblent établir que des membranes ou cellules prennent naissance autour d'amas de granulations, soit que celles-ci aient déjà un noyau à leur centre, soit
que le noyau n'existe pas encore et se forme en même temps que
la membrane, comme M. Vogt dit l'avoir vu en suivant le développement des cellules du jaune autour des granulations vitellines. M. Mandl admet aussi, pour certains cas, ce mode de
formation des cellules (communication orale).

La *multiplication des cellules* a sans doute lieu de plusieurs
manières : 1° il peut en naître de nouvelles dans le cytoblastème
qui a fourni les premières. 2° Supposons qu'une cloison se forme
dans une grande cellule, cela en donnera *deux*, et si chacune
de ces dernières se cloisonne encore, vous en aurez *quatre*, et
ainsi de suite. On lit dans la thèse de M. Courty que les cellules
du blastoderme de certains mollusques proviennent du cloisonnement de grandes cellules. Le curieux phénomène que nous
connaîtrons un jour sous le nom de *segmentation du jaune* a
été considéré comme un cloisonnement d'où proviendraient les
cellules dans l'œuf fécondé des grenouilles, des mollusques, des
poissons et des méduses. Dans ce cas, la membrane vitelline serait regardée comme une grande cellule primitive. 3° Supposez
encore que dans une cellule il s'en forme deux autres aux dépens
du contenu de cette cellule; elles grossiront et crèveront leur
mère. Si chacune d'elles en fournit deux qui se comportent de la
même façon, et si ce procédé se renouvelle plusieurs fois, vous
obtiendrez une nombreuse génération de cellules. Dans les figures
publiées par Martin Barry, qui ne met pas en doute cette génération endogène, de même que dans les planches de Bischoff, on
voit le jaune des œufs de lapines divisé d'abord en deux sphères,
puis en quatre, puis en huit, et ainsi de suite. C'est après ce
travail qu'apparaissent ces belles cellules à noyau de la membrane blastodermique; mais il n'est pas démontré que les sphères
décroissantes qui les ont précédées fussent des *cellules*, et peut-

être, comme le suppose Bischoff d'après ses dernières observations sur le chien, ne se transforment-elles en cellules qu'après être arrivées au terme de leur division. Du reste, Henle a rassemblé quelques faits à l'appui de cette génération *endogène* de cellules. Quatrefages aurait vu dans le vitellus des mollusques des globules distendus par d'autres globules contenus à leur intérieur. Dans les cellules primitives du *lymnæus ovalis*, des cellules secondaires auraient distendu et crevé leur mère, au dire de Dumortier. Même remarque de Reichert relativement aux cellules vitellines des grenouilles et du poulet. Cependant je lis dans le travail de Vogt qu'il n'a jamais vu de jeunes cellules emboîtées dans une cellule mère. Quant à l'emboîtement de cellules dans d'autres parties que le vitellus, Reichert dit l'avoir vu en suivant le développement du foie. Les planches de M. Lebert me montrent quelques cellules emboîtées dans les carcinômes, et déjà l'observation en avait été faite par Valentin et Muller. Enfin Schawann dit avoir rencontré quelquefois cette disposition dans le cristallin, les ganglions et surtout dans les cartilages.

Nous ne nous sommes occupés jusqu'ici que des cellules et de leur formation. Nous allons, enfin, rechercher ce que deviennent et la cellule et le noyau. C'est ici que commence, à proprement parler, la théorie cellulaire ; mais je dois vous avertir que nous tombons aussi dans le domaine des hypothèses. J'aurai soin de vous signaler ce qui est démontré, et ce qui n'est que possible ou vraisemblable.

Si vous avez bien saisi ce que j'ai dit jusqu'à ce moment sur les cellules, vous comprenez que nous avons maintenant comme élément des tissus futurs : 1° les cellules elles-mêmes, 2° leurs noyaux, 3° la substance au milieu de laquelle ces cellules se sont développées, et qui doit jouer un rôle dans la genèse des tissus. Il faut donc rechercher ce que deviennent ces trois éléments.

Du rôle des cellules dans la production des tissus.

Il est des parties où les cellules persistent, nous les indiquerons en traitant des tissus simples de l'économie.

Les changements que les autres cellules subissent peuvent porter sur leur composition chimique ou sur leurs formes.

On ne pourrait guère comprendre comment, sans le secours de transformations chimiques, des tissus aussi variés que le sont ceux des animaux pourraient naître d'un même élément organique ; comment les mêmes cellules pourraient engendrer la fibre celluleuse, la musculaire et la nerveuse. Ce qui arrive à la cellule, qui, soluble dans l'acide acétique pendant qu'elle est jeune, cesse d'y être soluble lorsqu'elle a vieilli, permet de supposer qu'il y a des mutations chimiques dans les parties où les cellules se transforment.

Les changements dans la forme sont plus importants.

1º Quelques cellules s'aplatissent, s'élargissent, se collent par leurs bords, perdent leur cavité (si elles en avaient une), et sont désormais des lames, des écailles, comme on le voit à l'épiderme.

2º On voit, dit Henle, des excroissances, des prolongements naître des cellules pigmentaires et quelquefois rencontrer les prolongements venant d'autres cellules.

3º Lorsque des cellules seront placées bout à bout, les parois par lesquelles elles se correspondent pourront se détruire. Alors, les cellules se mettront en communication les unes avec les autres ; et comme leur diamètre est microscopique, le tube qui sera formé de cette manière sera microscopique aussi. Or, ce tube microscopique pourra être un vaisseau capillaire ou un canalicule d'un organe sécréteur, comme seraient ceux des reins et des testicules, ou encore ceux qui constituent les glandes en cul-de-sac de l'estomac. Les lymphatiques, suivant Hodgkin, se font par ce mécanisme, et il regarde leurs valvules comme des traces de cloisons. Pour la première fois, et peut-être après l'avoir attendu avec une sorte d'impatience, vous voyez une application de la théorie cellulaire à la formation de parties anatomiques. Certes, cette première application est séduisante par sa simplicité ; mais a-t-on des preuves que les choses se passent ainsi ? dans les végétaux, cela paraît démontré ; pour les animaux, nous n'avons que l'analogie, et peut-être les traces de noyaux qui se voient dans l'épaisseur des vaisseaux capillaires. Je ne vois aucune preuve directe dans Henle, et la figure que Shwann donne pour développement des vaisseaux dans l'area pellucida de l'embryon du poulet est purement schématique. Mais voici un fait dont m'a rendu témoin, à Naples, un jeune physiologiste de ce pays, M. Borelli. Sur une larve de bractea orientalis, on voyait des cellules envoyant des prolongements qui se terminaient en cul-de-sac; d'autres cellules unissaient leurs prolongements et communiquaient alors les unes avec les autres; enfin, dans d'autres points où le travail était plus avancé, il avait donné naissance à un véritable réseau vasculaire. Je n'oserais sur ce fait unique juger le point d'histologie qui nous occupe, mais je n'ai pas dû le passer sous silence.

4° Supposez actuellement, au lieu de cellules placées à la file et s'ouvrant les unes dans les autres, supposez, dis-je, plusieurs cellules groupées autour d'un point central; admettez qu'il y ait destruction des points par lesquels les cellules se touchent, vous obtiendrez une cavité muriforme, comme celle qui termine chaque radicule excréteur dans certaines glandes. Cela est encore séduisant, mais cela n'est pas prouvé.

5° Voici un mode de transformation de la cellule plus fécond encore que les précédents pour la genèse des tissus des animaux. Nous avions vu dans les deux transformations précédentes naître des tubes ou bien les cavités en cul-de-sac des glandes; nous allons voir naître ici des parties pleines, des *fibres*. Pour cela, les cellules s'allongent, leur cavité disparait. Ces cellules ainsi allongées se joignent par leurs extrémités et donnent ainsi naissance à un ordre de fibres que l'on nomme *fibres de cellules*. Le caractère de ces fibres est de se dissoudre dans l'acide acétique, ou plutôt (car elles n'y disparaissent pas complétement) d'y devenir translucides et gélatiniformes. Nul doute qu'un tel ordre de fibres n'existe, et je vous les signalerai bientôt plus particulièrement; nul doute aussi qu'on ne voie dans certains tissus qui se développent des particules allongées ayant un noyau encore visible vers le milieu, comme si elles provenaient de cellules qui auraient subi la transformation dont je viens de parler: mais la démonstration de cette métamorphose ne va pas au delà.

6° Il se fait à l'intérieur des cellules des plantes des dépôts qui jouent un grand rôle dans la constitution végétale, et qui donnent la solidité, la consistance, aux parties. Ces dépôts, sur lesquels Schleiden avait appelé l'attention, et qui ont été plus récemment étudiés par MM. Payen et Brongniart, ne paraissent point se former dans les cellules des animaux. On a cru voir, à la vérité, des particules de carbonate de chaux se déposer dans les canalicules du test de certains animaux. C'était sur ce fait, et d'après l'autorité de Treviranus, que, dans une de mes premières leçons, j'avais admis aussi l'existence de sels calcaires dans les canalicules des os; mais je pense qu'ici il ne faut pas étendre aux vertébrés les remarques faites sur des animaux inférieurs. Rien ne prouve non plus qu'il se fasse des dépôts à l'intérieur des cellules des cartilages, comme l'avait supposé Schwann.

Du rôle des noyaux des cellules dans la production des tissus.

Dans les cellules végétales, le noyau disparaît à peu près constamment comme si son rôle était fini lorsque la cellule a pris son développement et va marcher vers des transformations ultérieures; dans les cellules animales, on voit qu'il disparaît aussi dans quelques-unes et qu'il persiste dans d'autres; mais Henle lui a prêté une importance extrême en lui attribuant la formation d'un certain ordre de fibres. Examinons ces trois cas.

Les noyaux disparaissent, 1° dans les cellules du sang des animaux à sang chaud, où ils n'ont qu'une existence très-temporaire 2° dans les cellules de l'épiderme et celles aux dépens desquelles se forme l'ongle; 3° dans les cellules du cristallin au moment où elles passent à l'état de fibres, ou, pour tenir un langage moins affirmatif, au moment où des fibres vont succéder à ces cellules (il n'est pas question ici des cellules antérieures du cristallin, lesquelles persistent comme je l'ai dit); 4° dans les cellules adipeuses; 5° dans les cellules de l'émail des dents lorsque cet émail devient fibreux; 6° dans les cartilages d'ossification, et même dans les cellules de quelques cartilages permanents; enfin, 7° dans les tubes des glandes, si tant est qu'ils aient été des cellules.

Lorsque, sur des fibres que l'on croit provenir de cellules, on aperçoit des points qui ressemblent à des noyaux, on suppose que ces noyaux ont persisté et sont même là un témoignage de la transformation des cellules. On voit de plus le noyau persister dans les cellules des pigments, dans les cellules antérieures du cristallin, dans les cellules de quelques tissus morbides, l'encéphaloïde par exemple; cependant on peut dire qu'il y a une tendance à se liquéfier.

La transformation des noyaux en un ordre particulier de fibres serait sans doute la partie la plus intéressante de leur histoire, si elle était démontrée. Personne ne met en doute l'existence de l'espèce de fibres que Henle a décrites sous le nom de *fibres de noyaux*. Les caractères de ces fibres sont incontestables, et je vous les ferai connaître comme un élément important de l'organisation; mais toute la question est de déterminer si elles proviennent de noyaux de cellules, ainsi que le croit Henle. Disons d'abord comment ces noyaux se comporteraient pour leur donner naissance. Tantôt, simplement allongés à l'extérieur des cellules, et réunis par leurs extrémités, ils formeraient des fibres droites placées parallèlement à celles qui proviennent de la transformation des cellules; tantôt les noyaux ayant envoyé obliquement en haut et en bas des prolongements autour des faisceaux de fibres des cellules, et ces prolongements s'étant rencontrés, il en serait résulté des fibres spirales, ou bien encore ces prolongements ramifiés et anastomosés auront donné naissance à une sorte de réseau. Toutes ces fibres sont insolubles dans l'acide acétique. Encore une fois, ces fibres ne sont point niées. Valentin, Schwann, Pappenheim, Gerber, les ont décrites, et pour peu qu'on ait regardé quelques tissus au microscope, on les a aperçues; mais on ne croit pas qu'elles se forment comme le dit Henle. M. Lebert nie positivement cette transformation. Nulle part on n'a surpris de noyaux s'allongeant ou se ramifiant comme il a été dit; or on aurait dû surprendre ce travail dans une des phases de son développement. (Communication orale.)

Du rôle du cytoblastème dans la formation des tissus.

La substance aux dépens de laquelle les cellules ont pris naissance, et qui se trouve par conséquent logée entre les cellules, porte, en anatomie végétale, le nom de *substance intercellulaire*, et présente une certaine importance dans l'organisation des plantes. Dans les animaux, les cellules, leurs noyaux et les produits de leur métamorphose ne forment pas non plus toute la matière du corps; ce qui est au dehors des cellules, ce aux dépens de quoi elles sont formées, constitue aussi la *substance intercellulaire*. Ici, Messieurs, nous quittons l'hypothèse, et nous sommes dans le domaine des faits.

C'est cette substance qui unit les parties les unes aux autres, c'est elle qui joue le rôle qu'on avait jusqu'à ces derniers temps attribué au tissu cellulaire, lequel contient, comme nous le dirons, avec cette substance de véritables fibres.

Dans quelques parties, composées comme les cartilages de cellules disséminées dans une matière amorphe, c'est cette matière qui est considérée comme *substance intercellulaire*.

Quelquefois, cette substance se dispose, suivant la remarque d'Henle, en fibres raboteuses, insolubles *alors* dans l'acide acétique.

Enfin, Messieurs, si vous voulez bien y réfléchir, vous concevrez que les vides et cavités du corps puissent être considérés comme des *espaces intercellulaires*. Telles seraient les cavités des séreuses, des muqueuses, des conduits excréteurs et des vaisseaux. Mais alors, et ici nous retombons dans l'hypothèse, il faut admettre que les cellules dont nous avons composé les dernières cavités des glandes et les vaisseaux capillaires se sont ouvertes dans les espaces intercellulaires en même temps qu'elles se sont ouvertes les unes dans les autres.

Formation de parties sans intervention évidente de cellules.

Je vous ai communiqué mes doutes sur la part que prenaient les cellules à la formation des tissus, là où ces cellules ont cependant existé. J'ajouterai que plusieurs micrographes croient aujourd'hui que les cellules se liquéfient au moment où des tissus vont les remplacer. La formation de cellules n'en serait pas moins à mes yeux une opération préalable, importante, à en juger par la généralité du phénomène dans les parties qui se développent. Ce serait un premier essai du passage de l'état liquide à l'état de solide organique, et peut-être la matière modifiée par l'état cellulaire est-elle devenue apte à revêtir d'autres formes.

Il y a cependant, comme l'indique le titre de cet article, des parties qui se développent sans avoir été précédées de cellules.

Bischoff n'a pu découvrir de cellules dans les villosités du chorion au moment où elles commencent à apparaître ; ce n'est que plus tard qu'elles s'y montrent.

D'une autre part, les anatomistes qui ont adopté et développé les opinions de Schwann reconnaissent que certaines membranes hyalines, minces, homogènes, peuvent naître de petites plaques qui se réunissent par leurs bords, sans qu'on puisse affirmer que des cellules aient précédé ces plaques. Ainsi naîtraient peut-être, suivant Henle, l'épithélium pavimenteux des vaisseaux, la capsule cristalline, la membrane de Demours, la membrane vitelline, la couche qui revêt les expansions des nerfs optique et acoustique, et enfin les gaines des tubes nerveux et des faisceaux musculaires de la vie animale.

Réunissez bout à bout les plaques dont nous venons de parler, admettez qu'elles éprouvent une scission, et vous aurez des fibres comme celles de la cornée transparente, du tissu cellulaire, de la substance corticale des poils, etc.

S'il arrive enfin que sur ces plaques se déposent des granulations placées à la file, et que la substance intermédiaire à ces séries de granulations soit absorbée, vous aurez des fibres que l'acide acétique ne dissoudra pas, tandis qu'il opère la dissolution de celles qui ne portent pas ces granulations.

Je termine ici l'exposé critique de la théorie cellulaire ; mais avant de vous donner la classification des tissus simples et du système de l'économie, je vais vous faire connaître en quelques mots une autre théorie de la formation des parties solides du corps; elle appartient à M. Mandl qui ne l'a pas encore publiée et qui a bien voulu me l'exposer en particulier.

La matière antérieure à toute formation est un blastème liquide dans lequel sont plongés des corpuscules que M. Mandl nomme *corpuscules primitifs*. Ne voyez là que ce que nous connaissons déjà, à savoir un blastème et des noyaux.

A partir de cet état, la création des tissus peut affecter deux directions différentes, d'où résulteront : A. les *tissus à fibres*, B. les *tissus à corpuscules*.

A. Les tissus à fibres sont ainsi nommés parce que la production des fibriles est le dernier terme de leur développement; ils passent en conséquence par plusieurs états intermédiaires où quelques-uns s'arrêtent. Ainsi :

1° Le degré le plus simple est celui-ci : le blastème s'est condensé en lames minces dans lesquelles se trouvent placés quelques corpuscules primitifs; vous avez ainsi des membranes hyalines, transparentes, sans organisation appréciable : telles sont les membranes qui entourent les humeurs de l'œil, les membranes des culs-de sac glandulaires, la couche que M. Mandl ainsi que Bowmann et Todd ont découverte et décrite entre le corps de Malpighi et le derme, les lamelles osseuses, etc.

2° Le blastème disposé en plaques éprouve une scission d'où résultent de larges fibres, comme celles du tissu élastique, de la cornée, du cristallin.

3° Les corpuscules primitifs ou noyaux s'allongent, se creusent, et forment des fibres d'une longueur limitée, ordinairement courbées; on voit de ces fibres dans le derme, dans les muqueuses, dans les corps caverneux. Ceci ressemble beaucoup, comme vous le voyez, aux fibres de noyaux de Henle, à cela près qu'elles sont creuses avec M. Mandl, et pleines avec Henle.

4° Enfin lorsque la scission, la subdivision, ont été plus loin, on obtient les fibriles du tissu cellulaire, les fibrilles des séreuses et du tissu fibreux.

B. *Tissus à corpuscules*. Il y a aussi plusieurs degrés, plusieurs formes de ces tissus.

1° Autour de chaque corpuscule primitif, une couche de blastème se condense de manière à former un corpuscule plus volumineux, que M. Mandl nomme *corpuscule secondaire*. Cela a lieu dans les *épithélium* cylindrique et vibratile, dans les cartilages. Ceci ressemble beaucoup, comme vous le voyez, à notre théorie cellulaire; les noms sont changés, et, de plus, M. Mandl ne voit que du blastème consolidé et non une véritable cellule autour du noyau.

2° Les *corpuscules secondaires* se desséchant deviennent des lamelles; cela aurait lieu dans l'épiderme, dans l'épithélium pavimenteux, et même dans les pigments.

3° La partie extérieure des corpuscules se change en véritable membrane, l'intérieur se liquéfie : c'est là la véritable cellule, moins le noyau qui a disparu. Cette cellule a cependant commencé par le noyau et non par les nucléoles. Ceux-ci se forment dans le noyau par liquéfaction partielle qui a précédé la liquéfaction totale : telles seraient les cellules adipeuses, les cellules du parenchyme glandulaire.

M. Mandl dit avoir aussi observé cette loi d'évolution dans les tissus pathologiques.

Tels sont les faits et les hypothèses qui se rapportent à la théorie cellulaire. J'ai fait la part des uns et des autres; je passerai, dans la leçon prochaine, à l'énumération des tissus simples de l'économie.

DIXIÈME LEÇON.

ORGANISATION DES ANIMAUX.

(Suite.)

MESSIEURS,

Après avoir étudié ce qu'ont été à leur état primordial les tissus des animaux, il faut les examiner tels qu'ils s'offrent lorsqu'ils sont parvenus à leur développement complet. Je m'occuperai en premier lieu des tissus simples de l'économie.

Des tissus simples du corps des animaux.

Ces tissus, dont quelques-uns pourraient être appelés *éléments des systèmes organiques*, peuvent être divisés en cinq classes qui, presque toutes, comprennent plusieurs genres.

La première classe comprendra des tissus exclusivement composés de cellules, comme les *épithélium*, les *pigments*, les *tissus adipeux*, etc. On voit déjà que cette classe se place naturellement après l'histoire des cellules.

Dans la deuxième classe, seront compris les tissus formés d'une substance amorphe fondamentale, parsemée de cellules ou de *traces* de cellules : tels sont les *cartilages*, les *os*, etc. Cette classe forme, comme on le voit, la transition des tissus composés entièrement de cellules à ceux où il ne reste plus de traces évidentes de ce premier état.

Dans la troisième classe, nous rangerons les fibres simples, comme la cellulaire, la fibre dite de noyaux, la fibre élastique, la fibre musculaire.

Dans la quatrième classe, nous placerons les tubes primitifs des nerfs et les corpuscules ganglionnaires qui se développent sur ces tubes.

Enfin, la cinquième classe comprendra la membrane amorphe qui se trouve au cul-de-sac des glandes et qui en constitue la partie commune.

Sans doute, on trouvera dans l'économie quelques tissus simples autres que ceux dont nous allons brièvement exposer les caractères ; mais ces tissus, comme celui de la cornée, celui du cristallin, celui des dents, sont particuliers à quelques organes et ne doivent pas nous occuper ici.

1re CLASSE. — *Tissus entièrement formés de cellules.*

Cette première classe comprendra cinq genres, savoir : 1° le genre épithélium, dont je rapprocherai, pour me conformer à un vieil usage, 2° et 3° les ongles et les poils ; 4° les cellules pigmentaires ; 5° les cellules adipeuses.

1er Genre. — Épithélium.

Au commencement et dans les vingt-cinq premières années de ce siècle, on décrivait les épidermes et les *épithélium* comme des excrétions inorganiques et on ne les eût pas rangés dans les tissus ; on sait aujourd'hui qu'ils résultent de cellules polygonales, aplaties, transparentes, munies d'un noyau autour duquel se voient des granulations moléculaires, et qui contient un ou deux nucléoles. Les jeunes cellules se dissolvent dans l'acide acétique ; la potasse caustique seule dissout le noyau. Si les cellules sont disposées en une seule couche, elles offrent une régularité qu'elles perdent dans les parties où les épidermes ou *épithélium* sont stratifiés.

Le genre épithélium comprend trois espèces qui sont, le *pavimenteux*, le *cylindrique* et le *vibratile.*

L'*épithélium pavimenteux* offre de grandes cellules rangées les unes à côté des autres, comme les pierres d'un pavé, et polygonales ; les angles saillants de ces cellules sont engrenés dans les angles rentrants formés par les cellules voisines, comme les différentes pièces d'une mosaïque.

Épithélium cylindrique ou à cylindres. Ce qui fait le caractère de celui-ci, c'est plutôt l'allongement de la cellule que sa forme cylindrique, car elle est quelquefois polygonale à cinq ou six pans; c'est un cône tronqué, polyédrique, dont la partie étroite touche à la membrane sur laquelle la cellule est posée, tandis que la partie large regarde la cavité de l'organe. M. Gruby affirme, contrairement à Henle, dont je mettrai souvent l'ouvrage à contribution dans cette partie purement descriptive, que, dans l'intestin, la partie élargie de la cellule d'épithélium à cylindres est ouverte, et que la cellule entière représente un entonnoir, dans lequel s'engagent des globules du chyle. Nous reviendrons ailleurs sur cette assertion, contre laquelle M. Mandl s'élève. Le noyau de l'épithélium à cylindres occupe la partie moyenne du grand diamètre de la cellule, qui est quelquefois renflée à son niveau.

L'épithélium vibratile ne diffère de l'épithélium cylindrique que par la présence de filaments excessivement grêles, implantés en nombre variable sur la face libre des cellules. Ces filaments, nommés *cils, cils vibratiles*, sont tantôt de longueur égale, comme les poils de la brosse des peintres, tantôt de longueur inégale sur une même cellule. Leurs propriétés et leurs usages seront exposés quand nous traiterons des mouvements; mais je vous fais remarquer dès à présent la singularité que nous présente l'implantation de filaments doués d'un mouvement très-vif et spontané, sur des parties qui ne sont ni sensibles, ni contractiles, ni vasculaires.

2ᵉ Genre. — Tissu corné.

Le tissu corné n'a pas les caractères que nous avons assignés à notre première classe, puisqu'il ne se compose pas de cellules; mais il a plus de rapports avec l'épiderme qu'avec tout autre tissu. En effet, l'épiderme lui adhère tant en avant de l'ongle que par la partie inférieure du bourrelet qui surmonte la base de cet ongle; de plus, chez le nouveau-né, la couche sous-jacente à l'ongle et sa racine est formée de cellules que Henle compare à celles qui constituent le réseau de Malpighi. Le tissu corné est homogène, amorphe, marqué de stries onduleuses, dirigées les unes parallèlement, les autres transversalement, au grand diamètre de l'ongle.

3e Genre. — Tissu des poils.

Le tissu des poils, qui va chercher son origine sous la peau, dans un organe riche en nerfs et en vaisseaux, s'éloigne encore plus que le tissu corné de la nature de l'épiderme. Cependant son mode d'origine annonce, plus nettement que pour le tissu corné, l'intervention et la métamorphose de cellules. En effet, dans le fond du follicule d'où sort le poil, à la face externe du bulbe, il se dépose des cellules incessamment soulevées et remplacées par d'autres cellules. Les plus extérieures de ces cellules, dont les noyaux s'allongent et disparaissent, donnent naissance aux larges fibres longitudinales de la substance corticale du poil. Les cellules internes sont, au contraire, destinées à devenir substance médullaire, leurs parois se confondent, disparaissent, et autour de leurs noyaux se déposent des grains de pigment. M. Mandl a figuré des cavités cloisonnées à l'intérieur du poil dans les pièces modelées que renferme notre cabinet. Plus haut, cette substance médullaire, toute formée, n'offre plus qu'un amas de globules brillants tantôt agglomérés, tantôt disposés à la file ou laissant entre eux des intervalles : des granulations pigmentaires s'y entremêlent çà et là.

4e Genre. — Tissu pigmentaire.

Les pigments étaient décrits, il y a quelques années encore, comme des humeurs, comme des produits de sécrétion. On sait aujourd'hui que ce sont de véritables tissus, mais exclusivement formés de cellules à noyaux disposées en couches simples ou stratifiées. Les cellules pigmentaires sont *transparentes et incolores,* mais elles contiennent des grains colorés qui sont libres à leur intérieur, et amassés en plus grand nombre vers le centre que vers la circonférence des cellules. Celles-ci ont des formes très-diverses : polygonales, si elles sont pressées ; plus ou moins arrondies dans le cas contraire ; quelquefois triangulaires, trapézoïdales, ou bien encore envoyant des prolongements qui rencontrent ou non ceux des cellules voisines. L'acide acétique dissout les cellules sans attaquer les grains de pigment ; la potasse dissout les grains sans en altérer la couleur ; le chlore seul les rend plus pâles.

5ᵉ Genre. — Tissu adipeux.

Ce tissu est formé de vésicules ou cellules miscroscopiques, pleines d'une huile liquide à la température du corps et diversement colorée suivant les animaux ou les organes qui contiennent ces cellules. Elles sont rondes et ovoïdes, tant que la graisse est liquide et qu'elles ne sont pas comprimées. L'enveloppe est très-mince, amorphe ; on ne la distingue pas du contenu dans les cellules entières ; mais si on parvient à la rompre, l'expulsion du contenu la rend évidente. On pourrait nier le noyau des cellules si Shwann et Henle ne disaient l'avoir vu dans quelques cas ou bien en avoir observé les traces. M. Mandl m'a assuré que ce noyau existe dans les jeunes cellules. On peut affirmer qu'il disparaît promptement. Suivant Vogel, l'acide margarique apparaît quelquefois en cristaux étoilés à l'intérieur de ces cellules.

2ᵉ Classe. — *Tissus formés d'une substance amorphe fondamentale, parsemée de cellules ou de traces de cellules.*

Je diviserai cette classe en trois genres, savoir : 1° le tissu cartilagineux, 2° le tissu fibro-cartilagineux, 3° le tissu osseux.

1ᵉʳ Genre. — Tissu cartilagineux.

On proposait en France, il y a quelques années, de placer les cartilages au nombre des substances privées d'organisation. Le microscope a fait justice de cette erreur. Le tissu cartilagineux est compacte, élastique, blanc bleuâtre, constitué par une substance fondamentale homogène, amorphe, finement granuleuse, parsemée de vésicules ou cellules caractéristiques. Les granulations dont est parsemée la substance fondamentale, naturellement transparente, lui donnent l'aspect d'un verre mat. Dans cette substance fondamentale, on trouve des *cavités,* et dans ces cavités, sont les *cellules.* Gardez-vous donc de confondre les *cellules* avec les *cavités* qui les recèlent ; celles-ci, c'est-à-dire les cavités, semblent tantôt de simples excavations dans le cartilage, tantôt avoir une paroi propre distincte de celui-ci : c'est ce qu'on nomme alors *corpuscules des cartilages,* corpuscules découverts par Purkinje, et que Muller et Meckauer sont parvenus à extraire comme particules distinctes.

Dans cette cavité, et quelquefois au milieu d'une substance transparente, on trouve une, deux, trois, et rarement plus de quatre cellules irrégulières, ayant chacune un ou deux noyaux, munis eux-mêmes d'un ou deux nucléoles, qui ressemblent à de petits globules graisseux. Les nucléoles manquent quelquefois, et quelquefois aussi on trouve de simples noyaux, au lieu de cellules, dans les *cavités* des cartilages.

2° Genre. — Tissu fibro-cartilagineux.

Le nom sous lequel ce tissu figure ici éloigne l'idée d'un tissu simple ; cependant, je l'y maintiendrai, par cette considération que les fibres qu'on y rencontre ne semblent être qu'un degré plus avancé dans le développement du cartilage, puisque primitivement elles sont absentes dans les futurs fibro-cartilages, et quelles se développent assez souvent dans les cartilages *vrais* des vieillards. Ces fibres, d'ailleurs, qui sont grosses, raboteuses, foncées, diffèrent de celles qui, dans le tissu fibreux proprement dit, paraissent provenir d'une transformation des fibres celluleuses. Le tissu fibro-cartilagineux est donc composé d'un mélange en proportions variables de fibres et corpuscules cartilagineux avec leurs cellules y incluses.

3e Genre. — Tissu osseux.

C'est un tissu formé d'une substance fondamentale, dure, finement granuleuse, parsemée de corpuscules caractéristiques, et parcourue par des canalicules. Quelle que soit la forme qu'affecte la matière osseuse (substance spongieuse, compacte ou réticulaire), quelque déliée que soit la parcelle qu'on étudie, on y trouve les trois éléments que je viens de nommer. Les canalicules, étroits, anastomosés entre eux, s'ouvrent à la surface de l'os, et sont entourés de couches concentriques de la substance fondamentale, emboîtées au nombre de quatre, au moins. Les *corpuscules* sont étendus perpendiculairement au grand axe des os, et donnent naissance à des lignes ou prolongements flexueux, déliés, ramifiés et s'anastomosant souvent avec de semblables lignes provenant d'un autre corpuscule. Vus par transparence, ils sont jaunâtres avec des bords foncés ; vus par réflexion, ils ont un éclat argentin et un aspect grenu qu'ils doivent à un sel calcaire soluble avec effervescence dans l'acide chlorydrique. Dans l'os réduit à sa trame organique par les acides, ils forment des taches plus claires, très-visibles (au microscope). On ignore quelles relations peuvent avoir ces corps avec les cellules du cartilage qui a précédé l'os.

3e CLASSE. — *Fibres primitives.*

Nous reconnaîtrons quatre genres dans cette classe, savoir : la fibre cellulaire, la fibre dite de *noyaux*, la fibre élastique et la fibre musculaire ; ces fibres ne diffèrent pas seulement par leur aspect, elles diffèrent encore par la manière dont elles se comportent avec l'acide acétique, qui offre un excellent moyen de les distinguer. Ajoutons que la première donne de la gélatine, la troisième de la chondrine, un peu différente de celle du cartilage, et la quatrième de la fibrine.

1er Genre. — Fibre cellulaire.

Cette fibre est cylindrique, très-déliée, flexible, transparente, de volume uniforme dans toute sa longueur, à bords lisses, nets, mais *assez pâles*. Les fibres de tissu cellulaire sont ordinairement réunies en faisceaux onduleux, ou décrivant des flexuosités régulières.

L'acide acétique ne les dissout pas, mais il les rend transparentes, gélatineuses, et fait disparaître dans les faisceaux toute trace de division longitudinale.

2e Genre. — Fibres de noyau.

Je me suis expliqué sur leur origine (page 221), mais je conserve le nom, faute d'un autre. Ce sont des fibres plates, homogènes, à bords foncés et nets.

L'acide acétique est sans action sur elles ; ces fibres présentent trois variétés :

1° **Mélangées aux fibres** du tissu cellulaire, elles ne sont pas plus larges, en général, que ces dernières ; elles y décrivent des flexuosités remarquables et très-rapprochées, ou bien elles s'enroulent en spirale autour des faisceaux de fibres du tissu cellulaire.

2° **Dans la peau,** les séreuses, les muqueuses, on voit de ces fibres deux fois plus larges que les précédentes, quelquefois striées ou marquées de granulations moléculaires, rarement bifurquées.

3° **Réunies en faisceaux,** au lieu d'être éparpillées comme les précédentes, on les voit dans des membranes élastiques (les cordes vocales , le ligament suspenseur de la verge, l'aponévrose fascia lata, etc.). Henle range ces fibres parmi celles du tissu élastique, tout en convenant qu'elles ne diffèrent de celles du noyau que parce qu'elles sont réunies en faisceaux. Ce caractère ne me paraît pas suffisant pour les séparer de ce genre de fibres ; nul doute , au reste, qu'elles ne soient très-élastiques.

3e Genre. — Fibres élastiques.

Ce sont des fibres fortes, courbées en arc ou en S, se divisant en branches, lesquelles se subdivisent quelquefois, et dans d'autres cas s'anastomosent.

Ces fibres sont insolubles dans l'acide acétique.

Elles offrent deux variétés.

La première a pour type les fibres des ligaments jaunes des vertèbres. Tous les caractères du genre, moins les anastomoses, lui appartiennent. Les fibres de cette variété sont onduleuses ou frisées à leurs extrémités qui souvent sont coupées nettement ; elles sont souvent plus larges à une de leurs extrémités qu'à l'autre.

La seconde variété a pour type la plupart des fibres de la tunique élastique jaune des artères. Ici les branches de ces fibres s'anastomosent et forment un véritable réseau à mailles plus ou moins larges. On dirait des vaisseaux anastomosés.

Les micrographes regardent généralement la fibre élastique comme pleine ; M. Mandl prétend qu'elle est creuse, et il attribue à cette circonstance l'aspect sombre qu'elle présente vue au microscope (communication orale).

4e Genre. — Fibres musculaires.

Il y a deux espèces de fibres musculaires qui n'ont de commun que *leur solubilité dans l'acide acétique*; je les réunis pourtant parce qu'elles jouissent toutes deux, et que seules elles jouissent de l'irritabilité.

1° *Fibres musculaires lisses.* Ce sont des fibres plates, roides, pâles, transparentes, rangées parallèlement les unes à côté des autres, à bords nets. Sur le milieu de ces fibres, se voient tantôt une strie ou trait foncé longitudinal, tantôt des granulations moléculaires en série longitudinale, interrompue d'espace en espace, ou bien encore une tache grenue jaunâtre, allongée, que Henle considère comme un rudiment de noyau.

2° *Fibres musculaires striées*. De l'aveu des plus habiles micrographes, la fibre que l'on décrit sous ce nom n'est pas la fibre primitive du muscle, mais un petit faisceau de fibres primitives contenues dans une gaîne amorphe ou un peu granuleuse, et marquée çà et là de quelques noyaux, gaîne nommée *perimysium*. Des stries longitudinales de la fibre indiquent quelquefois cette juxtaposition de fibres primitives. D'autres stries sont transversales, et ce sont celles-ci qui ont fait donner à ces fibres le nom qu'elles portent. Les stries transversales sont parallèles, légèrement onduleuses et très-rapprochées. La cause de cet aspect strié est inconnue. Les fibres striées sont légèrement rosées ; elles ne sont jamais aussi plates que les fibres musculaires lisses, et les plus petites sont cylindriques.

1ʳᵉ Classe. — *Tubes primitifs des nerfs et corpuscules nerveux.*

L'élément essentiel de la substance nerveuse constitue tout à la fois ici la classe et le *genre*.

Le tissu nerveux a pour élément essentiel des *tubes* particuliers, que faute d'un grossissement suffisant on a longtemps décrits comme des fibres. On peut dire encore que le mot *fibre nerveuse* est demeuré dans la science, malgré la rectification apportée à cette partie de l'anatomie.

Les tubes primitifs des nerfs sont cylindriques, *s'ils n'ont éprouvé aucune altération*; mais au contact de l'eau, ou sans cela même, quelque temps après la mort, ces tubes se resserrent par *places*, et poussent leur contenu dans des parties qu'ils dilatent. Le tube prend alors l'aspect variqueux. Cette disposition variqueuse n'est donc point un état normal comme on l'avait cru. et ne peut faire le caractère d'un genre particulier de fibres nerveuses.

Il y a, comme on le voit, à signaler dans les tubes primitifs des nerfs un *contenant* et un *contenu*. Le contenant est constitué par une membrane amorphe, transparente, homogène, dans laquelle pourtant Valentin décrit des fibres longitudinales visibles seulement à la lumière de la lampe. Le contenu est visqueux, assez dense, et pourtant mobile dans sa gaine, où il offre des gouttelettes, des stries, qui rappellent celles qui se forment lorsqu'on verse dans l'eau un sirop très-épais. *Il réfracte fortement la lumière.* On peut donc distinguer sa limite externe d'avec la gaine qui le touche; et comme on peut, par cette même raison, distinguer la *limite interne* de la gaine de sa *limite externe,* la fibre nerveuse présente un *double contour.*

Il faut, au point de vue anatomique, et plus encore au point de vue physiologique, reconnaître deux espèces de tubes primitifs, ou fibres nerveuses : les unes, plus larges, blanches (fibres nerveuses de la vie animale); les autres, plus petites, grises, portant par places des noyaux ovales, allongés (fibres de la vie organique). Entre ces deux espèces de tubes primitifs, M. Mandl a signalé cette différence importante, que les premiers, c'est-à-dire ceux de la vie animale, présenteraient seuls le *double contour.* Il paraît cependant, d'après les recherches de MM. Köllicker et Ch. Robin, que le double contour apparaît aussi *dans les parties des fibres grises où le contenu a été refoulé après la mort.* Le caractère indiqué par M. Mandl n'en conserve pas moins son utilité pratique pour la distinction des deux espèces de tubes primitifs des nerfs.

Et maintenant, Messieurs, je dois vous prémunir contre une erreur que cet exposé anatomique pourrait faire naître dans votre esprit. Ne croyez pas que les cordons nerveux soient composés exclusivement les uns de fibres blanches, les autres de fibres grises. Chaque cordon nerveux renferme, **au contraire,** des fibres des deux sortes; seulement, les fibres blanches, ou à double contour, sont relativement plus nombreuses dans les nerfs cérébro-spinaux, et les fibres grises dans les divisions du grand sympathique.

Un mot maintenant sur les *corpuscules* ou *globules ganglionnaires.* On donne ce nom à des renflements normaux situés sur quelques points du trajet des nerfs, renflements découverts et décrits comme tels par M. Robin en France et par Wagner à l'étranger. Les parois du renflement se continuent avec les parois du tube nerveux, qui est rétréci au point de communication. Le contenu du renflement est granuleux, jaunâtre, plus dense et moins transparent que celui du tube, et dans ce contenu granuleux se trouve incluse une cellule ronde, claire, transparente, homogène ou finement granuleuse, et contenant un ou deux nucléoles. Chose remarquable signalée aussi par M. Robin, auquel on ne peut contester cette découverte : les globules ganglionnaires ne sont pas les mêmes pour les deux espèces de tubes nerveux, leur forme, leur volume, leur contenu, y compris même la cellule centrale, y offrent des différences. Les amas de corpuscules ganglionnaires constituent les ganglions. Avant les auteurs que je viens de citer, ces globules étaient considérés comme de petits centres nerveux répandus sur le trajet des nerfs et donnant naissance chacun à un tube.

Les centres nerveux ont, comme les nerfs, des tubes primitifs dont les parois, plus minces, deviennent plus facilement variqueuses, et des corpuscules nerveux semblables, d'après Valentin, à ceux des ganglions, à cela près de leur extrême délicatesse. Les rapports de ces corpuscules avec les tubes primitifs n'ont encore pu être étudiés d'une manière satisfaisante dans les centres nerveux.

5e CLASSE. — Membrane propre des glandes.

Le tissu qui constitue la paroi du cul-de-sac par lequel se terminent ou commencent les divisions ultimes des conduits excréteurs ne peut se ranger dans aucune des classes précédentes ; c'est une membrane amorphe, homogène, souvent un peu granuleuse, mais sans aucune trace de fibres. Cette membrane propre est tapissée à sa face interne, c'est-à-dire celle qui regarde la cavité du tube excréteur, par un épithélium spécial pour chaque glande.

Ainsi, Messieurs, nous avons décrit cinq classes de tissus primitifs ou simples, et les subdivisions établies dans les classes nous ont fourni quatorze genres dont voici la récapitulation : 1° épithélium, 2° tissu corné, 3° tissu des poils, 4° tissu pigmentaire, 5° tissu adipeux, 6° tissu cartilagineux, 7° tissu fibro-cartilagineux, 8° tissu osseux, 9° fibres cellulaires, 10° fibres de noyau, 11° fibres élastiques, 12° fibres musculaires, 13° tubes primitifs et corpuscules nerveux, 14° tissu propre des glandes.

Sans doute, il serait facile de montrer que cette classification n'est pas irréprochable; mais j'ai la conviction qu'elle vous sera utile et qu'elle vous introduit tout à la fois dans l'étude de la structure et des fonctions de l'homme.

La leçon prochaine aura pour objet la classification et la description analytique des parties que l'on a désignées sous le nom de *systèmes* et anatomie générale.

ONZIÈME LEÇON.

ORGANISATION DES ANIMAUX.

(Suite.)

MESSIEURS,

Vous connaissez maintenant les tissus élémentaires du corps humain, mais vous n'avez pas encore une idée complète de l'organisation, et si vous vouliez vous borner aux notions que je vous ai données dans la séance précédente, vous ne seriez pas plus avancés en histologie que ne le serait en chimie celui qui n'aurait étudié que les corps simples.

En comparant ici notre analyse et notre synthèse à celle des chimistes, je fais allusion à un conseil que Bichat a donné sans le suivre : « La chimie, dit-il, a ses corps simples,... de même que l'anatomie à ses tissus simples ; » mais les tissus simples de Bichat, ceux qu'il a décrits dans son admirable *Traité d'anatomie générale,* ne sont pas des tissus simples, et il le savait bien lui-même. Le système nerveux, le système musculaire, le système muqueux, ne sont pas des tissus simples.

Je vais présenter ici une vue que je crois neuve et qui, si je ne me fais illusion, doit simplifier notre étude. Il faut après avoir emprunté à la méthode des chimistes la détermination des éléments anatomiques ou tissus simples, il faut, dis-je, abandonner cette méthode pour suivre celle des minéralogistes. Ceux-ci classent les minéraux d'après certaines apparences extérieures, et les minéraux ainsi classés se trouvent être les uns des corps simples, les autres des corps plus ou moins composés. De même dans la détermination des systèmes organiques de l'économie, nous procéderons sans avoir égard à l'état simple ou composé de ces systèmes. Ceci va s'élucider peu à peu.

Nous appelons système organique un ensemble de parties qui

se ressemblent et sont plus ou moins généralement répandues dans l'économie. L'ensemble des artères forme le système artificiel, l'ensemble des muscles le système musculaire, etc. Les parties qui se ressemblent ne sont pas pour cela des parties *similaires*. Ceci demande une explication. Le mot similaire signifie *homogène*. Il a vraisemblement été introduit dans le langage anatomique par Aristote; et lorsque depuis son époque, et à son exemple, on a opposé les parties *similaires* aux parties *dissimilaires,* on entendait que les premières étaient *simples* et les secondes *composées*. Or, parmi les parties *qui se ressemblent,* il y en a qui sont *simples,* et il y en a d'autres qui sont *composées.* Le mot *similaires* ne peut donc s'appliquer tout à la fois aux unes et aux autres.

Je viens de dire qu'il y a des systèmes dont la *composition est simple;* cela veut dire qu'ils sont formés par un des tissus élémentaires dont j'ai exposé les caractères dans la précédente leçon. Ainsi, le système épidermique n'est composé que de cellules épithéliales ou épidermiques, ce qui est la même chose. Ainsi, la portion du système cartilagineux qui encroûte les extrémités articulaires ne renferme rien autre chose que ce que nous avons décrit sous le nom de tissu cartilagineux.

D'autres systèmes, et c'est le plus grand nombre, sont *composés.* Ainsi, le système musculaire se compose non-seulement d'un amas des fibres que nous avons décrites comme constituant un tissu simple et sans analogue dans l'économie, mais il se compose encore de tissu cellulaire, d'artères, de veines, de nerfs, etc. Il en sera de même du système nerveux, qui contient avec la fibre simple caractéristique du *tissu nerveux,* du tissu cellulaire, des artères, des veines, etc.

Si nous examinons quels sont les tissus que nous rencontrons dans les systèmes composés, nous voyons que tantôt ce sont de nos tissus simples, comme les *fibres celluleuses,* les *fibres à noyau,* les *fibres élastiques,* etc.; tantôt ce sont d'autres systèmes organiques, comme le système artériel, le système nerveux, etc. Le plus souvent ce sont les uns et les autres. Ainsi, dans un nerf, il y a des fibres celluleuses simples, mais il a aussi des productions des *systèmes artériel, veineux*, etc., systèmes qui sont eux-mêmes composés; de sorte que les systèmes se pénètrent les uns les autres.

Parmi les systèmes organiques, il en est que l'on rencontre plus souvent que d'autres et à peu près constamment, même dans les systèmes composés. Quelques exemples vous permettront de les nommer vous-mêmes. Dans le système musculaire, vous trouvez, avec la **fibre caractéristique**, du tissu cellulaire, des vaisseaux et des nerfs; dans le système muqueux, vous trouvez du tissu cellulaire, des vaisseaux de toutes sortes et des nerfs; dans le système artériel, vous trouvez du tissu cellulaire, des vaisseaux artériels et veineux (*vasa vasorum*), et une espèce de nerfs; dans le système dermoïde, vous trouvez encore du tissu cellulaire, des vaisseaux de toutes sortes et des nerfs.

Or, ces systèmes, que l'on rencontre ainsi répandus dans presque tous les autres systèmes, sont ceux que Bichat appelait systèmes ou *tissus générateurs;* non pas qu'il les considérât comme simples, mais parce qu'ils contribuent à former les autres systèmes et parce qu'ils se pénètrent, s'engendrent d'abord les uns les autres, et engendrent ensuite tous les autres systèmes ou tissus.

Certes, cette vue était ingénieuse et fondée sur la nature des choses. Il est à regretter que l'état peu avancé de l'histologie, à l'époque où Bichat écrivait, et l'espèce de dédain systématique qu'il professait contre le microscope, l'aient un peu égaré dans la détermination de ses *tissus générateurs*. Je le prouverai plus loin, et vous le comprendrez mieux lorsque j'aurai achevé de vous faire, d'après le plan que j'ai déjà ébauché, le tableau de l'organisation.

J'ai décrit les tissus simples, je vous ai dit ensuite ce qu'il fallait entendre par *système;* je vais énumérer les systèmes dont je reconnais l'existence dans le corps humain, donner sur chacun un aperçu tout à la fois anatomique et physiologique, mais très-court, en ayant soin d'indiquer, pour ceux qui sont composés, quels tissus simples ou quels autres systèmes contribuent à les former. Cela fait, je vous montrerai comment les tissus et les

16

systèmes donnent naissance aux organes, aux viscères, et ceux-
ci aux appareils; c'est alors, et lorsque vous aurez, je l'espère,
une idée assez nette de l'organisation, que nous pourrons apprécier l'œuvre de Bichat.

J'admets vingt et un systèmes organiques, savoir: les systèmes

1° Cellulaire,

2° Adipeux,

3° Fibreux,

4° Fibreux élastique,

5° Cartilagineux,

6° Fibro-cartilagineux,

7° Osseux,

8° Artériel,

9° Veineux,

10° Capillaire,

11° Des tissus érectiles,

12° Lymphatique,

13° Séreux,

14° Tégumentaire,

15° Épithélial ou épidermique,

16° Pigmentaire,

17° Corné,

18° Pileux,

19° Glandulaire,

20° Nerveux,

21° Musculaire.

1° *Système cellulaire.*

On a encore nommé ce système, suivant les idées qu'on s'en est
faites, *tissu connectif, tissu muqueux, tissu glutineux, tissu
filamenteux, tissu lamineux,* etc. Il offre un ensemble qui a
la forme du corps et dans lequel sont plongés presque tous les
organes; de sorte que tout à la fois il les sépare les uns des
autres et les réunit. Ce n'est pas tout : il donne une enveloppe
spéciale aux organes, pénètre dans leur tissu, dont il forme souvent la charpente et la trame; de sorte que dans les idées reçues, il parait difficile de concevoir une organisation dans laquelle
le tissu cellulaire n'interviendrait pas. Il y en a cependant fort
peu dans les insectes, et quoi qu'on en ait dit, la matière amorphe qui constitue le corps de certains animaux n'a pas tous les
caractères histologiques du tissu cellulaire. Le physiologiste doit
savoir que cette substance cellulaire est molle, comme spongieuse, pénétrable; que les gaz et les liquides peuvent s'y mouvoir lentement sous l'influence d'une pression, ou de la pesanteur, ou par d'autres causes; que sa flexibilité permet aux parties
qu'il réunit de se mouvoir les unes sur les autres.

Vous allez reconnaître tout d'abord, dans ce que je vais dire de sa texture, l'utilité de la distinction que nous avons établie entre les parties *simples* et les *systèmes*. La fibre cellulaire et le tissu cellulaire ne sont pas choses identiques. Avant les recherches microscopiques des médecins, on avait soutenu deux opinions différentes sur la structure de ce tissu.

Le plus grand nombre des anatomistes, avec Haller et Bichat, le considéraient comme formé de fibres et de lames diversement inclinées les unes sur les autres, et interceptant des cellules communiquant toutes entre elles. D'une autre part, Bordeu, Wolff et Meckel, l'ont comparé à une espèce de *mucus*, à une matière semi-fluide, n'ayant ni fibres ni lames ; et comme l'examen de cette matière y montre cependant, quand on la tire, une apparence de fibres, de lames et de cellules, ces auteurs expliquaient cette apparence par la traction exercée sur la matière muqueuse, traction qui aurait le même résultat si on l'exerçait sur de la colle interposée à deux corps qu'on écarterait l'un de l'autre. Il y a du vrai dans les deux opinions.

Trois éléments composent le tissu cellulaire : 1° des fibres cellulaires (voy. p. 233), 2° des fibres de noyau (voy. p. 233), et 3° une matière amorphe, sorte de colle ou de glu qui unit ensemble les deux espèces de fibres. C'est cette matière amorphe qui, passant d'une fibre à l'autre, donne l'apparence de lames au tissu cellulaire et y circonscrit des cellules. Dans quelques parties, comme l'arachnoïde et l'intervalle des petits faisceaux musculaires, le tissu cellulaire est réduit à sa fibre propre et à la matière amorphe. Dans d'autres parties, au contraire, et cela intéresse encore le physiologiste, le tissu cellulaire revêt une apparence et des propriétés spéciales ; il est contractile, comme au dartos, au mamelon, dans les veines, et dans ces points on trouve en plus grande abondance l'une des variétés de fibres à noyau, celle à fibres larges. Mais comme il y a aussi des fibres cellulaires, on n'est pas en droit d'affirmer que ce mode de contractilité, qui diffère de la contractilité musculaire, appartienne spécialement aux fibres de noyau. Des capillaires sanguins forment des mailles dans le tissu cellulaire, on y trouve aussi des lymphatiques.

2° *Système adipeux.*

Ce système est très-généralement répandu dans l'économie : sous la peau, dans les grands intervalles musculaires, aux plis des membres, dans le bassin, autour des reins, dans les épiploons, le médiastin, autour de l'œil, dans les cavités des os , où il prend, suivant la place qu'il occupe, les noms de *moelle,* de *suc médullaire ,* de *suc huileux ,* etc. Il est des parties qui en sont constamment dépourvues. Il est à noter que son accumulation dans ces parties eût certainement troublé la fonction chez les gens obèses. Il n'y en a pas autour du cerveau, ni dans les paupières, ni au pénis, ni au scrotum, ni dans le tissu cellulaire flexible qui permet les mouvements du pharynx.

La cellule adipeuse que nous avons décrite (p. 230) forme la partie fondamentale de ce système ; mais elle ne le constitue pas seule, pas plus que la fibre cellulaire ne constitue le tissu de ce nom. Ces cellules se déposent dans le tissu cellulaire sous forme d'amas qui écartent ce tissu, s'y creusent des loges , communiquant entre elles, et restant cependant séparées en partie par des cloisons incomplètes , ou des trabécules de tissu cellulaire, de dimensions variables , et sur lesquelles rampent des vaisseaux. Les cellules elles-mêmes n'ont pas de capillaires dans leurs parois.

3° *Système fibreux.*

On ne peut pas aujourd'hui rassembler dans un même système le tissu fibreux ordinaire et le tissu fibreux élastique. Je ne vous ai point parlé de *tissu fibreux,* à propos des parties simples du corps ; c'est parce que ce tissu peut être considéré comme du tissu cellulaire condensé en fibres plus ou moins fortement unies les unes aux autres. Effectivement, on voit dans beaucoup de parties du corps le tissu fibreux se confondre par dégradation avec le tissu cellulaire, et tous les deux se réduisent en gélatine par la coction.

Voici les diverses formes que peut affecter le tissu fibreux :

1° Tantôt allongé en cordons ou en bandes d'un blanc soyeux et nacré, il va, comme une corde inflexible, porter au loin l'action des muscles. On le nomme alors *tendon*, si ses fibres sont réunies en faisceaux, et *aponévrose*, si elles sont réunies en lames. D'autres aponévroses entourent, à la manière d'un caleçon, les muscles des membres ; d'autres, comme des cornets, reçoivent à leur face interne les insertions des fibres musculaires ; d'autres cloisonnent les membres ou les grandes cavités splanchniques. Dans quelques aponévroses, celle du fascia lata, par exemple, le tissu fibreux est joint à une grande proportion de tissu élastique, ou plutôt de fibres de noyau réunies en faisceau.

2° Ailleurs le tissu fibreux assujettit fortement les os les uns aux autres ; il porte alors le nom de *ligament*. Quelques ligaments sont fasciculés ; les autres, sous le nom de *capsules fibreuses* ou de *capsules articulaires*, entourent l'articulation d'une sorte de cylindre ou de cône tronqué.

3° Enfin, le tissu fibreux fournit des enveloppes protectrices médiates ou immédiates à différents organes, au cerveau, au cœur, aux reins, au foie, à l'œil, au testicule, aux os, etc. ; il se dispose encore en gaines, qui retiennent les tendons en place, et dans lesquels ils glissent.

Le tissu fibreux n'est pas un tissu simple, il reçoit dans plusieurs de ses parties des vaisseaux et même des ramuscules nerveux.

4° Système fibreux élastique.

Tous les tissus du corps jouissent d'un certain degré d'élasticité ; mais cette propriété est surtout développée dans quelques parties riches en fibres élastiques proprement dites (p. 234) ou en fibres de noyau (p. 233), et qui, étalées sous forme de membranes ou de bandes distinctes, ne paraissent avoir d'autres usages que ceux qui dérivent de leur élasticité.

1° Là où une force permanente devait faire équilibre à une force également permanente, la nature a presque toujours employé le tissu fibreux élastique. Par exemple, la tête des quadrupèdes, placée à l'extrémité antérieure de la colonne vertébrale, est sans cesse sollicitée vers le sol par son propre poids. La contraction musculaire, qui de sa nature est intermittente et ne peut persévérer sans fatigue, n'eût pu être opposée avec avantage à cette action permanente de la pesanteur. Pour obvier à cet inconvénient, la nature eût pu attacher la tête d'une manière fixe; mais alors le mouvement par lequel elle se porte en bas eût été perdu. Il fallait donc que le crâne de l'animal fût suspendu à une bande élastique qui resistât à l'action de la pesanteur sans s'opposer aux mouvements : tel est l'office de ce ligament cervical supérieur, si puissant chez les quadrupèdes, et presque rudimentaire dans l'espèce humaine. Les ligaments jaunes jouent un rôle analogue entre les vertèbres, pendant la station bipède.

2° Plus souvent le tissu fibreux élastique est destiné à faire antagonisme à la contraction musculaire, et comme celle-ci est intermittente, ainsi que nous venons de le dire, le tissu élastique ramène alors les parties à l'état d'où les avait momentanément tirées l'action des muscles. Ainsi c'est l'élasticité qui y maintient, sans fatigues pour l'animal, l'état de repos. Voici des exemples. La griffe du chat, du lion ou du tigre, ne se déploie que sous l'influence des contractions musculaires de l'animal, qui veut saisir ou déchirer sa proie. Dès que la contraction a cessé, une bande élastique ramène au repos et cache ces griffes dans l'intervalle des doigts. Une bande élastique maintient ouvertes les coquilles des bivalves, dès que les muscles ont cessé de les rapprocher l'une de l'autre, etc.

3° Dans quelques parties où s'opèrent d'une manière rhythmique et pendant toute la durée de la vie des mouvements alternatifs d'expansion et de resserrement, la contraction musculaire opère une de ces actions, les *tissus élastiques* sont préposés à la seconde. Ainsi l'artère, *dilatée* par la colonne de sang que la *contraction ventriculaire* y a poussée, se resserre pendant la diastole du cœur par son *tissu fibreux élastique;* ainsi les voies aériennes que l'air dilate pendant les *contractions musculaires inspiratrices* sont resserrées. pendant l'expiration, par *la membrane fibreuse élastique de la trachée, des bronches et de leurs subdivisions.*

4° D'autres faisceaux élastiques, comme ceux qui constituent les cordes vocales inférieures et les membranes interposées aux pièces du larynx, sont mis en vibration par l'air et servent à la production ou au retentissement de la voix.

On trouve encore le tissu élastique dans le tendon du muscle qui tient étendues les ailes des oiseaux, dans le ligament qui attache en arrière le pénis de quelques animaux, dans le ligament suspenseur de la verge, dans quelques aponévroses d'enveloppe, celle du muscle fascia lata, celle du bras, celles du dos de la main et du cou-de-pied, dans les fascia de l'abdomen. Il y en a une couche autour de l'œsophage et autour des principales membranes séreuses splanchniques, et dans quelques-uns des replis du péritoine.

Les faisceaux et les membranes appartenant au système fibreux élastique ne sont pas, à proprement parler, des tissus simples. Dans les uns, ce sont surtout les fibres élastiques qui prédominent (p. 234); dans les autres, les fibres à noyau (p. 233); tous ont plus ou moins de tissu cellulaire; des vaisseaux s'y remarquent en petite quantité. Plusieurs anatomistes ont cru voir les fibres jaunes élastiques passer à l'état de fibres musculaires et se terminer par des fibres tendineuses. M. Laurent dit avoir observé cette disposition dans le corps élastique situé dans l'épaisseur du repli cutané qui forme le bord antérieur de l'aile des oiseaux. M. Thompson a vu aussi les fibres élastiques des ligaments jaunes de l'homme se terminer par des fibres tendineuses. Ces faits ont été communiqués en 1836 à la Société anatomique.

5° *Système cartilagineux.*

Le tissu que nous avons décrit comme un élément organique, à la page 231, se rencontre dans un assez grand nombre de points de l'économie.

1° Certains cartilages revêtent les extrémités articulaires des os; ils portent le nom de cartilages *diarthrodiaux* dans les articulations à surfaces contigues; ils y facilitent les mouvements, empêchent l'usure qui résulterait inévitablement du frottement des parties osseuses les unes sur les autres, et s'opposent ainsi, en raison de leur vitalité obscure, à l'irritation que pourrait occasionner ce frottement; ils amortissent aussi les effets des chocs et des chutes. Je signalerais à votre admiration la particularité anatomique dont je viens de vous entretenir, s'il n'y avait partout sujet d'admirer lorsqu'on examine les rapports entre la conformation des parties et les fonctions qu'elles sont appelées à remplir. On voit, chez certains sujets, disparaître les cartilages diarthrodiaux (et j'ai plus souvent observé cela à l'épaule que dans d'autres articulations); les mouvements des os déterminent constamment dans ces cas leur usure ou leur état éburné, et les extrémités articulaires se déforment. Peut-être le mot *usure* ne convient-il pas ici, puisqu'on ne voit point de détritus des parties qui ont disparu ; mais qu'on appelle cela *usure* ou absorption, le fait reste, et il démontre l'utilité des cartilages articulaires.

2° D'autres cartilages sont placés autour de certaines ouvertures ou de certains conduits, qui doivent être ouverts d'une manière permanente et jouir cependant de la faculté de se resserrer et de se dilater. L'élasticité et la souplesse des cartilages s'adaptent parfaitement à ces usages; ceux du larynx, de la trachée, des bronches, des fosses nasales, assurent le passage de l'air au travers des voies respiratoires.

3° Les cartilages costaux offrent tout à la fois la solidité qui était nécessaire pour résister, à la manière des côtes, à la pression atmosphérique, et la flexibilité nécessaire au mouvement des pièces de la poitrine pendant les phénomènes respiratoires.

4° D'autres cartilages sont temporaires et ils tiennent la place des os qui s'accroissent à leurs dépens et dans leur intérieur. Supposez que le tarse et le carpe du nouveau-né contiennent déjà les os qui doivent un jour constituer ces parties, l'accroissement y sera à peu près terminé, et elles resteront dans un état incomplet de développement. L'ossification ne pouvait donc y être si précoce ; mais il fallait cependant que des parties solides, résistantes, donnassent au membre sa forme, aux muscles des leviers. Eh bien, des pièces cartilagineuses modelées comme les os futurs y remplissent provisoirement les usages mécaniques destinés à ces derniers. Des cartilages temporaires tiennent aussi la place des os longs, et se réduisent plus tard à des lames intermédiaires à l'épiphyse et à la diaphyse, lames dans lesquelles l'ossification allonge l'os, et qu'elle finit par envahir complétement.

Le système cartilagineux n'a pas partout la même composition. Dans les cartilages diarthrodiaux, on ne trouve que la substance fondamentale et les cellules décrites page 230. C'est donc dans ces points un tissu simple, n'ayant ni vaisseaux, ni tissu cellulaire, ni nerfs. Les vaisseaux qu'on a injectés à sa face profonde *sur des os de veau* appartenaient au cartilage d'ossification **ou temporaire**. Je suis plus embarrassé pour expliquer le fait suivant. J'ai poussé du mercure dans l'artère iliaque d'un fœtus, et après ce mercure une injection solidifiable : or j'ai vu, et montré aux élèves qui suivaient mon cours avant 1830, un réseau vasculaire pénétré par le mercure et qui s'avançait à la surface des condyles du fémur. Ces vaisseaux, que d'autres anatomistes ont aussi injectés, appartenaient-ils au feuillet aminci de la synoviale qui revêt le cartilage ?

Les cartilages temporaires ont des vaisseaux. Dans quelques cartilages des adultes, ceux des côtes par exemple, il passe quelquefois des ramifications vasculaires très-ténues du périchondre ou membrane d'enveloppe dans le cartilage même ; mais en général les injections, même les plus ténues, ne pénètrent pas dans les cartilages.

6° *Système fibro-cartilagineux.*

Il n'y a peut-être pas deux anatomistes qui s'accordent sur la détermination des parties qui doivent être rapportées à ce système. Bichat avait réuni sous cette dénomination, qu'il a, je crois, introduite dans la science, les corps interposés aux vertèbres et

les *ménisques* ou ligaments interarticulaires, les cartilages souples comme l'épiglotte, les cartilages du nez, de l'oreille, de la
trachée et des bronches. Béclard réduisit cette nomenclature, en
rapportant les cartilages souples à la division des cartilages,
sous le nom de cartilages membraneux. Muller retira encore de
la classe des fibro-cartilages les ligaments interarticulaires. Enfin, M. Cruveilhier a nié l'existence du tissu fibro-cartilagineux,
les parties désignées sous ce nom étant pour lui ou des cartilages ou de simples amas de fibres. Henle, au contraire, restitua
au système fibro-cartilagineux presque tout ce que Bichat y avait
admis.

Je vais essayer de vous donner le moyen de vous guider dans
ce dédale. Vous savez que le cartilage se compose d'une matière
homogène et de cellules. Telle est sa constitution dans ce qu'on
appelle les cartilages *vrais*, savoir : les *cartilages qui revêtent
les extrémités articulaires*, ceux *du nez*, le *cartilage thyroïde*,
le *cricoïde*, les *aryténoïdes*, les *cerceaux de la trachée*, ceux
des bronches, le *cartilage de l'appendice xyphoïde*, et, pour
ne rien omettre, *la poulie dans laquelle se réfléchit le muscle
grand oblique de l'œil*, et *le petit noyau renfermé de chaque
côté dans les ligaments hyo-thyroïdiens*.

Or, déjà dans quelques uns de ces cartilages vrais, dans
les cartilages costaux, par exemple, et dans le thyroïde, on voit
çà et là, par les progrès de l'âge, la substance fondamentale se
convertir en fibres dures et raboteuses; néanmoins, on laisse ces
parties dans la classe des cartilages vrais. Mais, dans d'autres parties que je n'ai pas encore énumérées, la substance fondamentale
tout entière ou presque tout entière s'est convertie en fibres
plus ou moins souples au milieu desquelles sont plongées les
cellules : c'est ce qu'on nomme *fibro-cartilages*, lesquels, sous
tout autre rapport, et soit qu'on ait égard à l'apparence ou à la
fonction, constituent une classe fort peu naturelle, puisqu'on y
trouve les *cartilages de l'oreille, celui de la trompe d'Eustache, les petits noyaux cartilaginiformes contenus dans le
larynx, les disques intervertébraux, la substance qui attache
les pubis et celle qui est interposée à la clavicule et au ster-*

num, *l'épiglotte*, plutôt composée de cellules cartilagineuses que de fibres, les *cartilages des paupières, celui de la langue*; on y ajoute enfin la *couche mince qui enduit le condyle du maxillaire inférieur et la cavité glénoïde*, car on ne voit pas là les caractères d'un cartilage diarthrodial. Quant à ces coussinets interposés aux surfaces articulaires du genou, à la mâchoire inférieure et au temporal, etc., on les a retirés de la classe des fibro-cartilages, parce que leurs fibres ne sont pas de la même nature que celles qui résultent de la transformation de la partie fondamentale des cartilages. Ces fibres appartiennent plutôt au tissu fibreux ordinaire, et, suivant la remarque de Muller, l'ébullition les convertit promptement en gélatine. La même chose doit se dire des bourrelets qui augmentent la profondeur de certaines cavités articulaires. Les fibres des disques intervertébraux et des autres fibro-cartilages donnent, au contraire, de la chondrine analogue à celle des tissus élastiques.

Parmi les fibro-cartilages, les uns, placés autour d'ouvertures naturelles ou au voisinage d'organes des sens, se rapprochent par leurs usages de certains cartilages dont je les ai éloignés à regret; les autres attachent ensemble certaines pièces du squelette. Parmi les premiers, celui de la trompe, en la maintenant ouverte, permet le renouvellement de l'air dans la caisse du tympan; celui de l'oreille, outre qu'il est vibratile et réflecteur, entretient la liberté du conduit au fond duquel les ondulations sonores vont se propager à la membrane du tympan. Parmi les seconds, les disques intervertébraux donnent aux corps des vertèbres un lien bien différent des ligaments ordinaires, lien élastique et souple qui tout à la fois permet, modère le mouvement, et ramène les parties à la position qu'elles ont quittée.

7° *Système osseux.*

Les os sont, après les dents, les parties les plus dures du corps. Nous verrons l'apparition du système osseux, dans l'économie animale, s'accompagner de modifications très-importantes dans le système nerveux et dans l'appareil actif de la locomotion. L'ensemble des pièces de ce système, conservées dans leur rapport naturel par les ligaments ou des moyens artificiels, constitue le *squelette*, partie qui *détermine* et qui rappelle la forme et les dimensions du corps.

Les os fournissent des cavités qui recèlent les viscères les plus importants de l'économie; ils protègent le cerveau, la moelle épinière, l'origine des nerfs, le cœur, les poumons, les viscères digestifs et génito-urinaires. Le mécanisme de leur résistance nous offrira des particularités intéressantes au crâne, au rachis, à la poitrine et au bassin.

Les os protègent aussi quelques organes des sens: celui de la vue, celui de l'ouïe, celui de l'olfaction. Bien plus, dans les fosses nasales et l'oreille, les os sont configurés de manière à faire partie de *l'organe* du sens. Les anfractuosités des fosses nasales, la caisse du tympan, les osselets, les conduits demi-circulaires, le limaçon, ne sont pas seulement des parties protectrices.

Les os fournissent des leviers pour la plupart des mouvements partiels du corps, pour les mouvements de *préhension*, de *répulsion*, et pour ceux de *progression*. Dans la continuité des membres, ces leviers sont allongés, creux, prismatiques, ce qui diminue leur masse sans diminuer leur force. Ils se renflent vers leurs extrémités, qui se recouvrent de cartilages, pour *s'articuler* avec les os d'une autre fraction du membre. La configuration de ces extrémités détermine l'étendue et la direction des mouvements.

Certaines pièces du système osseux sont employées à des actes qui sont prochainement en rapport avec la vie nutritive; les mouvements des côtes et du sternum attirent l'air dans la poitrine et l'en expulsent. L'os hyoïde joue un rôle important dans le mécanisme de la déglution; la mâchoire inférieure offre un levier pour la mastication, etc.

Les os ne constituent point un système simple; ils contiennent, avec la matière osseuse proprement dite, c'est-à-dire avec la *substance fondamentale*, les *canalicules* et les *corpuscules*, décrits à la page 232, du tissu adipeux, des vaisseaux artériels et veineux, ces derniers disposés en certaines parties sous forme

de canaux osseux, tapissés seulement par la membrane interne
des veines. Les nerfs qui pénètrent dans le canal nourricier des
os, pour se distribuer à la membrane médullaire, sont connus
depuis longtemps. J'ai vu bien nettement, sur des préparations
faites par M. Gros, d'autres nerfs pénétrer les extrémités des
os longs.

8° *Système artériel.*

Ce système se compose d'un ensemble de vaisseaux qui reçoivent directement le sang des ventricules du cœur, et le portent
du centre à la périphérie. Ces vaisseaux sont à peu près cylindriques, sans valvules à l'intérieur, si ce n'est à l'endroit où ils
communiquent avec le cœur ; ils sont modérément extensibles en
travers, très-élastiques, et beaucoup plus épais dans le système
aortique, où la résistance devait être plus grande, que dans le
système de l'artère pulmonaire.

Ce système, bien qu'il joue le rôle de *système formateur*,
par rapport à plusieurs autres systèmes, est cependant un des
plus composés qu'on puisse citer. On y trouve, en effet, de dedans en dehors : 1° une couche mince d'*épithélium pavimenteux*.
Il ne faut pas que vous vous figuriez qu'on aperçoive ici les cavités des cellules ; ce sont de simples lamelles d'une extrême ténuité, et l'on pourrait y nier les cellules.

2° Une tunique dite *striée* ou *fenêtrée*, fine, hyaline, très-
difficile à isoler, se fendant dans le sens longitudinal.

Ces deux couches forment ce qu'on a nommé si longtemps, en
France, tunique séreuse des vaisseaux.

3° Une couche de fibres annulaires, sèches, d'apparence gra-
nulée, plates, rarement bifurquées, entremêlées de quelques
fibres semblables aux fibres de noyau. Cette couche est épaisse
et maintient béante la lumière d'une artère coupée en travers ;
elle est très-élastique, sans doute, et cependant elle ne constitue
pas la couche de tissu élastique des artères ; peut-être faudrait-il
en faire un tissu élémentaire.

4° C'est en dehors de ces fibres annulaires que l'on trouve la
couche de fibres élastiques décrites page 234.

5° Enfin, vient la couche celluleuse ou adventice, dans laquelle se rencontrent des fibres celluleuses, des fibres de noyau et du tissu cellulaire amorphe.

Ajoutons que les parois des artères reçoivent de petits vaisseaux, *vasa vasorum*, et que des filets nerveux semblent se fondre dans leurs membranes.

9° Système veineux.

Les vaisseaux qui constituent ce système ramènent le sang aux oreillettes du cœur. Leurs parois sont molles, extensibles; elles s'affaissent après la section du vaisseau, à moins qu'elles ne soient attachées à des lames fibreuses, à des conduits osseux, ou au parenchyme de certains viscères. La plupart des veines sont garnies à l'intérieur de valvules qui empêchent la rétrogradation du sang, et dont nous étudierons plus particulièrement la disposition et le mécanisme en traitant de la circulation.

On trouve dans la composition des veines, comme dans la composition des artères, un *épithélium pavimenteux* tapissant l'intérieur d'une *membrane striée;* mais les couches qui s'ajoutent à ces deux membranes ne sont plus les mêmes que dans les artères. Une tunique à fibres longitudinales peut être démontrée dans les grosses veines, puis, au lieu de ces fibres annulaires spéciales qui donnent aux artères coupées en travers la faculté de tenir béante leur lumière, il y a un tissu cellulaire riche en fibres de noyau et contractile. Haller avait signalé, et les micrographes modernes ont constaté de nouveau, la présence de fibres musculaires dans les gros troncs veineux, au voisinage des oreillettes. Enfin, la tunique élastique proprement dite y est absente.

Les veines ont, comme les artères, des *vasa vasorum*, mais ils y sont moins nombreux. Des filets nerveux se divisent aussi dans les parois de la veine cave inférieure, mais on n'en a pas vu sur d'autres veines.

10° *Système capillaire.*

Pour passer des artères dans les veines, le sang traverse des vaisseaux extrêmement ténus, qu'on nomme *capillaires*, et dont les parois ne sont composées, à l'état le plus simple, que par une seule membrane excessivement mince, *amorphe*, c'est-à-dire sans structure, portant d'espace en espace ou renfermant dans son épaisseur des corpuscules semblables à des noyaux de cellules, et insolubles dans l'acide acétique. Cette membrane amorphe peut être considérée comme la partie commune ou fondamentale des vaisseaux; mais rarement les capillaires sont-ils assez ténus pour qu'on ne voie que cette partie fondamentale dans leurs parois. Dès que ces vaisseaux offrent un développement qui dépasse cinq millièmes de ligne, suivant le calcul de Henle, leur membrane fondamentale reçoit *en dedans* la couche dite d'épithélium pavimenteux, et *en dehors* les rudiments des tuniques dont j'ai fait précédemment l'énumération. Ces additions extérieures varient sans doute dans les vaisseaux plus développés, suivant qu'ils appartiennent au système veineux ou au système artériel; mais il est impossible, tant que le diamètre n'excède pas un à deux centièmes de ligne, de distinguer à l'aspect des parois si un vaisseau est artériel ou veineux.

La question de la contractilité des vaisseaux nous occupera à propos de la circulation.

11° *Système érectile.*

Si vous supposez qu'au lieu de commencer par des capillaires qui feraient suite aux capillaires artériels, les veines commencent par un réseau où elles sont encore larges et mille fois anastomosées ensemble; ou mieux, si vous supposez un amas de cellules librement ouvertes les unes dans les autres, cellules où les veines s'ouvrent largement et qu'elles tapissent de leur membrane interne; si vous faites verser directement le sang dans ces mailles par des artères qui ne soient pas encore invisibles à l'œil nu; si vous entourez cette masse vasculaire d'un tissu fibreux extensible et rétractile, envoyant à l'intérieur des prolongements ou trabécules qui cloisonnent incomplétement ces parties et contiennent dans leur épaisseur les artérioles flexueuses qui versent le sang dans les cellules; si, enfin, vous dotez d'un certain nombre de nerfs cet appareil si riche en vaisseaux, vous aurez une idée de ce qu'on nomme *tissu érectile*.

La disposition des veines dans ces tissus, entrevue par Vésale et positivement décrite par Hunter, a été reconnue par les principaux anatomistes de ce siècle; mais on dispute aujourd'hui sur la manière dont les artères versent le sang dans les origines dilatées et anastomosées des veines des tissus érectiles. Nous nous expliquerons, en traitant de l'*érection*, sur ces *artères hélicines* qui, au dire de Muller, s'avancent en tire-bouchon dans la cavité des cellules, et s'y terminent chacune par une extrémité en cul-de-sac, laquelle verserait par de petits orifices le sang qui doit causer la turgescence du tissu érectile.

Les filaments déliés qui forment en quelque sorte la charpente du tissu érectile sont principalement formés de fibres de noyau. On trouve en outre quelques fibres musculaires dans les grands amas de tissu érectile des gros quadrupèdes.

Le tissu érectile n'est pas aussi généralement répandu qu'on le supposait il y a quelques années. Ce n'est point ce tissu, mais un tissu cellulaire contractile et où prédominent encore les fibres de noyau, qui produit l'érection du mamelon. C'est à tort aussi qu'on l'a admis dans le corps papillaire de la peau, dans les papilles de la langue, aux lèvres. C'est dans les corps caverneux du pénis qu'il existe à son plus haut degré de développement, il existe aussi dans la partie spongieuse de l'urèthre et du gland; il donne momentanément à ces parties la rigidité nécessaire pour porter le liquide fécondant à sa destination. Le clitoris, les petites lèvres de la vulve, les crètes des gallinacés, renferment du tissu érectile.

Les veines spléniques s'ouvrent largement dans les cellules de la rate, ce qui rapproche son tissu de celui que nous décrivons; mais ici la turgescence, quand elle a lieu, n'est pas amenée par les mêmes moyens, et elle est par elle-même un phénomène insignifiant, tandis qu'elle a une finalité dans les tissus érectiles du pénis.

12° Système lymphatique.

On donne ce nom à un ensemble de vaisseaux à parois pellucides quoique résistantes, d'un aspect noueux, garnis à l'intérieur de nombreuses valvules, vaisseaux qui ne font point suite comme les veines à un autre ordre de vaisseaux, mais qui commencent ou par des extrémités en cul-de-sac, comme dans les villosités intestinales, ou par des réseaux, et qui aboutissent en dernier lieu dans le système veineux. Ils n'y parviennent, en général, chez les mammifères qu'après s'être interrompus et ramifiés dans de petits corps rougeâtres nommés *ganglions*, d'où naissent des ramifications qui reconstituent de nouveaux troncs. Ces vaisseaux se chargent dans l'intestin d'une humeur d'apparence émulsive nommée *chyle*, laquelle est un produit de la digestion. Ils ramènent des autres parties du corps un liquide plus transparent, la *lymphe*, qui peut être considérée, en grande partie, comme un résultat de la décomposition des organes.

Quoique minces, les parois des lymphatiques peuvent être divisées, à l'aide de l'analyse microscopique, en plusieurs couches : 1° une intérieure, *épithélium pavimenteux*, composée plutôt de lamelles que de cellules; 2° une couche de fibres longitudinales, où Henle signale des fibres de tissu cellulaire, des fibres de noyau, et quelques fibres granulées semblables à celles de la tunique des artères; 3° une couche purement celluleuse, dont les fibres prennent une disposition annulaire.

Les vaisseaux lymphatiques ne sont pas aussi généralement répandus que les artères et les veines; ils reçoivent quelques petits vaisseaux dans leurs parois. On n'y a pas décrit de nerfs.

13° Système séreux.

Partout où deux ou un plus grand nombre d'organes se touchent sans adhérer les uns aux autres, et doivent exécuter des glissements, la nature a assuré l'accomplissement de cette action en revêtant la surface externe de l'organe, ainsi que la face interne de la cavité qui le recèle, d'une membrane mince, à surface lisse, douce au toucher, et sans cesse humectée d'une humeur qui facilite le glissement. Ces membranes, qu'on peut ramener par la pensée et même par la dissection à des ampoules ou sacs sans ouverture, portent le nom générique de *membranes séreuses*.

La *classe* des séreuses (car ici le mot *classe* convient mieux que le mot *genre*) peut se diviser en quatre genres, savoir : 1° les séreuses splanchniques, 2° les synoviales, 3° les bourses muqueuses des tendons, 4° les bourses muqueuses sous-cutanées.

1° Les *séreuses splanchniques*, ou *séreuses proprement dites*, tapissent les parois des trois cavités du tronc et se déploient sur les organes contenus dans ces cavités. Ce sont l'*arachnoïde*, qui couvre d'une sorte de vernis la face interne de la dure-mère crânienne et rachidienne, et entoure l'axe cérébro-spinal ; les *plèvres*, qui revêtent la face interne de la poitrine, le diaphragme, les parties contenues dans le médiastin et la face externe des poumons ; le *feuillet séreux du péricarde*, étalé à la face interne du feuillet fibreux de ce sac, à la face externe du cœur et de l'origine des gros vaisseaux, et qui tapisse en outre une portion de l'aponévrose centrale du diaphragme ; le *péritoine*, enfin, la plus vaste et la plus compliquée des membranes séreuses, en raison du nombre et de la variété des organes contenus dans l'abdomen, et sur lesquels elle se déploie dans une plus ou moins grande étendue. Les *tuniques vaginales* peuvent être considérées comme des productions du péritoine, puisque chaque testicule a emporté la sienne en opérant sa migration dans le scrotum.

2° Les *synoviales*, qui diffèrent sensiblement des séreuses splanchniques, se voient dans toutes les articulations à *surfaces contiguës* ; elles se déploient à la face interne des ligaments capsulaires et se réfléchissent sur les extrémités articulaires des os. La présence d'un épithélium pavimenteux à la surface des cartilages articulaires ajoute un nouvel argument à ceux que Nesbitt, Bonn, W. Hunter, et surtout Bichat, avaient allégués pour démontrer le passage de la synoviale sur ces cartilages.

3° Les *bourses muqueuses des tendons,* ou *synoviales des tendons,* dont le nombre ne s'élève pas à moins de cent de chaque côté du corps, en revêtant et le tendon et les parties sur lesquelles il glisse, diminuent considérablement les effets du frottement, et rendent plus facile la transmission de l'action musculaire. Il y a une grande analogie entre les synoviales des tendons et les synoviales articulaires, et l'on voit certains tendons, comme celui du poplité, celui de la longue portion du biceps, celui du sous-scapulaire, emprunter aux synoviales articulaires voisines leurs moyens de glissement.

4° Les *bourses mucilagineuses sous-cutanées* représentent les séreuses les plus simples. On les trouve là où la peau glisse sur les parties saillantes du système osseux, entre la rotule et la peau du genou, entre l'olécrâne et la peau du coude. Il n'est pas rare d'en rencontrer, chez les portefaix, entre l'acromion et la peau qui recouvre cette éminence. Il n'est pas rare non plus qu'il s'en développe accidentellement. On en a vu sur des gibbosités de la colonne vertébrale, sur la partie saillante du pied-bot, sur l'extrémité du fémur après une amputation de la cuisse; j'ai vu une poche séreuse se former entre la clavicule et une tumeur du cou qui frottait sur cet os.

La membrane amnios, qui appartient aux annexes du fœtus, ne peut être rapportée à aucun des quatre genres de séreuses que nous venons d'examiner.

Le tissu cellulaire forme la base des membranes séreuses : il se condense de plus en plus de leur face adhérente vers leur face libre, que recouvre un épithélium pavimenteux. Plusieurs séreuses splanchniques sont doublées en dehors par des espèces de *fascia* très-élastiques où prédominent les larges fibres de noyau. L'existence des vaisseaux sanguins dans les membranes séreuses a été mise en doute. La dispute ne pourrait se soutenir qu'à l'aide d'une sorte de subtilité anatomique. Sans doute, il n'y a pas de vaisseaux dans la couche épithéliale, mais plus profondément on en injecte : les séreuses reçoivent quelques nerfs, mais je ne puis croire qu'elles possèdent les magnifiques plexus que M. Bourgery a fait représenter et qui en feraient, on ne sait dans quel but, des organes presque aussi richement dotés en nerfs que les membranes sensibles des sens. Il y aura eu quelque cause d'erreur dans la préparation. Les séreuses ont des lymphatiques.

DOUZIÈME LEÇON.

ORGANISATION DES ANIMAUX.

(Suite).

MESSIEURS,

Je terminerai dans cette leçon l'exposé des systèmes organiques des animaux.

14° *Système tégumentaire.*

Le système tégumentaire comprend l'enveloppe extérieure du corps et les membranes qui tapissent les cavités ouvertes directement ou médiatement à l'extérieur. On donne le nom de *peau* au tégument externe, et celui de *membrane muqueuse* au tégument interne.

Entre ces deux grands départements du système tégumentaire il y a la plus grande analogie. Et d'abord la peau se continue avec les muqueuses, au niveau des ouvertures naturelles. Tantôt la transition est insensible et graduelle comme à l'anus, au prépuce, à la vulve, aux narines; tantôt la transition est brusque comme aux paupières et aux lèvres. S'il arrive que deux points du tégument externe soient mis en contact permanent, la peau prend en ce lieu l'apparence d'une muqueuse et sécrète du mucus. On observe un phénomène inverse, lorsqu'une muqueuse est amenée au dehors et y séjourne : elle y prend les caractères de la peau et cesse de produire du mucus, ou plutôt ce qui était sécrétion muqueuse devient production épidermique. J'ai deux fois constaté cette transformation sur la muqueuse du vagin amenée au dehors par une chute complète de l'utérus. La texture offre un nouveau point de similitude entre les muqueuses et la peau. Quant à la possibilité de retourner comme un doigt de gant certains animaux qui digèrent alors avec la surface externe du corps devenue interne, elle ne peut point être alléguée à l'appui de la proposition que je développe ici, puisque les animaux sur lesquels on opère cette singulière inversion n'ont point de tégument bien distinct de la masse du corps.

Entre le système tégumentaire et le système séreux il n'y a qu'un seul point de continuité, et seulement chez le sexe féminin, à l'endroit où la trompe utérine s'ouvre dans le péritoine.

Les membranes muqueuses forment deux divisions qui ne communiquent point l'une avec l'autre. Bichat a donné à l'une d'elles le nom de *gastro-pulmonaire*, et à l'autre le nom de *génito-urinaire*.

La muqueuse *gastro-pulmonaire* tapisse l'œil et la face interne des paupières, descend dans les fosses nasales par les voies lacrymales; elles couvre toutes les anfractuosités des fosses nasales, pénètre dans les sinus maxillaires, frontaux, sphénoïdaux et les cellules ethmoïdales; elle envoie par les trompes d'Eustache un prolongement dans la caisse du tympan et les cellules mastoïdiennes. Elle se déploie dans le pharynx et la bouche; et du pharynx elle descend, d'une part, dans le larynx et les voies pulmonaires, de l'autre, dans l'œsophage et le reste du tube digestif jusqu'à l'anus. Cette grande division des muqueuses envoie en outre des prolongements amincis dans les conduits excréteurs des glandes qui versent leurs liquides dans les cavités qu'elle tapisse, et notamment dans les conduits des glandes salivaires, dans les voies biliaires et pancréatiques.

La muqueuse *génito-urinaire*, envisagée là où elle se continue avec la peau, offre une entrée ou une issue commune à l'appareil génital et à l'appareil urinaire; mais bientôt elle suit deux directions différentes : d'une part, elle pénètre dans la vessie, les uretères, le bassinet, les calices et les divisions plus ténues de l'appareil excréteur de l'urine; de l'autre, elle s'enfonce dans les voies génitales, le vagin, l'utérus et les trompes, pour la femme, les conduits éjaculateurs, les vésicules séminales, les conduits déférents, ceux des glandes de Cowper et de la prostate, chez l'homme.

En faisant abstraction de l'épiderme et des épithélium, des parties cornées, de la couche pigmentaire, des poils , des glandes sudoripares et sébacées qui appartiennent à des systèmes dont nous dirons bientôt quelques mots, le système tégumentaire est encore très-composé. Sa partie fondamentale, qu'on appelle *chorion* ou *derme,* est formée de tissu cellulaire condensé, c'est-à-dire qu'on y trouve un mélange de fibres celluleuses et de fibres de noyau. Ces dernières y sont en grand nombre et appartiennent à la deuxième variété, décrite page 233. Ce chorion donne de la gélatine par la coction dans l'eau , et un composé imputrescible avec le tannin. Le derme, en certaines parties du tégument, se dispose en saillies qui, à la peau et à la langue, au gland, portent le nom de *papilles ,* et celui de *villosités* dans l'intestin. Le corps papillaire est surtout en rapport avec la faculté de sentir ; les villosités, dont la structure nous occupera ailleurs, sont plutôt destinées à favoriser l'accomplissement de certains phénomènes de la vie nutritive, et l'absorption en particulier. Des vaisseaux sanguins nombreux se ramifient dans le derme et pénètrent jusque dans les papilles. On démontre aussi des réseaux de lymphatiques dans les membranes tégumentaires. Enfin, elles reçoivent une notable quantité de nerfs qui sont riches en fibres à double contour pour la peau et l'entrée des muqueuses, et plus particulièrement composés de fibres grises pour les muqueuses intérieures. A la surface extérieure du derme on trouve une membrane amorphe, hyaline, que M. Mandl nomme *tunique propre dermoïde ,* et qu'il ne faut pas confondre avec le fameux *corps muqueux* ou *réticulaire* de Malpighi, objet de tant de discussions et qui n'est, comme nous le dirons tout à l'heure, qu'un épiderme naissant.

A la peau , où il offre une dureté et une épaisseur variables , mais toujours assez prononcées , le chorion est tout à la fois un organe de protection et de sensibilité ; c'est la barrière sensible posée entre l'animal et le monde extérieur. Dans les muqueuses , où il est plus mou , plus spongieux, plus mince , il remplit des usages variés.

15° *Système épidermique ou épithélial.*

Ce système est beaucoup plus étendu, et sans doute **aussi** plus important qu'on ne le supposait lorsqu'on le bornait à la peau et à l'entrée des membranes muqueuses. Non-seulement il revêt toutes les muqueuses, et leurs prolongements dans les conduits excréteurs, mais il se rencontre partout où il y a des *surfaces contiguës.* Toutes les cavités sont donc revêtues d'épithélium.

A la peau et même à la langue où il est très-épais, surtout chez certains animaux, le tissu qui nous occupe retient le nom d'*épiderme;* partout ailleurs on le nomme *épithélium.* **Les trois va**riétés d'épithélium décrites aux pages 227 et 228 offrent la répartition suivante.

L'épithélium pavimenteux (auquel d'ailleurs il faut **rapporter** l'épiderme) tapisse la bouche, une partie du pharynx et l'œsophage, puis il *s'arrête au cardia.* Il revêt la vulve, le vagin, l'orifice de l'urèthre de la femme, et s'introduit dans le col de l'utérus au milieu duquel il s'arrête; on le trouve sur la conjonctive *oculaire,* dans la caisse du tympan, et enfin dans les conduits excréteurs des glandes et follicules qui s'ouvrent sur la peau. Voilà pour les membranes tégumentaires; mais la face interne des membranes séreuses, la face interne des vaisseaux, celle du cœur, la face postérieure de la cornée, sont encore enduites d'épithélium pavimenteux. On soupçonne qu'il en existe dans les cavités labyrinthiques de l'oreille.

L'*épithélium cylindrique* commence dans le tube digestif, là où finit l'épithélium en pavé, c'est-à-dire au *cardia,* et il revêt à partir de ce point toute la muqueuse digestive jusqu'à l'anus; il s'introduit dans les conduits excréteurs des glandes salivaires, du foie et du pancréas, et pénètre jusqu'à leurs extrémités les plus reculées, ainsi que dans les follicules simples de l'estomac et des intestins. Il tapisse chez l'homme l'urèthre et le canal déférent jusqu'aux filaments des testicules, les conduits des glandes de Cowper, de la prostate et les vésicules séminales. Enfin, les conduits excréteurs de la glande lacrymale sont revêtus de cette variété d'épithélium; on voit qu'elle est bornée aux membranes tégumentaires.

L'épithélium vibratile, à une exception près, formée par la couche qui couvre les parois des ventricules du cerveau, occupe les membranes tégumentaires comme l'épithélium à cylindres. On le voit à la conjonctive palpébrale et sur les replis de cette membrane, qui passent des paupières à l'œil, dans les conduits lacrymaux, le sac lacrymal et le canal nasal, dans la presque totalité des fosses nasales et dans tous les sinus qui s'y ouvrent, dans la trompe d'Eustache, dans la partie supérieure du pharynx, dans les voies aériennes, depuis la base de l'épiglotte jusqu'aux vésicules bronchiques. Cet épithélium occupe, en outre, dans les organes génitaux de la femme, la moitié supérieure du col de l'utérus, la cavité utérine et celle des trompes jusqu'au pavillon.

Le *système épithélial* est simple, c'est-à-dire qu'il est uniquement formé de l'élément anatomique décrit page 227. Il ne contient ni tissu cellulaire, ni vaisseaux, ni nerfs; il n'est cependant pas parfaitement homogène dans toute son épaisseur, surtout à l'épiderme, dont la partie profonde, molle et formée de jeunes cellules à noyau plongées dans une matière amorphe, constitue ce qu'on a décrit comme une couche intermédiaire à l'épiderme et au derme, sous le nom de corps muqueux ou réseau de Malpighi.

Les jeunes cellules de l'épiderme, que M. Mandl nomme *corpuscules secondaires* et non cellules, parce qu'on n'est pas parvenu à y démontrer une cavité, s'aplatissent à mesure qu'elles sont soulevées par des cellules plus jeunes, et se convertissent en écailles épidermiques.

L'épiderme et les *épithéliums,* malgré leur insensibilité ou plutôt à cause de leur insensibilité, remplissent des usages fort importants dans l'économie. Partout ils protègent la matière vivante. A la peau, ils modèrent les impressions provenant du contact des agents extérieurs, impressions qui, sur une peau privée d'épiderme, ne seraient que des *douleurs* au lieu de se convertir en sensations tactiles. La lenteur avec laquelle l'épiderme se laisse pénétrer par les liquides nous soustrait, jusqu'à un certain point, à l'action des poisons non corrosifs mis en contact avec la peau. D'autres usages naissent là où l'épithélium pavimenteux est remplacé par l'épithélium à cylindres, et il est digne de remarque que cette transition s'opère dans le tube digestif, précisément au bas de l'œsophage, là où à un simple tuyau de conduite va succéder une cavité, siége d'une élaboration importante et d'une absorption très-active. Nul doute que la substitution de cellules allongées ou même de sortes d'entonnoirs, si nous en croyons les figures données par M. Gruby, ne soient plus favorables à l'absorption que des couches de cellules pavimenteuses stratifiées. Les cils vibratiles qui, chez certains animaux inférieurs, servent d'organes de locomotion, ou établissent chez d'autres des courants de liquides chargés d'air autour des organes respiratoires, ou contribuent à la rotation des jeunes embryons, n'ont pas chez les animaux supérieurs des usages aussi faciles à pénétrer; mais ce n'est pas ici le lieu d'entamer la discussion relative à ce point de physiologie.

16ᵃ *Système pigmentaire.*

Le système pigmentaire se trouve dans l'œil et les membranes tégumentaires; les cheveux contiennent les grains du pigment, mais non les cellules pigmentaires. Ces grains se déposent aussi parfois dans les cellules du tissu cancéreux.

Dans l'œil, le système pigmentaire occupe la choroïde, l'iris et la face interne de la sclérotique; à la peau, il forme chez le nègre une couche située entre le corps muqueux, dépendance de l'épiderme, et la lame mince amorphe hyaline qui revêt immédiatement le derme, et que nous avons nommée, avec M. Mandl, *tunique propre dermoïde.*

L'entrée des muqueuses et surtout la bouche, chez plusieurs mammifères, sont colorées par le tissu pigmentaire. Lorsque, sur une peau qu'on a fait macérer, l'épiderme se sépare du derme, il emporte avec lui presque tout le tissu pigmentaire, et il n'en reste qu'une couche mince sur le derme.

Une question importante, au point de vue ethnologique, est

de savoir si le tissu pigmentaire appartient spécialement à la peau du nègre, et s'il est absent de la peau des autres races. Plusieurs auteurs, Gordon entre autres, ont vainement cherché la couche pigmentaire chez le blanc. Plus récemment M. Flourens, après avoir décrit quatre couches entre le corps papillaire et l'épiderme du nègre, a avancé que deux de ces couches manquaient chez le blanc. Je ne puis, je l'avoue, me ranger à cette opinion, et voici mes raisons. 1º Les différences de teinte entre les races dites blanches et entre les individus d'une même race, d'une même localité, ne peuvent guère s'expliquer que par des différences dans la constitution du système pigmentaire; 2" les *cellules* pigmentaires ont été vues par le docteur Simon dans l'auréole brunie du sein des femmes en couches, dans les taches dites de rousseur, et dans les taches brunes ou noires de naissance; 3° entre un albinos, dont la peau est entièrement blanche, les cheveux transparents et incolores, l'iris et la choroïde privés de matière noire; entre cet albinos, dis-je, et l'homme blanc non atteint d'albinisme, la différence ne peut tenir qu'à l'absence ou la présence du pigmentum. Je crois donc qu'il y a chez tous les hommes des cellules pigmentaires incolores, et que le nombre et la couleur des grains de pigment qu'elles renferment est la cause des différences de coloration dans les diverses races et dans les divers individus d'une même race. Je n'ai point tiré argument de la coloration que prennent chez l'Européen les parties exposées au soleil, parce que je ne suis pas convaincu qu'elle ait son siége dans les cellules pigmentaires.

Le système pigmentaire est aussi simple que le système épithélial. Bien qu'en général il y ait à son voisinage un assez grand développement de capillaires sanguins, il ne reçoit cependant ni vaisseaux, ni nerfs, et ne se compose que des cellules que vous connaissez, placées dans un tissu cellulaire amorphe.

J'exposerai en traitant de la vision les usages du pigment de l'œil. Des expériences, dont je vous entretiendrai ailleurs, ont prouvé que le soleil cause moins facilement la vésication de la peau, lorsqu'elle est protégée par une couche noire.

17° *Système corné.*

Le système corné ne comprend chez l'homme que les ongles; chez les animaux, il fournit des becs, des griffes, des cornes, qu'il ne faut pas confondre avec le bois des cerfs.

C'est encore un système simple; il ne reçoit ni vaisseaux ni nerfs.

Les ongles favorisent l'exercice du toucher en soutenant l'extrémité du doigt; ils protégent les doigts et les orteils. Le système corné fournit aux animaux des moyens de prendre et de diviser l'aliment, des moyens de défense et d'attaque, des armes propres à retenir et à déchirer la proie.

18° *Système pileux.*

Le système pileux est beaucoup moins développé chez l'homme que chez les quadrupèdes mammifères. La notion de sa distribution est si vulgaire, ainsi que la nomenclature qui s'y rapporte, que je ne m'arrêterai pas à les exposer. Je me bornerai à quelques remarques.

A la tête, il y a, indépendamment des *cheveux* et de la *barbe,* des poils affectés à trois des organes des sens : l'entrée des narines, celle du conduit auditif, sont garnies de poils; les sourcils et les cils appartiennent au sens de la vue.

Au tronc, l'homme est plus velu par devant qu'à la région du dos, tandis que les quadrupèdes ont leur toison plus fournie dans ce dernier sens.

Il y a des poils dans les deux sexes au pourtour des organes génitaux.

Aux membres, les poils sont plus nombreux en dehors qu'en dedans.

La tige du poil n'a ni vaisseaux ni nerfs; mais il importe de savoir que le follicule ou bulbe, producteur du poil, est très-vasculaire et reçoit des nerfs; que le moindre ébranlement communiqué au poil se propage à la partie sensible sur laquelle il s'im-

plante, et que ce petit appareil, parvenu à un développement en
quelque sorte exagéré dans certaines parties des animaux, comme à
la moustache du chat, à celles du phoque, à celles de l'écureuil américain, devient un organe de tact. Les poils sont peu conducteurs
du calorique , et ils préservent du froid en même temps qu'ils
protègent les régions du corps où ils abondent ; ceux des organes des sens ont aussi une action protectrice. Les poils plus
rares répandus sur le corps de l'homme n'ont point d'usage
appréciable, et ne sont qu'un rudiment indicateur d'un état organique plus développé dans d'autres espèces.

19° *Système glandulaire.*

Ce système comprend l'ensemble des parties connues sous le
nom de *glandes;* mais de tout temps, il a régné une grande confusion ou une sorte d'incertitude touchant l'acception du mot glande.
Chaussier, qui s'était efforcé d'introduire une rigueur salutaire
dans le langage anatomique , avait réservé le nom de *glandes*
à des organes qui séparent du sang certaines humeurs et le versent sur une membrane tégumentaire *à l'aide d'un conduit excréteur.* Ainsi , pour lui , l'idée de *glande* entraînait non-seulement la faculté de sécréter, mais encore un état anatomique
particulier réalisé par la présence d'un conduit excréteur. Il bornait le nombre des glandes à sept, savoir, 1° les lacrymales, 2° les
salivaires, 3° la mammaire, 4° le foie, 5° le pancréas, 6° les reins,
7° les testicules.

C'était restreindre beaucoup trop le système glandulaire. En
effet, en prenant même, pour caractère de la glande, l'existence
d'un conduit excréteur, on pouvait signaler cette condition anatomique dans plusieurs des organes sécréteurs que Chaussier
nommait *follicules :* dans les glandes de Cowper, par exemple,
dans la prostate, dans les glandes des lèvres, des bronches, dans
les glandes sudoripares , où il est d'une longue dimension eu
égard au volume de ces glandes ; celles-ci, à la vérité, n'étaient
pas connues du temps de Chaussier.

D'une autre part, on est obligé d'avouer que depuis la glande la plus composée jusqu'au simple follicule ou cul-de-sac qui s'ouvre directement sur la membrane tégumentaire, on trouve tous les degrés intermédiaires. La dénomination de glande a donc pu s'étendre à toutes ces parties. On n'en est **pas** resté là. Les ovaires ont été considérés comme des glandes ayant pour conduits excréteurs les trompes. Puis, après avoir découvert dans l'épaisseur de plusieurs muqueuses de petits **sacs** complétement clos, on a pensé qu'ils pouvaient, comme les ovaires, s'ouvrir d'une manière intermittente et vider leur contenu sur la muqueuse, on en a donc fait aussi des glandes. Tel serait, par exemple, le cas des follicules de Peyer. On est allé plus loin encore. Après avoir signalé une analogie entre le mode de développement du poumon et celui des glandes, entre les divisions, les arborisations des bronches et celles des **conduits excréteurs**, entre le cul-de-sac des ramuscules bronchiques et celui des radicules glandulaires, quelques anatomistes ont fait figurer le poumon parmi les glandes. Bien plus, certains organes, comme le corps thyroïde, le thymus, les capsules surrénales, la rate, que leur forme, leur couleur, leur vascularité, avaient fait désigner par les anciens sous le nom de glandes, soit en raison de cette apparence extérieure, soit qu'en effet on y eût décrit des conduits excréteurs (qui pourtant n'existent pas), ont été de nouveau replacés par les modernes dans la catégorie des glandes, parce que dans leur épaisseur se remarquent de petites cellules renfermant une humeur, séparée du sang par l'action de ces organes ; ce seraient des *glandes sans conduits excréteurs*. On a encore regardé les ganglions lymphatiques comme des glandes, qui, dans cette hypothèse, auraient pour conduits excréteurs les vaisseaux lymphatiques. On a enfin décrit sous le nom de glandes synoviales (et Cuvier lui-même a commis cette erreur) les pelotons graisseux qui avoisinent les articulations.

Je ne pense pas qu'il y ait le moindre avantage pour la physiologie à étendre ainsi la compréhension du mot glande; je réserverai donc ce nom *aux parties qui séparent du sang une humeur qu'elles versent sur une membrane tégumentaire par un orifice appréciable.* J'élimine ainsi les parties qui ne font que perspirer, puisqu'on ne voit point d'orifices pour la perspiration; j'élimine aussi les ganglions vasculaires (corps thyroïde, capsules surrénales, thymus et rate!); j'élimine enfin les ganglions lymphatiques, les prétendues glandes synoviales et les poumons. Je ne vois pas d'inconvénients à y laisser les follicules clos dont j'ai parlé et les ovaires, s'il est vrai que des ouvertures s'y établissent de temps à autre (pour les ovaires, au moins, la chose est certaine). Il y a, d'ailleurs, des espèces animales où on n'observe pas de discontinuité entre la partie qui sécrète les ovules et celle qui les porte au dehors.

J'indiquerai, en faisant l'histoire des sécrétions, les variétés anatomiques sur lesquelles on a fondé la classification des glandes. Voici les traits communs de leur organisation. Les conduits par lesquels elles s'ouvrent sur les surfaces tégumentaires commencent dans l'épaisseur des glandes, quelquefois par un réseau ou des anses, plus généralement par des culs-de-sac. L'ouvrage dans lequel Müller a démontré la généralité de cette dernière disposition eût suffi pour fonder sa réputation si tant d'autres titres ne l'eussent établie. Les parois des culs-de-sac des glandes sont formées par la membrane simple fondamentale décrite page 237, tapissée en dedans par un épithélium. Un amas de cellules endogènes à divers degrés de développement, que la sécrétion sépare incessamment, remplit les terminaisons en cul-de-sac de certaines glandes, et les variétés de ce contenu endogène déterminent, suivant M. Mandl, les différences qu'on observe dans ce qu'on appelle le parenchyme glandulaire.

A mesure qu'on s'éloigne de cette partie initiale, on voit le conduit se recouvrir de fibres de tissu cellulaire, de fibres de noyau et même de fibres musculaires lisses. A l'extérieur de cet appareil et dans un tissu cellulaire plus ou moins abondant, se ramifient des vaisseaux sanguins dont les dernières ramifications offrent, dans plusieurs glandes, des dispositions que je devrai signaler plus tard ; des nerfs, des vaisseaux lymphatiques, et une membrane d'enveloppe, complètent l'organisation du système.

20° *Système nerveux.*

Le système nerveux des animaux supérieurs comprend : 1° une masse centrale contenue dans le crâne et le canal rachidien ; 2° des cordons qui s'étendent de cette masse centrale à diverses parties du corps ; 3° des renflements placés sur le trajet de quelques-uns de ces cordons.

La masse centrale porte le nom de *moelle épinière* ou *rachidienne,* dans le canal vertébral, et d'*encéphale* dans la cavité du crâne. Cette dernière partie se subdivise en plusieurs portions, dont nous exposerons ailleurs la signification et les fonctions. Les cordons portent le nom de nerfs, et les renflements placés sur quelques-uns de ces cordons celui de *ganglions.*

Le centre nerveux est le siége des opérations de l'entendement, des facultés affectives, des instincts, et il exerce, en outre, des influences de plusieurs sortes sur les diverses parties du corps.

Les impressions produites par les agents extérieurs sur les organes ou nées spontanément dans ces organes sont propagées par les nerfs jusqu'aux centres nerveux ; tantôt il y a conscience de cette propagation, et en cela consiste la *sensation ;* tantôt ces impressions ne sont pas perçues, et c'est seulement par la réaction qui les suit qu'on acquiert la certitude qu'elles ont existé.

Pour aller de la périphérie vers le centre, l'action nerveuse ne suit pas les mêmes filaments que pour aller du centre à la circonférence. Les nerfs qui portent les impressions aux centres sont des nerfs de *sentiment ;* les autres sont des nerfs de *mouvement,* et se ramifient dans les parties contractiles.

Les uns et les autres sont composés des tubes primitifs décrits page 235, et le microscope ne fait apercevoir aucune différence appréciable entre les tubes destinés au mouvement et ceux qui sont affectés au transport des impressions. Ceux-ci ont pour la plupart des ganglions sur leurs racines.

Distincts à leur origine, les nerfs de mouvement et ceux de sentiment se mêlent, s'entrelacent bientôt dans leur trajet, de sorte qu'on ne peut rencontrer aucun *cordon de mouvement* qui ne renferme des filaments destinés à la sensibilité. Malgré ce mélange, les tubes primitifs restent isolés, et marchent sans anastomose aucune du centre vers la périphérie, où ils paraissent se terminer par des anses.

Sur les deux côtés de l'axe osseux du corps, de la tête au bas du sacrum, on voit une série de ganglions qui reçoivent des nerfs du centre nerveux, s'en envoient les uns aux autres, et fournissent des ramifications nombreuses qui se jettent en général sur les artères voisines, pénètrent avec elles dans les viscères, et ont sur les mouvements involontaires et les actes de la vie nutritive une influence que nous examinerons dans un autre temps. Cela constitue le système ganglionnaire ou du grand sympathique, dans lequel prédominent les fibres grises ou à simple contour.

Qu'on l'envisage dans les nerfs ou les centres, le système nerveux a pour partie fondamentale les tubes primitifs et les corpuscules dont vous connaissez déjà les caractères. Dans les nerfs où ils auraient été exposés à des violences auxquelles ils n'auraient pu résister, ces tubes primitifs sont protégés par un tissu cellulaire dense et des gaines fibreuses qui constituent la *tunique adventive* et le *névrilème ;* des vaisseaux sanguins se ramifient dans ces tuniques. Dans les centres nerveux où le tissu cellulaire peut à peine être démontré, les tubes accolés et presque confondus les uns avec les autres donnent naissance à une matière de couleur blanchâtre, molle, d'apparence homogène, bien qu'elle soit fibreuse ou tubuleuse : c'est la *substance médullaire,* à laquelle s'associe, tantôt en dehors, tantôt en dedans de la masse centrale, et quelquefois par couches qui alternent avec les siennes, une substance très-vasculaire d'un gris rosé : c'est la substance *grise* ou *corticale,* où se trouvent, avec les corpuscules ganglionnaires déjà décrits et force fibres grises, deux matières amorphes, l'une *grise* et l'autre *blanche,* signalées par M. Mandl. Quelques points de la substance nerveuse centrale sont jaunes, d'autres sont presque noirs. Des vaisseaux nombreux pénètrent la substance cérébrale, après s'être préalablement ramifiés dans une des membranes qui l'enveloppent.

I.   18

L'examen des fonctions des centres nerveux entraînera la discussion de plusieurs points anatomiques que ce n'est pas le lieu d'exposer ici.

21° *Système musculaire.*

Le système musculaire de l'homme est formé de fibres qui jouissent de la propriété de se raccourcir sous l'influence de *stimulus* venant du dedans ou du dehors. Réunies en faisceaux, ces fibres portent le nom de *muscle,* d'un mot grec qui signifie serrer. Les muscles sont les agents de presque tous les mouvements du corps. Les uns sont *pleins* et préposés aux mouvements volontaires; les autres sont *creux* ou du moins placés dans les parois d'organes creux, et parmi ces derniers, les uns obéissent encore à la volonté; les autres, situés plus loin des ouvertures extérieures, sont soustraits à son action.

Les muscles de la vie animale sont *rouges* et constituent ce qu'on nomme vulgairement la chair des animaux; ils président aux mouvements des membres et du tronc, à l'entrée de l'air dans les poumons et à sa sortie, à la production de la voix, aux mouvements des organes des sens, à l'introduction de la matière alimentaire et à diverses excrétions, à l'expression de la physionomie et à l'articulation des sons, etc.; ils sont attachés directement ou médiatement aux diverses pièces du squelette; quelques-uns se portent des os à la peau, d'autres des os à certains organes des sens, etc.

Les muscles sur lesquels la volonté n'a pas de prise sont tous creux et font circuler des liquides : tel est le cœur, dont les contractions poussent le sang dans toutes les parties du corps; telles sont les fibres pâles, qui font circuler les matières alimentaires dans le tube digestif, et celles que le microscope démontre dans les conduits excréteurs et certains réservoirs, etc.

Tous les muscles qui obéissent à la volonté sont formés de fibres striées (voir page 235); mais le cœur, qui n'y obéit pas, est cependant composé de ces mêmes fibres, de sorte qu'on ne peut prendre cette disposition anatomique comme un caractère distinctif entre les deux ordres de muscles. Le tube digestif, les conduits excréteurs, etc., ont des fibres plates. A cet élément fondamental, se joignent: 1° un tissu cellulaire à peu près amorphe entre les petits faisceaux musculaires, et composé de fibres cellulaires et de fibres à noyau dans les couches les plus extérieures; 2° des vaisseaux artériels et veineux, qui cependant ne sont pas la cause de la couleur du muscle, car celle-ci persiste après une hémorrhagie foudroyante; 3° des nerfs dans lesquels s'associent constamment à des fibres de mouvement des fibres de sentiment. Pour les muscles soumis à la volonté, ces nerfs proviennent presque exclusivement de l'axe cérébro-spinal. Les muscles creux ont principalement des fibres grises du grand sympathique.

Tels sont, Messieurs, les systèmes dont l'étude fait l'objet de l'anatomie générale. Le jour où on conçut l'idée de rapprocher, d'après leurs affinités, les parties d'un même système disséminées dans l'organisme; le jour où on signala les propriétés caractéristiques de chaque système; ce jour-là, la médecine, envisagée comme *science* et comme *art,* fit un progrès immense. C'est à Bichat qu'en appartient la gloire. Que nous importe qu'il ait méconnu la structure intime des tissus; que nous importe encore l'imperfection que nous avons reconnue dans sa doctrine des propriétés vitales? Cela peut-il diminuer en rien le mérite d'avoir montré combien les phénomènes de la vie sont différents dans une muqueuse et dans une séreuse, tant à l'état normal qu'à l'état pathologique, et combien d'analogies rapprochent, sous ce double point de vue, le péritoine, les plèvres, le péricarde, la tunique vaginale, et d'avoir enfin étendu ce genre de recherches aux vingt et un systèmes dont il a présenté la description?

Déjà, il faut le reconnaitre, la médecine avait pris ici une sorte d'initiative. La *Nosographie philosophique* contenait une de ces idées mères dont la fécondité est inépuisable, lorsqu'elle est exploitée par un homme de génie. Pinel avait fait un ordre des inflammations des membranes *muqueuses,* et saisi les traits qui les distinguent des phlegmasies des membranes *séreuses,* qu'il appelait alors *diaphanes.* Cette heureuse idée avait illuminé Bichat, et bientôt le *Traité des membranes* et l'*Anatomie générale* avaient montré à tous les yeux, et à Pinel lui-même, la portée immense de la distinction qu'il avait établie. L'intérêt de la vérité m'oblige à rapporter ici une phrase qu'un des hommes les plus éminents dont l'Angleterre s'honore, J. Hunter, écrivait en 1795, époque où, à la vérité, il y avait peu de communications entre la Grande-Bretagne et la France : «Le péritoine, dit-il, pourra être universellement enflammé, et cependant les parois de l'abdomen et les tuniques des intestins ne seront aucunement affectées. Le même principe mène à distinguer les inflammations du poumon de celle de la plèvre.» On pourrait dire, enfin, que les *Elementa physiologiæ* contiennent une sorte de traité d'anatomie générale, puisque Haller y décrit, et avec beaucoup de soin, le tissu cellulaire, le tissu adipeux, les artères en général, les veines, les lymphatiques, les muscles dans lesquels il signale l'*irritabilité* comme propriété caractéristique. Bien plus, il rapproche le liquide du péritoine de celui du cœur et de celui de la plèvre, et montre une analogie entre les adhérences du cœur au péricarde et celles du poumon avec la plèvre costale. Je vous prie de ne tirer de ces citations aucune autre conclusion, sinon que rarement une découverte prend rang dans la science sans avoir été préparée par quelques travaux antérieurs qui en contiennent les germes. Voici un fait qui démontre que toutes ces idées avaient peu fructifié à l'époque où fut composé le *Traité des membranes.* Bichat ayant démontré, devant un assez grand nombre de témoins, que dans un cas d'empyème, le poumon n'était que comprimé par le pus, au lieu d'*être fondu par la suppuration,* comme on le croyait généralement, cela avait causé la plus vive sensation sur les spectateurs, au nombre desquels était Broussais, qui, à partir de ce jour, se promit d'étudier l'irritation *dans chacun des tissus* qui composent le corps de l'homme.

Après avoir fait cette part à l'éloge, il me sera permis de montrer quelques défauts d'exécution dans l'œuvre de Bichat. Ce ne sera l'objet que de quelques lignes. Bichat a reconnu vingt et un systèmes, savoir : les systèmes *exhalant, absorbant, cellulaire, artériel, veineux, nerveux animal, nerveux organique, osseux, médullaire, cartilagineux, fibro-cartilagineux, fibreux, musculaire animal, musculaire organique, muqueux, séreux, synovial, glanduleux, dermoïde, épidermoïde* et *pileux.* Ces vingt et un systèmes ne sont pas précisément ceux dont je vous ai donné la description succincte. Le système *exhalant*, en tant qu'il serait composé d'un ordre de vaisseaux particuliers *s'ouvrant par des orifices*, là où se font les exhalations, n'a jamais existé que dans l'imagination de Bichat. Cet auteur a dédoublé le système nerveux et le système musculaire ; mais il n'y a pas lieu ici à un reproche grave. Sous le nom de système fibreux, il a compris le système fibreux ordinaire et le tissu élastique, qui en diffère sensiblement. Le tissu *adipeux* ne figure pas dans sa classification, parce qu'il croyait à tort que la graisse se déposait dans les cellules mêmes du tissu cellulaire, et d'une autre part, il a décrit un *système médullaire*, lequel n'est, dans notre classification, qu'une forme du tissu adipeux ; il n'a reconnu non plus ni le *système pigmentaire* ni le *tissu érectile.*

Parmi les vingt et un systèmes décrits par Bichat, les uns, plus généralement répandus que tous les autres, étaient considérés par lui comme des *systèmes générateurs*, parce qu'ils donnent naissance aux autres par leur combinaison. Ces systèmes générateurs étaient au nombre de sept, à savoir : les systèmes *exhalant, absorbant, cellulaire, artériel, veineux, nerveux organique* et *nerveux animal* ; et parmi ces sept systèmes, quelques-uns, comme l'exhalant, l'absorbant, le cellulaire, sont encore plus généralement répandus que les quatre autres. Les sept systèmes générateurs se forment d'abord les uns des autres, puis ils engendrent tous les autres. L'idée même de ces tissus générateurs est certainement ingénieuse, et il est vrai que le tissu cellulaire, les vaisseaux et les nerfs, entrent dans la composition du plus grand nombre des systèmes. Mais n'oublions pas qu'aucun de ces tissus n'est simple, que les *exhalants* n'existent pas, que les absorbants ne sont pas *partout*, comme le croyait Bichat, et que la matière vivante absorbe sans le secours de vaisseaux; que certains systèmes, comme le cartilagineux, existent sans le concours d'aucuns des tissus générateurs de Bichat, et qu'on voit enfin d'autres systèmes que le cellulaire, le vasculaire et le nerveux, se comporter à la manière des systèmes générateurs, puisque le système élastique fait partie constituante du système artériel.

Je suis bien avancé maintenant dans la tâche que je m'étais donnée de vous présenter un tableau de l'organisation. Vous connaissez les tissus simples, vous connaissez les systèmes ou tissus plus ou moins généralement répandus dans l'économie; il faut que je dise quelques mots sur les organes, les viscères et les appareils.

Je suppose que devant un élève qui n'aurait d'autres notions que celles que je vous ai présentées jusqu'ici, on fasse l'ouverture d'un cadavre : il voudra connaître les noms des parties qui s'offriront à sa vue; on lui nommera l'*estomac*, l'*intestin*, etc. Or, comme il n'aura pas entendu parler de tissu *stomacal* ou *intestinal*, il pourra demander si on n'a pas fait quelque omission, en faisant devant lui le dénombrement des tissus ou systèmes du corps. Pour toute réponse, examinons l'estomac. Nous voyons à l'*extérieur* une membrane lisse qui favorise son glissement sur les parties voisines, et nous reconnaissons là une production de notre *système séreux*, que recouvre un *épithélium pavimenteux*. A la face interne de l'estomac, nous trouvons une membrane muqueuse ou *tégumentaire intérieure*, couverte d'un épithélium à cylindres et doublée d'un *tissu cellulaire condensé* qui passe à l'état de *système fibreux;* dans l'épaisseur de cet estomac, sont des *glandes*, des fibres appartenant au *système musculaire;* de plus, des *vaisseaux artériels* et *veineux*, des *lymphatiques* et des *nerfs*. Cet examen nous apprend donc que l'estomac ne renferme pas d'autres tissus ou systèmes que ceux que nous connaissons déjà. Cet estomac est un *organe*, c'est-à-dire un instrument. Tous les autres organes ou instruments de l'économie seront de même formés par quelques-uns des tissus ou systèmes précédemment énumérés.

Le mot viscère, *viscus,* dérive du verbe *vescor,* qui signifie je me nourris; aussi l'a-t-on appliqué plus particulièrement aux parties du corps qui reçoivent les aliments et concourent à leur élaboration : tels sont les viscères digestifs. Et comme les poumons, les reins, etc., prennent part aussi aux fonctions nutritives, on les a de même classés parmi les viscères. On peut indifféremment appeler l'estomac, le foie ou les poumons, *organe* ou *viscère ;* mais jamais le mot viscère ne pourra s'appliquer à l'œil, au cerveau, à l'oreille, etc. Enfin, on donne le nom d'*appareil* à un ensemble d'organes ou de parties qui concourent à l'accomplissement d'une fonction. Ainsi, la préparation du suc réparateur, chez l'homme, exige que les mâchoires armées de dents broyent l'aliment, que la salive le pénètre, que le suc versé par l'estomac, par le foie, le poumon et les glandes intestinales, le modifient encore, etc.; toutes ces parties constituent l'*appareil digestif,* et ainsi des autres.

En réfléchissant à la nécessité d'un si grand nombre d'organes pour l'accomplissement d'un seul phénomène, gardez-vous de supposer que la nature ait été peu prévoyante ou peu habile. Si nous voyons le concours de plusieurs organes nécessaire à une seule fonction, plus fréquemment encore nous aurons l'occasion d'admirer à combien d'actions différentes une seule partie peut prêter son secours. La langue apprécie la saveur des corps, aide la mastication en plaçant les aliments sous les arcades dentaires ou les pressant contre la voûte palatine; elle les précipite dans le gosier, remplissant presque à elle seule le premier temps de la digestion ; elle favorise la succion, et modifiant enfin chez l'homme le son produit dans le larynx, elle devient le merveilleux instrument à l'aide duquel il communique sa pensée. L'étude approfondie des actes de la vie vous convaincra de plus en plus que, dans ce qu'on a, à si juste titre, appelé l'*économie animale,* la nature a résolu ce problème important d'obtenir de grands effets avec de petits moyens.

TREIZIÈME LEÇON.

DES HUMEURS.

Messieurs,

J'ai terminé dans la leçon précédente les généralités sur les solides du corps des animaux supérieurs; nous allons nous occuper aujourd'hui des humeurs.

Dans un agrégat doué de la vie, où tout se renouvelle incessamment, où rien ne pénètre qu'à l'état de dissolution et par les porosités invisibles de la matière organique, où tout s'échappe par de semblables voies, il fallait le concours d'humeurs et de solides.

Il fallait des humeurs pour porter partout les matériaux de la réparation, et pour recueillir partout ceux de la décomposition.

Si les humeurs passent ainsi à l'état solide, si les solides se résolvent en humeurs, il doit exister un certain rapport, une certaine analogie entre les unes et les autres. Ce rapport, cette analogie, peuvent s'entendre de la densité, de la cohésion des parties, et aussi de leur composition chimique.

Quant à la densité, la cohésion, comparées à celles des solides, sans doute on trouvera une différence saillante entre l'humeur aqueuse, les larmes, et le cartilage ou l'os; mais toutes les humeurs ne sont pas aussi ténues que l'humeur aqueuse, tous les solides ne sont pas aussi cohérents que l'os.

Examinez l'embryon qui vient d'apparaître. La mollesse y est si grande, tout y est si pénétré de liquides, que les rudiments d'organes y ressemblent plutôt à des parties épaissies de l'humeur de l'œuf qu'à des solides organiques; on dirait des *formes dans un liquide.*

Dans une glande qui se développe, on voit les radiations du

futur conduit excréteur se prolonger dans une masse que l'on nomme *blastème*, et dont on ne pourrait dire si elle appartient aux solides ou aux liquides.

Dans l'animal adulte, certains solides sont si mous, si pénétrés de liquides, qu'on les a rangés parmi les humeurs. C'est ce qui est arrivé pour le cristallin, par exemple, quoiqu'il ait des détails de structure assez compliqués. La substance cérébrale et celle de la moelle ne sont guère plus consistantes que le cristallin, et il serait peut-être permis de ranger parmi les liquides le contenu des tubes primitifs des nerfs.

Ce n'est pas tout : une foule d'humeurs des animaux renferment des particules solides qui peuvent être considérées comme un premier degré d'organisation. L'état le plus simple, le plus rudimentaire, est celui de granules, et ceux-ci, dans beaucoup de circonstances, sont animés de mouvements assez vifs qui doivent être assimilés sans doute au mouvement moléculaire de Brown. J'ai signalé depuis longtemps ce mouvement dans les granules renfermés dans les globules du pus, d'après les observations dont M. Bourguignon m'avait rendu témoin. M. Pouchet l'a vu dans les granules des vésicules du jaune et prétend qu'il n'y a pas d'exception à cet égard ; M. Lebert l'a observé dans le contenu des globules qu'il décrit sous le nom de *globules organo-plastiques.*

Quelquefois ces granules agglomérés forment des noyaux de cellules ; on trouve encore des globules, des cellules dans diverses humeurs. Le sang, à lui seul, renferme des globules rouges, des globules blanchâtres très-analogues à ceux du pus, et des globulins décrits par M. Donné. Le sperme a ses animalcules spermatiques et des globules, la lymphe a des globules ; il en est de même du chyle. L'humeur renfermée dans les vésicules closes du corps thyroïde, du thymus, des capsules surrénales, contient des corpuscules ou granulations ; celles-ci ressemblent à celles que l'on trouve à l'état solide dans le parenchyme de ces organes, et ce qui complète l'analogie, c'est que les corpuscules du tissu même des glandes surrénales ont le mouvement moléculaire. Le liquide des vésicules de la rate (je parle de ses vésicules closes, et non des cellules qui sont en communication avec les veines) tient aussi en suspension des corpuscules qui ont quelque analogie avec ceux du sang, à cela près qu'ils sont moins réguliers et moins aplatis. Le lait a ses globules caractéristiques ; le colostrum, ses corpuscules ou corps granuleux. Il y a des parties en suspension dans le liquide des vésicules de de Graaf, et ce sont eux qui forment ensuite ce qu'on a si improprement nommé *disque proligère* dans l'œuf des mammifères. Des vésicules adipeuses entrent dans la composition de l'humeur sécrétoire nommée *cérumen*.

Enfin, les humeurs qu'on appelle muqueuses charrient des *corpuscules muqueux* et souvent des cellules épithéliales, nouveau trait d'analogie entre les humeurs et les solides. On sait que plusieurs micrographes regardent l'humeur sécrétée comme n'étant en grande partie que la glande elle-même ou au moins les cellules endogènes liquéfiées. Il y a aussi des globules de mucus dans la salive et les larmes.

Il est à remarquer que la bile à l'état normal et surtout l'urine ne charrient pas de corpuscules organiques : ce serait une cause d'épuisement pour l'économie si l'urine en entraînait régulièrement avec elle. Tiedemann, qui n'a pas donné les considérations que je viens de présenter, dit d'une manière générale que les globules ne se montrent pas dans les liquides excrémentitiels.

Voici un nouveau sujet de rapprochement entre les humeurs et les solides du corps. La matière organique, dans l'état le plus simple où elle puisse se présenter, est en dissolution : tel est l'état de l'albumine et même de la fibrine dans la lymphe et le sang. Or, si vous voulez bien vous représenter, Messieurs, que la fibrine n'a point de dissolvant connu dans le sang, et qu'elle s'en sépare en se solifiant dès que ce liquide a perdu son mouvement ou a été extrait du corps vivant, vous aurez un exemple de plus, et des plus frappants, de l'analogie qu'ont entre elles les parties solides et les humeurs du corps, et de la facilité avec laquelle peut s'opérer le passage d'un état à l'autre. Cette considération, à laquelle il faut ajouter celle empruntée à l'analogie de composition chimique, nous autorisera donc à dire, et avec plus de connaissance de cause qu'au temps de Bordeu, que le sang est de la *chair coulante*.

De la classification des humeurs.

Il n'est pas aisé d'établir une classification satisfaisante des humeurs du corps humain.

Les grandes divisions sont faciles : il y a trois classes bien naturelles ; mais les divisions et subdivisions sont tout à fait artificielles, et si l'on peut obtenir un *système* qui les distribue dans ses divisions secondaires, on ne peut aspirer encore à une *méthode* qui les rapproche d'après leurs rapports naturels. Du reste, ces difficultés sont inhérentes au sujet lui-même, et dérivent de la variété extrême que présentent les humeurs.

Je dis que les grandes divisions sont faciles ; voici celles que je propose.

A. Je reconnais, en premier lieu, une humeur que j'appelle *centrale*, se mouvant circulairement dans les voies vasculaires. Cette humeur centrale, c'est le *sang*, humeur où tout aboutit et d'où sortent toutes les autres humeurs. Imaginez un grand fleuve qui, en s'éloignant de sa source, laisserait échapper une foule de petits courants qui diminueraient sa masse, et qui, retournant ensuite vers son point de départ, recueillerait de toutes parts des matériaux de sa recomposition. On peut faire deux genres de cette humeur : le sang *artériel* et le sang *veineux* ; mais comme ils se changent incessamment et avec une rapidité extrême l'un dans l'autre, il n'y a pas lieu d'insister ici sur cette division.

Les autres humeurs se divisent très-naturellement en celles qui vont au sang et qui le forment, et en humeurs qui en sortent.

B. Les humeurs qui vont au sang et qui le forment sont au nombre de trois : le chyle, la lymphe, et le produit de la digestion, dont les veines se chargent directement.

1° Le *chyle*, humeur plus ou moins blanche ou laiteuse, sorte d'émulsion provenant de l'action de certaines humeurs de l'animal sur la matière alimentaire, est contenu et circule dans un ordre de vaisseaux, les *chylifères*, qui naissent du tube digestif et aboutissent à un conduit qui verse son contenu dans le système veineux. Le chyle contribue donc à la formation du sang.

2° La *lymphe* est, comme le chyle, transportée dans le sang veineux. C'est un liquide transparent, quelquefois un peu rosé, que les vaisseaux lymphatiques rapportent de presque toutes les parties du corps.

3° A ces deux genres d'humeurs qui forment le sang, il faut joindre l'humeur autre que le chyle, laquelle résulte de la transformation que l'aliment a subie; humeur très-riche en matières organiques, qui pénètre, comme nous le verrons, dans les veines du tube digestif.

Mon collègue M. Adelon a mis le sang veineux au nombre des humeurs qui forment le sang; mais la masse du sang passant, peut-être plus de quarante fois dans une minute, de l'état artériel à l'état veineux, j'ai pensé qu'il n'y avait pas lieu de séparer le sang artériel du sang veineux.

C. Les humeurs qui sortent du sang sont extrêmement nombreuses et variées; c'est de là que sont venues les difficultés pour leur classement. Comme il importe cependant d'en présenter le dénombrement, j'adopterai en premier lieu une classification artificielle, sans égard pour leur nature diverse; nous verrons ensuite s'il n'y a pas moyen d'opérer entre elles quelques rapprochements. Ces humeurs comprennent tous les produits de sécrétion, moins les gaz, dont nous nous sommes déjà occupé.

Je les divise en deux grandes classes : 1° celles qui sont versées sur les membranes tégumentaires, 2° celles qui sont déposées dans des cavités closes de toutes parts.

Humeurs versées sur les membranes tégumentaires.

Les humeurs versées sur les membranes tégumentaires peuvent être réparties en deux groupes, suivant qu'elles sont déposées sur le tégument externe ou sur les muqueuses. Peut-être y aurait-il lieu de faire un troisième groupe des humeurs qui sont excrétées sur le bord des ouvertures par lesquelles la peau se continue avec les muqueuses, car il y a là, notamment chez certaines espèces animales, des sécrétions très-caractéristiques ; cependant nous les rapporterons, suivant les cas, au tégument externe ou à la muqueuse.

Les humeurs qui sont excrétées sur le tégument externe peuvent être rapportées à trois genres : *a*, humeurs perspiratoires ; *b*, humeurs folliculaires ou sébacées ; *c*, humeurs glandulaires.

a. On entend par humeurs *perspiratoires* celles qui sont purement et simplement exhalées ou qui s'échappent des porosités des vaisseaux sans qu'il y ait d'organe sécréteur apparent. Nous avons dit que les *vaisseaux exhalants* n'avaient jamais été démontrés, et comme on comprend l'exhalation sans leur secours, il n'y a aucune raison de les admettre.

On a admis deux sortes d'humeurs perspiratoires à la peau : la *transpiration cutanée* et la *sueur*. Il ne faut conserver que la première espèce, car la sueur est produite par des glandes.

b. Les humeurs folliculaires ou sébacées du tégument externe se remarquent principalement là où il y a des poils ; elles ne sont donc pas exclusivement destinées, comme on le disait, à l'entretien de la peau. Ces humeurs renferment de la matière grasse. On les trouve surtout aux aisselles, aux aines, au nez, et dans le conduit auditif, où elles constituent le *cérumen*. Des follicules plus ou moins composés versent au voisinage des ouvertures naturelles, ou en d'autres parties des animaux, des humeurs sébacées plus ou moins odorantes ou même fétides ; sur le bord de l'anus des carnassiers, entre la queue et l'anus chez la hyène et le blaireau, entre l'anus et les organes génitaux chez la civette, aux pieds des ruminants, au coccyx des oiseaux, etc.

c. Les humeurs glandulaires sont la *sueur*, qui est fournie par les conduits excréteurs de petites glandes connues depuis quelques années, et le *lait*, que la glande mammaire excrète par les conduits galactophores ouverts à la surface du mamelon.

Les humeurs versées à la surface des membranes tégumentaires intérieures, ou membranes muqueuses, sont beaucoup plus nombreuses que les précédentes. Je les divise aussi en *perspiratoires*, *folliculaires* et *glandulaires*.

a. On pourrait, pour abréger cette énumération, dire que *l'action perspiratoire* est admise, théoriquement au moins, à la surface de toutes les muqueuses, et par conséquent dans les voies gastro-pulmonaires aussi bien que dans les membranes qui revêtent l'intérieur des organes affectés à la génération et à l'excrétion des urines; cependant quelques détails sont nécessaires.

Une *humeur perspiratoire* s'échappe en abondance des voies aériennes : elle procède des vésicules pulmonaires; mais les bronches, la trachée, le pharynx, et la bouche même, ne sont pas étrangers à sa production, ainsi que l'ont prouvé des expériences dont j'aurai à vous entretenir par la suite. Il y a aussi une humeur perspiratoire dans les fosses nasales.

C'est à cette catégorie que plusieurs physiologistes rapportent en tout ou en partie le *suc gastrique*. On admet aussi dans l'intestin un suc perspiratoire dont on a voulu calculer l'abondance par le volume des artères mésentériques, et qu'on aurait vu sortir de la surface de la muqueuse amenée au contact de l'air. Nous verrons si l'énorme quantité de glandules de l'estomac et des intestins ne suffit pas pour rendre compte de ces sécrétions.

Il n'y a rien d'intéressant ni même de positif à dire sur les *humeurs perspiratoires* des autres muqueuses. Est-on fondé à y rapporter celle qui coule périodiquement à la face interne de l'utérus, sous le nom de menstrues?

b. Les humeurs folliculaires des membranes muqueuses sont de plusieurs sortes. Bien que j'aie montré précédemment la transition s'établissant par une dégradation insensible de la glande au follicule, il y a lieu cependant de tenir compte des différences dans les humeurs provenant des unes et des autres. Nous rangeons donc parmi les humeurs folliculaires des membranes muqueuses les *mucus* et les *humeurs sébacées* analogues à celles que déjà nous avons rencontrées à la peau. Le *mucus* est une humeur plus ou moins transparente, visqueuse, composée de globules et de cellules de mucus, de lamelles d'épithélium, et d'un liquide versé par les follicules. On peut rapporter à cette

section le mucus nasal, qui sert en quelque sorte de type,
celui des voies lacrymales, celui des sinus de la face, de la
trompe d'Eustache, de la caisse du tympan, du pharynx, des
amygdales, des voies aériennes, de l'œsophage, de l'estomac, et celui des conduits excréteurs qui s'ouvrent dans les
muqueuses. Si on mettait en doute la sécrétion muqueuse de
ces parties, sécrétion masquée ordinairement par les humeurs
et les matières qui les parcourent, on pourrait établir ses convictions sur certains phénomènes que la pathologie nous présente. S'il arrive, par exemple, qu'un calcul engagé dans le
canal cystique empêche la bile de parvenir dans la vésicule biliaire, celle-ci se remplit du produit muqueux de sa propre sécrétion. De même, dans les cas d'anus contre nature, le bout
inférieur de l'intestin, qui a cessé de recevoir les matières que
la digestion a élaborées, continue de sécréter du mucus, que
le mouvement péristaltique conduit au rectum, qui s'en débar-
rasse par l'acte de la défécation. Mentionnons enfin le mucus qui
lubrifie les voies génito-urinaires.

Je dois vous faire remarquer que les membranes muqueuses,
sans le secours de follicules, excrètent continuellement de leur
surface un des éléments du mucus, à savoir les *cellules épithéliales*, que d'autres remplacent à mesure.

Les humeurs sébacées des muqueuses sont toutes versées sur le
point où elles se continuent avec le tégument externe. Ces humeurs
contiennent de la graisse et quelquefois des vésicules graisseuses
tout entières : telles sont l'humeur de Meïbomius, l'humeur de
la caroncule lacrymale, l'humeur qui s'accumule entre le gland
et le prépuce, l'humeur qui s'accumule entre le clitoris et son
prépuce, et à la face interne des lèvres de la vulve. Il faut ranger
dans cette catégorie le *musc*, dont la poche s'ouvre au bord
du prépuce ; le *castoreum*, qui est versé dans le prépuce même
et dans le cloaque des individus des deux sexes, l'humeur sé-
bacée du rat musqué, etc.

Les humeurs glandulaires qui s'écoulent par des conduits excréteurs sur la surface des muqueuses sont les *larmes*, la *salive*, la *bile*, le *suc pancréatique*, qui appartiennent tous

(les larmes exceptées) au tube digestif, et, d'une autre part,
l'urine, le sperme, l'humeur des glandes de Cowper, l'humeur
prostatique, et l'humeur provenant de la glande qui correspond
à la prostate ou plutôt à la glande de Cowper, chez la femme.

**Humeurs déposées dans des cavités qui ne communiquent
pas à l'extérieur, ou qui n'y communiquent que d'une
manière intermittente.**

Les humeurs perspirées dans les cavités closes d'une manière
permanente sont :

1° La *sérosité* qui mouille le tissu cellulaire ; elle y est rarement assez abondante pour couler quand on divise ce tissu.

2° La *sérosité* des membranes séreuses. Ce n'est aussi qu'à
l'état pathologique qu'elle s'y accumule de manière à former
une collection, et il n'y a le plus souvent que de l'humidité
dans les séreuses, mais elle n'y est certainement pas à l'état de
vapeur.

3° L'humeur synoviale qui se trouve dans toutes les articulations à surfaces contiguës. Cette humeur est plus filante, plus
visqueuse et un peu moins diaphane que la sérosité des séreuses ;
j'en rapproche l'humeur dite *mucilagineuse* des tendons et celle
des bourses muqueuses.

4° Les humeurs affectées à deux des principaux sens. Ce sont,
pour l'œil, l'*humeur aqueuse,* l'humeur vitrée, et l'humeur dite de
Morgagni, qui se trouve entre le cristallin et la partie antérieure
de sa capsule ; pour le sens de l'ouïe, il y a deux humeurs, la péri-
lymphe et la vitrine auditive : celle-ci contenue dans les sacs et
tubes membraneux du vestibule et des canaux demi-circulaires,
celle-là répandue autour de ces sacs membraneux et remplissant
en outre les cavités du limaçon.

5° Le fluide céphalo-rachidien, fluide abondant déjà vu par
Cotugno, dont les travaux sur ce point étaient à peu près oubliés
lorsque M. Magendie le soumit à de nouvelles recherches. Il ne
faut pas confondre ce fluide avec l'humidité qui lubrifie l'a-
rachnoïde. Le fluide céphalo-rachidien est entre la pie-mère et

l'arachnoïde, et il occupe encore les ventricules du cervelet et du cerveau.

6° L'humeur amniotique.

7° La graisse qui est contenue dans des cavités parfaitement closes.

8° L'humeur sécrétée peut-être par les ganglions lymphatiques.

9° L'humeur coagulable contenue dans les cellules des organes nommés par quelques auteurs glandes sans conduits excréteurs, savoir : le corps thyroïde, le thymus, la rate et les capsules atrabilaires. Je ne mentionne pas ici le pigment, qui ne peut plus être considéré comme une humeur.

Quant aux humeurs déposées dans des cavités closes, mais déhiscentes à certaines époques, elles ne comprennent que le liquide des vésicules de l'ovaire (vésicules de de Graaf) et le liquide des follicules clos dont j'ai parlé page 270. L'ouverture des vésicules de de Graaf a vraisemblablement lieu à chaque période menstruelle, et certainement elle s'opère à l'époque de la fécondation. Quant à la déhiscence des follicules clos, ceux de Peyer par exemple, la chose n'est nullement démontrée.

Jusqu'ici, Messieurs, nous n'avons qu'un dénombrement des humeurs, une classification établie sans aucun égard pour leurs différences ou leurs analogies; il faut reprendre ce sujet sous un autre point de vue.

On a proposé plusieurs classifications chimiques des humeurs; celle de Bostoch, qui place parmi les produits de sécrétion les os, les muscles et les différents solides du corps, ne trouvera pas place ici.

La classification de Berzelius ne porte que sur les humeurs sécrétées, c'est-à-dire sur notre troisième classe d'humeurs; mais il est évident que c'est la seule qui réclame un arrangement.

Il y a, dit Berzelius, deux classes de fluides sécrétés, savoir : ceux de *sécrétion proprement dite,* c'est-à-dire les fluides destinés à remplir quelque office dans l'économie, et les fluides d'*excrétion,* qui doivent être expulsés du corps. Les humeurs de la première classe sont toutes *alcalines*, celles de la seconde classe sont *acides*.

Les humeurs alcalines se divisent en deux classes. Les unes, comme la bile, le fluide spermatique, etc. , contiennent précisément la même proportion d'eau que le sang ; les autres, comme les humeurs de l'œil, la salive, la sérosité des membranes séreuses et du tissu cellulaire, ont une proportion d'eau plus considérable que celle qui existe dans le sang. Les unes et les autres ont les mêmes sels que le sang, et dans les deux classes, le travail formateur a porté sur la matière albumineuse du sang qui a fourni la substance qui caractérise chacune des humeurs sécrétoires.

Les *excrétions*, comme l'urine, la sueur, le lait, contiennent toutes de l'*acide lactique*, suivant Berzelius, et l'urine a de plus l'acide urique. Indépendamment des principes immédiats particuliers qui caractérisent certaines excrétions, on obtient de toutes, par l'évaporation, un résidu plus abondant que celui des *sécrétions*.

Ces vues ont une grande portée pour l'histoire des sécrétions, et nous chercherons à les utiliser dans un autre moment. Je ne pense pas toutefois que cette division soit à l'abri de toute critique. Le suc gastrique, par exemple, a les usages d'un liquide de sécrétion dans le sens où Berzelius l'entend, et cependant il est franchement acide.

Tiedemann a proposé aussi une classification des fluides sécrétés ; il les rapporte à six classes d'après les principes qui entrent dans leur composition.

1° *Liquides séreux*, qui ressemblent au sérum du sang, et sont composés d'une grande quantité d'eau, d'un peu d'albumine dissoute, et des sels existant dans cette dernière. Il place dans cette classe la sérosité du tissu cellulaire, les liquides des membranes séreuses et articulaires, celui des chambres de l'œil, de la capsule cristalline et du labyrinthe.

2° *Liquides albumineux*. Ils se distinguent par une grande quantité d'albumine. Tiedemann range ici le suc pancréatique, le sperme, le liquide des œufs de de Graaf, le suc de la thyroïde et celui du thymus; il y range aussi le lait, à cause du caséum, qu'il rapproche vraisemblablement des matières albumineuses.

3° *Liquides muqueux*. Nous les connaissons déjà.

4° *Liquides gras* ou *huileux*, comme la graisse du tissu cellulaire, la moelle des os, les liquides sébacés de la peau, le cérumen, l'humeur de Meïbomius, le fluide gras du prépuce et de la vulve, le castoréum, la civette, le musc, l'humeur des glandes anales des carnivores, l'huile de la glande coccygienne des oiseaux.

5° La salive, la bile, l'urine, les larmes, etc., sont des matières contenant beaucoup de sels, et la plupart du temps des substances animales particulières.

6° Liquides dans lesquels des acides prédominent, comme la sueur, le venin des abeilles, etc.

Tiedemann n'a pas présenté, à propos de la cinquième classe, les développements qu'elle comporte. Il y a dans l'économie un certain nombre d'humeurs qui renferment pour chacune un ou deux principes caractéristiques, qui les constituent ce qu'elles sont. Ainsi, dans l'urine on trouve l'urée et l'acide urique; dans la bile, le *choléate de soude,* qui en forme, comme nous le verrons, la partie caractéristique; dans le lait, le caséum et le sucre (pour ne rien dire du beurre, qui est un corps gras); dans les liquides de l'estomac, des matières que nous verrons agir à la manière des ferments, et dans le sperme, enfin, à défaut de matière chimique caractéristique, les animalcules spermatiques.

Usages des humeurs.

Les unes servent à l'entretien de l'individu, les autres à la conservation de l'espèce.

Parmi les premières, l'*humeur centrale,* ou sang, est prochainement nécessaire au maintien de la vie; mais nous devons réserver l'examen de ce point important de physiologie pour une autre partie du cours.

Les humeurs afférentes au sang, le chyle, la lymphe, et ce qui pénètre après la digestion dans les veines du tube digestif, ont

évidemment pour usage de réparer les pertes du sang, et par
conséquent celles du corps.

Parmi les humeurs qui sortent du sang, il en est qui sont absolument sans usage. Leur expulsion est un phénomène de dépu-
ration dans l'économie ; elles sont *excrémentitielles,* comme on
le disait anciennement. L'urine est dans ce cas, et c'est peut-être
la seule humeur qui n'ait aucun usage. La sueur est excrémentitielle, mais elle modère la chaleur et assouplit la peau. La matière grasse de la peau est *excrémentitielle,* mais elle entretient
les poils et la peau. Plusieurs principes de la bile sont excrémentitiels; mais, quoi qu'on en ait dit, elle a un office dans l'acte de
la digestion. Les larmes sont excrémentitielles, mais elles empêchent l'action dessiccative de l'air sur l'œil. La perspiration pulmonaire est *excrémentitielle;* mais elle contribue aussi à modé-
rer la température du corps, et elle entretient l'humidité dans
les voies aériennes.

Un grand nombre d'humeurs remplissent dans l'économie des
usages purement mécaniques. La sérosité facilite le glissement
des poumons, du cœur, de l'estomac, de l'intestin sur les parties
voisines ; la synovie, l'humeur des bourses des tendons, diminuent les effets des frottements, comme l'huile qu'on met aux
mécaniques ; le liquide céphalo-rachidien se prête aux mouvements du rachis, et entretient dans la moelle une compression
égale et uniforme, etc.

Les humeurs annexées aux organes des sens y sont adaptées à
la propagation de la cause excitante de la sensation. Les parties
diaphanes de l'œil modifient la marche de la lumière; c'est au
milieu d'un liquide que les ondulations sonores ébranlent les
nerfs spéciaux de l'ouïe ; l'olfaction n'a pas lieu si un mucus normal ne retient les particules odorantes.

D'autres humeurs exercent une action dissolvante et altérante
sur les matières alimentaires : telle est l'action des fluides nombreux versés dans toute l'étendue du tube digestif.

Les mucus exercent une action lubrifiante et protectrice sur les
membraes tégumentaires internes.

Enfin, il y a des humeurs qui sont mises en réserve pour servir à la dépense qu'entretient le mouvement de la vie : tels sont les fluides gras renfermés dans le tissu adipeux et les cavités des os.

Les *humeurs destinées à la conservation de l'espèce* sont le sperme, l'humeur prostatique et celle des glandes de Cowper, le liquide des vésicules de de Graaf, les liquides qui sont contenus dans la membrane vitelline, dans la vésicule proligère, et dans la cavité de l'amnios ; il faut aussi placer ici le lait, première nourriture du nouveau-né.

QUATORZIÈME LEÇON.

DES FONCTIONS.

MESSIEURS,

Si je ne me suis pas abusé, je vous ai présenté un tableau assez complet de l'organisation de l'homme. Je dois maintenant faire pour ses actions ce que j'ai fait pour ses parties constituantes, essayer de les classer.

Il faut, pour cela, les rapporter à certains groupes auxquels on a donné le nom de fonctions. Vous connaissez déjà l'étymologie et la définition du mot FONCTION (voy. p. 176); je répéterai seulement que par fonction, on entend *un ensemble ou une série d'actes concourant à un but commun*. La digestion, par exemple, se compose d'une série d'actes nombreux, divers, mais qui ont pour but commun de préparer un suc nutritif, réparateur.

M. le professeur Adelon ajoute à cette définition quelques termes destinés à exprimer un caractère en quelque sorte complémentaire de la fonction, c'est que la série d'actes qui concourent à un but commun, à un office spécial et bien distinct, ait *pour instrument un organe ou un appareil d'organes évident*.

Je serais très-disposé à accepter cette seconde partie de la définition, si je pouvais me promettre de ne point me mettre en contradiction avec elle ; mais il y a des fonctions dont je ne vois pas nettement l'organe ou l'appareil. Je ne crois pas qu'on puisse dire aujourd'hui qu'il existe un appareil pour l'*absorption*. Toute la matière organique absorbe, il n'y a pas besoin de vaisseaux pour l'accomplissement de cette fonction, et lorsqu'ils existent, il ne jouent d'autre rôle que de transporter avec plus ou moins de rapidité vers les centres la substance que l'absorption a fait pénétrer dans les courants de liquides qu'ils charrient. On voit d'ailleurs que, si on voulait regarder certains vaisseaux comme constituant l'appareil de l'absorption, la principale pièce de cet appareil, le système veineux, serait empruntée à un autre appareil, celui de la circulation. On en pourrait dire autant du plus grand nombre des appareils affectés aux fonctions, car ils sont rarement spéciaux; j'en fournirai une seconde preuve. La fonction des *expressions,* que M. Adelon a admise, et avec beaucoup de raison, à mon avis, n'a pas seulement le larynx pour organe, mais elle met à contribution presque tous les autres appareils, celui de la circulation, quand la face rougit ou pâlit par émotion morale, celui de la locomotion, lorsque l'on menace du geste, celui des sécrétions, lorsque, dans la passion, la bouche se sèche ou qu'une sueur froide mouille la peau, etc. Ces difficultés n'avaient certainement pas échappé à mon savant collègue; mais elles m'ont plus intimidé que lui, et je n'ai pas voulu me lier par une définition. Je n'en aurai pas moins le soin de vous indiquer l'appareil affecté à chaque fonction, surtout lorsque cet appareil sera distinct et spécial.

Si par fonction on entend une série d'actes concourant à un but commun, il y aura nécessairement beaucoup d'arbitraire dans la classification des fonctions, tel physiologiste ayant considéré comme une *fonction* un ensemble d'actes qu'un autre aura regardés comme une dépendance d'une fonction plus étendue, et l'inverse ayant pu avoir lieu et ayant effectivement eu lieu. Comme les propositions générales ont besoin d'être appuyées sur des faits pour se graver dans la mémoire, je vais appuyer de quelques exemples celles que je viens d'émettre.

J'ai dit que souvent on aura considéré comme une fonction ce qu'un autre aura pris pour une dépendance d'une fonction plus étendue. Voici des preuves : Nous voyons Vicq d'Azyr et Fourcroy proposer de faire une fonction de l'*ossification;* mais on objecte avec raison que l'ossification n'étant autre chose que le mode de développement de l'os, sa nutrition, il n'y a pas plus lieu d'en faire une fonction à part, que de la nutrition du foie.

du cerveau ou de tout autre organe, et que cela doit rentrer dans la fonction plus générale que l'on nomme *nutrition*. Autre exemple : Bichat fait une fonction de l'*exhalation*, et Cuvier, restreignant encore ce cadre, met la *transpiration* au nombre des fonctions ; mais d'autres disent que l'*exhalation*, la *transpiration*, rentrent dans la fonction plus générale des *sécrétions*. Encore un exemple, et ici je ne blâme ni ne loue, je raconte : M. Gerdy admet une fonction des *sensations*, et une autre fonction de la *transmission sensoriale ;* tandis que la presque totalité des physiologistes ont compris les deux, sous le nom de *fonction* des *sensations*.

Il est arrivé, d'une autre part, de donner à certaines fonctions une compréhension tellement étendue, qu'elles englobaient des actes répartis par d'autres physiologistes dans des fonctions multiples. M. Adelon, par exemple, a compris tout à la fois dans la fonction unique de la *sensibilité* les sensations et les actes intellectuels et moraux, dont quelques physiologistes forment deux fonctions différentes.

Ces exemples suffisent pour nous faire pressentir combien doivent être nombreuses et diverses les classifications des fonctions. Je ne m'arrêterai pas à vous en faire un exposé critique ; ce serait une tâche à la fois aride et fastidieuse.

C'est peut-être cette considération qui a porté la plupart des physiologistes étrangers à supprimer complétement la classification des actes de la vie, et à entrer en matière sans avoir même prononcé le mot *fonction*. Haller avait donné cet exemple, et de nos jours, Burdach et Muller l'ont imité. Ces noms, quelque imposants qu'ils soient, ne feront point autorité pour moi sur cette matière. Si l'on peut sans inconvénient réduire la partie purement historique, ce serait laisser une lacune regrettable, que d'entrer dans la description des fonctions, sans en avoir présenté le dénombrement et la classification. Ne sera-t-il pas convenable de faire suivre le tableau que je vous ai donné de l'organisation d'un tableau des actes de la vie ? Déjà les propriétés et les phénomènes simples vous sont connus, j'en ai fait le dénombrement dans une des leçons précédentes (pag. **116** et suivantes); il faut maintenant voir les actions complexes, coordonnées de manière à produire les fonctions.

Il y a d'ailleurs un autre avantage que celui qui résulte du classement des fonctions; cet avantage, le voici :

Les fonctions des animaux sont très-complexes; elles s'enchaînent les unes les autres, si bien qu'il est impossible de décrire leurs phénomènes sans supposer connus des phénomènes appartenant aux autres fonctions. On ne peut donc aspirer à employer dans les descriptions physiologiques cette méthode que la logique recommande, méthode qu'elle applique à certaines sciences positives, et qui consiste à procéder rigoureusement du connu à l'inconnu. La preuve de la vérité de cette assertion se révélera dès que nous entrerons dans le détail des fonctions. Ainsi, parmi les causes des mutations que l'aliment éprouve dans la cavité buccale, nous citerons et décrirons la mastication; mais celle-ci s'exerce à l'aide des mouvements des mâchoires, ces mouvements sont opérés par des contractions musculaires. Je ne pourrai donc me dispenser, en traitant de la mastication, d'en mentionner les agents, comme si la contraction musculaire vous était déjà connue. Bien plus, je rechercherai quels sont les nerfs qui excitent les contractions dans les muscles masticateurs, présumant ainsi que vous avez déjà quelques notions touchant l'influence des nerfs sur les mouvements volontaires. Sans doute, il y a là des inconvénients, inconvénients inhérents à la nature des choses, inconvénients que nous rencontrerions aussi bien en plaçant notre début sur tout autre point du *cercle des fonctions.* Mais il y a un moyen de les atténuer, et c'est, je crois, celui que je vais employer, c'est-à-dire qu'en énumérant, en classant les fonctions, j'aurai soin de donner de chacune d'elles une idée sommaire, de manière que vous compreniez mes démonstrations et mon langage, lorsqu'il m'arrivera plus tard de mentionner, à propos d'une fonction, des actes appartenant à une autre fonction que je n'aurai pas encore décrite.

C'est là mon but principal, car je n'attache qu'une importance secondaire à la classification. Je dois même vous prévenir dès aujourd'hui que je n'y serai pas parfaitement fidèle; ceci demande une nouvelle explication. Il fut un temps où la physiologie ne consistait guère que dans l'exposé des usages des différentes parties du corps, *de usu partium*. A cela, on a substitué une méthode plus rationnelle, lorsqu'on a pris les fonctions pour point de départ, pour objet d'études et de description. Mais cette méthode, malgré sa supériorité, exposait cependant à négliger ou même à omettre complétement des détails qui se fussent présentés naturellement si on se fût occupé des *usages des parties.* J'avais été frappé de cet inconvénient, lorsque, dans les premières années de mon enseignement, je m'astreignais, lié que j'étais par la classification des fonctions, je m'astreignais, dis-je, à traiter des facultés intellectuelles et morales immédiatement après avoir fait l'histoire des sensations. Je sentais bien que j'omettais des considérations importantes sur les propriétés et les fonctions du système nerveux en général, et de chacune de ses divisions en particulier. Mais j'adoptai bientôt une autre marche, et après avoir décrit les sensations, je me mis, sans égard pour la classification et la méthode, à décrire les propriétés et les usages des nerfs en général, de chaque nerf en particulier, de la moelle épinière, et des diverses parties de l'encéphale; et cela terminé, je rentrai dans le cadre tracé par la classification des fonctions. J'ai quelque raison de penser que certains avantages sont attachés à cette manière de procéder, puisqu'on a publié sur la physiologie du système nerveux un bon ouvrage où la table des matières reproduit assez fidèlement les divisions suivies dans mon cours. Je resterai donc fidèle à cet ordre d'exposé des matières de la physiologie de l'encéphale et des nerfs. Ceci posé, je passe au dénombrement et à la classification des fonctions.

J'en fais de suite deux grandes classes, suivant qu'elles sont relatives 1° à la conservation de l'individu, 2° à la conservation de l'espèce.

C'est à Bichat qu'il faut attribuer l'honneur de cette grande division. Sans doute, avant lui, on avait fait figurer la génération dans la classification des fonctions; mais l'idée de faire des actes relatifs à la génération une fonction qu'on oppose à celles qui

entretiennent la vie de l'individu appartient véritablement à
Bichat. La plupart des physiologistes qui, depuis son époque,
ont proposé des classifications, ont conservé ces deux grandes
divisions. Je citerai parmi eux Richerand, MM. Gerdy et Adelon; je m'y conformerai aussi.

Des fonctions relatives à la conservation de l'individu.

Un coup d'œil comparatif jeté sur les actions qui conservent
l'individu permet de les rapporter à deux catégories bien distinctes.

Les unes, relatives à l'élaboration de la matière, ont lieu, pour
la plupart, sans conscience, ainsi qu'on l'observe dans les plantes ;
les autres ont lieu avec conscience, elles sont en rapport avec la
faculté de sentir et de vouloir.

De là deux classes de fonctions, proposées aussi par Bichat :
1° fonctions de la *vie organique,* nommées encore fonctions
nutritives, végétatives; 2° fonctions de la *vie animale* ou fonctions de *relation.*

On a critiqué ces mots *vie animale, vie nutritive ;* on a objecté qu'il n'y avait pas deux vies dans le même individu : on a
vu aussi quelque chose d'impropre dans l'expression *fonctions
de relation,* puisque les actes de la nutrition exigent aussi des
relations avec le monde extérieur. Ces petites chicanes ne portent
que sur les mots et elles n'atteignent point la classification que
nous exposons.

Une critique mieux fondée peut-être a été opposée, non pas à la
classification, mais à son auteur, puisqu'il est bien vrai, ainsi
que l'a fait observer M. Gerdy, que les bases de la classification
dont on a fait honneur à Bichat étaient depuis longtemps dans
la science. Je ne voudrais pourtant pas conclure de là que Bichat
ait été plagiaire; il était plus inventeur qu'érudit. Voici, du
reste, ce qui avant lui avait été proposé de plus positif dans le
sens de cette classification.

Galien admet des fonctions *vitales,* des fonctions *animales,* et
des fonctions *naturelles.* Les vitales sont si importantes qu'elles

ne peuvent être suspendues un seul instant, sans que mort s'ensuive : telles sont la *circulation* et la *respiration*. Les *animales* comprennent, suivant Galien, les sensations et l'intelligence, qui effectivement distinguent les animaux. Enfin, les *naturelles* sont la génération, la digestion, la nutrition; il y ajoute à tort le mouvement musculaire. Joignez les fonctions naturelles de Galien (moins le mouvement musculaire et la génération) à ses fonctions vitales, vous aurez les fonctions *organiques* de Bichat. Quant à la classe des fonctions *animales*, vous voyez qu'elle est déjà instituée par Galien. Verheyen, qui écrivait en 1686, a positivement admis les trois groupes de fonctions de Bichat : 1° les *animales*, 2° les *naturelles*, qui représentent les fonctions organiques de nos jours, 3° la *génération*. La seule chose à reprendre dans Verheyen, c'est qu'ayant accordé trop d'attention à la nécessité des contractions musculaires pour la *respiration*, il a mis cette fonction parmi les fonctions animales. La respiration est enfin remise dans le groupe des fonctions nutritives, dans certains livres où les médecins n'auraient peut-être guère songé à étudier la classification des fonctions : dans Nieuwentit, qui a écrit sur l'existence de Dieu, et dans Fénelon. Vous penserez peut-être avec moi, Messieurs, d'après ces citations, qu'il n'était pas inutile que Bichat vînt populariser, en quelque sorte, une classification si avantageuse et si naturelle que presque tous ses successeurs l'ont reproduite sans de grandes modifications.

Voici la division à laquelle je me suis arrêté pour les fonctions relatives à la conservation de l'individu.

J'admets six fonctions *nutritives* ou *végétatives*, savoir :

1° La *digestion*. Cette fonction consiste dans la préparation de sucs réparateurs, aux dépens des matières alimentaires et des boissons introduites dans une cavité spéciale des animaux. Cette fonction a pour appareil, dans les animaux supérieurs, un long tube diversement contourné, offrant sur son trajet des parties renflées et des parties rétrécies, et auquel sont annexées un grand nombre de glandes. L'action la plus générale de cet appareil consiste dans la production de liquides qui attaquent l'aliment, et dans des mouvements qui font circuler la matière alimentaire et en expulsent le résidu. La modification subie par la matière alimentaire consiste dans son ramollissement, sa dissolution, et presque toujours son passage à un autre état chimique.

2° *L'absorption.* Il ne suffit pas qu'un suc réparateur ait été préparé aux dépens des aliments dans le tube digestif, il faut encore que ce suc pénètre dans la masse du corps. Cette introduction est opérée par l'*absorption*; je l'ai déjà définie : l'acte ou les actes par lesquels une matière liquide ou gazeuse quelconque, étant au contact d'une partie vivante, pénètre les vaisseaux ou simplement la trame, l'épaisseur de cette partie. En agissant sur les matières venant de l'extérieur, l'absorption préside à la recomposition du corps, mais elle reçoit aussi les matériaux de sa décomposition. Toutes les parties organiques ont la propriété d'absorber; mais là où la pénétration des substances venant du dehors doit être très-active, la nature a multiplié les petits vaisseaux qui entraînent, charrient la matière absorbée; elle y a aminci et modifié l'épithélium. La partie émulsive du produit de la digestion pénètre dans un ordre particulier de vaisseaux, les chylifères; les veines emportent presque toutes les autres matières dissoutes dans le tube digestif; le tout entre dans la masse du sang.

3° La *respiration.* Cette fonction introduit dans le sang un principe puisé dans l'atmosphère, l'*oxygène;* elle expulse de ce liquide de l'*acide carbonique,* de l'*eau,* et une petite proportion d'*azote :* double phénomène pendant lequel le sang passe de l'état veineux à l'état artériel, quitte sa couleur sombre pour en prendre une vive, écarlate, rutilante, et devient apte à nourrir, exciter les organes. Je regarde la respiration comme le commencement et le terme d'une série d'actions qui se passent dans toutes les parties du corps, actions pendant lesquelles s'opère partout le mouvement intime de la vie, actions dont nous ne voyons que le côté chimique en disant qu'elles consistent dans la combustion de carbone et d'hydrogène. Je dis que la respiration est le commencement de ces actions : en effet, elle introduit le principe sans lequel tout serait enrayé. Je dis aussi qu'elle en est le *terme:* en effet, elle expulse le résidu de cette action organique et chimique, résidu qui deviendrait une cause de mort s'il s'accumulait dans le sang. Ajoutons que la digestion a aussi fourni son contingent pour ces actions fondamentales, puisqu'elle a préparé les matériaux sur lesquels agit l'oxygène. L'appareil respiratoire des animaux supérieurs consiste en tuyaux aériens commençant à l'extérieur par un conduit unique, et se terminant par des cellules innombrables sur lesquelles les vaisseaux qui apportent le sang veineux se continuent avec ceux qui remportent le sang devenu artériel. C'est ce qui constitue un *poumon,* organe dans la composition duquel vous trouverez des provenances de plusieurs des systèmes qui vous sont connus: à l'extérieur, une séreuse pour faciliter ses glissements; à l'intérieur, une *muqueuse* garnie d'un épithélium vibratile, de petites glandes, du tissu élastique, des fibres musculaires lisses, du tissu cartilagineux, du tissu cellulaire, des nerfs de plusieurs sources, et de nombreux lymphatiques. Une sorte de cage osseuse, dont les pièces sont mises en mouvement par des contractions musculaires, assure l'entrée et la sortie alternatives de l'air.

4° La *circulation*. La circulation des animaux supérieurs consiste dans un mouvement circulaire du sang, mouvement qui le transporte d'un organe central, le cœur, à toutes les parties du corps, et de celles-ci au cœur. Mais la chose n'est pas tout à fait aussi simple que le fait entrevoir cette définition. Le sang noir est porté par la circulation des cavités droites du cœur au poumon, et il revient rouge du poumon aux cavités gauches du cœur : c'est ce qui constitue la petite circulation ou *circulation pulmonaire*. D'une autre part, le sang artériel est envoyé des cavités gauches du cœur à tous les organes, et de ceux-ci il revient veineux aux cavités droites, d'où nous l'avons supposé partir: c'est là la *grande circulation* ou *circulation générale*. Les deux réunies forment ce qu'on nomme une *double circulation*.

L'appareil de la circulation vous est presque entièrement connu. Il se compose des *artères,* les unes à sang rouge (l'aorte et ses divisions), les autres à sang noir (l'artère pulmonaire et ses divisions); des *capillaires* généraux et pulmonaires; des *veines*, les unes à sang noir (les veines caves et leurs divisions), les autres à sang rouge (les veines pulmonaires et leurs divisions), et enfin du *cœur*, organe principalement musculaire et très-contractile, agent principal de la circulation, composé de quatre cavités, deux *droites* et deux *gauches*, celles-ci ne communiquant point avec celles-là. De chaque côté, les cavités se divisent en oreillette et en ventricule; les oreillettes reçoivent le sang que les veines rapportent au cœur, les ventricules lancent le sang dans les artères.

La *nutrition*. La nutrition proprement dite, qu'il ne faut pas confondre avec les fonctions nutritives, consiste dans l'action toute moléculaire par laquelle chaque partie emprunte au liquide central des matériaux qu'elle s'assimile et qui servent à son accroissement, au renouvellement de sa substance, en même temps qu'elle abandonne des molécules qui sont hors de service. La nutrition, d'après les idées généralement admises, ne consiste donc pas seulement dans la conversion du sang en la substance du corps; il y a en même temps élimination de matériaux devenus impropres à l'entretien de ses fonctions, il y a composition et décomposition continuelles. Merveilleuse prérogative des êtres vivants, de résister à l'usure ou de la réparer! Prérogative par laquelle, ainsi que le dit Blumenbach, ils laissent à une distance incommensurable les machines et les automates créés par l'intelligence humaine. Nous rechercherons, en faisant l'histoire de cette fonction, si réellement la matière se renouvelle intégralement dans un temps donné. La fonction de nutrition n'a point d'appareil spécial, à moins qu'on ne lui donne pour appareil le système capillaire général.

Les *sécrétions*. La fonction des sécrétions prépare, aux dépens du sang, différents fluides qui sont ou rejetés hors de l'économie ou utilisés au profit de quelques autres fonctions. L'action par laquelle le fluide est séparé du sang ou se forme aux dépens du sang est la *sécrétion* proprement dite; l'action par laquelle le fluide est expulsé du corps constitue l'*excrétion*. On a divisé

les sécrétions en *perspiratoires, folliculaires* et *glandulaires.*
Les premières n'ont point d'appareil spécial ; quant aux sécrétions
folliculaires et glandulaires, leur appareil vous est connu. Voyez
p. 269 et suivantes.

Pendant les actions moléculaires qui constituent la nutrition
et les sécrétions, il se manifeste chez les animaux quelques-uns
de ces phénomènes que l'on est convenu d'expliquer par les
vibrations de la matière éthérée ; il y a dégagement de calorique,
d'électricité, et quelques êtres deviennent phosphorescents. La
faculté de dégager du calorique a été rapportée par les physiologistes à une fonction qu'ils ont désignée sous le nom de *calori-*
fication ; mais il est évident qu'elle n'embrasse qu'une partie des
phénomènes dont je viens de faire mention. Or, des expériences
modernes démontrent que la formation de courants électriques
est presqu'aussi constante dans le corps des animaux que la production de la chaleur. Le mot calorification a encore l'inconvénient de ne montrer qu'un côté de la science, en ce qui touche au
maintien de la température ; car si les animaux ont un pouvoir
calorifiant, ils ont aussi la faculté de résister, dans de certaines
limites, à une élévation de température, et l'on pourrait dire,
même de certains animaux, que chez eux la faculté de résister à
un excès de chaleur extérieure est plus marquée que le pouvoir
calorifiant. D'après ces considérations, je serais disposé à englo-
ber dans une seule fonction tout ce qui tient aux |vibrations de
l'éther, si je n'étais retenu par la difficulté de trouver un mot
pour désigner cette fonction ; mais ce qu'il importe d'établir ici,
c'est que je traiterai de la *température animale,* du dégagement d'électricité et de la phosphorescence, après avoir terminé
l'histoire des fonctions nutritives.

Les fonctions animales dérivent, comme l'indique leur nom,
de deux propriétés qui ont été considérées, jusqu'à un certain
point, comme les attributs de l'animalité : la faculté de sentir et
celle d'exécuter des mouvements volontaires. Voici celles que nous
décrirons :

1° *Fonction des sensations.* C'est la fonction par laquelle
nous prenons connaissance du monde entier et de certains états

développés spontanément dans nos organes; elle comprend des actes nombreux.

a. Un organe, composé de parties transparentes et fortement réfringentes, rassemble sur une membrane nerveuse, douée d'une sensibilité spéciale, les rayons qui vont peindre les images des corps éclairés.

b. Les ondulations sonores viennent ébranler la pulpe nerveuse suspendue dans les cavités labyrinthiques de l'oreille.

c. Les molécules intégrantes des corps volatilisés impressionnent la membrane étalée sur les saillies et les anfractuosités des fosses nasales.

d. D'autres molécules, dissoutes le plus souvent, agissent sur la membrane qui tapisse l'entrée du tube alimentaire.

e. La température, la dureté, la mollesse, la densité des corps mis au contact du tégument externe, l'impressionnent de diverses manières.

Dans tous ces cas, des nerfs transmettent au centre nerveux, où *elle est perçue*, l'impression faite par les agents extérieurs, et alors la sensation est accomplie. Tels sont les cinq sens : la *vue*, l'*ouïe*, l'*olfaction*, la *gustation* et le *tact*. Nous verrons que d'autres sensations peuvent naître encore de l'action des excitants extérieurs. Enfin, un groupe considérable de sensations, dites *internes*, comme la faim, la soif, le besoin de respirer, l'appétit vénérien, le désir de l'exercice ou du repos, etc., réclament l'accomplissement de certains rapports entre les animaux et le monde extérieur.

2° *Entendement moral.* Cette fonction comprend une série d'actes intermédiaires aux sensations et aux mouvements volontaires ainsi qu'aux expressions. Après avoir pris connaissance des impressions, les animaux les comparent, les jugent, les gravent plus ou moins dans leur mémoire. Le désir, la volonté, les passions, naissent consécutivement à ce travail qui a pour siége exclusif et par conséquent pour *appareil* le centre nerveux.

3° *Innervation.* Cette fonction, qui figure dans les classifications de Chaussier et de M. Gerdy, n'est point admise par M. Adelon, qui regarde les actes qu'on y rapporte « moins comme constituant une fonction principale que comme dépendants de la subordination dans laquelle le système nerveux est parvenu à tenir tous les organes, à mesure que ce système est devenu lui-même plus compliqué. » Pour prendre une décision à ce sujet, il faut que nous définissions l'innervation ; or, je la définis *l'action nerveuse allant du centre à la périphérie.* On va voir que cela comprend des actes bien nombreux et très-différents les uns des autres. Ainsi, 1° entre le centre nerveux qui commande un mouvement et le muscle qui l'exécute, il se passe quelque chose dans le nerf étendu de ce centre au muscle. 2° Il y a aussi une irradiation, se propageant des centres nerveux vers les organes, pour la production de certains mouvements que la volonté peut influencer, mais qui s'opèrent aussi sans son concours, ceux de la respiration par exemple. 3° Dans les actions que nous connaîtrons sous le nom d'*actions réflexes,* à un mouvement centripète dans un ordre de nerfs succède un mouvement centrifuge dans des branches nerveuses différentes. 4° Les muscles complétement involontaires, le cœur, les intestins, l'estomac, l'utérus, soutirent cependant du centre nerveux le principe de leur action. 5° On a enfin invoqué l'influence du système nerveux sur les phénomènes de nutrition, de sécrétion, de température animale, de dégagement d'électricité, etc.— Tous ces points devant être étudiés soit à propos des fonctions du système nerveux, soit à l'occasion des autres fonctions, il n'y aurait pas lieu de faire de l'innervation une fonction distincte, s'il ne restait à discuter (sans beaucoup d'espérance de l'éclaircir, il est vrai) une question importante, celle de la nature de cette action nerveuse allant du centre à la périphérie. Je laisserai donc subsister dans ce cadre la fonction d'innervation.

4° *Fonctions des mouvements ou des motions.* Par cette fonction, les animaux ont la faculté de déplacer le corps en totalité, comme dans la marche, la course, le saut, le vol, la natat où, ou de mouvoir leurs diverses parties les unes sur les autres, ou de maintenir l'immobilité active des divers modes de station, ou encore d'exécuter les mouvements relatifs aux fonctions des organes des sens. A l'aide des mouvements, les animaux recherchent et saisissent leur nourriture, s'approchent de ce qu'ils désirent, fuient ce qu'ils redoutent, etc. — On a désigné cette fonction sous le nom de *locomotion,* expression blâmée par M. Gerdy, qui fait observer « qu'elle est en contradiction choquante avec l'immobilité de la station, » et qui propose de lui substituer le mot *musculation,* parce qu'en effet la contraction musculaire est la principale source de nos mouvements. Mais certaines espèces de mouvements ne peuvent être rapportées à la contraction musculaire, ceux des cils vibratiles, par exemple, et certains mouvements de tonicité dus à une variété du tissu cellulaire. C'est ce qui m'a fait choisir une expression qui a, au moins, le mérite de ne rien préjuger sur la cause du mouvement, et de ne point supposer le déplacement du corps en totalité.

L'appareil des mouvements est des plus composés, puisqu'il comprend les muscles, presque toutes les pièces du squelette, les parties qui composent les articulations, les anneaux fibreux où glissent les tendons, les aponévroses d'enveloppe, etc.

5° La *fonction des expressions,* que je conserve d'après M. Adelon, donne aux animaux les moyens de faire connaître aux individus de leur espèce et à d'autres encore leurs pensées ou les sentiments qui les agitent. Les moyens expressifs sont tantôt des modifications dans la circulation capillaire; tantôt l'attitude, le geste; tantôt enfin la production de sons, le cri ou voix native, la voix articulée ou la parole, mode d'expression qui n'appartient qu'à l'homme. On voit que les signes de nos sentiments intérieurs sont les uns involontaires, les autres soumis à notre volonté.

Telles sont les fonctions destinées à entretenir la vie de l'individu.

Des fonctions relatives à la conservation de l'espèce.

Les fonctions qui ont pour but la conservation des espèces sont comprises sous le nom de *reproduction* ou *génération*. Ces fonctions tiennent à la fois des fonctions *nutritives* et des fonctions de *relation :* des fonctions *nutritives* par la sécrétion du sperme, la sécrétion opérée par l'ovaire, l'accroissement et la nutrition du fœtus, l'allaitement; des fonctions de *relation* ou animales par les rapports affectifs qui s'établissent entre les individus de sexe différent, par les sensations, les contractions musculaires qui ont lieu pendant l'acte qui assure la reproduction et pendant l'accouchement. Il y a donc, sous ce rapport, un point de rapprochement entre les fonctions qui conservent l'individu et celles qui conservent l'espèce. Mais voici maintenant une opposition assez importante entre elles. Les fonctions relatives à la vie de l'individu sont communes aux deux sexes et les mêmes, à peu de chose près, chez l'homme et chez la femme. Il n'en est plus de même en ce qui touche les fonctions de la génération. Ici chaque sexe a son office et ses fonctions distinctes, et l'on ne peut méconnaître que le rôle de la femelle ne soit beaucoup plus chargé que celui du mâle.

Chez la femme, par exemple, la formation des ovules, leur chute spontanée, et la menstruation, qui paraît liée à ces phénomènes, pourraient constituer une première fonction qui n'appartiendrait qu'à elle. — La *gestation* et l'*accouchement*, qui la suit, forment une deuxième fonction, et je regarde l'*allaitement* comme une troisième. Chez l'homme, il n'y a guère à signaler que la *sécrétion et l'excrétion du sperme*. La *copulation* enfin est une fonction commune aux deux sexes et où les rôles cependant sont encore différents, le pouvoir fécondant appartenant spécialement au sexe mâle.

A ces actions déjà si nombreuses, qui se rattachent à la reproduction, il faut joindre celles qui appartiennent à l'embryon et au fœtus. Ce serait une erreur grossière que de vouloir assimiler à la nutrition les phénomènes de développement de l'embryon.

Les organes manquent d'abord, et on les voit se former et passer par des métamorphoses successives. Il y a donc chez l'embryon des fonctions qu'on ne peut comparer en tout à celles de l'adulte.

En exposant cette classification des fonctions, j'ai aussi indiqué l'ordre dans lequel il me paraît convenable de les décrire, et je vous ai évité cette fatigante et stérile discussion de classifications qu'il a plu à chaque physiologiste de vanter au détriment de toutes les autres. A cet égard, je ne les imiterai pas. Je reconnais que ma classification est fort peu logique, qu'elle réunit des choses disparates, qu'elle sépare des actions qui se ressemblent ; mais elle est commode pour l'étude, et voilà tout ce que je lui demande. Elle m'a d'ailleurs donné l'occasion de compléter pour vous, ainsi que je m'étais proposé de le faire, l'esquisse du tableau de la vie (1). Du reste, ce n'est pas arbitrairement ni au hasard que, dans chaque série, les fonctions ont été énumérées, mais bien dans l'ordre suivant lequel elles se succèdent.

Voyez en effet : pour la première série ou fonctions nutritives, l'*absorption* ne prend le chyle qu'après que la *digestion* le lui a préparé ; la *respiration* n'hématose le liquide nutritif qu'après que l'*absorption* l'a pour ainsi dire renouvelé ; la *circulation* ne le présente à toutes les parties qu'après que la *respiration* l'a vivifié ; enfin, la *nutrition* et les *sécrétions* ne le mettent à profit qu'après l'avoir reçu par la *circulation*.

Voyez aussi, pour la deuxième série ou série des fonctions de relation : les *sensations* sont véritablement ce qui ouvre, pour l'animal, la scène du monde ; l'*intelligence* et le *moral* viennent ensuite, parce que cette intelligence s'exerce sur les matériaux

---

(1) En 1847, M. le docteur Jules Roux, professeur à l'école de médecine navale de Toulon, a proposé une *nouvelle classification des fonctions*, où il prend pour point de départ les *sensations* et les *motions*. Son travail, qui a été favorablement accueilli par le congrès scientifique de Marseille, et qui méritait cette distinction, est plutôt une analyse des phénomènes de la vie qu'un cadre de fonctions.

que les sensations lui ont apportés ; les *mouvements* et les *ex-pressions* tiennent dans la série le troisième et le quatrième rang, parce que ce n'est qu'après avoir jugé et voulu qu'on agit, qu'on exprime telle ou telle émotion de l'âme.

Mais chacune des séries est-elle si parfaitement distincte de l'autre que nul anneau ne les réunisse? Non, Messieurs; les deux séries sont enchaînées. En effet, avant que la digestion ne s'effectue, il y a eu des actes de *sensation* indiquant le besoin de substances réparatrices, des actes de *locomotion* pour chercher l'aliment, le prendre, l'introduire. La *respiration* comprend aussi des *sensations internes* et des *mouvements;* et si vous regardez enfin à l'extrémité de la première série, là où se trouve la fonction des sécrétions, il vous sera facile de rattacher cette série au premier anneau de la seconde, car certaines *sensations* annoncent le besoin d'expulser les produits des *sécrétions*. Vous pourrez rattacher aussi cette série aux derniers anneaux de la seconde, car ce sont des *contractions musculaires* qui vident les différents réservoirs.

Ainsi, non-seulement les deux séries de fonctions forment un cercle qui n'a ni commencement ni fin, comme l'a dit Hippocrate, mais encore elles s'enchevêtrent, se pénètrent l'une l'autre ; et je vous rappelle que la génération tient de ces deux séries de fonctions.

Je ne vous ai parlé que de leur *succession,* mais je dois aussi vous signaler leur *dépendance* réciproque. Ainsi, l'action du cerveau, qui est nécessaire à la fonction de l'intelligence et du moral, est enrayée si la fonction de *respiration* ne prépare du sang artériel, et si la *circulation* ne le fait parvenir à l'encéphale. la fonction des *mouvements* s'arrête si celle de l'encéphale est abolie, et à son tour la fonction de *respiration* ne s'effectue plus si, par la *contraction* musculaire, les pièces de la poitrine ne sont mises en mouvement, etc.

Il est des organes qui sont plus prochainement nécessaires à l'entretien des fonctions, et le bel ouvrage de Bichat sur la *vie* et la *mort* est consacré au développement de cette proposition. Il a, comme on le sait, admis une sorte de trépied vital. le cœur, le *poumon* et le *cerveau* (aujourd'hui il faudrait dire l'*encéphale*, ou mieux la *moelle allongée*, plutôt que le cerveau).

Maintenant que vous avez acquis quelques notions sur l'organisation et les fonctions des animaux supérieurs, vous pourrez écouter avec fruit ce que je dirai des analogies et des différences que l'on remarque entre les animaux.

QUINZIÈME LEÇON.

COMPARAISON DES ANIMAUX ENTRE EUX.

Messieurs,

En terminant la dernière leçon, j'ai donné le programme de celle-ci. Nous allons comparer les animaux entre eux.

Nous devons étudier ici des *analogies* et des *différences*.

Sur la considération des différences d'organisation et de conformation, on a fondé la *classification des animaux;* sur la considération des analogies, la *philosophie anatomique.*

Ces deux ordres de considérations révèlent deux tendances de l'esprit humain, tendances opposées l'une à l'autre, et dont Bacon a signalé l'influence sur les sciences et la philosophie : quelques hommes étant plutôt frappés des différences des choses, et d'autres de leurs analogies.

C'est de ces dernières que je veux vous parler en premier lieu.

ANALOGIES ENTRE LES ANIMAUX.

La méthode employée pour les constater constitue, ainsi que je l'ai dit, la philosophie anatomique. C'est à Geoffroy-Saint-Hilaire qu'appartient la gloire d'en avoir établi les fondements. Sans doute, le principe de l'unité de composition organique, auquel ce célèbre naturaliste est arrivé par l'emploi de sa méthode, avait été entrevu et même proclamé par d'anciens anatomistes, à la tête desquels il faudrait placer Aristote et Galien; mais, ainsi que l'a fait observer Geoffroy lui-même, c'était plutôt une *vérité de sentiment* qu'un fait démontré. Faute d'être guidé dans la recherche des analogies, on rencontrait à chaque pas des exceptions qui devaient causer le découragement et porter à abandonner une doctrine qui était appelée cependant à quelques brillants résultats (1). Un exposé complet de la philosophie anatomique ne serait pas à sa place dans un traité de physiologie ; mais je ne puis parler des analogies de structure entre les divers animaux sans vous indiquer les moyens de les constater : or, c'est à la méthode promulguée par Geoffroy-Saint-Hilaire qu'il faut les demander.

Il semble, au premier abord, qu'il n'y ait rien de plus facile que de saisir les analogies d'organisation dans les différentes espèces animales. Le plus ignorant ne sait-il pas que presque tous les animaux ont un tube digestif, et que sous ce point de vue il y a une sorte d'unité de conformation de l'homme au polype ? Ne sait-on pas que si l'homme respire par des poumons, une foule d'animaux sont dans le même cas ? et ne pourrait-on pas dire enfin que si on a signalé des différences qui ont servi de bases pour la classification des animaux, c'est que les ressemblances avaient frappé tout le monde ? Cela est vrai ; mais si l'on veut aller au delà de ces analogies qui se révèlent aux moins clairvoyants, il faut une méthode, un fil conducteur.

Or, sur quoi vous guiderez-vous pour constater la persistance d'une partie qui va se dégradant de l'homme aux espèces inférieures ? Direz-vous : « Cette partie remplit chez l'homme telle fonction, et tant que je verrai persister la fonction, je pourrai croire que l'organe a persisté ? » Essayez un peu de cette méthode, Messieurs, et vous verrez qu'elle ne vous conduira pas loin. C'est ainsi qu'on avait procédé jusqu'au commencement de

---

(1) Il ne faut pas oublier qu'il s'agit ici d'un parallèle entre les animaux. Par unité de *composition organique*, on entend que toutes les espèces animales seraient construites sur un même type, et il n'est nullement question de cette autre unité de composition, dont la démonstration a été poursuivie par Oken, Spix, Carus et quelques autres auteurs allemands. Pour eux, les diverses parties *d'un même animal* reproduisent toutes une même forme, et, par exemple, tout le squelette est composé de vertèbres. Oken trouve dans une forêt un crâne de chevreuil ; il le ramasse, le retourne, et s'écrie : Voilà une colonne vertébrale. Et depuis lors, dit-il, le crâne est une colonne vertébrale. Suivant Carus, l'œuf est la *protovertèbre close encore de toutes parts et vésiculeuse*. Il sera difficile d'aller plus loin que cela dans cette carrière.

ce siècle, et c'est pour cela qu'on avait désespéré de la solution du problème. Effectivement *la même fonction peut, dans la série animale, s'exécuter par des organes très-différents* (si toutefois son action n'est pas spéciale, comme celle de voir et d'entendre): ainsi, certains animaux respirent par des poumons, d'autres par des sacs pulmonaires, d'autres par des branchies, d'autres par des trachées, d'autres par la peau seulement. D'une autre part, *une même partie peut, dans la série, servir à des usages très-différents.* L'exemple que je vais choisir ici va vous donner la clef de la *théorie des analogues.*

L'*humérus* de l'homme sert médiatement à la préhension, à la répulsion; l'*humérus* du cheval et celui du chien servent à la sustentation et à la progression; l'*humérus* de l'oiseau sert au vol, et celui du phoque à la nage. La fonction de l'humérus ne pourra donc me servir à le poursuivre dans les espèces qui s'éloignent de l'homme. Comment le reconnaîtrai-je donc? Qu'est-ce qui constituera à mes yeux un humérus? Ses *connexions* avec les autres parties du squelette. Appesantissez-vous sur cette idée. L'humérus sera l'os attaché en haut à un scapulum ou un os qui représente le scapulum, et en bas à une troisième fraction du membre supérieur ou antérieur. Ce n'est donc point la *fonction* qu'il faut consulter, ce n'est pas même l'*organe,* car un organe est une partie complexe dont les éléments peuvent, dans d'autres espèces animales, entrer dans de nouveaux organes : ce sont les éléments eux-mêmes qu'il faut prendre en considération. Ceux-ci conservent leurs *connexions* entre eux, et c'est cela qui les fait reconnaître; car, suivant la remarque de Geoffroy, un organe (j'aimerais mieux dire un élément d'organe) est *plutôt anéanti que transposé.* Il me semble vous voir sourire et dire en vous-même qu'il n'était pas besoin de cette philosophie anatomique pour déterminer la signification de l'humérus. C'est avec intention, Messieurs, que j'ai choisi cet exemple quelque peu grossier, mais significatif. J'aurais eu moins de chances d'être compris si je vous avais dit tout d'abord que, d'après l'examen des connexions des parties, Geoffroy s'est cru autorisé à avancer que les osselets contenus dans la caisse du tympan sont les représentants atrophiés des pièces qui font mouvoir les branchies des poissons ; de sorte que vous verriez ici une même partie anatomique servir à l'ouïe dans une espèce, et à la respiration dans un autre.

Le nouvel exemple que je viens de choisir me permettra de mettre à côté de ce que Geoffroy nomme *principe des connexions* un autre principe qu'il a nommé principe du *balancement des organes*. Je m'explique. Lorsqu'une partie anatomique éprouve un grand développement dans une espèce animale, il y a toujours quelque autre partie du système auquel elle appartient qui est réduit dans la même proportion : c'est là le *balancement des organes*, balancement nécessaire, s'il est vrai, comme le dit Goëthe, que *le budget de la nature étant fixe, une somme trop considérable affectée à une dépense exige ailleurs une économie* (1). Vous ne serez donc point étonnés si, dans le corps des animaux, on trouve des parties à l'état rudimentaire, parties dont les usages sont nuls ou problématiques, mais dont les connexions attestent qu'elles représentent des organes arrivés à leur développement complet et fonctionnant activement chez d'autres

----

(1) Goëthe écrivait, dès l'année 1796 : « L'harmonie du tout ne devient possible qu'autant qu'il consiste en parties identiques, modifiées par des nuances très-délicates. Affines au fond d'elles-mêmes, ces parties semblent s'éloigner infiniment, se mettre en opposition dans ce qui concerne leur configuration, leur destination et leur action. C'est ainsi que la nature parvient à créer par des modifications d'organes semblables, et à entrelacer les uns avec les autres les systèmes les plus différents, qui ne cessent pas pour cela d'être très-affines. Cependant la métamorphose a deux effets différents chez les animaux parfaits : d'un côté, comme nous le voyons dans les vertébrés, la force plastique modifie des parties identiques d'après un certain plan et de la manière la plus constante, ce qui établit la possibilité du type en général ; de l'autre, *les parties comprises dans le type changent continuellement chez toutes les espèces animales, sans néanmoins pouvoir jamais perdre leur caractère.* » (Carus, traduit par Jourdan.) Plusieurs anatomistes allemands, Carus et Bojanus entre autres, attribuent à Goëthe la première conception de l'anatomie philosophique, à laquelle j'ai fait allusion dans la note précédente. Les dernières lignes du passage que je viens de citer prouvent qu'il avait compris aussi le principe de l'unité de composition dans la série animale.

animaux. Ces *organes rudimentaires*, qui n'étaient qu'un embarras pour les anatomistes, ou une sorte d'énigme jetée à leur sagacité, confirment le *principe des connexions*, qui en explique l'existence.

Ainsi, ce ne sont pas les organes eux-mêmes, mais leurs matériaux, qu'il faut ramener à l'identité (*théorie des analogues*). La recherche de l'identité doit se baser sur les connexions des parties (*principe des connexions*); une sorte d'affinité organique lie invariablement certains matériaux les uns aux autres (*affinités électives des éléments organiques*); enfin, si un organe arrive normalement ou éventuellement à un haut degré de prospérité, une autre partie de son système ou de ses relations sera proportionnellement réduite (*principe du balancement des organes*).

Telles sont, Messieurs, les bases de la philosophie anatomique de M. Geoffroy-Saint-Hilaire; ne la confondons point avec la doctrine qu'elle a servi à établir. C'est là une *méthode d'études anatomiques*, méthode pour laquelle je professe la plus vive admiration. Mais je déclare que je ne suis pas suffisamment édifié relativement au principe de l'*unité* de *conformation organique*, principe d'où découlerait non-seulement qu'un même type a présidé à la configuration de toutes les espèces animales, mais encore qu'on peut trouver chez toutes la plupart des parties fondamentales qu'une d'elles nous présente. Sans doute, la méthode dont nous nous occupons a permis de constater dans les diverses espèces d'une même classe d'animaux des analogies qui eussent été méconnues sans son secours; mais d'une classe à l'autre les rapprochements sont plus hasardés; et ils le deviennent davantage lorsqu'on passe d'un grand embranchement à un autre, d'un vertébré à un invertébré, par exemple. Ce n'est pas que l'auteur de la philosophie anatomique ait reculé devant ces périlleuses épreuves: il y a hardiment soumis ses principes lorsqu'il a essayé de montrer chez les poissons, qui sont muets, toutes les pièces qui constituent l'organe de la voix d'un animal à respiration aérienne; lorsqu'il a cherché dans les mâchoires des oiseaux un système dentaire, qu'un dicton populaire leur refusait; et surtout lorsque passant audacieusement d'un vertébré à un arti-

culé, il signala chez les insectes l'existence d'un squelette extérieur, *dont toutes les parties, identiques entre elles dans les
divers ordres du système entomologique, correspondent à
chacun des os du squelette dans les classes supérieures.*

Ces vues, comme vous le devinez, n'ont pas obtenu l'assentiment général; on n'a point oublié la lutte célèbre qu'elles ont
établie entre Cuvier et Geoffroy-Saint-Hilaire. Je me souviens
encore d'avoir vu Cuvier, dans *la dernière leçon qu'il ait faite,*
traçant sur le tableau, avec une merveilleuse facilité et une exactitude non moins étonnante, les saillies nombreuses et singulières
qui constituent le cerveau des poissons, et mettant la philosophie
anatomique au défi de les ramener aux parties fondamentales de
l'encéphale d'un mammifère ; et comme si la tête des poissons eût
été destinée à demeurer à peu près indéchiffrable dans son contenant comme dans son contenu, je rapporterai cet aveu d'Oken :
« On peut, dit-il, passer non pas des heures ni des jours, mais
des semaines, devant une tête de poisson, et contempler avec
surprise cette carrière de stalactites calcaires, sans arriver à savoir ni quoi, ni où, ni comment. »

Je dirai, en terminant cette première partie relative à la comparaison des animaux, que si l'unité de conformation organique
laisse plus que des doutes dans mon esprit, je n'en suis pas moins
disposé à reconnaître l'analogie de conformation dans les différents genres d'un même groupe d'animaux, et à y admirer,
comme dans tous les autres produits de la nature, la *variété
dans l'unité.*

DIFFÉRENCES ENTRE LES ANIMAUX.

Je vous ai dit que sur la considération des différences d'organisation et de forme, dans les espèces animales, on avait fondé
leur classification ; on peut déduire de la même source le parallèle de leurs fonctions. Je ferai donc marcher de front ces deux
études, après avoir donné séparément quelques considérations
sur l'une et sur l'autre.

Relativement à la comparaison des fonctions, dans la série animale, il y a lieu de choisir entre deux méthodes : 1° on peut examiner chaque fonction à part et suivre sa complication graduelle du zoophyte à l'homme, ou bien, 2° étudier comment l'*ensemble des fonctions* se modifie d'une classe animale à une autre. Je me garderai bien d'employer ici la première méthode, qui trouvera son application lorsque je traiterai de chaque fonction en particulier. Je choisirai donc la seconde, comme plus abréviative, plus convenable pour un parallèle, et plus propre, enfin, à vous faire connaître les formes diverses sous lesquelles se produit la vie.

Je pense que vous avez encore sous les yeux le tableau fidèle des fonctions, chez un animal supérieur, de leur nombre, de leur complication, des appareils à l'aide desquels elles s'exercent. Or, vous ne devez pas vous attendre à rencontrer *toutes ces fonctions et tous leurs appareils* dans les animaux inférieurs ; les fonctions y seront moins nombreuses. Voilà une première différence. Mais la différence résultant de leur nombre sera moins saillante encore que la différence provenant de leur simplicité ou de leur complication, car (on ne saurait trop insister sur ce point) un animal, quelque imparfait qu'il soit, doit avoir les principales actions qui appartiennent à l'animal. Sans doute, il les possède ; mais il les exerce plus ou moins complétement, et la nature a déployé plus ou moins de luxe dans le nombre des instruments qu'elle a affectés à leur entretien.

Jetez les yeux sur ce qui se passe aux derniers échelons de l'échelle zoologique. Soit un animal composé d'une masse homogène, sans cavité, ni vaisseaux, ni organes quelconques. Eh bien, dans ce petit amas de matière organique vivante, vous trouverez déjà une fonction d'*absorption*, une *respiration*, une *nutrition*, des *sécrétions*, ou mieux des *excrétions*, une certaine forme de *mouvements*, d'où, par induction, nous concluons à des *sensations* obscures ; enfin, une *reproduction*. Voilà donc déjà une série assez notable de fonctions. Mais cette *absorption* se fait sans qu'il y ait des vaisseaux pour en transporter les produits ; cette *respiration* a lieu sans organes respiratoires, l'air agissant sur toute la masse du corps ; ces *sécrétions* se font sans glandes qui travailleraient sur un suc nutritif ; ces *mouvements* et la *sensibilité* qu'ils supposent se font sans muscles et sans nerfs apparents, et ressemblent plutôt à des actions de pure *irritabilité*, et enfin la *reproduction,* au lieu de se faire par des sexes séparés, se fait par des corpuscules reproducteurs. Vous remarquerez en outre, Messieurs, qu'il manque ici certaines fonctions. Il n'y a pas de *digestion,* l'animal prenant à la manière d'une plante la nourriture en dissolution autour de lui; il n'y a pas de *circulation,* et on ne trouve par conséquent ni *humeur centrale,* ni *cœur,* ni *vaisseaux;* il n'y a ni *innervation,* ni ces actions plus relevées qui se passent dans le centre nerveux des mammifères 1).

Aux fonctions des animaux inférieurs, nous verrons s'ajouter un petit nombre de fonctions nouvelles et de nouveaux organes. Or. quelle sera l'importance relative de ces additions? Les nouveaux organes seront-ils soumis à ceux dont l'existence est plus générale? en sera-t-il de même des nouvelles fonctions? Non, Messieurs, c'est le contraire. Ces nouveaux organes domineront ceux qui existaient avant eux. Des animaux manquent de cœur, ils ont des vaisseaux; lorsque le cœur apparaît un peu plus haut dans l'échelle, c'est le cœur qui tient toute la circulation et même les autres fonctions sous sa dépendance. Des animaux n'ont que des nerfs et des ganglions, mais pas d'axe *cérébro-spinal:* dès que cette partie centrale a paru, elle domine tout l'animal, elle commande à toutes les autres parties du système nerveux.

Vous aurez enfin l'occasion de constater qu'il ne faut pas remonter bien haut dans l'échelle animale pour trouver des êtres

---

(1) On verra, dans la classification, que les éponges ne sont pas les seuls animaux auxquels ces considérations puissent s'appliquer. Depuis mes premières publications, **M.** Dujardin m'a écrit qu'il n'avait pas été ébranlé le moins du monde par les démonstrations que M. Ehrenberg est venu faire à Paris, et que d'ailleurs il n'avait point été invité à y assister. Un examen approfondi des travaux de notre habile micrographe, de ceux de Siebold et de quelques autres naturalistes étrangers, me fait penser qu'un grand nombre de zoophytes infusoires n'ont ni bouches ni estomac, et que Muller n'était pas suffisamment renseigné quand il a écrit que tous les animaux ont une cavité digestive.

qui ont toutes les fonctions et même les appareils des mammifères, et qui en sont cependant à une distance immense. Il y aura ici, entre autres différences, celles provenant de l'inégal développement d'un même organe. Quelle différence n'y a-t-il pas entre le cœur uniloculaire et le cœur composé de quatre cavités sans communication des droites avec les gauches, entre le cerveau d'un reptile et celui de l'homme ?

Quelques mots maintenant sur la classification des animaux (1). L'arbitraire a régné dans cette partie de la zoologie, tant qu'on s'est contenté de quelques caractères extérieurs pour servir de bases aux divisions. Des distributions plus méthodiques ont pu être introduites à mesure que les monographies se sont multipliées sur différents groupes du règne animal. Aux travaux des zoologistes du dernier siècle et du commencement de celui-ci, qui peuvent être consultés avec fruit sur cette matière, il faut ajouter ceux de MM. Agassiz, Duvernoy, Milne-Edwards, Geoffroy-Saint-Hilaire, Dujardin, Ehrenberg, J. Müller, Rudolphi, Wagner et ses collaborateurs, de Blainville, Richard Owen, Stannius, de Siebold, Wiegmann, etc.

Les mots *série zoologique, échelle zoologique,* si souvent employés en histoire naturelle, ne doivent pas vous faire croire à la possibilité de placer toutes les espèces animales, ou même leurs différents groupes, à *intervalles égaux* et dans une *série régulière* et *progressive;* presque partout on observe des lacunes. La découverte de certains animaux fossiles a pu combler quelques-unes de ces lacunes, mais elle ne les a pas fait disparaître toutes. Une difficulté plus sérieuse résulte de ce que certains caractères, qui ont servi de base aux divisions d'une grande

---

(1) En présentant ici cette classification, et avec quelques détails, j'ai encore un autre but que celui que j'ai déjà fait connaître. Je me propose de donner aux élèves une sorte de répertoire auquel ils pourront recourir, toutes les fois que, dans le cours de l'ouvrage, il m'arrivera de faire des citations d'anatomie ou de physiologie comparées. M. Ch. Robin, agrégé dans la section d'histoire naturelle, m'a fourni les moyens de mettre cette partie de mon travail au niveau des découvertes les plus modernes de zoologie.

classe, se reproduisent dans une des divisions de cette même classe. Par exemple, dans la classe des mammifères, telle que Cuvier l'avait constituée, on trouve des *carnassiers*, des *rongeurs*, des *édentés*, etc., et de plus des *marsupiaux*, animaux qui ont pour caractère les os de ce nom, la *bourse*, et une disposition particulière des organes génitaux. Or, parmi ces marsupiaux, on retrouve des *carnassiers*, des *rongeurs* et des *édentés*, etc.

Si vous réfléchissez que des faits de ce genre se reproduisent dans les autres classes, vous serez persuadés qu'il ne faut pas prendre à la lettre les expressions d'*échelle animale* ou de *série zoologique*.

Je passe à la classification.

Les animaux se divisent en *vertébrés* et en *invertébrés*.

Les *vertébrés* ont tous, et sont les seuls qui aient un *centre nerveux placé au-dessus du canal intestinal*.

Ce centre nerveux est protégé par une enveloppe osseuse ou cartilagineuse (*colonne vertébrale*), divisée en pièces nombreuses qu'on nomme *vertèbres*, ou n'offrant que des traces de divisions.

Tous ont, au centre de leurs membres, un prolongement osseux ou cartilagineux : charpente destinée, avec l'enveloppe du système nerveux, à servir d'attache aux muscles et de leviers pour les mouvements. La colonne vertébrale, prolongée en forme de queue, constitue un membre qui ne manque jamais, et c'est le seul qui soit dans ce cas.

Tous, à une exception près, ont le sang coloré en rouge par des globules, cellules, ou disques, qui flottent dans ce liquide.

Chez tous, pendant le développement, le vitellus répond à la face ventrale de l'embryon.

Les *invertébrés* n'ont pas tous un centre nerveux reconnaissable, et quand il existe, il est placé partie au-dessus et partie au-dessous du canal intestinal.

Ce centre nerveux n'est pas protégé par une colonne vertébrale.

Ils n'ont pas d'os dans leurs membres ou appendices.

Chez ceux qui ont du sang, ce liquide n'est pas coloré en rouge par des globules particuliers.

Pendant leur développement, le vitellus répond toujours à la face dorsale ou postérieure de l'embryon, c'est-à-dire à la face opposée au système nerveux.

C'est par les invertébrés, et par les plus simples d'entre eux, que je vais débuter dans la classification, afin de montrer la complication graduelle des organes et des fonctions du zoophyte à l'homme.

ANIMAUX INVERTÉBRÉS.

On a conservé les trois embranchements établis ici par Cuvier : 1° zoophytes, 2° mollusques, 3° articulés, ou *annelés* de Lamarck et de M. Milne-Edwards ; mais les travaux des modernes ont dû faire changer les subdivisions.

ZOOPHYTES
(ou 1er embranchement des invertébrés).

Cet embranchement renferme tous les animaux dont les organes sont coordonnés autour d'un point central pendant leur état embryonnaire. Quelques-uns conservent cette conformation à l'état de développement complet ; d'autres ont alors leurs parties rangées autour d'un axe longitudinal.

Cet embranchement se divise en deux sections, celle des *zoophytes globuleux*, et celle des *zoophytes radiaires*.

Zoophytes globuleux
(ou 1re section des zoophytes).

Ce sont les plus simples de tous les animaux. Leurs parties étant disposées autour d'un point central, ils ressemblent à une sphère plus ou moins régulière. On ne leur connaît ni organes des sens, ni système nerveux, ni organes sécréteurs, ni organes sexuels, ni fibres musculaires.

C'est dans ces degrés inférieurs de la série animale que le naturaliste rencontre le plus d'obstacles à une détermination précise **des espèces.** Des êtres réduits quelquefois à une simple cellule douée de mouvement peuvent être, 1° des zoophytes globuleux, **2°** des larves de zoophytes radiaires, 3° de simples fragments de branchies de mollusques, rendus mobiles par les cils vibratiles de leur épithélium. Bien plus, c'est là que le règne animal semble se confondre, sinon en fait, au moins en apparence, **avec le règne végétal,** puisqu'entre les corpuscules reproducteurs de quelques zoophytes globuleux et les corpuscules reproducteurs des algues, animés les uns et les autres de mouvements **dus à des** cils vibratiles, il est très-difficile de signaler un caractère distinctif, en sorte que c'est l'événement ultérieur, c'est-à-dire la transformation en éponge, ou en algue par exemple, qui vient donner ce caractère distinctif.

Les zoophytes globuleux se divisent en trois classes : 1° les *spongiaires,* 2° les *infusoires,* 3° les *rhizopodes.*

Spongiaires
(ou 1re classe des zoophytes globuleux).

Avant de passer à l'état d'éponges, les animaux de cette classe sont représentés chacun par un corpuscule ovoïde, microscopique, muni de cils vibratiles qui le transportent d'une place à une autre. Au bout de quelque temps, ce corpuscule se fixe et se développe en une *éponge.* On dit généralement que, dans cette nouvelle période de leur vie, les spongiaires ont perdu toute trace de sensibilité et de contractilité. Mais j'ai signalé, d'après M. Dujardin, des exceptions à cet égard (voir page 151).

Vous connaissez la charpente solide des éponges, composée de filaments cornés ou d'aiguilles calcaires ou siliceuses. Cette charpente soutient une masse molle, creusée d'une multitude de canaux ramifiés et anastomosés d'une manière très-complexe. Cette masse de matière animale absorbe de l'eau par toute sa surface extérieure, et manifeste sa vie par les courants rapides de cette eau, expulsée des grands conduits par les cils vibratiles qui les tapissent.

A certaines époques, les éponges expulsent avec l'eau les corpuscules reproducteurs dont nous avons parlé. Ce sont des gemmes ou bulbilles nées dans le parenchyme et tombées dans les canaux qui servent à la sortie de l'eau.

Non-seulement les éponges manquent de vaisseaux, de nerfs, de fibres musculaires, etc.; mais on n'y voit ni cavité digestive, ni organe spécial de respiration.

Les principaux genres de la classe des spongiaires sont les genres *tethea*, *halicondria*, *clione*, *spongia*, *grantia*, *duseideia*, *halisarca*, *geodia*, *syphonia*, *scyphia*, etc. Il ne faut pas oublier le genre *spongilla*, sur lequel M. Dujardin a fait ses expériences, et qui est le seul genre d'eau douce.

Infusoires

(ou 2e classe des zoophytes globuleux).

Tous les animaux de cette classe sont microscopiques. Presque tous se meuvent avec rapidité à l'aide de cils vibratiles dont le nombre est variable (quelquefois il n'y en a qu'un). Ils se reproduisent par bulbilles comme les spongiaires, mais ils ne subissent pas les mêmes métamorphoses. Quelques-uns se reproduisent par scission. Leur corps est sphéroïdal ou allongé, mais quelques-uns changent de forme à chaque instant.

La question de leur structure a partagé les micrographes les plus célèbres, ainsi que je l'ai déjà fait pressentir. Ehrenberg a attribué à quelques-uns plusieurs estomacs (infusoires polygastriques); il leur a donné un système nerveux, quelquefois un œil, un testicule, une vésicule séminale contractile, des œufs; et il a cru même avoir provoqué leur accouchement artificiel. Mais de sérieuses objections ont été faites à cette manière de voir par M. Dujardin et par M. de Siebold, l'un des micrographes les plus habiles et des naturalistes les plus distingués de l'Allemagne. Ils ont bien vu, comme Ehrenberg, et comme l'avait observé en premier lieu Gleïchen, le carmin introduit dans la liqueur qui contient ces animaux, pénétrer, chez quelques-uns, par une bouche et un œsophage, dans l'intérieur du corps, mais ils ont constaté que la cavité où s'accumulait la matière alimentaire était purement accidentelle et produite par le refoulement de la matière du corps, que M. Dujardin appelle *sarcode*. D'autres infusoires n'ont ni bouche ni œsophage ; et quant à ces parties plus dures que M. Ehrenberg a prises pour des testicules, M. de Siebold les considère comme le *nucleus* de la cellule primitive par laquelle ils se développent.

Si les cils vibratiles implantés à la surface des infusoires les rapprochent des corpuscules reproducteurs des algues, ils en diffèrent par les contractions et les expansions volontaires de leur corps.

En retirant de la classe des infusoires les *rhizopodes*, pour en faire une classe à part dans les zoophytes globuleux, avec M. de Siebold, il nous reste quatre ordres, que nous allons énumérer d'après M. Dujardin.

Premier ordre dans la classe des infusoires.

Les animaux de cet ordre forment véritablement une exception parmi les zoophytes globuleux, car leur corps, au lieu de se rapprocher de la forme sphérique, est long et filiforme. Ajoutons qu'on n'y voit aucun organe locomoteur, et cependant ces êtres se meuvent rapidement par des inflexions de leur corps, à défaut de cils vibratiles. Pas de cavité digestive.

Les genres *bacterium*, *vibrio* et *spirillum*, composent l'unique famille que cet ordre renferme.

Deuxième ordre dans la classe des infusoires.

Les infusoires de cet ordre possèdent un, deux, ou plusieurs fils locomoteurs qu'on a pris à tort pour des trompes; car, ainsi que les précédents, ils n'ont ni bouche ni organes digestifs. Cet ordre renferme six familles.

1° La famille des *monadiens*, qui se distinguent par absence des téguments, et où nous noterons les genres *monas, cyclidium, cercomonas, trichomonas*. Ces derniers ont des cils vibratiles implantés sur leur fil locomoteur. Quelques monadiens au lieu de nager librement sont agrégés, comme on le voit dans les genres *uvella* et *autophysa*.

2° La famille des *volvociens*, animaux analogues aux monades, mais réunis dans une enveloppe commune, gélatineuse ou membraneuse. Les genres *volvox, pandorina, gonium* et *uroglena* lui appartiennent.

3° La famille des *dinobryens*, qui sont logés chacun dans un étui membraneux. Les étuis sont soudés les uns aux autres.

4° La famille des *thécamonadiens*, qui sont renfermés dans une enveloppe dure, souvent fragile, globuleuse ou aplatie.

5° La famille des *eugléniens*, qui ont le tégument éminemment contractile et changent de forme à chaque instant. Les genres *astasia* et *euglena*, etc., sont de cette famille.

6° La famille des *péridiniens*, dont le tégument est rigide, semblable à un véritable têt, et portant deux rangées de cils. Le genre *ceratium* a des cornes qui manquent dans les individus du genre *peridinium*.

Troisième ordre dans la classe des infusoires.

On range ici tous les infusoires ciliés sans téguments contractiles. Les cils sont épars et sans ordre dans la famille des *enchéliens;* ils sont rangés autour de la bouche dans les quatre autres familles de cet ordre, qui sont celles des *trichodiens*, des *kéroniens*, des *plœsconiens* et des *orviliens*.

Vous remarquerez que c'est dans ces quatre familles que nous voyons apparaître pour la première fois la bouche; laquelle fera encore défaut dans certains infusoires que nous allons rencontrer.

Quatrième ordre dans la classe des infusoires.

Les infusoires de cet ordre sont caractérisés par un tégument réticulé, contractile, granulé à la surface.

La bouche manque dans la famille des *leucophryens;* elle existe dans les autres familles, qui sont celles des *paraméciens, bur-*

sariéns, *urcéolariens* et *vorticelliens*. L'infusoire nommé *va-giuicola*, qui rétracte son corps au fond d'un étui transparent, appartient à la famille des *vorticelliens*.

———

Les infusoires jouissent d'une singulière propriété, à laquelle déjà nous avons fait allusion. Privés de mouvement et de toute apparence de vie par la dessiccation, ils se raniment dès qu'on les humecte; et, chose curieuse, cela a lieu encore après qu'ils ont perdu par diffluence plus des deux tiers de leur volume ou laissé échapper, par rupture de leur enveloppe, les granules qu'ils renferment. C'est là un caractère distinctif entre eux et les corpuscules reproducteurs des *algues*, auxquels l'eau ne rend pas leurs mouvements quand ils les ont perdus. Ajoutons que la matière qui s'échappe des infusoires que l'on dessèche ou qui tombent en diffluence par l'action de la vapeur d'ammoniaque est contractile et se creuse de vacuoles, ce qui n'a pas lieu pour la matière qui compose les corpuscules à cils vibratiles des algues. L'expulsion des granules hors du corps des infusoires est ce qu'Ehrenberg a décrit comme une ponte artificielle.

Rhizopodes

(ou 3e classe des zoophytes globuleux).

Les rhizopodes ont été séparés de la classe des infusoires par M. de Siebold. Ces animaux ont, au lieu de cils vibratiles, des expansions contractiles de la matière même du corps; expansions parfois ramifiées, et qui peuvent rentrer et se fondre dans la substance de l'animal, dont la forme change à chaque instant. Les rhizopodes ne se déplacent qu'avec une excessive lenteur. On ne leur a point encore aperçu de bouche; ce sont des animaux d'une extrême simplicité.

Premier ordre des rhizopodes.

Dans les animaux de cet ordre, les expansions sont très-contractiles, ramifiées, et elles servent à la locomotion de l'animal.

Cet ordre comprend deux familles, les *amibiens* et les *arcelli-niens*.

Les *amibiens* n'ont point le corps protégé par un têt solide.

Les *arcelliniens* ont cette coque protectrice. Les genres *ar-cella, difflugia, trinema, euglypha, gromia*, etc., appar-tiennent à cette famille. Quelques arcelliniens ont le têt percé de trous qui laissent sortir des expansions de la substance du corps; M. d'Orbigny les a décrits sous le nom de *mollusques forami-nifères*. Dans le genre *miliola*, il n'y a qu'une ouverture; il y en a plusieurs dans le genre *rotalia*, etc. Dans quelques espèces fossiles, le trou a plus d'un millimètre de largeur.

Deuxième ordre des rhizopodes.

Les expansions qui caractérisent les animaux de cet ordre ne sont point ramifiées; rarement les voit-on se contracter. L'ani-mal est presque toujours immobile.

Les actinophryens constituent la seule famille de cet ordre.

La famille des actinophryens contient les genres *actinela*, *actinophrys* et autres.

Zoophytes rayonnés

(ou 2e section des zoophytes).

Les zoophytes rayonnés ont leurs organes groupés autour d'un axe longitudinal ou vertical; ils sont pourvus d'*organes sexuels* qui manquaient aux *spongiaires*, aux *infusoires* et aux *rhizo-podes*. Tous ont un appareil digestif, des fibres contractiles disposées en couches ou en faisceaux. On voit donc apparaître ici la *fibre musculaire*. Chez tous aussi la couche extérieure du corps, bien qu'elle ne puisse être séparée sous forme de mem-brane, ayant une existence à part, se distingue cependant des parties sous-jacentes par les cellules qui la composent; cellules nues ou couvertes de cils vibratiles. Enfin tous, au sortir de l'œuf, passent par l'état de larves ciliées avant d'arriver à l'état parfait.

Les zoophytes rayonnés se divisent en trois classes, les *polypes*, les *acalèphes* et les *échinodermes*.

Polypes

(ou 1re classe des zoophytes rayonnés).

Les polypes sont fixés, par une de leurs extrémités, à un support commun ou aux parties voisines. Leur corps, cylindrique ou ovalaire, porte à une de ses extrémités une ouverture qui sert tout à la fois de bouche et d'anus. Cette ouverture conduit à une cavité en cul-de-sac, dans laquelle l'eau est admise aussi bien que les aliments, de sorte que cette cavité sert à la digestion et à la respiration. Les polypes se reproduisent par des œufs et par des gemmes ou bourgeons. Les deux sexes sont tantôt portés par le même individu, tantôt par des individus séparés. Nous voyons donc paraître ici, pour la première fois, des œufs et des zoospermes.

La classe des polypes se divise en trois ordres, les *hydraires*, les *alcyonnaires* et les *zoanthaires*.

Hydraires

(ou 1er ordre des polypes).

Les hydraires se présentent sous la forme d'un tube mou, non cloisonné, dont l'ouverture ou bouche est environnée de tentacules filamenteux. Si une telle conformation ne fait pas supposer une grande complication dans les fonctions, il semble que la nature ait épuisé pour ces êtres presque tous les modes de la génération. Ainsi on voit les mêmes individus se reproduire à la fois, ou successivement, 1° par des œufs que des zoospermes ont fécondés, comme dans les animaux supérieurs; 2° par des bourgeons, qui ne se détachent que quand ils ont subi un déveloprement complet; 3° par des bourgeons ou bulbilles devenus libres avant leur développement. Et ce qu'il y a de plus surprenant, c'est que, dans plusieurs familles, on voit les jeunes animaux qui procèdent des œufs de polypes hydraires, passer par la forme de méduses avant de se fixer et de devenir des polypes. Or les méduses, qui appartiennent à la classe des *acalèphes*, sont des animaux supérieurs aux polypes hydraires. Pendant qu'ils sont à l'état de méduses, ces animaux pondent des œufs qui donneront des polypes hydraires. A la vérité, on se demande si ces faits, que M. Dujardin a vus s'accomplir dans des bocaux, et que Van Beneden avait déjà aperçus, mais incomplétement interprétés, se reproduiraient dans les eaux de la mer.

Parmi les polypes hydraires, quelques-uns sont nus, comme les *hydres* proprement dites, qu'on peut retourner comme un doigt de gant, et qui digèrent avec ce nouvel estomac. Le corps est nu dans les genres *synhydra, coryne, syncorine, eleutheria,* etc.

D'autres polypes hydraires ont le corps enveloppé d'un étui corné. Cela se voit dans la famille des *sertulariens,* dans le genre *campanularia,* dans les *plumulaires,* etc. Les individus de chacune de ces dernières familles sont supportés par un pied commun.

Alcyoniens

(ou 2ᵉ ordre des polypes).

Les alcyoniens sont des polypes agrégés, dont le corps est plus long que celui des polypes hydraires. Les tentacules de leur bouche sont *foliacés* et non *filamenteux;* ils sont garnis, sur leurs bords, de petits prolongements cylindriques. Nous voyons ici pour la première fois le tube digestif, flottant, distinct de la masse du corps. Huit feuillets membraneux, nombre égal à celui des tentacules, fixent ce tube aux parois du corps. Les testicules et les ovaires, distincts aussi pour la première fois de la masse du corps, sont logés dans l'épaisseur de ces feuillets membraneux.

Parmi les familles de cet ordre, nous citerons:

Les *tubiporiens,* dont la partie commune est entourée d'un tube calcaire ;

Les *coralliens,* au centre desquels se dépose une substance cornée ou pierreuse, le corail ;

Les *vérétilliens*, qui flottent librement, bien qu'un axe calcaire traverse leur partie commune ;

Les *alcyoniens* proprement dits, dont la partie charnue manque de **support calcaire**.

Zoanthaires

(ou 3ᵉ ordre des polypes).

Ces animaux ont le corps cylindrique, tronqué aux deux bouts ; une des **extrémités** est fixée au sol, ou à un support commun ; l'autre **est occupée** par la bouche qui est entourée d'une multitude de **tentacules cylindriques** simples. A la bouche succède un œsophage **court** qui s'ouvre dans la grande cavité du corps, dont les parois présentent un grand nombre de lames dans lesquelles se développent les œufs ou les zoospermes.

Parmi les zoanthaires, les uns sont *agrégés* soit avec un support calcaire, comme les *méandrines*, les *astrées*, les *caryophillies*, dont les débris forment les bancs de corail ; soit avec un support charnu comme les *zoanthes*. Les autres sont isolés, comme les *actinies*, les *euménides*, les *edwardsies*.

Dans cette tribu des zoanthaires isolés, nous allons voir apparaître une condition organique que nous n'avions pas encore rencontrée, et une nouvelle singularité dans le mode de génération.

Le fait anatomique, c'est l'apparition d'un *système nerveux*. Il est formé d'un anneau placé sous l'enveloppe musculaire, entre la cavité intestinale et la partie fixe de l'animal. Cinq ganglions composent cet anneau d'où partent des filaments nerveux.

La singularité dans le mode de génération consiste en ce que les œufs *éclosent* dans les lamelles où ils se forment, de sorte que les petits, tombés dans la cavité du corps, sont *rejetés vivants par la bouche.*

Acalèphes

(ou 2ᵉ classe des zoophytes rayonnés)

Les acalèphes ne sont ni *agrégés*, ni *fixés*; ils n'ont ni support ni enveloppe calcaire. Leur corps est toujours mou, muni d'appendices ou de tentacules de forme et de grandeur variées. Leur appareil digestif n'a pas d'anus; il est confondu avec la substance du corps; mais il offre cette particularité, qu'il envoie des conduits ramifiés dans les diverses parties de l'animal. L'eau qui pénètre dans ces conduits y entraine les aliments dissous. On dirait que la nature a réuni chez ces animaux un appareil circulatoire à un appareil digestif. La cavité du corps serait tout à la fois un estomac qui digère et un cœur qui envoie, par les canaux dont nous venons de parler, le suc nutritif à toutes les parties. On pourrait même dire que l'appareil respiratoire est joint aux deux autres, puisque l'eau chargée d'oxygène s'introduit dans ces conduits. Je dois pourtant vous faire remarquer que le caractère fondamental du système circulatoire étant d'être isolé, distinct de la cavité digestive, on ne peut assimiler à des vaisseaux les tubes dont il vient d'être question. Quelques acalèphes ont un système nerveux, mais on ne l'a pas démontré chez tous. Leurs organes sexuels, portés par le même individu, y sont, suivant les genres, réunis ou séparés. On a signalé dans quelques beroés des points oculaires colorés, au voisinage de leurs ganglions nerveux. On a décrit aussi, chez quelques-uns, des otolithes analogues à ceux des mollusques; mais, à cet égard, il n'y a rien de positif.

Les acalèphes sont divisés en trois ordres, les *siphonophores*, les *discophores* et les *cténophores*.

Siphonophores

(ou 1er ordre des acalèphes).

Les siphonophores n'ont pas de cavité digestive centrale commune, ni de bouche proprement dite; leur appareil digestif est représenté par plusieurs suçoirs, qui se continuent par des tubes dans toutes les parties de l'animal. On les divise en trois familles.

1° Les *vellélides* ont dans le corps une pièce cartilagineuse ou calcaire creusée de cellules pleines d'air.

2° Les *physalides* ont une vessie natatoire pleine d'air, à l'extrémité antérieure de leur corps, qui est mou.

3° Les *diphyides* ont le corps contenu dans une sorte de caisse cartilagineuse.

Discophores ou Médusides

(ou 2ᵉ ordre des acalèphes).

Ces animaux ont une grande cavité digestive et un disque gélatineux en forme de champignon, qui leur sert d'organe de locomotion. On a décrit dans cet ordre les familles des *œquorinées*, des *océanides*, des *gorgonides*, des *rhizosthomides* et des *médusides*. Les médusides renferment quelques genres et espèces assez souvent cités, savoir : les *méduses*, les *cyanées*, les *aurélies*.

Cténophores

(ou 3ᵉ ordre des acalèphes).

Les *cténophores* ont aussi une grande cavité centrale, une bouche, et pour organes locomoteurs des rangées de lamelles vibratiles à leur surface extérieure. On les divise en trois familles, savoir :

1° Les *béroïdées*, où nous signalerons les genres *béroé* et *medea*;

2° Les *mnémiides*, genre *eucharis*;

3° Les *callianirides*, genres *cydippe, cestum*.

Échinodermes

(ou 3ᵉ classe des zoophytes rayonnés).

Nous allons voir, dans cette classe, l'organisation et les fonctions se compliquer d'une manière sensible, et apparaître de nouvelles parties, et cependant il n'y a pas lieu de retirer ces animaux du groupe où ils figurent, car ce sont, de tous les rayonnés, ceux dont les parties sont le plus régulièrement disposées autour d'un axe central. La peau est très-*distincte* des parties sous-jacentes. Le système nerveux entoure la bouche et porte cinq ganglions, d'où émanent des filets. Les ovaires et les testicules sont *ramifiés*, terminés d'un côté en *cul-de-sac*, de l'autre par une *ouverture libre*. Un mésentère soutient le tube digestif, qui est parfaitement distinct du corps, et sur lequel se trouve un système vasculaire (c'est la première fois que nous voyons des vaisseaux et un liquide central ou sang, mais il n'a pas encore une carrière circulaire). Pour la première fois aussi apparaissent de véritables organes respiratoires : ce sont des *branchies*, externes ou internes. Enfin ou trouve dans quelques espèces, annexée à l'intestin, une glande sécrétant une substance verdâtre ; c'est un rudiment de foie.

Vous voyez, Messieurs, combien de modifications semble entraîner l'apparition d'une *humeur centrale*. Outre les vaisseaux qui la contiennent, il y a un appareil où elle va subir l'action de l'air, et déjà aussi elle peut fournir à une sécrétion spéciale pour laquelle une glande a été créée.

Enfin, les échinodermes érigent leurs tentacules au moyen de tubes qui s'ouvrent dans la bouche et que l'eau dilate.

A l'extrémité de chaque rayon des astéries et autour de la bouche des oursins sont des taches de pigment, considérées par Ehrenberg comme des *points oculaires*.

Tous passent par l'état de larves sphériques et ciliées avant d'arriver à l'état parfait.

Les échinodermes se divisent en quatre ordres, d'après leur forme et les modifications de leur enveloppe.

1° Dans l'ordre des *crinoïdes*, il y a un squelette calcaire intérieur, formé d'un grand nombre de pièces articulées entre elles et mobiles. Cet ordre comprend deux familles, les *encrinides* et les *comatulinées*.

2° Dans l'ordre des *astéroïdes*, le corps est divisé en rayons autour d'une partie centrale, il y a une enveloppe calcaire et à l'intérieur des pièces mobiles comme dans l'ordre précédent. Cet ordre se divise et deux familles, les *ophiurides* et les *astéridées*.

Les astéries ne respirent pas par des lamelles branchiales, mais, comme l'a vu Wagner, par des tubes contractiles situés à la face dorsale du corps et garnis de cils vibratiles. Elles n'ont pas d'anus.

3° Dans l'ordre des *échinoïdes*, le corps est sphéroïdal et le squelette extérieur. Les pièces de ce squelette sont soudées. Les *échinides*, les *clypéastrides* et les *spatangides* sont les trois familles de cet ordre.

4° Dans l'ordre des *holothurides* le corps est cylindrique, allongé; la peau est coriace, mais sans incrustations calcaires, sauf au voisinage de la bouche qui est entourée d'un anneau de pièces solides. Cet ordre renferme la famille des *holothurines* et celle des *synaptines*.

SEIZIÈME LEÇON.

COMPARAISON DES ANIMAUX ENTRE EUX.

(Suite.)

MESSIEURS,

J'ai terminé dans la leçon précédente l'exposé de la classification des animaux appartenant au premier embranchement des invertébrés; je suis entré dans quelques détails à cet égard, parce que j'ai dû supposer que ces animaux vous étaient peu connus, et parce qu'ayant pour point de départ des êtres homogènes en quelque sorte, sans organes apparents, nous avons dû rencontrer des variétés assez grandes dans l'organisation et les actions en parcourant les classes, les ordres et les familles compris dans cette première division des invertébrés. Je serai plus court dans ce qui me reste à dire sur cette matière.

MOLLUSQUES

(ou 2e embranchement des invertébrés).

L'embranchement des mollusques est plus composé aujourd'hui qu'à l'époque où il avait été constitué par Cuvier. On y fait rentrer un groupe considérable d'animaux qui, faute d'avoir été suffisamment étudiés, avaient été rangés parmi les polypes. Cela rend leur description générale difficile.

Tous ont des muscles, une peau séparée des autres tissus, un tube digestif à parois distinctes, et ouvert à ses deux extrémités, un appareil circulatoire et un appareil respiratoire, un système nerveux et des organes sexuels. A la vérité, tout cela existait aussi chez les échinodermes, mais, chez les mollusques, les organes ne sont pas groupés autour d'un point central ou d'un

axe; ils sont placés de chaque côté d'une surface courbe ou in-
fléchie qui porte le nom d'*épine* en architecture.

Enfin, chez tous les mollusques, la peau se replie de manière
à former pour le corps une enveloppe particulière qui porte le
nom de *manteau*.

Les mollusques se divisent en deux sections, les *molluscoïdes*
et les *mollusques* proprement dits.

Molluscoïdes

(ou 1re section des mollusques).

Ces animaux, moins parfaits que les mollusques proprement
dits, **ont un système nerveux rudimentaire.** Ils sont agrégés et
se reproduisent à la fois par des œufs et des bourgeons. Ils sont
répartis en deux classes, les *briozaires* et les *tuniciers*.

Les *briozaires* ont la forme d'un petit sac ovoïde très-mou.
Leur manteau, encroûté de substance calcaire, leur forme un
tube solide dans lequel flottent leurs viscères, et dans lequel ils
se rétractent. L'intestin revient s'ouvrir sur le dos près de la
bouche. Le foie tapisse cet intestin sous forme de grains glanduleux. Ils ont des ovaires et des testicules, et cependant ils se
reproduisent aussi par des *gemmes* ou des *bulbilles*.

Cette dernière circonstance, sans doute jointe à leur état d'a-
grégation, les avait fait longtemps confondre avec les polypes.
La disposition de leurs tentacules autour de la bouche a permis
de les diviser en trois ordres dans lesquels sont réparties diverses familles, comme les *plumatelliens*, les *myriaporiens*, les
flustrées, les *cellariens*, les *vésiculaires*, les *rétipores*, les
stromapores ou *tubulipores*.

Les *tuniciers*. Vous connaissez déjà la singularité qui distingue quelques-uns de ces animaux, formés en partie de *cellulose*
(voir page 172). Leurs branchies sont très-distinctes, ils ont un
cœur, mais ce n'est qu'un tube recourbé dont les contractions
sont vermiculaires. Les tuniciers sont aussi divisés en trois
ordres. Dans l'ordre des *biphores*, le manteau est ouvert aux
deux bouts. Un point oculiforme se voit au-dessus de la bran-

chie. Il y a un ganglion nerveux médian. C'est le genre *salpa* qui renferme de la cellulose. Dans l'ordre des **ascidiens**, le manteau est un sac pourvu de deux orifices, parcouru par les vaisseaux branchiaux. Dans l'ordre des *pyrosomes*, les individus agrégés forment un tube cylindrique volumineux contractile, qui nage dans la mer.

Mollusques proprement dits

(ou 2ᵉ section des mollusques).

Ces malacozoaires ont le système nerveux formé de deux ganglions au moins, toujours réunis par des commissures. Leur manteau est protégé par une coquille, ou il en renferme un rudiment. Tous ont un cœur distinct à un seul ventricule et à deux oreillettes, avec un système de vaisseaux afférents et efférents. Déjà vous reconnaissez un véritable appareil de circulation: pas encore double, toutefois, mais plus composé que tout ce que nous avions rencontré jusqu'ici. L'appareil respiratoire sera plus complet aussi, et disposé, suivant les groupes, pour la respiration aquatique ou pour la respiration aérienne. La masse viscérale est enveloppée d'une couche musculaire et prend le nom de *pied*. L'intestin est très-replié, et l'anus vient s'ouvrir ordinairement dans le voisinage de la bouche. Tous les mollusques ont un foie, et quelques-uns même nous présenteront d'autres glandes. Il y a de notables différences entre eux, eu égard aux organes des sens.

Les mollusques proprement dits se divisent en cinq classes, savoir: les *brachiopodes*, les *acéphales*, les *gastéropodes*, les *ptéropodes*, les *céphalopodes*.

1° Les *brachiopodes* ont le pied composé de deux bras charnus, rétractiles, garnis de filaments; ils restent fixés aux corps sous-marins (*lingules*, *térébratules*, *orbicules*).

2° Les *acéphales* ou *lamellibranches* n'ont pas d'organes locomoteurs, leur corps est renfermé entre deux lobes ou manteau (*huîtres*, *moules*, *camacés*, *cordiacés*, *enfermés*, *pholades*, *tarets*, etc.). Il est à noter que dans la famille des peignes (ordre des huîtres ou *ostracés*) les tentacules du bord du manteau portent des yeux véritables, composés d'une cornée, d'un cristallin et d'une rétine formée par l'épanouissement du grand nerf circulaire du manteau. C'est dans quelques genres de cet ordre que nous rencontrons aussi un organe de l'ouïe (on le suppose au moins) formé de deux capsules contenant des otolithes et recevant chacune un filet de nerf. Du reste, cet appareil existe dans les classes suivantes.

3° Les *ptéropodes* ont, pour organe de natation, deux tentacules membraneux naissant sur les côtés de la bouche. Aux ovaires et aux testicules s'ajoutent des organes d'accouplement qui ne manqueront plus dans cet embranchement des mollusques. La partie qui porte la bouche commence à se séparer du tronc sous forme de tête (*clios*, *hyales*, *cléodores*, *cymbulies*, etc.).

4° Les *gastéropodes* ont le pied disposé pour la reptation ou étalé en forme de nageoires. Leur tête, bien distincte du pied ou du tronc, porte toujours deux yeux bien organisés. De nouveaux organes apparaissent dans cette classe, savoir : autour de l'œsophage, de véritables glandes salivaires et d'autres corps glandulaires annexés aux organes de la génération.

Cette classe est très-nombreuse, puisqu'elle ne renferme pas moins de neuf ordres, ayant chacun un certain nombre de familles et de genres; mais les modifications dans les fonctions y sont peu importantes. Les ordres sont : 1° les *hétéropodes* (genres *carinaire*, *firole*); 2° les *nudibranches* (genres *eolis*, *doris*, *tritonie*, *glaucus*); 3° les *tectibranches* (genres *aplysie*, *dolabella*, *bulle*, *pleurobranche*); 4° les *inféro-branches* (genres *phyllidie*, *diphyllidie*); 5° les *cyclobranches* (genres *patelle*, *oscabrion*); 6° les *scutibranches* (genres *fissurelle*, *émarginule*); 7° les *tubulibranches* (genres *vermet*, *magille*, *siliquaire*); 8° les *pectinibranches* (genres *cyclostome* et *helicina* de la famille des trochoïdes; genres *pourpre*, *rocher* ou *triton*, *cerite*, *volute*, *porcelaine*, de la famille des buccins; genres *sigaret*, *siphonaire*, etc., de la famille des capuloïdes); 9° les *pulmonés*, ces derniers respirent par des poumons, tandis que tous les autres ont une respiration aquatique, moins les trochoïdes, dont les vaisseaux se ramifient sur les parois de la cavité qui contient l'animal. Les pulmonés sont, les uns terrestres, comme les *limaces,* les *escargots,* les *bulimes,* les *clausilies,* etc.; les autres aquatiques, comme les *onchydies,* les *planorbes,* les *lymnées,* les *physes,* les *auricules,* etc.

5° Les *céphalopodes* n'ont plus qu'un rudiment de la coquille; leurs yeux sont très compliqués, leur bouche est armée de mâchoires cornées et solides. Ils respirent par des branchies. Les sexes sont séparés. MM. Lebert et Robin ont signalé les corpuscules caractéristiques du cartilage, au bord du rudiment de coquille de ces animaux (genres *poulpe, seiche, argonaute, calmar, bélemnite,* dans l'ordre des céphalopodes dibranchiaux; genres *nautile, ammonite, baculite, turrilite,* dans l'ordre des tétra-branchiaux).

ANNELÉS
(ou 3ᵉ embranchement des invertébrés).

Les organes de ces animaux sont placés symétriquement de chaque côté d'un plan; leurs téguments sont disposés en anneaux qui se répètent un certain nombre de fois, et sont articulés par leurs bords; leur système nerveux se compose d'un ganglion placé au-dessus de l'œsophage et d'un cordon nerveux formé de deux moitiés semblables, séparées ou soudées, lesquelles suivent la face ventrale de l'intestin et présentent d'espace en espace des ganglions d'où partent des filets nerveux. Ils ont, en outre, pour la plupart tous les appareils que nous avons trouvés jusqu'ici. Cet embranchement se divise en deux sections, les *vers* et les *articulés* proprement dits.

Vers
(ou 1ʳᵉ section des annelés).

Les vers n'ont pas de membres; leur intestin va en ligne droite de la bouche à l'anus; leur corps est grêle et allongé. Il est dépourvu de squelette tégumentaire. On les divise en cinq classes : les *helminthes,* les *rotateurs,* les *malacopodes,* les *scoléides,* les *annélides.*

Helminthes

(ou 1ʳᵉ classe des vers).

On les a retirés de la classe des radiaires dont ils diffèrent, surtout, par la disposition de leur système nerveux. On a introduit
dans cette classe, d'après les recherches de Blanchard, divers
animaux qui ne sont pas des entozoaires. Leur chaine nerveuse,
moins parfaite que celle des autres vers, ne va pas sans interruption, chez tous, d'une extrémité à l'autre de l'animal. Cette
classe se divise en cinq ordres : les *cestoïdes*, les *helminthes*
proprement dits, les *turbellariés*, les *némertiens* et les *acanthothèques.*

1° **Les** *cestoïdes* ont à la tête quatre ventouses dépourvues
d'ouverture, et une double couronne de crochets au centre de
laquelle on n'a pu voir de bouche. Une bandelette nerveuse située
transversalement, à la tête, et renflée à ses deux extrémités y
donne naissance aux deux filets longitudinaux du corps. Il n'y a
pas de cœur, mais des troncs longitudinaux réunis par des branches transversales. Au lieu d'appareil digestif, on trouve dans
les tænias deux canaux s'anastomosant dans chaque anneau. Chaque anneau renferme aussi un appareil de génération. Cet ordre,
qui formait le groupe des helminthes parenchymateux de Cuvier,
renferme six familles : les *tænias*, les *ligules*, les *botriocéphales*,
les *tricuspidaires*, les *cysticerques* et les *hydatides*. Tous
sont entozoaires. Il ne faut pas que vous confondiez avec les *hydatides* le kyste qui les contient (kyste adventif), ni même le
kyste mou et libre, simple ou multiple renfermé dans le kyste
adventif. C'est dans ces kystes mous et libres (kyste propre)
qu'on trouve les petits cestoïdes dont il est question, ou au moins
les crochets de la double couronne, lorsque l'animal est détruit.

2° **Les** *helminthes* proprement dits ont une organisation
beaucoup plus parfaite que les précédents. Ils ont autour de l'œ-
sophage quatre ganglions au lieu de deux, réunis entre eux
et à ceux du côté opposé par une étroite commissure, et représentant, les uns, les ganglions cérébraux, les autres, les ganglions

sous-intestinaux. Ils ont un cœur rudimentaire, communiquant avec deux vaisseaux artériels, auxquels font suite deux vaisseaux veineux. Il y a un tube intestinal avec bouche et anus. Les sexes sont séparés; il y a un réservoir pour le sperme et une verge. Pour la première fois nous trouvons la fibre musculaire *striée*. Tous sont parasites. Le genre *échynorhynque* appartient, dans cet ordre, à la famille des *acanthocéphales*. Les genres *filaire, tricocéphale, ascaride, strongle*, etc., appartiennent à la famille des *trématodes*.

3° Les *turbellariés* (Ehrenberg), ou *anévormes* de Blanchard, n'ont point de collier nerveux autour de l'œsophage. Quelques-uns ont le tube intestinal ramifié et sans anus, ils sont hermaphrodites. Les genres *monostome, amphistome, douve, diplostome, hécatocolyte, distome*, sont tous parasites et appartiennent à la famille des nématoïdes. Les *planaires* vivent librement dans l'eau; il en est de même des *anguillules* et des *bdellomorphes*, qu'on avait autrefois réunis aux sangsues.

Les *némertiens* ont le corps aplati, large de 4 centimètres, et long de 2 à 3 mètres au moins. Leur tube digestif est logé dans une cavité distincte de celle qui renferme les autres organes. Ce tube consiste en une trompe, un œsophage et un intestin sinueux très-grêle, qui n'atteint pas jusqu'à l'extrémité du corps. Leurs sexes sont séparés. Ils vivent dans l'eau.

5° Les *acanthothèques* ont le corps déprimé et fortement annelé; leur ganglion cérébral est uni par un collier œsophagien à un gros ganglion sous-intestinal; ce dernier donne deux branches qui forment un grand ganglion œsophagien. Cet ordre ne renferme que le genre *pentastome*. Ils sont parasites.

Rotateurs

(ou 2ᵉ classe des vers).

Les rotateurs étaient autrefois rangés parmi les infusoires; mais les recherches d'Ehrenberg ont montré que leur corps était annelé et leur composition assez compliquée. Ils renferment les *rotifères* et les *brachions*.

Malacopodes (M. de Blainville)
(ou 3ᵉ classe des vers).

Leur corps est divisé en anneaux; leur tête, très-distincte, porte des antennes annelées à la base desquelles sont situés les yeux. Ce sont les premiers animaux terrestres que nous ayons rencontrés dans cette section (genre *péripate*).

Scoléides (M. Edwards)
(ou 4ᵉ classe des vers).

Ces animaux ont été séparés des annélides, dont ils diffèrent par la présence d'organes génitaux distincts, par l'état d'hermaphrodisme, et parce que leurs petits ne subissent pas de métamorphoses. Cette classe comprend plusieurs ordres :

1° Les *suceurs* ou hirudinées ont une ventouse à chaque extrémité du corps, des points oculaires, et pas de tête distincte. Les genres *sangsue* et *hæmopis* appartiennent à cet ordre.

2° Les *scoléides* proprement dits, ou annélides terricoles de Cuvier, n'ont ni ventouses, ni antennes, ni tête, ni branchies, ni mâchoires. On y rapporte les *siponcles*, les *échiures*, les *lombrics*, et les *naïs*.

Annélides
(ou 5ᵉ classe des vers).

Les annélides ont une tête bien distincte, et sur les côtés du corps une longue série de tubercules charnus portant des soies, et donnant naissance à des *cirrhes*. Leur chaîne ganglionnaire sous-intestinale est simple et médiane. Leur système vasculaire est très-compliqué; il y a des vaisseaux contractiles tenant lieu de cœur. Les organes génitaux ne sont pas apparents, mais les œufs et le sperme sont fournis par des individus différents, et se rencontrent dans la fécondation. Les *amphitrites*, les *térébelles*, les *serpules*, appartiennent à l'ordre des *annélides tu-*

bicoles; les *arénicoles,* les *néréides,* les *aphrodites,* appartiennent aux *annélides errants* ou *dorsibranches.*

Articulés proprement dits

(ou 2ᵉ section des annelés).

L'organisation montre un progrès nouveau dans cette section : non qu'il y ait addition d'appareils que nous n'aurions pas encore rencontrés, mais parce que ces appareils sont plus complétement et plus également développés.

Les articulés ont un squelette tégumentaire résistant, avec tendance à la répétition de parties homologues d'avant en arrière. Ce squelette extérieur se trouve aussi dans les membres, qui sont divisés en parties mobiles les unes sur les autres. Pour la première fois, nous voyons s'établir au tronc trois compartiments, la *tête,* le *thorax* et l'*abdomen,* contenant des organes différents. Tous ont des yeux munis d'une cornée, d'un cristallin et d'une rétine ; ces yeux sont ordinairement *composés,* c'est-à-dire à facettes. Les autres organes des sens sont encore mal déterminés, bien que certains sens, celui de l'odorat, par exemple, existent incontestablement, ainsi que nous le verrons ailleurs. Le système nerveux se compose d'un cerveau, d'un collier œsophagien, et d'une chaîne ganglionnaire sous-intestinale.

Dans l'appareil digestif, on remarque des agents de mastication, un œsophage, un estomac, un intestin flottant sans mésentère, un foie congloméré ou tubuleux. La respiration a lieu, suivant les classes, par des branchies ou des trachées. Tous ont un cœur, ou bien un vaisseau dorsal contractile. Les sexes sont le plus souvent séparés. Il y a des organes d'accouplement. On les divise en cinq classes : les *cirrhipèdes,* les *crustacés,* les *arachnides,* les *myriapodes* et les *insectes.*

Cirrhipèdes

(ou 1ʳᵉ classe des articulés).

Cuvier les avait rangés parmi les mollusques, mais leurs larves ressemblent beaucoup aux cypris et aux cyclops, qui sont de véritables crustacés. La face abdominale des cirrhipèdes porte des espèces de bras ou cirrhes, au nombre de 12 paires, qui sont composées d'articles mobiles les uns sur les autres. Leur chaine nerveuse sous-abdominale est double. Ils ont un cœur dorsal et des branchies. Ils sont hermaphrodites.

Les *anatifes* et les *balanes* forment les deux familles de cette classe.

Crustacés
(ou 2e classe des articulés).

Cette classe est très-naturelle. Tous les crustacés ont un cœur, des artères et des veines. Le plus grand nombre respirent par des branchies, d'autres par la peau, et, dans ce cas encore, leur respiration est aquatique. Leurs sexes sont séparés. On les divise en trois groupes :

1° Le groupe des *xyphosures* n'a qu'un seul genre vivant, celui des *limules.*

2° Le groupe des crustacées *suceurs* ne renferme que des parasites qui ont un bec tubulaire, armé de pompes et d'appendices filiformes propres à percer les tissus des animaux (familles des *lernées*, des *caliges*, des *nicothoés*, des *némésis*, des *cécrops*, etc.).

3° Le groupe des *crustacés masticateurs* se distingue par la présence de mâchoires et de mandibules, et comprend le plus grand nombre des crustacés. On le divise en neuf ordres, savoir : 1° les *phyllopodes*, qui ont les branchies aux pattes et pas de caparace (*branchippes, limnadies, apus*); 2° les *cladocères*, qui n'ont qu'un œil et les branchies aux pattes (*daphnies*); 3° les *ostropodes*, dont les pattes ne sont pas membraneuses et qui ont une respiration cutanée (*cypris*); 4° les *copépodes*, qui manquent de carapace et ont la respiration cutanée comme les précédents, avec lesquels on les avait réunis sous le nom d'*entomostracés;* quelques-uns n'ont qu'un seul œil (*cyclops*); 5° les *isopodes*, dont les branchies sont attachées à de fausses pattes (*idotées, cymothoès, cloportes, porcellions, trilobites*); 6° les *læmodipodes*, dont l'abdomen est rudimentaire (*che-*

vrolles, cyarnes); 7° les *pychnogonides,* qui ont dans les pattes des prolongements de l'intestin; 8° les **amphipodes,** qui respirent à l'aide de grandes vésicules membraneuses fixées à la base des pattes (*revettines, talytres, hypérines*); les *stomapodes,* qui ont une carapace et des houppes branchiales extérieures pendues aux pattes (*squilles, phyllosomes*); 9° les *décapodes,* qui atteignent dans cette classe le plus haut degré de développement; ils ont cinq paires de pattes, une carapace qui entoure les anneaux du thorax; leurs branchies sont intérieures. Les *langoustes,* les *homards,* les *salicoques,* les *crevettes,* les *écrevisses,* les *galathées,* etc., appartiennent, dans cet ordre, à la tribu des *décapodes macroures;* les *dromies,* les *homoles,* les *hippes,* les *pagures,* appartiennent à la tribu des *décapodes ananoures;* enfin, la troisième tribu comprend tous les *crabes* ou *cancériens.* Parmi ces derniers décapodes, il en est qui jouissent du singulier privilége de vivre hors de l'eau, quoique munis de branchies : ce sont les *gécariens,* dont les uns sont amphibies, tandis que les autres sont asphyxiés dans l'eau.

Arachnides

(ou 3ᵉ classe des articulés).

Les *arachnides* ont la tête confondue avec le thorax et dépourvue d'antennes. Elles ont quatre paires de pattes, jamais d'ailes, et elles respirent à l'aide de cavités pulmonaires ou de trachées. Les sexes sont séparés, et désormais nous ne verrons plus d'exception à cette disposition. On les divise en deux ordres, les *trachéennes* et les *pulmonaires.*

Les *arachnides trachéennes* respirent à l'aide de canaux membraneux, à la face interne desquels est entouré un fil ou spiricule résistante qui empêche leur affaissement. Ces trachées se ramifient, et portent l'air dans tout l'animal; l'appareil circulatoire y est peu développé et peu connu. Les *galéodes,* les *chélifères,* appartiennent, dans cet ordre, à la famille des *faux scorpions;* les *faucheurs,* à la famille des *phalangiens,* et les *acares,* les *mites,* les *tiques* ou *ricins,* les *sarcoptes,* les *ixodes,* à la famille des *acariens*. On en rapproche les *tardigrades*, qu'on avait rangés autrefois parmi les infusoires.

Les *arachnides pulmonaires* respirent à l'aide de sacs pulmonaires, ce qui implique un appareil de circulation plus complet que dans l'ordre précédent. Elles ont six ou huit yeux, tandis que les arachnides trachéennes en manquent ou n'en ont que quatre. Les genres *mygale*, *atype*, *frilistate*, ont quatre poumons. Les genres *araignée*, *ségestise*, *drasse*, *argyronète*, *théridion*, *orbitèle*, *épeire*, *latérigrade*, n'ont que deux poumons et tissent des toiles. Les genres *citigrade*, *dolomède*, *tarentule*, n'ont aussi que deux poumons, mais ils ne font pas de toile et saisissent leur proie à la course. Les genres *phryne*, *thélyphone*, *scorpion*, sont rangés dans les *arachnides pédipalpes*.

Myriapodes
(ou 4ᵉ classe des articulés).

Les *myriapodes* ont le corps allongé, divisé en anneaux portant chacun au moins une paire de pattes. Le nombre de ces anneaux et de ces pattes va croissant sur un même individu, à mesure qu'il approche du terme de son développement, et alors il y a au moins vingt-quatre paires de pattes. Les myriapodes respirent par des trachées; ils ont pour cœur un vaisseau dorsal pourvu de branches vasculaires. Les genres *scolopendre*, *lithobie*, *scutigère*, n'ont qu'une paire de pattes à chaque anneau, et les mâchoires pourvues de *palpes*; les genres *jule*, *polydème*, *gloméris*, ont deux paires de palpes à chaque anneau, et les mâchoires dépourvues de palpes.

Insectes
(ou 5ᵉ classe des articulés).

Les *insectes* ont une tête, un thorax et un abdomen distincts; trois paires de pattes, un vaisseau dorsal contractile au lieu de cœur. Nous exposerons ailleurs ce que les modernes ont établi touchant leur circulation. Ils respirent par des trachées. Aucune classe du règne animal n'est aussi nombreuse que celle-ci ; elle se divise en douze ordres.

1er *Ordre*. Les *thysanoures* ont sous l'abdomen des áppendices destinés au saut. Leurs petits ne subissent pas de métamorphoses (*lépismes, machiles, podurelles*).

2e *Ordre*. Les *parasites* ou *anopleures* ont la bouche disposée pour la succion. Pas de métamorphoses (les *poux*, les *ricins*).

3e *Ordre*. Les *diptères* ont deux ailes et un balancier derrière chacune d'elles. Ils subissent des métamorphoses. Leur bouche possède une trompe, deux lèvres, et un suçoir composé de trois soies (*cousins, tipules, taons, mouches, œstres*, etc.).

4e *Ordre*. Les *rhipiptères* ont deux grandes ailes plissées en long comme un éventail et recouvertes à leur base de petites élytres (*xénos, stylops*).

5e *Ordre*. Les *suceurs* ont des organes de succion, pas d'ailes et les pattes postérieures disposées pour le saut (*puces*).

6e *Ordre*. Les *hémiptères* ont une sorte de bec tubulaire propre à la succion, une paire d'ailes membraneuses recouvertes d'une autre paire d'ailes, moitié cornées, moitié membraneuses (*punaises, réduves, punaises d'eau, fulgores, cigales, pucerons, cochenilles*).

7e *Ordre*. Les *lépidoptères* ou *papillons* ont quatre ailes membraneuses, colorées par une fine poussière composée d'écailles. Leur larve, au sortir de l'*œuf*, porte le nom de *chenille*, puis elle devient *nymphe* ou *chrysalide ;* de celle-ci sort le *papillon*, ou animal parfait. Sa bouche alors est disposée pour la succion, tandis qu'à l'état de chenille l'animal était essentiellement masticateur et pourvu d'un appareil digestif trèscomposé.

8e *Ordre*. Les *hyménoptères* ont deux paires d'ailes transparentes, à peine réticulées, les supérieures plus grandes que les inférieures. Ils ont des mandibules ; leurs mâchoires forment, avec la languette, une trompe rudimentaire (*ichneumons, chrysis, cynips* des noix de galle, *fourmis, abeilles, guêpes, bourdons,* etc.).

9ᵉ *Ordre.* Les *névroptères* ont quatre ailes membraneuses presque égales, fortement réticulées par de grosses nervures; un appareil masticateur bien développé (*libellules, agrions, éphémères, panorpes,* etc.).

10ᵉ *Ordre.* Les *orthoptères* ont un appareil masticateur bien développé, une paire d'élytres recouvrant une paire d'ailes membraneuses plissées en éventails pendant le repos (*sauterelles, criquets, grillons, courtillières, blattes, phasmes, mantes, spectres,* etc.).

11ᵉ *Ordre.* Les *dermaptères* n'ont pas d'yeux; leurs élytres sont coriaces et non cornées; leurs ailes membraneuses sont repliées en travers, et la portion repliée est plissée en éventail. Leurs métamorphoses sont incomplètes (*forficules* ou *perce-oreilles*).

12ᵉ *Ordre.* Les *coléoptères* ont des élytres recouvrant des ailes membraneuses simplement pliées en travers. Leur appareil masticateur est complet; ils se métamorphosent. C'est l'ordre le plus nombreux, et on le divise en quatre tribus. Dans la tribu des *trimères,* il y a trois articles aux tarses (*coccinelles, fungicoles,* etc.); dans la tribu des *tétramères,* il y a quatre articles aux tarses de tous les pieds (*charançons, longicornes, capricornes,* etc.); dans la tribu des *hétéromères,* il y a cinq articles aux tarses des deux premières paires de pattes, et quatre à la dernière (*blaps, ténébrions, cantharides, meloë, mylabre,* etc.); dans la tribu des *pentamères,* il y a cinq articles aux tarses de toutes les pattes (*hannetons, scarabés, dermestes, nécrophores, escarbots, lampyres, élaters* ou *taupins, staphylins,* etc.).

ANIMAUX VERTÉBRÉS.

Déjà nous avons exposé les caractères généraux de ces animaux, qui se divisent en quatre classes : les poissons, les reptiles, les oiseaux et les mammifères.

POISSONS.

Les poissons respirent exclusivement par des branchies. Ils ont un cœur à une seule oreillette et à un seul ventricule. Ce cœur, auquel aboutit tout le sang du corps et qui l'envoie aux branchies, est ce qu'on appelle un *cœur veineux* ou *branchial*. Les vaisseaux qui rapportent le sang vivifié dans les branchies se réunissent pour composer l'aorte sans intermédiaire d'un cœur gauche. Leurs membres sont disposés pour la progression dans l'eau, et portent le nom de nageoires. Quelques-uns ont un appareil électrique dont nous parlerons dans une autre partie de ce cours.

La classe des poissons se divise en quatre tribus : 1° les *cyclostomes*, 2° les *poissons osseux*, 3° les *ganoïdes*, 4° les *plagiostomes* ou *sélaciens*.

Cyclostomes

(ou 1re tribu des poissons).

Chez tous les *cyclostomes*, la partie que nous connaîtrons sous le nom de *chorde dorsale* chez l'embryon persiste pendant l'état adulte avec une enveloppe fibreuse qui porte des traces de divisions vertébrales. Les cyclostomes n'ont pas de rate ; leurs ovaires sont doubles et privés d'oviductes. Cette tribu se divise en deux ordres, les *branchiostomes* et les *suceurs*.

L'ordre des *branchiostomes* renferme les plus imparfaits des vertébrés. Leur foie est rudimentaire. L'oreillette y est représentée par une veine cave, laquelle se jette dans un vaisseau central qui tient lieu de cœur, et envoie à l'organe respiratoire des branches, à l'origine de chacune desquelles existe un bulbe contractile comme la veine cave et le vaisseau central. L'aorte, formée par les veines qui reviennent des branchies, reçoit, de plus, deux branches fournies directement par le vaisseau central, de sorte que le sang ne passe pas en entier par l'organe respiratoire. La bouche est privée de mâchoires et entourée de tenta-

cules contractiles ; enfin, les globules de leur sang sont de grosseur variable et n'ont pas de matière colorante.

Dans l'ordre des *suceurs*, où figurent les *lamproies*, les
myxinoïdes, les *heptatrèmes* et les *gastrobranches*, la bouche est circulaire. L'intestin va directement et sans flexuosités
de cette bouche à l'anus ; il y a un cœur, et au moins sept paires
de branchies. Le corps est cylindrique, anguilliforme, et n'a de
nageoires qu'au dos et à la queue.

Poissons osseux

(ou 2ᵉ tribu des poissons).

Les poissons de cette tribu ont la colonne vertébrale osseuse.
C'est chez eux que nous trouvons pour la première fois la rate,
qui désormais ne fera plus défaut. Chez quelques-uns aussi, chez
les *raies*, les *brochets*, les *squales*, etc., on trouve un nouvel
organe annexé au tube digestif, le *pancréas*.

Sans entrer dans le détail des ordres, des familles et des genres
de cette nombreuse tribu, je vous dirai que les *diodons* et *té-
trodons* appartiennent aux *plectognathes ;* les *syngnathes* aux
lophobranches ; les *anguilles*, les *congres*, les *gymnotes*, aux
malacoptérygiens apodes ; les *morues*, les *merlans*, à la famille
des *gadoïdes ;* les *soles*, *plies*, *turbots*, et autres poissons plats,
à la famille des *pleuronectes* (ces deux familles rentrent dans
l'ordre des malacoptérygiens subbrachiens) ; les *anchois*,
aloses, **sardines**, *harengs*, à la famille des *clupéides ;* l'ombre, le *saumon*, la *truite*, à la famille des *salmones ;* les
silures, à la famille des *siluroïdes ;* les *brochets*, à la famille
des *esoces ;* les *carpes*, *barbeaux*, *goujons*, *brêmes*, *ables*,
à la famille des *cyprinoïdes* (ces cinq dernières familles rentrent dans l'ordre des *malacoptérygiens abdominaux*) ; enfin, les *baudroies* appartiennent à la famille des *pectorales
pédiculées ;* les *blennies*, qui sont vivipares, à la famille des
gobioïdes ; les *maquereaux*, les *thons*, les *espadons*, à la
famille des *scombéroïdes ;* les *chœtodons*, à la famille des
squammipennes ; les *trigles*, les *épinoches*, à la famille des

joues cuirassées; les *perches*, les *bars*, les *uranoscopes*, à la famille des *percoïdes* (ces six dernières familles rentrent dans l'ordre des *acanthoptérygiens*). J'ai fait figurer presque exclusivement dans ce dénombrement les animaux que j'aurai occasion de citer plus tard.

Ganoïdes (Agassiz, Muller)
(ou 3ᵉ tribu des poissons).

Les *ganoïdes* ont le corps recouvert de larges écailles enduites d'une couche d'émail semblable à celui des dents. Leur colonne vertébrale est cartilagineuse, avec persistance d'un rudiment de corde dorsale au centre (genres *esturgeon, polyodon* ou *spatulaire*, etc.).

Sélaciens ou Plagiostomes
(ou 4ᵉ tribu des poissons).

Ce sont les *poissons cartilagineux* proprement dits. Aucune partie de leur squelette n'est osseuse; leurs branchies, au nombre de cinq, sont fixées par toute leur circonférence. Ce sont, de tous les poissons, ceux dont l'organisation offre le plus haut développement, soit qu'on ait égard au système nerveux, à l'appareil digestif, ou à l'appareil de la génération. Les uns sont *vivipares*, les autres pondent des œufs entourés d'une coque dure et cornée. La fécondation s'opère par un accouplement dont les organes extérieurs ne se trouvent que chez les mâles (genres *requin, ange, scie, raie, rhinobate, torpille, chimère*, etc.).

REPTILES.

Les vertébrés de ce nom ont deux oreillettes avec un seul ventricule non cloisonné ou imparfaitement cloisonné; les crocodiles seuls ont deux ventricules. Il résulte de la disposition de l'appareil circulatoire des reptiles un mélange de sang veineux dans le ventricule avec le sang artériel qui revient des poumons. Leur circulation pulmonaire n'est donc qu'une fraction de la circulation générale, et il n'y a pas encore *grande* et *petite* circulation ou double cercle. Chez les crocodiles, qui ont deux ventricules, le mélange des deux sangs est opéré par une branche que l'artère pulmonaire envoie à l'aorte descendante. Les reptiles se divisent en quatre tribus : 1° *amphibiens*, 2° *ichthyausaures*, 3° *reptiles proprement dits*, 4° *ptérodactyles*.

Amphibiens

(ou 1re tribu des reptiles).

Tous les animaux de cette tribu se développent sans le concours d'une membrane allantoïde, comme les poissons, et ils passent par l'état de larves. Ils se divisent en trois ordres, les *ichthyo-batraciens*, les *batraciens* et les *ophidio-batraciens*.

1er *Ordre.* Les *ichthyo-batraciens* ont des poumons et conservent une respiration branchiale rudimentaire. La cloison de leurs oreillettes est incomplète. Le tronc artériel qui naît du ventricule fournit l'aorte, les artères pulmonaires et les artères branchiales. Ces reptiles ont les membres rudimentaires et le corps écailleux (genres *lepidosiren, protopterus*).

2e *Ordre.* Les *batraciens* ont quatre membres bien développés, la peau nue, et les caractères que nous avons reconnus aux amphibiens. On nomme *batraciens urodèles* ceux dont la colonne vertébrale se prolonge sous forme de queue: tels sont les genres *sirène, protée,* etc., dont les branchies sont persistantes, et les genres *salamandre, triton, menopoma,* etc., dont les branchies disparaissent. On désigne sous le nom de *batraciens anoures* ceux qui n'ont de queue qu'à l'état de larve : tels sont les genres *pipa, crapaud, rainette, sonneur, alyte, grenouille.*

3e *Ordre.* Les *ophidio-batraciens* manquent de membres, leurs écailles sont très-petites. A l'état de larve, ils ont des branchies. Leur corps est cylindrique et allongé (genre *cécilie*).

I.   23

Ichthyausaures

(ou 2ᵉ tribu des reptiles).

Cette tribu ne renferme que des animaux fossiles dont le squelette tient le milieu entre celui des poissons et celui des reptiles.

Reptiles proprement dits

(ou 3ᵉ tribu des reptiles).

Les reptiles proprement dits ont une allantoïde pendant leur
état embryonnaire ; ils sortent de l'œuf à l'état parfait et sans
avoir passé par la respiration branchiale et l'état de larve. On
les divise en trois ordres, les *ophidiens*, les *sauriens* et les
chéloniens.

1ᵉʳ *Ordre*. Les *ophidiens* ou *serpents* ont le corps écailleux
et sans membres, ou si ces membres existent, ils sont à peine
apparents au dehors. Ils comprennent trois familles : *a*. les *serpents venimeux* (genres *bougare, cerbère, hydre, plature,
naja* ou *aspic, vipère, trigonocéphale, crotale*); *b*. les *serpents non venimeux* (genres *couleuvre, python, erpédon,
éryx, boa, rouleau*); *c*. les *sauro-ophidiens*, qui ont des membres rudimentaires et ne sont pas venimeux (genres *typhops,
amphisbène, acoutias, orvets, ophisaures, pseudopodes*).

2ᵉ *Ordre*. Les *sauriens* ont le corps écailleux et quatre membres. Ils se divisent en sept familles : *a*. les *plessusaures*, qui
sont tous fossiles ; *b*. les *scincoïdiens* (genres *scinque, chal-
cide, bimane*); *c*. les *caméléoniens; d*. les *geckotiens; e*. les
iguaniens (genres *iguane, stellion, dragon*); *f*. les *lacertiens*
(genres *varans, lézard, sauvegarde, ameïra*); *g*. les *crocodiliens* (genres *gavial, caïman, crocodile*).

3ᵉ *Ordre*. Les *chéloniens* ont les côtes et le sternum élargis
et soudés de manière à former une *carapace* et un *plastron*
osseux que recouvre une couche cornée nommée *écaille*. Cet
ordre se divise en quatre familles : *a*. les *tortues marines* (genres *caret, cheloné, caouane, sphragis*); *b*. les *tortues fluvia-*

tiles (genres *trionix*); *c.* les *tortues paludines* (genres *cis-tudes*, *chélides*); *d.* les *tortues terrestres* (genres *tortue*, *cinydix*, *homopode*).

Ptérodactyles

(ou 4ᵉ tribu des reptiles).

Ces animaux, qu'on ne trouve qu'à l'état fossile, avaient les membres antérieurs développés pour le vol, et établissaient la transition des reptiles aux oiseaux.

OISEAUX.

Les oiseaux forment une classe très-naturelle, composée d'êtres qui se ressemblent beaucoup, quant aux points fondamentaux de leur organisation; d'où il suit que les subdivisions de la classe se fondent sur des caractères qui n'offrent au physiologiste qu'un intérêt très-secondaire.

Les oiseaux ont une *circulation double*, et c'est la première fois que nous la signalons en remontant la série zoologique. Ainsi leur cœur est composé, comme le nôtre, de deux oreillettes et de deux ventricules, et le sang traverse *en totalité* le poumon pour passer des cavités droites aux gauches. Leurs membres antérieur sont disposés pour le vol. Leur corps est couvert de plumes. Tous ont des cavités aériennes, c'est-à-dire des *réservoirs à air*, communiquant avec le poumon, servant à équilibrer l'animal et à diminuer sa pesanteur spécifique. C'est par erreur que jusqu'à nos jours on avait considéré ces réservoirs et leurs prolongements dans les os comme une amplification de l'appareil respiratoire. M. Sappey a démontré que leurs parois sont peu vasculaires, et que les ramuscules artériels qui s'y trouvent procèdent de l'aorte, et *non de l'artère pulmonaire*. C'est dans cette classe aussi que, pour la première fois, nous rencontrons des animaux à température constante ou n'offrant que des fluctuations fort légères. Cette température dépasse même celle des mammifères. Leurs œufs sont enveloppés d'une coque calcaire.

Les oiseaux se divisent en six ordres : 1° les *palmipèdes*, 2° les *échassiers*, 3° les *gallinacés*, 4° les *grimpeurs*, 5° les *passereaux*, 6° les *rapaces*.

1ᵉʳ *Ordre*. Les *palmipèdes* ont les doigts de devant réunis par des membranes qui font office de nageoires ; leur gésier est en général très-musculeux (genres *plongeon*, *pingouin*, *manchot*, *pétrel*, *albatros*, *mouette*, *canard*, etc.).

2ᵉ *Ordre*. Les *échassiers* ont les tarses très-élevés, nus, ainsi que le bas de la jambe ; le corps élancé, le bec long et pointu. Quelques-uns ont le gésier membraneux, d'autres l'ont doublé de plans musculeux assez épais (genres *flamant*, *foulque*, *poule d'eau*, *râles*, *chevaliers*, *bécasse*, *courlis*, *ibis*, *spatule*, *cicogne*, *héron*, *grue*, *vanneau*, *outarde*, *casoar*, *autruche*).

3ᵉ *Ordre*. Les *gallinacés* ont le corps lourd, les ailes courtes, les doigts de devant réunis à la base par de petites palmures, le bec court, le *gésier très-musculeux* (genres *coq de bruyère*, *perdrix*, *faisan*, *paon*, *pintade*, *dindon*). Les *pigeons* ou *colombes* forment une grande famille à part dans cet ordre.

4ᵉ *Ordre*. Les *grimpeurs* ont le doigt externe tourné en arrière et placé à côté du pouce (genres *torcol*, *pic*, *coucou*, *perroquet*, *toucan*).

5ᵉ *Ordre*. Les *passereaux* n'ont point de palmures à la base des doigts ; la conformation de leurs pattes est régulière (genres *pinson*, *geai*, *pie*, *corbeau*, *mésange*, *hirondelle*, *fauvette*, *engoulevent*, etc. etc.).

6ᵉ *Ordre*. Les *rapaces* ont le bec recourbé, les doigts terminés par des ongles aigus et recourbés ; leur gésier est membraneux. Ils se divisent en deux familles : les *rapaces nocturnes*, comme les *ducs*, *effraies*, *chouettes*, *hiboux* ; les *rapaces diurnes*, comme les *buses*, *bondrées*, *milans*, *éperviers*, *autours*, etc.

MAMMIFÈRES.

Les fœtus des mammifères se développent à un degré variable dans un utérus, et sortent vivants du sein de la mère. Tous les mammifères ont des mamelles, tous ont la peau plus ou moins couverte de poils, tous ont une verge fixée au bassin (quand il existe) et pourvue d'un tissu érectile; cette verge est rudimentaire chez les femelles.

Les mammifères se divisent en trois sections, que les auteurs actuels s'accordent à ranger parallèlement les unes aux autres, parce que dans chacune il y a des familles qui présentent des modifications analogues des mêmes organes. Ce sont : 1° les *bipèdes*, 2° les *marsupiaux*, et 3° les *monodelphes*.

Bipèdes
(ou 1re section des mammifères).

Les *bipèdes* ont le bassin rudimentaire ou nul; ils vivent dans l'eau, et la forme de leur corps se rapproche de celle des poissons. On les divise en deux ordres : 1° les *syrénides*, 2° les *cétacés*.

Les *syrénides* ont une organisation intérieure analogue à celle des pachydermes (genres *lamantin*, *dugond*, *rytine*).

Les *cétacés* se rapprochent par leur organisation intérieure les uns des ruminants, les autres des édentés (genres *marsoui n dauphin*, *narval*, *cachalot*, *baleine*, *baléinoptère*).

Marsupiaux
(ou 2e section des mammifères).

Les marsupiaux ont un bassin bien développé et portant les os qu'on nomme *marsupiaux*. Leurs fœtus n'ont pas de placenta et ne passent qu'un temps très-court dans l'utérus; quelques-uns sont reçus dans une poche extérieure, où ils achèvent de se développer et où ils élaborent déjà par une digestion leurs matériaux de nutrition. Cette poche manque chez les **monotrèmes**, qui ont cependant les os marsupiaux très-développés. Cette section se divise en deux tribus principales, 1° les *monotrèmes*, 2° les *didelphes* proprement dits.

1re *Tribu*. Les *monotrèmes* ont un cloaque génito-excrémentitiel dans lequel aboutissent l'urèthre et le rectum. L'urèthre a reçu, avant de s'y ouvrir, l'utérus chez les femelles et le canal déférent chez les mâles. L'*ornithorhynque* appartient dans cette section à l'ordre des *amphibies*, et l'*échidné* à l'ordre des *monotrèmes édentés*.

2e *Tribu*. Les *didelphes* comprennent les animaux dont les femelles ont deux canaux génitaux qui représentent la vulve. Les animaux de cette tribu sont, les uns, de l'ordre des **carnassiers**, comme dans les genres *thylocine, sarcophile, dasyure, didelphe, peramèle, myrmécobe, tarsipède;* les autres, de l'ordre des *frugivores*, et correspondent par conséquent aux rongeurs et semi-rongeurs de la troisième section des mammifères : tels sont les genres *couscou, phalangier, acrobate, pétauriste, hétérope, kanguroo, phascolome.*

Monodelphes

(ou 3e section des mammifères).

Les monodelphes ont un bassin dépourvu d'os marsupiaux. Leurs femelles ont un seul conduit vulvo-utérin. Leurs fœtus, pourvus d'un placenta, se développent exclusivement dans l'utérus. On les divise en neuf ordres, savoir : 1° les *édentés*, 2° les *ruminants*, 3° les *pachydermes*, 4° les *rongeurs*, 5° les *carnassiers*, 6° les *chéiroptères*, 7° les *tardigrades*, 8° les *quadrumanes*, 9° les *bimanes*.

1re *Ordre*. Les *édentés* ont les dents similaires ou nulles (genres *apar, tatou, myrmécophage, pangolin*).

2e *Ordre*. Les *ruminants* ont des dents dissimilaires, quatre estomacs, dont trois communiquent avec l'œsophage pour la rumination. Ils forment plusieurs familles.

Les uns ont les *cornes creuses*, comme le *bœuf*, le *mouton,* la *chèvre*, le *chamois*, le *bouquetin*, le *mouflon*, la *gazelle*, l'*antilope*.

Les autres ont les *cornes pleines et caduques:* tels sont les *cerfs*, les *élans*, les *rennes*, les *cervules*.

D'autres ont les *cornes pleines et persistantes:* telle est la *girafe*.

D'autres encore manquent de cornes, et ont des canines seulement à la mâchoire supérieure: tel est le *moschus moschiferus* ou *porte-musc*.

D'autres enfin n'ont pas de cornes et sont pourvus de canines aux quatre mâchoires; leurs sabots sont presque nuls : tels sont les *chameaux*, les *dromadaires*, les *lamas*.

3ᵉ *Ordre.* Les *pachydermes* ont un estomac simple ou divisé en poches placées bout à bout; leurs dents sont dissimilaires avec une interruption ou barre; leur pied offre une forme particulière. Cet ordre comprend les genres *cheval, pecari, babiroussa, sanglier, tapir, rhinocéros, hippopotame, éléphant, daman*.

4ᵉ *Ordre.* Les *rongeurs* ont un estomac simple, des dents dissimilaires avec une barre ou interruption et des pattes : tels sont les genres *cabiai, chinchilla, lièvre, lagomys, porcépic, helamys, gervoise, loir, amster, rat, leming ondatra, campagnol, castor, marmote, polatouche, écureuil*.

5ᵉ *Ordre.* Les *carnassiers* ont les dents dissimilaires sans barre ou interruption, et des *pattes.* On les divise en trois familles, savoir : les *insectivores*, les *amphibies* et les *carnivores*.

Dans la famille des *insectivores*, se rangent les genres *tupaia, macroseélide, musaraigne, desman, taupe, chrysochlore, teurec* et *hérisson*.

La famille des *amphibies* comprend les *phoques*, les *otaries*, les *morses*, les *pelages*.

La famille des *carnivores* renferme les genres *chat, tigre, lion, guépard, hyène, renard, chien, loup, civette, loutre, putois, blaireau, raton, coati, ours*, etc.

6ᵉ *Ordre.* Les *chéiroptères* ont les membres antérieurs adap tés au vol : genres *vampire, noctilion, rhinolophe, megaderme, vespertilion, oreillard, roussette, galéopithèque.*

7e *Ordre.* Les *tardigrades* ou *paresseux* ont les membres antérieurs configurés comme des bras dont les extrémités sont terminées par des crochets : genres *aï, unau, cholepis.*

8e *Ordre.* Les *quadrumanes* ont des bras et des mains tant aux membres pelviens qu'aux membres thoraciques ; ils comprennent quatre familles, savoir : 1° les *cheiromydés,* 2° les *tarsidés,* 3° les *lémuriens,* où se trouvent les genres *maki, loris* et *golago,* 4° les *singes,* famille nombreuse où se rangent les genres *ouistiti, brachyure, saki, atèle, sajou, callitriche, saïmiri, cynocéphale, magot, macaque, gibbon, orang* et *troglodyte.*

9e *Ordre.* Sous le titre de *bimanes,* cet ordre ne comprend que le genre *homme.* Je renvoie le commencement de son histoire à la leçon prochaine.

DIX-SEPTIÈME LEÇON.

DE L'HOMME ET DES RACES HUMAINES.

Ainsi que je vous l'ai promis, Messieurs, je terminerai ces prolégomènes par un exposé succinct de l'histoire naturelle de l'homme. Je fixerai la place qu'il occupe dans la série animale ; j'exposerai les caractères qui le séparent des autres animaux et ceux qui distinguent entre eux les hommes des différents points du globe ; étude qui servira de base à la discussion des races humaines.

CLASSIFICATION.

Dans la grande division des vertébrés, dont l'homme fait partie, il appartient à la classe des *mammifères*. Ainsi, au point de vue de l'histoire naturelle, c'est un animal dont la femelle est vivipare et allaite ses enfants. Que l'idée de donner une place à l'homme dans la série zoologique ait choqué certains littérateurs, il n'y a peut-être pas lieu de s'en étonner ; mais qu'un physiologiste se soit refusé à considérer l'homme comme un animal, et qu'il ait eu la prétention d'en faire un être tout à fait à part dans la création, c'est ce qui paraîtra plus difficile à concevoir à qui aura suivi quelques leçons d'anatomie.

Parmi les mammifères, l'homme prend place dans la section des *monodelphes*, c'est-à-dire que le fœtus humain, pourvu d'un placenta, subit dans l'utérus toutes les phases de son développement. J'ajouterai même qu'il s'y développe plus complétement que ne le font un assez bon nombre de mammifères rangés comme lui dans la section des monodelphes. En effet, entre un carnassier qui naît engourdi, les paupières closes, le champ de la pupille obturé, incapable de maintenir sa température, et pouvant supporter, sans être asphyxié, des immersions de plus d'une demi-heure dans un liquide (1), entre le fœtus de ce carnassier et le fœtus humain, qui naît les paupières ouvertes, le champ de la pupille libre, la voix forte, le pouvoir calorifiant presque égal à celui de l'adulte, et le besoin de respiration aérienne déjà très-prononcé, il y a une sensible différence.

Dans la section des monodelphes, les hommes forment un *ordre* dont j'indiquerai dans un instant le caractère, et dans cet *ordre* il n'y a qu'un seul *genre,* le genre *homme.* La plupart des naturalistes ajoutent que dans ce genre il n'y a qu'une *espèce;* mais je ne pourrais les imiter ici, sans résoudre à l'avance ce que je dois plus tard mettre en question.

Les premières tentatives de classification du célèbre Linnœus avaient assigné à l'homme une place où on le voyait figurer, ridiculement, à côté du paresseux, du singe et du lézard écailleux. Plus tard, et ayant peut-être pris en considération la critique acerbe que sa nomenclature avait inspirée à Buffon, il avait institué dans le règne animal un groupe des *primates* ou *anthropomorphes,* où il avait placé l'homme, le singe, les makis et les chauves-souris. La disposition des incisives, des mamelles *pectorales,* c'est-à-dire placées sur la poitrine et non sous le ventre, un pénis pendant et non renfermé dans un fourreau attaché à l'abdomen: tels étaient les caractères communs aux animaux compris dans ce groupe.

Linnœus avait ensuite admis plusieurs espèces du genre homme: *homo sapiens, homo ferus, homo troglodytes.* Mais ce dernier n'est pas un homme, c'est un singe, c'est l'orang d'Angola; et quant à l'*homo ferus,* Linnœus avait admis cette espèce d'après des observations, fort rares du reste, se rapportant, ainsi que Gall l'a fait observer, à des individus aliénés, abandonnés sans doute par leurs parents, et vivant à la manière des brutes dans les forêts où ils avaient été rencontrés. On a d'ailleurs objecté

---

(1) Je ferai connaître plus tard les expériences de Buffon, de Legallois et d'Edwards sur ce sujet.

que l'état sauvage ou civilisé ne peut, à lui seul, former le caractère d'une espèce.

La classification de Linnœus irritait singulièrement Daubenton, qui, à l'exemple de Buffon, la critiqua vivement lorsque parut la sixième édition du *Systema naturœ*. « L'étrange place pour l'homme, dit-il; quelle injuste distribution, quelle fausse méthode met l'homme au rang des bêtes à quatre pieds ! » Il n'y aurait plus lieu de nos jours à une semblable critique. Nous avons dit que, seul, l'homme constituait un ordre, et que dans cet ordre il n'y avait qu'un seul genre. Il me reste à dire ce qui a servi de base à cette classification.

Les naturalistes de nos jours ont procédé ici comme à l'égard des autres animaux; ils ont cherché un caractère anatomique qui n'appartînt qu'à l'homme, et voici celui qu'ils ont choisi.

Un des doigts des membres thoraciques de l'homme, le pouce, doit au mode d'articulation du métacarpien qui le supporte la faculté de s'opposer aux autres doigts: de là un instrument parfait de préhension et de toucher. Cette disposition constitue ce qu'on nomme *une main*. Au pied, au contraire, le gros orteil est sur la même ligue que les autres doigts et *n'est pas opposable*. L'homme a donc *deux mains*, et il est le seul mammifère qui soit dans ce cas. Les singes, en effet, ont *quatre mains*, c'est-à-dire que le pouce de leurs membres postérieurs est opposable comme celui des membres thoraciques; et les autres mammifères n'ont pas de mains. L'homme est donc un *mammifère monodelphe, bimane*.

Je pense, avec M. Requin, que la définition pittoresque donnée par les naturalistes est préférable à celle empruntée à l'ancienne scholastique: *l'homme est un animal raisonnable;* ou à la définition proposée par M. de Bonald et reproduite par Béclard dans son *Anatomie générale: l'homme est une intelligence servie par des organes.* Je m'empresse toutefois d'ajouter qu'en prenant pour caractère du genre *homme* la propriété d'opposer le pouce aux autres doigts, je ne professe point, avec Helvétius et Buffon, que la suprématie intellectuelle de l'homme dérive de la perfection de cet instrument de toucher et de préhension. Gall a fait justice de cette erreur, que Haller avait déjà reprochée indirectement à Buffon, en montrant chez certains solipèdes une intelligence supérieure à celle de quelques animaux dont les pieds sont fendus.

Personne, que je sache, n'a protesté contre la décision qui a retiré les makis et les chauves-souris du groupe où Linnœus les avait placés; mais M. Bory de Saint-Vincent a réclamé pour l'orang une place à côté de l'homme dans l'ordre des *bimanes:* ordre qui comprendrait alors deux genres le genre *homme* et le genre *orang* (orang-outang, *simia satyrus* ou homme des bois, chimpansé, etc.). «Le genre orang, dit-il, se compose d'êtres qui, comme nous, marchent debout et le front levé, et paraissent gênés dans une autre attitude.» Il ajoute que leur gros orteil n'est qu'imparfaitement opposable aux autres doigts, et que ce pouce ne suffit pas pour faire décider *qu'un pied sur lequel on marche soit une main.* Il signale chez l'orang un squelette et un os hyoïde semblables au nôtre, un même nombre de molaires que dans la mâchoire de l'homme, et à ces molaires des tubercules mousses, une face où se peignent toutes les nuances du sentiment, à la main, organe du toucher, des ongles plats et arrondis, une plante du pied allant jusqu'au talon, et pour la station, enfin, des muscles fessiers et des gastrocnémiens bien développés. Je ne pense pas que l'on puisse comparer au pied de l'homme les mains postérieures avec lesquelles l'orang s'accroche aux arbres dans lesquels il vit; je suis encore moins disposé à croire que l'habitude de grimper puisse, ainsi qu'on l'a dit, rendre chez l'homme le gros orteil opposable aux autres doigts et convertir son pied en une main.

CARACTÈRES DE L'HOMME.

Si un seul caractère a paru suffisant pour fixer la place de l'homme dans une classification zoologique, d'autres traits distinctifs peuvent servir à établir un parallèle entre cet être et les autres espèces animales. Nous pourrons encore ici porter nos recherches sur l'organisation et les actions.

Caractères anatomiques. 1° On doit signaler en premier lieu un ensemble de dispositions anatomiques qui sont en rapport avec la destination bipède de l'homme. Rien de mieux établi que ce point de physiologie : nulle part on n'a trouvé de tribus humaines allant *à quatre pattes.* Pour éviter un double emploi, je renvoie les développements que ce sujet comporte à la partie du cours où je traiterai de la *station.*

2° Une autre série de caractères distinctifs se tire de la comparaison du cerveau de l'homme avec celui des autres espèces animales ; ils seront exposés à propos des *fonctions des centres nerveux.*

3° Une troisième source de différence entre l'homme et les autres animaux découle en partie de la précédente ; elle se rapporte aux **proportions** du crâne avec la face. Ces proportions se mesurent **par l'ouverture** de l'angle facial, par l'examen comparatif des **aires du crâne** et de la face, et jusqu'à un certain point par l'ouverture de l'angle occipital de Daubenton. On trouvera, quelques **pages plus loin**, des détails sur ces modes de mensuration ; établissons seulement ici les résultats qu'ils nous donnent. Nul animal n'a l'angle facial aussi ouvert que celui de l'homme. L'orang-outang, qui se rapproche le plus de nous en raison de la saillie de son **front**, reste encore à une bien grande distance des races humaines le moins bien partagées à cet égard. Il est même plus loin de l'homme que ne l'avait supposé Camper ; car, reconnaissant que l'angle descend dans certaines races humaines à 70 degrés, il avait évalué à 58 l'angle facial de l'orang. Or, Owen a démontré que l'angle facial ne s'élevait à 58 que sur les têtes de très-jeunes orangs, et on sait qu'à cette époque de la vie leur crâne est très-développé relativement à la face : leur cerveau atteignant très-promptement son développement complet. M. Owen réduit à 35 degrés l'angle facial de l'orang noir ou chimpansé, et à 32 degrés celui de l'orang roux.

L'examen comparatif des aires du crâne et de la face, facilité par une coupe verticale antéro-postérieure, qui sépare la moitié droite de la tête de la moitié gauche, permet d'embrasser d'un seul coup d'œil l'ampleur proportionnelle du crâne et de la face.

Chez l'homme, la loge cérébrale surmonte et couvre la face ; chez les animaux, elle est relativement très-petite. On observe de plus, chez les animaux, un changement de rapports entre ces parties ; la loge cérébrale étant reportée en arrière et la face en avant, comme si l'une avait tourné autour de l'autre. Il résulte de cela, et c'est un des mille arguments qui de nos jours ont ruiné la phrénologie ou plutôt la crâniologie, il résulte, dis-je, de cela, que la ligne faciale peut être extrêmement fuyante, bien que la partie antérieure du cerveau s'élève à peu près verticalement : c'est ce dont on pourra s'assurer en regardant sur une tête de cheval les aires du crâne et de la face. Ces faits avaient déjà attiré l'attention de M. Bouvier. Quant à l'angle occipital de Daubenton, il est excessivement aigu chez l'homme, et s'ouvre davantage dans les espèces animales à mesure que le trou occipital se porte plus en arrière.

4º Les incisives des quadrupèdes sont portées par deux os accolés l'un à l'autre sur la ligne médiane et placés entre les os maxillaires supérieurs. Ces os, qu'on nomme *intermaxillaires,* manquent dans l'espèce humaine. Il ne faut pas exagérer la valeur de ce caractère, car l'os intermaxillaire existe chez le fœtus humain, et, d'une autre part, on a eu l'occasion de vérifier sur un chimpansé, qui mourut à Exeter-change, que cet animal n'a pas d'os intermaxillaire, ou plutôt que chez lui il se soude comme chez l'homme. Déjà Tyson et Daubenton avaient annoncé qu'on ne trouvait pas cet os dans le chimpansé. Les vestiges de l'os intermaxillaire dans l'espèce humaine ont été considérés par Ackermann comme une preuve que la tête de l'homme aurait offert à une certaine époque la conformation de celle de la brute. Il dit : *Fuere tempora, quæ ante diluviana dicimus, ubi ita despecta et abjecta erat humana species, ut brutorem animantium naturæ non æquivaleret tantum, sed et infra eam deprimaretur...* Il ajoute plus loin : *os intermaxillare, aperto indicio ; aliquando in homine maxillas, uti in brutis magis versus anteriora protrusas fuisse.* On ne peut alléguer aucun fait à l'appui de cette opinion.

5º Les dents de l'homme sont presque verticales, placées en série continue, et n'offrant pas de sensibles différences dans leur hauteur, tandis que les canines des singes dépassent de beaucoup le reste de l'arcade dentaire. Cuvier cite un animal fossile, l'*anoplotérium*, comme offrant seul avec l'homme la particularité anatomique dont il vient d'être question. Enfin, la saillie du menton distingue encore la mâchoire de l'homme de celle des quadrupèdes. Chez ces derniers, les arcades dentaires, organes de préhension des aliments, dépassent de beaucoup le menton.

6° Le sternum de l'homme adulte est court et composé seulement de trois pièces; celui des autres mammifères est proportionnellement plus long, et offre une pièce au niveau de chaque intervalle des cartilages costaux. Galien, qui vraisemblablement n'avait disséqué que des brutes, et surtout des singes, avait donné sept os au sternum de l'homme, et lorsque Sylvius voulut maintenir contre Vésale l'infaillibilité du célèbre médecin de Pergame, il avança que les hommes, au temps de l'ancienne Rome, avaient pu avoir, dans la charpente de leur robuste poitrine, un plus grand nombre de pièces qu'on n'en trouve dans notre espèce dégénérée! Mais cette assertion peut être mise à côté de celle d'Ackermann touchant l'os intermaxillaire. Les squelettes des momies de trois mille ans ne diffèrent en aucune façon de ceux de notre temps.

7° Aucun mammifère ne présente un bassin configuré comme celui de l'homme. Que l'on compare, dans les planches de Prichard, le bassin de l'*orang* à celui de l'homme, on verra que, sur le premier, les os des iles sont plus allongés, le sacrum moins large, tous les diamètres transverses moins développés, l'arcade des pubis à peine indiquée, etc. Entre le bassin du *chimpansé* et celui de l'homme, les différences sont encore plus grandes.

8° Les bras de l'homme n'atteignent qu'à la partie moyenne de la cuisse, ceux du chimpansé descendent au-dessous du genou, et ceux de l'orang s'étendent jusqu'à son talon ou à la cheville, suivant la remarque de M. Owen. Le pouce des singes est moins développé que celui de l'homme, et s'oppose moins facilement aux autres doigts, et, suivant la remarque d'Eustachi, ce pouce n'est que la caricature du nôtre.

8° Le tissu cellulaire de l'homme est, dit-on, plus mou que celui des autres animaux ; mais je confesse que je n'ai jamais pu concevoir comment, ainsi que l'a avancé Blumenbach et que l'a répété J. Meckel, l'homme devrait à cette condition anatomique la faculté de vivre sur tous les points de la terre.

9° On regarde comme caractère de la conformation anatomique de l'homme l'obliquité de son cœur, qui repose sur le diaphragme au lieu de s'appuyer sur le sternum, l'adhérence du péricarde au diaphragme ; mais il faut avouer que certains singes offrent la même disposition. Les artères carotides de l'homme ne forment point ce réseau merveilleux (*rete mirabile*) qu'on trouve chez un grand nombre de quadrupèdes, *mais non chez tous*. L'homme a quatre artères thyroïdiennes, deux de chaque côté ; il n'y en a que deux dans les autres mammifères.

J'emprunterai à Meckel, qui lui-même a mis Blumenbach à contribution, l'exposé des autres caractères anatomiques de l'homme. On verra qu'un bien petit nombre de ces caractères lui appartiennent exclusivement.

10° Dans les organes des sens, on a signalé :

Pour le sens de la vue, le rapprochement des yeux, mais ils sont encore plus voisins chez les singes ; l'absence ou l'état rudimentaire de la membrane nictitante ; l'absence du muscle suspenseur de l'œil ou choanoïde, qui manque aussi chez les singes.

Pour le sens de l'ouïe, la présence du lobule de l'oreille et l'immobilité de son pavillon. Le lobule existe en petit chez quelques singes, et l'immobilité du pavillon est commune à l'homme et au fourmillier ; elle paraît d'ailleurs être chez l'homme une conséquence du défaut d'exercice, et ne se rencontre que chez les peuples civilisés.

Pour le sens de l'odorat, l'absence du sac ou organe de Jacobson, couché sur le plancher des fosses nasales de tous les autres mammifères ; la saillie du nez au devant de la bouche. Cette dernière particularité existe chez la guenon nasique et les mammifères pourvus de trompe.

Pour le sens du toucher, enfin, on a signalé l'état lisse et uni de la peau de l'homme, laquelle est beaucoup moins pourvue de poils que celle de tous les quadrupèdes et quadrumanes. A la vérité, les cétacés sont encore plus glabres que l'homme, mais ce n'est pas avec cet ordre qu'on peut comparer l'ordre des bimanes.

11° Dans le *système musculaire*, on a signalé l'état rudimentaire des peauciers, et le grand développement des muscles des fesses et de la partie postérieure de la jambe.

12° Dans l'*appareil digestif*, l'appendice du cœcum constitue un des caractères distinctifs de la conformation de l'homme.

13° L'*appareil de la génération* offre aussi quelques particularités. Après la migration du testicule dans le scrotum, le sac péritonéal cesse de communiquer, chez l'homme, avec la cavité du ventre; la communication persiste chez les autres mammifères. L'utérus des quadrupèdes est bicorne et divisé en deux cavités; celui de la femme est uniloculaire. Chez les premiers, une couche musculaire bien distincte n'est unie que par un tissu cellulaire lâche à la membrane muqueuse de l'utérus, et celui-ci offre peu d'épaisseur; chez la femme, l'utérus hors l'état de gestation est épais, rigide; la texture fibreuse y est fort obscure, et l'adhérence entre les tissus musculaire et muqueux excessivement marquée. Ce ne sont point là toutefois des caractères absolus; l'utérus des singes, des makis, des femelles des édentés et des paresseux, rappelle la conformation de l'utérus de la femme. Quant à la membrane de l'hymen, ce prétendu symbole anatomique de la pudeur et de la continence de la femme, on la trouve chez d'autres animaux. La direction du vagin et de l'urèthre porte chez les femmes le jet de l'urine en avant, elles ne sont pas *rétro-mingentes*. C'est à tort que quelques anatomistes ont refusé l'allantoïde et les corps de Wolff au fœtus de l'homme; c'est avec moins de fondement encore qu'on a voulu attribuer à lui seul la vésicule ombilicale. Je ne dirai rien de la menstruation, qui n'est pas un caractère anatomique, mais une action, et qui d'ailleurs, ainsi que je l'exposerai ailleurs, n'appartient pas spécialement à l'espèce humaine.

En résumé, parmi les caractères anatomiques attribués à l'homme, il en est que l'on retrouve chez certaines espèces de mammifères ; d'autres lui appartiennent en propre, mais ils sont insignifiants, en ce sens qu'ils ne se lient ni à son attitude habituelle ni à sa supériorité intellectuelle et morale ; d'autres, enfin, ont cette signification, et j'ai renvoyé leur histoire à la partie du cours destinée aux fonctions des centres nerveux et aux mouvements. Je passe à l'examen des caractères tirés de la comparaison des fonctions de l'homme avec celles des animaux.

Des actions dans l'homme et les animaux.

Ce sujet est difficile à traiter, et presque tous les écrits sur cette matière sont empreints d'exagération dans un sens ou dans un autre.

Ce n'est pas dans les actions organiques ou végétatives que nous trouverons des différences ; ici, l'homme fonctionne comme le premier mammifère venu. C'est dans les manifestations intellectuelles et morales, et surtout dans les premières, que nous devons chercher les traits saillants de ce parallèle.

J'ai déjà cité ce mot de Buffon, «que s'il n'y avait pas d'animaux, la nature de l'homme serait encore plus incompréhensible.» En envisageant ici cette pensée à un autre point de vue, je dirai qu'il eût été à désirer, pour le triomphe de certaines doctrines, qu'entre l'homme et la plante il n'eût rien existé. On eût pu proclamer alors que l'homme était un être à part dans la création, et le phénomène de la pensée eût creusé entre lui et les autres espèces vivantes un abîme infranchissable. Mais en voyant à côté de l'homme des êtres qui sentent comme lui, qui se souviennent, qui jugent, qui aiment, qui haïssent, qui désirent, qui veulent, on ne sait plus où prendre le caractère distinctif de *la nature de l'homme.*

Vous voyez, Messieurs, la question qui se présente ici : *L'essence de la pensée, son mécanisme, sont-ils les mêmes chez la brute et chez l'homme, et la seule différence gît-elle dans l'étendue de l'intelligence, le nombre, la complication des opérations mentales ?* Ou bien : *La pensée a-t-elle été refusée aux brutes, et forme-t-elle l'apanage exclusif de l'homme ?*

Sur la solution à donner à cette question, la doctrine de la métempsycose n'admettait pas de doute, et lorsque Pythagore avança qu'il avait été *coq*, et ses parents *cochons*, il ne croyait pas, sans doute, à des différences fondamentales entre la psychologie de l'homme et celle des animaux.

D'autres philosophes professèrent une opinion différente sur cette matière. Admettant la pluralité des âmes chez un même individu, ils donnèrent à l'homme une âme raisonnable et la refusèrent aux animaux, qui durent se contenter d'une âme sensitive.

Le célèbre système de l'*automatisme des brutes* leur refusa toute opération intellectuelle. Il appartenait peut-être à l'auteur inimitable qui prêta aux animaux un langage si naïf et parfois si raisonnable de protester contre la doctrine de Descartes; ajoutons qu'il l'a exposée avec un rare bonheur. Je pense qu'il ne messied pas à l'austérité de la science d'emprunter ici quelques vers à La Fontaine.

> . . . . Ils disent donc
> Que la bête est une machine;
> Qu'en elle tout se fait sans choix et par ressorts;
> Nul sentiment, point d'âme; en elle tout est corps.
> Telle est la montre qui chemine
> A pas toujours égaux, aveugle et sans dessein.
> Ouvrez-la, lisez dans son sein :
> Mainte roue y tient lieu de tout l'esprit du monde;
> La première y meut la seconde,
> Une troisième suit; elle sonne à la fin.
> Au dire de ces gens, la bête est toute telle.
> . . . .
> L'impression se fait, mais comment se fait-elle?
> Selon eux, par nécessité,
> Sans passion, sans volonté.
> L'animal se sent agité
> De mouvements que le vulgaire appelle
> Tristesse, joie, amour, plaisir, douleur cruelle,
> Ou quelqu'autre de ces états.
> Mais ce n'est point cela, ne vous y trompez pas.
> Qu'est-ce donc? Une montre. — Et nous? C'est autre chose
> Etc. etc.

Il est curieux de voir La Fontaine donner ensuite aux animaux une dose d'intelligence à peu près semblable à celle que l'on reconnait aux enfants, comparaison que Cuvier devait reproduire plus tard.

Après les vers de La Fontaine et même la prose de Voltaire, on est quelque peu étonné de voir l'illustre Buffon refuser encore la *pensée* aux animaux. N'a-t-il donc pas vu qu'il se réfutait complétement dans ces pages éloquentes où il traçait l'histoire naturelle du chien et celle de l'éléphant? Peut-être Buffon, qui avait eu quelques démêlés avec la Sorbonne, lui avait-il fait cette concession, afin qu'on ne le tourmentât pas trop à l'occasion de sa théorie de la terre?

De nos jours encore, la doctrine de l'automatisme des animaux a conservé quelques adhérents, et je vois l'un des membres du Collége des médecins de Londres, le docteur David Badham, soutenir, dans une dissertation spéciale dédiée à Brodie, et soutenir avec un talent qui, à mon avis, est mis au service d'une bien mauvaise cause, que les insectes sont non-seulement dépourvus d'intelligence, mais encore de sensibilité, en sorte que tout se réduirait chez eux à des phénomènes de nutrition et d'irritabilité!

La tournure que prend cette discussion vous a fait pressentir l'opinion que je professe. Je reconnais avec Cuvier qu'*on aperçoit dans les animaux supérieurs un certain degré de raisonnement, avec tous ses effets bons et mauvais, et qui paraît être à peu près le même que celui des enfants lorsqu'ils n'ont pas appris encore à parler.* Il suffit d'observer les espèces qui vivent autour de nous pour se convaincre que les bêtes ont de l'intelligence, et si cette démonstration n'était pas suffisante, un chasseur expérimenté pourrait se charger de la compléter. A ce point de vue, l'auteur anonyme des *Lettres sur les animaux* avait raison de dire que c'est dans les bois qu'il faut faire son cours de philosophie.

En rejetant la doctrine de l'automatisme des brutes, je n'ai fait qu'un premier pas dans la solution du problème qui nous occupe. La question de la psychologie comparée de l'homme et des animaux va se poser de nouveau, et plus difficile à résoudre que la première fois.

Les animaux, dans leurs opérations mentales, mettent-ils en jeu toutes les facultés que les psychologistes nous attribuent? Ont-ils toutes ces facultés?

Le grand obstacle à la solution de cette question vient de ce qu'on n'est pas bien fixé sur le nombre et l'espèce des facultés intellectuelles et affectives de l'homme. Cet être seul, suivant Aristote, a la faculté de *réfléchir* et de *délibérer*; seul aussi, il a la faculté de la *réminiscence;* mais les animaux sont comme lui doués de mémoire, et ils peuvent apprendre. Suivant Locke, deux des facultés les plus éminentes de l'homme, celle de *comparer* et celle d'*abstraire*, manquent aux animaux. Condillac est moins exclusif; il donne aux animaux la *comparaison*, mais sur la faculté d'abstraire, il pense comme Locke.

L'école phrénologique fut beaucoup plus explicite sur cette question, et nous donna sans hésiter le catalogue des organes et des facultés qui n'appartiennent qu'à l'homme. Le nombre de ces dernières était de huit, suivant Gall : *sagacité comparative, esprit métaphysique, esprit de saillie, talent poétique, bonté, imitation, fermeté, instinct religieux*. Spurzheim en a reconnu un plus grand nombre.

Malheureusement pour la phrénologie, toute cette partie de sa doctrine fut ruinée par un homme auquel on avait cependant livré, par acclamation, l'héritage de Gall et de Spurzheim (1). A mon avis, la détermination des facultés primitives de l'enten-

---

(1) Il serait peut-être piquant de montrer que Broussais, devenu phrénologiste, n'a pas moins nui à l'organologie qu'à l'époque où il la combattait comme une forme de l'ontologie. Qu'on se rappelle Gall comparant l'encéphale de l'homme à celui des autres espèces animales, signalant dans le premier un groupe considérable d'organes qui manqueraient au cerveau des brutes, et fondant sur ce prétendu fait anatomique les observations empiriques sur lesquelles repose toute la doctrine des localisations. Qu'eût-il dit, lui qui n'avait pu pardonner à Spurzheim de s'être permis d'écorner sur le buste quelques organes pour faire place à des facultés nouvelles, qu'eût-il dit, si quelque

dement est chose trop arbitraire et trop incertaine pour servir
de base à un parallèle entre les animaux et l'homme. Certains
actes des brutes témoignent non-seulement de la faculté de comparer, mais de la faculté d'abstraire et de généraliser. Quant à la
réflexion, je ne sais si nous sommes bien autorisé à la leur refuser, même en la définissant comme l'a fait M. Flourens. « L'animal, dit-il, ne sort jamais du physique; j'agis sur lui, mais par
des coups, par des cris, par le son de ma voix, par des gestes,
par des caresses, etc. Il ne s'élève jamais jusqu'au métaphysique.
Il a des sensations, et il n'a pas des idées; il a l'intelligence, et il
n'a pas la réflexion... Mais, qu'est-ce que la réflexion? Je définis
la réflexion l'étude de l'esprit par l'esprit, la connaissance de la
pensée par la pensée. L'étude de la pensée par la pensée est le
monde métaphysique, et ce monde est propre à l'homme...
L'homme seul comprend son intelligence et se juge lui-même, et
c'est par là qu'il est moral. » On peut objecter à ces propositions
que si nous voyons ce qui se passe dans notre intelligence, nous ne
voyons nullement ce qui se passe dans l'intelligence des brutes,
et que nous ne sommes pas juges compétents de leurs opérations
mentales.

Encore une fois, ce n'est pas par la possession exclusive de
telle ou telle faculté bien délimitée, ce n'est pas par la nature,
mais par l'étendue de son intelligence, que l'homme l'emporte
sur les autres espèces animales. A ce point de vue, sa part
n'est-elle pas assez belle? L'homme a inventé des signes pour
donner un corps à ses abstractions, pour transmettre ses idées et

---

nouvel adepte s'était avisé de restituer au cerveau des brutes les organes de
quelques-unes des nobles facultés qui distinguent l'intelligence humaine? Eh
bien, Broussais l'a fait! Broussais, qui a porté dans la phrénologie cette allure
d'esprit indépendante qui lui faisait tenir peu de compte de la parole du maître,
disait en pleine académie, peu de temps avant de mourir, ces paroles qui ont
dû remuer la cendre de Gall et de Spurzheim : «Oui, Messieurs, l'impulsion
vers l'idéalité, vers la vénération, vers l'espérance, tout cela existe chez les
animaux ! »

pour les conserver (1). Il est nu, et cependant cosmopolite, parce que son industrie lui a fourni les vêtements et le feu (2). Il n'a ni dents puissantes ni ongles acérés, et cependant il a subjugué toutes les espèces animales; il est faible, mais il a mis à contribution les muscles des brutes et inventé les machines. L'homme a la notion du *juste* et de l'*injuste;* il est essentiellement sociable, et ce besoin de *communier* avec les autres hommes, cet amour de son semblable, il l'étend au delà du cercle de sa famille, au delà même des limites de sa patrie, où il trouve encore des frères.

Enfin la *raison* et une *perfectibilité* presque indéfinie forment les traits les plus saillants de la psychologie humaine.

> Les jeunes gens me disent : tout chemine,
> A petit bruit chacun lime ses fers,
> La presse éclaire et le gaz illumine,
> Et la vapeur vole aplanir les mers.
>
> (BÉRANGER.)

Certains actes ont été cités comme entièrement propres à l'homme; telles seraient les actions de *rire* et de *pleurer*. Milton a écrit dans son *Paradis perdu* cette jolie phrase, qui perdrait à être traduite.

> Smiles from reason flow
> To brute denied.

On lit pourtant dans les notes ajoutées par Elliotson à la *Physiologie* de Blumenbach, que les gardiens d'Exeter-Change ont vu rire un satyre et un chimpansé lorsqu'ils étaient gais. Mais je doute que le rire ait été chez ces animaux la conséquence

----

(1) Je m'expliquerai sur le langage des animaux à propos de la fonction des expressions.

(2) On n'a pas trouvé d'hommes, quelque sauvages qu'ils fussent, qui ignorassent l'usage du feu. Certains animaux s'approchent volontiers de nos foyers; aucun d'eux, pas même les plus intelligents des singes, n'a l'idée d'y jeter un morceau de bois pour entretenir la combustion.

d'une opération mentale qui leur aurait fait saisir, comme à nous, quelque chose de plaisant ou de ridicule dans le contraste de certaines idées. Quant à l'action de pleurer, il est certain qu'elle n'appartient pas exclusivement à notre espèce.

L'*instinct*, ou plutôt les *instincts* (pour nous conformer à la judicieuse admonestation faite par Gall), ont, dans les opérations des animaux en général, une part d'autant plus active que leur intelligence est moins développée. Mais ces instincts ne sont pas complétement étouffés par la raison humaine, et quelques-uns d'ailleurs se montrent avant que l'intelligence ait pris son essor ; on n'est donc pas autorisé à dire d'une manière absolue que les *instincts* chez les animaux, l'*intelligence* chez l'homme, sont les mobiles uniques de leurs manifestations d'activité. Je traiterai de l'instinct lorsque j'exposerai les fonctions des centres nerveux.

Tel est l'homme, le sujet de nos études. Nous allons trouver son espèce ou ses espèces répandues sur presque tous les points du globe, sur les continents, comme dans les îles sans nombre semées dans l'Océan pacifique, depuis l'équateur jusqu'aux environs du pôle. Il y a cependant des limites qu'il n'a pu franchir, et au delà desquelles l'inclémence du ciel est incompatible avec la vie. Les hommes qu'on trouve sur ces limites forment des tribus éparses et peu nombreuses. Quelques-uns avaient perdu tout souvenir de communication avec le reste du genre humain et se croyaient les seuls habitants de la terre lorsque les Européens les ont rencontrés. Tels étaient ces Esquimaux dont le capitaine Ross nous a transmis l'amusante histoire. D'immenses déserts, brûlés par les feux du soleil, restent aussi inhabités ; mais l'espèce humaine se multiplie là où un climat tempéré et une terre féconde fournissent abondamment aux besoins de la vie.

COMPARAISON DES HOMMES ENTRE EUX.

Nous abordons plus particulièrement ici l'histoire des races humaines, et nous exposerons, en premier lieu, les principales conditions anatomiques et physiologiques qui servent de caractères distinctifs entre les hommes. Ces caractères distinctifs, on les a tirés de la forme et de la capacité de la tête osseuse, de la configuration des autres parties du squelette, de la force musculaire, de la stature, de la couleur de la peau et de l'iris, des traits de la face et de la disposition du système pileux. On a aussi pris en considération le genre de vie, l'état intellectuel ou social, et enfin les rapports ou les différences dans les langues parlées par différents peuples; mais ce dernier ordre de recherches n'a que de rares points de contact avec la science dont nous nous occupons.

Caractères tirés de la forme et de la capacité de la tête osseuse.

Nous accorderons une attention toute particulière à l'examen de ces caractères, par lesquels on a principalement essayé de fonder les distinctions des races.

On a imaginé diverses méthodes pour l'étude de la tête osseuse. Dans la plupart de ces méthodes, on déduit de certaines dispositions locales la conformation générale de la tête et la détermination du type auquel elle appartient. En réunissant ici ces méthodes ou points de repère, je trouve qu'elles sont au nombre de dix : 1° mesure de l'angle facial de Camper ; 2° mesure de l'angle occipital de Daubenton ; 3° *norma verticalis* de Blumenbach ; 4° mesure de la base du crâne ; 5° mesure des aires du crâne et de la face ; 6° rapports de la conformation du frontal et du maxillaire supérieur avec la forme générale de la tête ; 7° forme et position du trou occipital ; 8° situation du trou auditif ; 9° proportion entre les parties qui sont en rapport avec les appétits ou les actions purement animales, et celles qui sont en rapport avec les facultés élevées de l'intelligence ; 10° capacité absolue de la cavité crânienne. Lorsque j'aurai apprécié la valeur de ces caractères, je vous ferai connaître six formes principales de la tête, et je vous indiquerai pour chacune la race qui devra vous en offrir le type.

1° *Angle facial de Camper.* Il se mesure, comme on le sait, par l'écartement que laissent entre elles deux lignes qui, partant toutes deux de l'épine nasale antérieure, se dirigent ensuite l'une, presque horizontalement en arrière, de manière à passer par le trou auditif, l'autre, en haut, de manière à toucher la partie la plus avancée du front. On voit, dans les figures où Camper a représenté le profil de *têtes de singes*, *d'orangs-outangs*, *de nègres et d'autres peuples*, *en remontant jusqu'aux têtes antiques*, que la ligne faciale proprement dite touche toujours la partie inférieure du front au voisinage du sinus frontal. L'angle compris entre les deux lignes ne s'élève pas au-dessus de 70 chez l'Éthiopien, et il s'ouvre jusqu'à 80 degrés chez les Européens.

Camper, faisant à l'art du dessin l'application de ces données, dit : « Tout ce qui s'élève au-dessus de 80 degrés se ressent des règles de l'art, tout ce qui s'abaisse au-dessous de 70 tombe dans la ressemblance du singe. »

Camper avait donc institué ses études sur la ligne faciale, plutôt comme un moyen de peindre exactement la nature, que comme une méthode applicable à la détermination des diverses races humaines. Ainsi, c'est un emprunt qui lui a été fait par les anatomistes. Mais la direction de la ligne faciale ne donne que des résultats bornés pour le sujet actuel de nos études. Elle peut être la même dans des têtes de races fort différentes; elle peut être différente dans des têtes de même race. Ajoutez à cela que la considération exclusive de l'angle facial ferait négliger certains caractères importants, comme ceux tirés de la largeur du front, de l'écartement des pommettes, de l'aplatissement de la face, etc. Je pense, en somme, qu'il faut restreindre l'application de ce moyen, *mais non l'exclure*. Ainsi il reste acquis que l'angle facial des Éthiopiens est en général moins ouvert que celui des Européens. Il en sera de même de l'angle facial des Caraïbes, etc.

2° *Angle occipital de Daubenton*. Il se mesure de la manière suivante. Une ligne est conduite de la partie supérieure du trou occipital à la partie inférieure de l'orbite; une autre ligne, suivant le plan de ce trou, est prolongée en avant et en bas. Or, si le trou est placé horizontalement à la base du crâne, les deux lignes s'écarteront peu l'une de l'autre, et chez l'homme, par exemple, il n'y aura que trois degrés d'ouverture de l'angle compris entre ces lignes. Mais si le trou occipital est dirigé de telle sorte que la partie postérieure de sa circonférence soit plus élevée que l'antérieure, comme il arrive chez les animaux, l'angle sera sensiblement ouvert. Ce moyen, qui peut être utile, ainsi que nous l'avons vu, pour constater les différences entre l'homme et les animaux, et aussi les différences que les espèces animales présentent entre elles, reste, comme le fait observer Blumenbach, sans application pour la détermination des races humaines. Ainsi le plan de ce trou était différent sur trois têtes d'Éthiopiens; il était différent aussi sur deux têtes de Turcs, bien semblables d'ailleurs.

3° *Norma verticalis de Blumenbach.* Elle offre un meilleur moyen de saisir dans une vue d'ensemble les principaux traits distinctifs entre plusieurs crânes. Voici en quoi elle consiste. Soient trois têtes, l'une de Géorgien, l'autre d'Éthiopien, la troisième appartenant à la race mongole; placez ces têtes, et placez-vous de telle sorte que vos yeux embrassent tout l'ovale supérieur qu'elles présentent : voici les différences que vous pourrez tout d'abord constater entre elles. Dans la tête du Géorgien (qui offre ce que nous sommes convenus de considérer comme le plus beau type), les dimensions avantageuses de cet ovale supérieur, et par conséquent du crâne, vous masqueront presque toutes les autres parties de la tête, y compris la face. En avant, vous apercevrez seulement une petite partie de l'arcade alvéolaire supérieure, mais la saillie du crâne cachera les pommettes; sur les côtés, les apophyses zygomatiques seront apparentes, mais entre elles et le relief de la voûte, vous ne verrez point d'espace ou il n'y aura qu'un espace très-limité. Sur la tête de l'Éthiopien, les choses seront bien différentes: l'ovale plus allongé, mais plus étroit, surtout en avant, sera dépassé de beaucoup dans ce sens par l'arcade alvéolaire supérieure; de plus, on apercevra en avant les saillies des os malaires, et enfin, entre la face temporale et l'arcade ,zygomatique, vous verrez un vide, car le crâne n'est pas assez large, dans le sens transversal, pour couvrir et masquer ce vide, qui d'ailleurs est plus grand que dans la race caucasienne. Enfin, l'ovale supérieur de la tête du Toungouse, moins allongé que celui du nègre, moins régulier que celui du Géorgien, sera notablement dépassé en avant par les pommettes élargies en même temps que saillantes, et sera séparé de l'apophyse zygomatique par un intervalle plus considérable d'avant en arrière, et aussi large en travers que l'intervalle observé chez le nègre. On voit que si ce moyen n'est pas applicable à l'étude de toutes les têtes de race, il l'est cependant à un certain nombre.

4° *Mesure de la base du crâne.* C'est la contre-épreuve de la *norma verticalis* de Blumenbach. Elle consiste à regarder la tête par en bas, au lieu de la regarder par en haut. Ce mode d'examen, conseillé par M. Owen, permet en effet d'embrasser d'un seul coup d'œil les proportions de diverses parties du crâne et de la face.

5° *Mesure des aires du crâne et de la face, de Cuvier.* Je n'ai rien à ajouter à ce que j'en ai dit précédemment.

6° *Conformation du frontal et de l'os maxillaire supérieur.* C'est Blumenbach qui a insisté le premier sur la valeur de ce caractère. M. Pucheran a exposé dans sa dissertation inaugurale, en 1841, les idées de M. Serres à ce sujet, et M. Maslieurat-Lagémard a publié un mémoire sur la forme du maxillaire supérieur dans les différentes races humaines.

Le frontal suit toujours les modifications du crâne; il s'élargit en avant avec le crâne; sa direction indique celle du front, qui tantôt est haut et tantôt fuyant.

Quant à l'os maxillaire supérieur, vous n'ignorez pas que tous les autres os de la face viennent se grouper autour de lui. La forme et le degré de saillie du nez, la proéminence ou la dépression des pommettes, la direction des arcades alvéolaires et par suite la direction des incisives; tout cela vient modifier cet os, ou plutôt tout cela est une conséquence des particularités de sa forme. Voici quelques conséquences de ses variétés de configuration. Son arcade alvéolaire, plus saillante et dirigée en avant, communique cette direction aux incisives, qui elles-mêmes repoussent les lèvres, et donnent à cette partie de la face l'aspect du museau d'un quadrupède, comme on l'observe chez les Éthiopiens. La convergence des apophyses montantes, sur certaines têtes, ne laisse à la partie supérieure de ces apophyses qu'un léger intervalle, rempli par les os nasaux, qui alors sont réduits à deux petites lames triangulaires, souvent soudées ensemble, et dont le sommet aboutit au frontal.

Quelquefois même les os propres du nez ne montent plus jusqu'au frontal. Ces dispositions rapprochent alors la tête humaine de la tête de quelques singes. L'augmentation du diamètre transversal du maxillaire supérieur au niveau de l'éminence malaire reporte cette éminence en dehors, comme on le voit dans les têtes des races mongoles, et alors l'apophyse zygomatique, au lieu de se diriger vers la ligne médiane de la face, par sa partie antérieure, se dirige en dehors. C'est aussi à une modification dans l'os maxillaire supérieur qu'il faut rapporter la vaste gouttière lacrymale que j'ai remarquée sur des têtes d'hommes des îles Marquises ; mais je ne puis dire si j'ai vu là des variétés individuelles ou un caractère plus général. Enfin, la convergence des apophyses montantes en haut, laisse en bas une plus grande ouverture pour l'orifice antérieur des fosses nasales, tandis que les yeux se rapprochent l'un de l'autre.

7° La *forme* et la *situation du trou occipital* n'offrent, à mon avis, qu'un intérêt bien secondaire dans l'étude des races humaines.

Relativement à la forme de ce trou, M. Dubreuil a établi, dans un mémoire communiqué à l'Académie des sciences, qu'elle reproduisait celle du crâne. Je ne vois, je l'avoue, aucune application possible de ce fait à l'étude des races humaines, puisqu'il n'est pas besoin de regarder le trou occipital pour constater quelle est la forme de la tête.

Quant à la *situation* du trou, Sœmmering a dit, mais sans être affirmatif à cet égard, qu'elle est un peu plus reportée en arrière dans la race éthiopienne que dans la caucasique, de telle sorte que la colonne vertébrale du nègre s'articulerait plus en arrière que chez les descendants de la race caucasique. M. Owen a remarqué que chez l'Européen adulte, ce trou est placé immédiatement en arrière d'une ligne transversale qui couperait en deux parties égales le diamètre antéro-postérieur. Il reste donc à savoir s'il conserve cette position dans toutes les races. Prichard l'affirme, et dit avoir comparé à cet égard la tête du nègre à celle de l'Européen; mais il est bon de faire remarquer ici que le point de vue où s'est placé Prichard, dans son remarquable ouvrage, le porte un peu à atténuer les différences sur lesquelles on voudrait fonder les caractères spécifiques. Il reconnaît d'ailleurs que «chez les nègres, qui ont l'arcade dentaire ou plutôt le bord alvéolaire très-protubérant, la moitié antérieure de la ligne dont nous venons de parler se trouve par là *légèrement allongée*.» Le trou serait donc un peu plus en arrière dans la race nègre que dans les races blanches.

8° *La position du trou auditif varie-t-elle suivant les races?* M. Dureau de la Malle a émis sur ce sujet une assertion singulière : c'est que le trou auditif des momies, et par conséquent des anciens Égyptiens, était placé plus haut que chez nous. de sorte qu'une ligne horizontale menée de ce trou vers la partie antérieure de la face atteindrait la région de l'œil sur les têtes d'anciens Égyptiens, tandis que chez nous elle se rendrait à la base du nez. La même disposition aurait été constatée chez des juifs *non mélangés*. M. Dureau de la Malle affirme que si MM. Flourens et Dubreuil n'ont pas trouvé ce caractère sur les momies qu'ils ont examinées, c'est que ces momies provenaient d'un pays où il y avait eu mélange de vainqueurs et de vaincus.

Au lieu de s'occuper de la situation plus ou moins élevée du conduit auditif, d'autres personnes ont pris en considération sa situation *plus ou moins antérieure*. Ainsi on a dit que plus l'intelligence est développée dans les races humaines, plus le trou auditif est voisin de l'occiput. Cette assertion, rapprochée de l'opinion généralement admise touchant la situation du trou occipital, va me fournir matière à quelques remarques critiques qui, je le suppose, auront à vos yeux le mérite de la nouveauté.

Remarques sur la position relative du trou occipital et du trou auditif.

Ce que je vais dire à ce sujet montrera que les corps savants accueillent parfois avec une singulière facilité, et consacrent en quelque sorte en s'abstenant de les soumettre à la critique, certaines propositions scientifiques que le moindre examen eût fait rejeter. Nous avons vu établir que le trou occipital se reculait dans les races qui tiennent un rang peu distingué sous le rapport de l'intelligence et de la civilisation. Voici, en effet, ce que Virey lisait à la séance de l'Institut du 25 octobre 1841 : *La seule position du trou occipital, et son rapprochement du voile du palais, offrent la mesure du redressement de l'homme et du degré de perfection de ses races, mieux encore que l'ouverture de l'angle facial de Camper.* Nous avons vu affirmer, d'une autre part, que le trou auditif était plus rapproché de la partie postérieure que de l'antérieure de la tête dans les races qui ont porté très-loin le culte des sciences et les progrès de la civilisation Cette opinion est positivement énoncée par M. le professeur Dubreuil, dans un *Mémoire sur le caractère des races, pris de la tête osseuse,* mémoire communiqué aussi à l'Académie des sciences.

Or, suivez bien ceci, Messieurs: si, comme il résulterait de ce qui a été professé devant l'Institut, le trou occipital et le trou auditif se déplacent constamment en *sens inverse;* si le premier se porte en avant et si le second recule dans les races intelligentes, si le contraire à lieu dans la race éthiopienne, il est clair que *la situation relative de ces deux trous* ne devra pas être la même dans une tête de Français et dans une tête de nègre. En additionnant les deux petites différences qui résultent de leur déplacement en sens inverse, on devra obtenir une différence assez marquée pour confirmer la vérité des deux propositions que j'examine. Eh bien! Messieurs, il n'en est rien. Voici ce que j'ai constaté à cet égard. Une ligne transversale, tirée de la partie postérieure d'un conduit auditif à l'autre, sur une tête d'Européen, passe sur le bord antérieur du contour du trou occipital. Or, cette ligne passe précisément au même endroit sur une tête d'Éthiopien!

Mais, dira-t-on, la double loi dont il est question pourra-t-elle au moins se vérifier par la comparaison des têtes des brutes avec la tête de l'homme? Soumettons-la donc à ce nouveau *criterium*. Sur la tête de l'orang-outang, le trou occipital ne siége pas, comme chez l'homme, immédiatement en arrière d'une ligne transversale qui couperait en deux parties égales le diamètre antéro-postérieur; il occupe le milieu du tiers postérieur de la base du crâne. Chose remarquable! il conserve avec le trou auditif absolument le même rapport que chez l'homme!... Je me trompe, il y a une légère différence; mais elle est précisément en sens inverse de celle que nous aurions dû constater pour confirmer la loi proposée, car la ligne tirée d'un conduit auditif à l'autre empiète un peu sur la partie antérieure du trou occipital. Mais, chez le sapajou, les deux trous ont le même rapport que chez l'homme. Donc, s'il est bien vrai que, ainsi que l'a démontré Daubenton, le trou occipital se recule de plus en plus, dans les espèces animales, à mesure qu'elles s'éloignent davantage de l'homme, il ne l'est pas que le trou auditif *marche en sens inverse*. La loi qu'on a voulu établir ici au profit de la phrénologie est fausse, et doit être remplacée par celle-ci : *Le trou occipital, en se déplaçant, entraîne avec lui le trou auditif*. Et comment en serait-il autrement? Le nerf acoustique qui se répand dans le sens de l'ouïe ne naît-il pas constamment de la même partie du système nerveux, et cette partie du système nerveux n'est-elle pas constamment située dans les environs du trou occipital? La loi que j'énonce ici se vérifie encore lorsque, passant de l'orang-outang aux autres quadrupèdes, on voit le trou occipital se placer à la partie la plus reculée du crâne. Cependant ici on observe deux variétés dont il serait peut-être intéressant de rechercher la cause : le trou auditif restant parfois quelque peu en avant du trou occipital, comme on l'observe chez le chien, le lion, le mouton, le cerf, le cheval (chez celui-ci la différence est de plus d'un pouce), ou bien se trouvant un peu plus reculé que chez l'homme, comme on le voit chez le sanglier.

8° *Le développement proportionnel des parties de la tête qui sont en rapport avec les appétits et l'intelligence* fournit des documents intéressants.

Dans les têtes qui dénotent une prédominance de ce qui est purement animal sur ce qui est intellectuel, on observe plusieurs particularités très-significatives. Les mâchoires saillantes, les bords alvéolaires et les dents inclinées en avant, constituent la forme que Prichard a nommée *prognathe*. Mais ce n'est pas là tout. On pourrait rattacher à deux classes les modifications organiques qui décèlent la prédominance des appétits sur l'intellect. Les unes sont en rapport avec les phénomènes mécaniques des premiers actes de la digestion : ce sont, avec la forme *prognathe* dont il vient d'être question, la saillie des apophyses zygomatiques, laissant entre elles et le crâne de larges fosses pour les muscles temporaux, la largeur des gouttières qui se trouvent entre les racines de cette apophyse et le crâne, le développement de la cavité glénoïde. Les autres sont en rapport avec le développement des sens, savoir : l'ampleur des narines et les grandes dimensions de l'orbite. Il faut joindre à cela une pesanteur et une épaisseur plus grandes de la boîte osseuse.

La forme *prognathe* s'observe chez les Australiens, les Éthiopiens, les nègres océaniens, et en général dans de misérables tribus dont la civilisation n'a point amélioré l'existence.

Les types qui annoncent la prédominance intellectuelle se distinguent par l'absence des caractères que je viens de mentionner, et par une forme de tête dont la race caucasique nous offrira le modèle le plus parfait.

9° L'*ampleur du crâne, sa capacité,* ne sont pas les mêmes dans toutes les races humaines, si nous en croyons ce qu'ont écrit à ce sujet presque tous les anatomistes. On a surtout opposé le crâne de l'Européen à celui du nègre. Voici les remarques de Sœmmering à cet égard. « J'ai mesuré, dit-il, plusieurs crânes de nègres et presque tous mes crânes européens, dans le but de comparer leur capacité respective : j'ai trouvé 1° qu'une ligne, conduite de la racine du nez, le long de la suture sagittale, jusqu'au bord du trou ovale, était plus courte chez le nègre, la face ayant la même longueur ; 2° que la circonférence, prise en passant au-dessus des sourcils et des os temporaux, était moindre aussi, et 3° qu'aucun des diamètres transverses n'égalait les diamètres correspondants des têtes européennes. » Qui ne prononcerait, d'après cela, que le crâne et le cerveau du nègre restent au-dessous des proportions reconnues au cerveau de l'Européen? Aujourd'hui encore cela se répète sans qu'on élève le moindre doute à cet égard, et cependant il y a dix ans que cette croyance a été combattue par Tiedemann. Sa manière d'opérer était certainement meilleure que celle de Sœmmering. Il pesait d'abord la tête dont il voulait déterminer la capacité, puis il la remplissait de millet et la pesait de nouveau. Cette expérience, faite sur quarante et un individus appartenant à la race éthiopienne et sur soixante et onze crânes de la race caucasique, lui a montré que la cavité qui recèle le cerveau du nègre n'a pas moins de capacité que celle affectée au cerveau de l'Européen! Bien qu'Hamilton ait obtenu des résultats semblables à ceux que je viens de mentionner, j'éprouve, en les consignant ici, je ne sais quelle crainte qu'ils ne soient ou qu'ils n'aient été démentis. Comme le crâne du nègre est incontestablement plus étroit en travers, il faut qu'il gagne en longueur et dans le sens vertical, et surtout par l'évasement de sa base, ce qu'il perd dans le premier sens. En reconnaissant un allongement du diamètre antéro-postérieur du crâne du nègre, je repousse, comme on le voit, une des assertions de Sœmmering.

Telles sont les conditions anatomiques auxquelles on a eu égard dans l'étude des formes de la tête de l'homme. Ces formes, je les porte à six types principaux, dont quelques-uns à la vérité ne sont pas natifs, mais artificiels.

1° Dans le type que nous regardons comme le plus parfait, parce qu'il appartient aux races qui se sont le plus distinguées dans les sciences et les arts, la face supérieure de la tête représente un ovale modérément allongé.

2° Dans le second type, le crâne s'est allongé de la bosse nasale à la bosse occipitale, ou plutôt il s'est considérablement aplati en travers; tel est le crâne de l'Éthiopien.

3° Il est une autre forme d'allongement du crâne qui n'a pas été bien décrite, quoique tout le monde ait pu voir les têtes qui la présentent (celles de Caraïbes, par exemple); ces têtes diffèrent sensiblement de celles des Éthiopiens. Chez ceux-ci, en effet, l'allongement porte de la bosse nasale à la protubérance occipitale, et la courbe supérieure du crâne est assez régulière, tandis que, dans certaines têtes d'Indiens, l'extrémité postérieure de la ligne qui représente le plus long diamètre de la tête aboutit à la jonction de l'occipital avec les pariétaux.

Dans les têtes de cette forme, le long diamètre ne se dirige pas horizontalement d'avant en arrière, mais il marche obliquement d'avant en arrière et de bas en haut, et il aboutit au point que j'ai indiqué. Ces têtes, en raison de l'excessive dépression du frontal, ressemblent presque à un cylindre dont un des bouts correspondrait à la jonction des pariétaux avec l'occipital, et l'autre se confondrait avec la face. Si on place sur un plan horizontal une tête ainsi conformée, de sorte qu'elle le touche par les apophyses mastoïdes et l'arcade dentaire antérieure, la partie postérieure du crâne ne touchera pas ce plan, et comme elle est plus pesante que l'antérieure, elle la fera basculer de manière à relever la partie antérieure; elle ne reprendra son équilibre que quand elle reposera sur les apophyses mastoïdes et l'occipital. Toutes les têtes sur lesquelles j'ai fait ces remarques portaient des traces de la compression qui les avait déformées. Mais quelques-unes des têtes de Caraïbes figurées par Blumenbach, ou autres, ne paraissaient point avoir été soumises à ces pressions, et cependant elles sont remarquables par l'aplatissement du frontal.

4° Une forme qui pourrait nous surprendre davantage, si on n'y voyait, comme pour les Caraïbes, les effets d'une compression longtemps prolongée, se remarque sur une douzaine de crânes mexicains venant de l'île des Sacrifices et déposés au Muséum d'histoire naturelle. Le crâne, qui paraît avoir été comprimé en arrière, a plus d'étendue *en travers que dans le sens antéro-postérieur.* Vus de face, ces crânes ressemblent assez bien à un utérus revenu sur lui-même après la conception, et dont les deux régions tubaires renflées seraient représentées par les bosses pariétales.

5° Une forme très-remarquable caractérise le crâne d'innombrables populations répandues surtout en Asie et vers les régions habitables du pôle boréal. Les deux côtés du crâne convergent rapidement l'un vers l'autre à partir du niveau des apophyses zygomatiques. La tête, vue de face, représente une losange. Une des extrémités du losange correspond au menton, l'autre au sommet de la tête; les deux côtés supérieurs du losange s'étendent des apophyses zygomatiques au sommet de la tête, les inférieurs des mêmes apophyses au menton. Ces crânes peuvent être nommés *pyramidaux.*

6° Une dernière forme générale du crâne est la forme *globulaire;* nous la trouverons chez les *Turcs.* La tête des Mongols, malgré sa disposition pyramidale, se rapproche pourtant un peu de celle que nous indiquons ici, parce qu'elle est un peu comprimée en arrière.

Quelques auteurs ont nié que la forme du crâne pût être modifiée par des pressions extérieures : tels furent, entre autres, Arthaud et Sabatier. Ils n'ont vu qu'un corps dur, soumis à une compression nécessairement inexacte. Mais ils ont eu le tort de ne point tenir compte de l'influence qu'une pression même légère peut exercer à la longue sur le mouvement nutritif de l'os. Au reste, la question est jugée aujourd'hui, puisqu'on a apporté en Europe les instruments employés par les Caraïbes pour déprimer le crâne de leurs enfants. Cette pratique est très-répandue en Amérique. Quelques auteurs ont peut-être exagéré la facilité à modifier la forme du crâne. Suivant Vésale, les Germains, que l'on couche sur le dos, ont pour cela l'occiput aplati et la tête large; tandis que les Belges, que l'on couche sur le côté, ont la tête allongée. Le baron Asch a dit, dans une lettre à Blumenbach, que les sages-femmes, à Constantinople, demandent aux accouchées quelle forme elles désirent pour la tête de leur enfant, et que celles-ci préfèrent la forme ronde, qui a meilleure grâce avec le turban.

M. Foville a décrit une déformation du crâne qui serait surtout commune en Normandie, et reconnaîtrait pour cause la coiffure adoptée pour les jeunes enfants. « Toutes les fois, dit-il, que le bonnet est fixé sur la circonférence du crâne, il le déforme. »

DIX-HUITIÈME LEÇON.

DE L'HOMME ET DES RACES HUMAINES.

(Suite.)

MESSIEURS,

J'ai examiné dans la séance dernière la valeur des caractères anthropologiques tirés de l'examen de la tête osseuse. Jetons un coup d'œil sur les autres parties du squelette et sur les différences provenant de la stature.

Caractères tirés des autres parties du système osseux et de la stature.

Je réunis ici ces deux chefs, parce que la stature est représentée par les dimensions du squelette.

La forme du bassin, les rapports proportionnels des membres avec le tronc, ou des diverses sections des membres les unes avec les autres, ont particulièrement attiré l'attention des anatomistes et des ethnologistes. Les résultats de leurs observations seront exposés un peu plus loin, à propos du type éthiopien.

Relativement aux différences tirées de la *stature,* il convient de faire observer que l'élévation de la taille ou sa réduction ne pourraient être considérées comme *caractères de races* qu'autant qu'elles existeraient chez le plus grand nombre des habitants d'une même région du globe, car on observe partout des différences individuelles assez notables.

On s'est occupé de déterminer la taille moyenne de l'homme en France. D'après un tableau que M. Hargenvilliers a dressé, la moyenne, sur 100.000 conscrits, serait de 1 mètre 615 millimètres (4 pieds 11 pouces 8 lignes). Il y a dans cette évaluation deux causes d'erreur qui à la vérité se compensent : la première, c'est qu'à l'âge de la conscription le corps n'a pas pris tout son accroissement, puisque la taille grandit jusqu'à trente ans ; la seconde, c'est qu'il n'a pas été tenu compte des hommes trop petits pour être admis dans les cadres de l'armée. Suivant M. Villermé, la moyenne pour les départements où les hommes sont le plus grands est de 1 mètre 677 millimètres, tandis qu'elle ne s'élève qu'à 1 mètre 560 millimètres dans les départements qui fournissent les hommes les plus petits. Pour la Belgique, M. Quételet a trouvé, tout compensé, 1 mètre 684 millimètres (5 pieds 2 pouces 3 lignes). Enfin, M. Lelut a obtenu pour les Français âgés de trente ans 1 mètre 657 millimètres (5 pieds 1 pouce 3 lignes).

Les hommes dont la taille dépasse de quelques pieds cette moyenne portent le nom de *géants ;* on appelle *nains* ceux qui restent de quelques pieds au-dessous.

Certains documents relatifs aux *géants* doivent être absolument rejetés ; d'autres ne doivent être accueillis qu'avec une certaine réserve. Que dire du squelette d'Orion, qui avait quarante-six coudées! et de celui d'Antée, trouvé par Sertorius, qui n'en avait pas moins de soixante, au rapport de Plutarque! Le débat relatif au célèbre roi des Teutons, vaincu par Marius, paraît avoir reçu de nos jours une solution définitive. On rapporte que, en 1613, un gentilhomme du Dauphiné, nommé de Langon, faisant fouiller près de son château, les maçons trouvèrent à 18 pieds de profondeur une tombe en briques, longue de 30 pieds, large de 12, haute de 8, et portant cette inscription : *Theutobocus rex.* Dans la tombe, on trouva des os d'une énorme dimension et des médailles. Or, en 1837, M. de Blainville ayant mis sous les yeux de l'Académie des sciences plusieurs pièces qui lui avaient été envoyées par un héritier du dernier rejeton de la famille de Langon, savoir : une lettre de Louis XIII, qui demande qu'on lui envoie les os du prétendu géant, une dent, une portion d'humérus et une portion d'os des îles, chacun a pu voir que les dents provenaient d'un rhinocéros gigantesque, et les os d'un grand mastodonte! La plupart des histoires de géants ressemblent à celle-ci.

Il n'est pas moins démontré que des hommes ont pu dépasser de beaucoup la taille ordinaire. Le Kalmouck nommé **Margrath**, dont les membres et les os sont modelés dans notre cabinet, avait 7 pieds 9 pouces 7 lignes de hauteur; c'était un véritable géant. La taille d'un Finlandais, nommé Caianus, s'élevait à 8 pieds 8 pouces 8 lignes, et la *Gazette de France* annonça, en 1719, qu'on avait découvert près de Salisbury un squelette humain de 9 pieds 4 pouces de longueur (mesure anglaise, je suppose).

Nous venons de voir que la taille de l'homme pouvait s'élever accidentellement de plus de 3 pieds au-dessus de la taille moyenne; elle peut se réduire à peu près dans la même proportion. Fabrice de Hilden parle d'un nain de 40 pouces de hauteur; Bauhin, d'un nain de 36 pouces. Le célèbre Bébé, dont s'amusa la cour de Stanislas, roi de Pologne, n'avait que 33 pouces de hauteur. Il avait été fiancé à une naine de sa taille, et celle-ci avait une sœur qui ne la dépassait que de 8 pouces. Il n'est pas très-rare que plusieurs nains se rencontrent dans une même famille; ainsi deux Polonais, nommés Borswlaski, avaient l'un 34, l'autre 28, et leur sœur seulement 21 pouces de hauteur. La réduction de la taille peut encore être portée plus loin, s'il est vrai que *Lucius,* qui vivait sous Auguste, n'ait eu que 19 pouces de hauteur; qu'une Égyptienne, vue au Caire par le consul Demaillait, n'ait pas grandi au delà de 18 pouces, et qu'enfin un nain de 16 pouces, c'est-à-dire un peu moins grand que beaucoup d'enfants naissants, figure dans la collection de Birch.

Les différences de stature entre les habitants des diverses régions du globe sont bien moins considérables que les différences individuelles que je viens de signaler. Il n'y a pas eu, il n'y a pas de peuples de géants, il n'y a pas de peuples de nains.

Il n'y a pas eu de peuples de géants , car tout s'élève contre l'hypothèse de la dégradation physique de l'espèce humaine. Il n'y *en a pas* aujourd'hui, car nous montrerons que si les Patagons dépassent notablement la taille moyenne des hommes, ce ne sont cependant pas des géants. Les habitants de la Pologne, de la Livonie, de l'Ukraine, ceux de quelques îles de la mer du

Sud, ont une taille assez avantageuse. Il en était de même des anciens Guanches.

Il n'y a pas de peuples de nains. Il faut reléguer, parmi les fables, les combats des *pygmées* contre les grues, et les assertions relatives à une race naine de troglodytes dans l'espèce humaine. Les hommes les plus petits sont les Lapons, les Esquimaux, les Samoïèdes, etc., qui vivent près du pôle boréal, et les Boschismans, qui occupent un petite partie de l'extrémité australe de l'Afrique.

Différences dans la force musculaire.

Péron a comparé, sous ce rapport, les Européens à plusieurs nations sauvages. Il a expérimenté avec le dynamomètre sur douze natifs de la terre de Van-Diemen, sur soixante et dix Australiens, sur soixante-six individus de l'île de Timor, sur soixante et dix Français et quatorze Anglais. Voici les moyennes obtenues.

Habitants de Van-Diemen	50-6
——–— de la Nouvelle-Hollande. . . .	50-6
——–— de Timor.	58-7
Français.	69-2
Anglais.	71-4

Ce tableau, dit Lawrence, est la meilleure réponse que l'on puisse faire à ceux qui disent que la civilisation va dégradant nos facultés physiques. La force des Espagnols dépassait de beaucoup celle des habitants du Nouveau Monde qu'ils employèrent à l'exploitation de leurs mines. Certaines races, peu ou pas policées, sont cependant remarquables par leur force musculaire, mais elles sont bien nourries. Telles sont certaines nations de Polynésiens, et dans l'Amérique plusieurs tribus d'Indiens. Je citerai les Caraïbes et les O-Jib-be-was, sur lesquels M. Quételet a fait des expériences dont il a communiqué les résultats à la Société ethnologique de Paris.

Différences provenant de la couleur de la peau et de l'iris.

Sous ce rapport, certaines races d'hommes sont très-distinctes les unes des autres, et j'accorde, je l'avoue, une grande importance aux caractères que l'on peut tirer de la coloration. A la vérité, on voit quelquefois, chez les peuplades qui ne sont ni blanches ni noires, mais dont la peau est cependant plus ou moins brune, les teintes varier dans une même race du blanc à une couleur très-foncée. Ces faits, que Prichard a partout enregistrés avec une sorte de prédilection, parce qu'ils semblent plaider pour l'*unité* de l'espèce humaine, ne sont peut-être pas aussi communs qu'il le suppose, et d'ailleurs on peut croire que le mélange des races ne leur est pas étranger.

On a admis quatre couleurs principales, la *noire*, la *blanche*, la *rouge cuivrée* et la *jaune;* mais il y a encore d'autres teintes dans les races humaines.

La peau est *noire* chez les Éthiopiens, les Cafres, les Papous, et généralement dans cette multitude d'îles dont l'ensemble a reçu, à cause de la couleur de la peau de ses habitants, le nom de *Mélanésie.*

La peau est *blanche,* avec des nuances très-variées, dans les races *germanique, celtique, caucasienne,* etc. Il est à remarquer que parmi les peuples à peau blanche, il en est chez lesquels le réseau capillaire des joues s'injecte avec facilité ou pâlit, sous l'empire des émotions morales.

La peau est *rouge de cuivre* chez un grand nombre d'Indiens de l'Amérique septentrionale, mais non chez tous.

La couleur de *café cru* ou *café brûlé,* de toutes les nuances, se remarque chez les habitants de la Chine, de la Corée, du Japon, etc.

La peau est couleur d'*écrevisse vivante* chez les Kouriliens, *jaune bistre* ou *feuille morte* chez les Hottentots, *jaunâtre* chez les Malais et *olivâtre* chez un grand nombre de *Polynésiens,* etc.

J'ai parlé du pigment page 266; j'examinerai bientôt si les

différentes colorations de la peau sont acquises ou originelles.

Il existe un certain rapport entre la couleur de l'iris et celle de la peau, celle des cheveux et celle des sourcils. Aristote avait observé le fait chez l'homme, et J. Hunter l'a étudié dans les différentes espèces animales dont la peau ou les poils ont une couleur uniforme. Claire en général à la naissance, elle se fonce en même temps que les cheveux, et redevient un peu plus claire dans la vieillesse.

L'iris pourtant n'est pas noir, mais bien marron, chez l'Éthiopien; il est noir dans les autres races colorées et même dans plusieurs races blanches à cheveux noirs; il est *bleu, bleu pâle, verdâtre*, chez les *races blondes* ou *rousses*.

L'absence complète de coloration à la peau, à l'iris et aux poils, constitue l'*albinisme;* état anormal qu'on trouve aussi bien dans les individus des races colorées que dans les races blanches, et qui n'a pas peu intrigué les circumnavigateurs qui l'ont mentionné. L'*albinisme* n'est point un caractère de race; c'est un état anormal et individuel. Voltaire s'est complétement fourvoyé en parlant de *peuples d'albinos.*

Différences dans le système pileux.

Je rapporte à cinq chefs les différences provenant de la disposition des poils: *couleur, état lisse* ou *crépu, longueur, souplesse* ou *roideur, abondance.*

Toutes les races noires ont les cheveux noirs; toutes les races qui, sans être noires, sont cependant colorées, ont les cheveux noirs. Parmi les races blanches, il en est encore dont les cheveux sont noirs (Etrusco-pélages, Caucasiens, etc.). La couleur blonde, ou blanc de lin, ou rousse, ou rouge, appartient aux races qui dérivent de l'espèce scythique.

On nomme cheveux *crépus* ceux qui sont entremêlés comme une toison; on les a encore nommés *laineux*, mais ils n'ont pas la conformation anatomique des filaments d'une toison. Ceux-ci, examinés au microscope, sont rugueux à la surface; ils sont plus épais vers le bout libre que du côté de la peau. Le cheveu du nègre est uni à la surface (bien qu'on ne le range pas dans la catégorie des cheveux lisses), et il va plutôt en diminuant d'épaisseur vers le bout. Nous verrons que les races à cheveux crépus ou *ulotriques* de M. Bory de Saint-Vincent, sont bien moins nombreuses que les races à cheveux lisses ou *lecotriques*. Plusieurs tribus de nègres ont les cheveux plus ou moins lisses.

Les cheveux atteignent rarement à une grande longueur lorsqu'ils sont crépus; il n'en est pas de même lorsqu'ils sont lisses. On les a vus descendre jusqu'aux talons et au delà chez quelques sauvages du nord de l'Amérique, chez les Tongouses, qui appartiennent à l'espèce mongolique. Lorsque les cheveux croissent tout en restant crépus, comme on l'observe chez les Papous, la tête supporte la coiffure la plus extraordinaire qui se puisse imaginer; on dirait un buisson de près de 3 pieds de diamètre, et éclipsant les perruques les plus somptueuses du siècle de Louis XIV.

Tantôt les cheveux sont roides, gros, et sans disposition à boucler, comme chez les Mongols, tantôt fins et soyeux. Enfin entre les Ainos, les Perses, qui sont extrêmement velus, et les Chinois, les Japonais, quelques peuplades américaines, dont la peau est presque glabre 'ailleurs qu'à la tête, il y a une foule de degrés intermédiaires.

Caractères tirés du langage.

Leibnitz est, suivant M. Abel de Rémusat, le premier qui ait compris la possibilité d'établir la communauté d'origine de différents peuples par la considération de leur langage.

La science qui a pour objet ce genre de recherches, et qu'on nomme *étymologique,* ne rentre pas dans le cadre de nos études; aussi serai-je court sur cette matière.

Lorsqu'on retrouve chez deux peuples éloignés l'un de l'autre un même idiome, ou désignées de la même manière les choses qui partout ont dû recevoir une qualification, comme homme, femme, mère, frère, sœur, terre, lune, soleil, pied, main, etc., on est conduit à penser qu'ils ont une même ori-

gine. Nous verrons cette analogie dans le langage corroborer
les inductions que l'on pourrait tirer de l'analogie des formes
du corps relativement à des insulaires placés à d'immenses distances dans la mer du Sud. Mais lorsqu'il arrive que deux
peuples très-distants l'un de l'autre, et surtout différents d'organisation, ont des mots communs dans leur langue ou de
l'analogie dans leur idiome, faut-il donner la préférence aux
caractères tirés de l'organisation ou à ceux empruntés à la
science étymologique? Je me prononce pour les caractères tirés
de l'organisation, parce qu'il me semble qu'un peuple altère
plus facilement sa langue par l'influence des conquêtes, des émi-
grations, des rapports commerciaux, qu'il ne modifie ses traits,
la couleur de sa peau et de son iris, l'apparence de ses cheveux,
sous l'influence des climats.

Voltaire s'est moqué fort agréablement des étymologistes de
son temps, qui, sans doute, ne valaient pas ceux d'aujourd'hui.
« Voici, dit-il, comment on a prouvé que les Tartares-Mant-
choux sont les ancêtres des Péruviens. *Mango-Capack* est le
premier inca du Pérou. Mango ressemble à *Manco*, Manco à
Mancu, Mancu à *Mantchu*, et de là à *Mantchou*, il n'y a pas
loin. Rien n'est mieux démontré. » Les plaisanteries de Voltaire
n'ont point, que je sache, déconcerté les étymologistes, car on
a, plus récemment, voulu prononcer l'identité des Huns avec les
Finnois, sur ce que le mot *hun*, différemment orthographié,
est le même que le mot *finn*.

M. Desmoulins a envisagé ce sujet d'une façon qui le rattacherait à la physiologie. Admettant dans le cerveau un organe
du langage, il croit que sa forme différente a réglé dans chaque
race le caractère de son idiome; que les Chinois doivent à la disposition de leurs organes le génie monosyllabique de leur langue, et que des enfants qui n'auraient jamais entendu la langue
de leur pays pourraient l'inventer, comme un oiseau chante sans
avoir reçu des leçons de ses parents. M. Desmoulins a tout simplement confondu le langage conventionnel, *qu'il faut apprendre*, avec la voix native, qui ne réclame pas l'éducation pour se
produire.

Enfin M. Edwards a étudié, sous un autre rapport, les applications de la linguistique à l'étude des races humaines. C'est de *l'accent* qu'il tient compte; accent qui survit dans une nation à la suppression de son ancienne langue. Par exemple, les Gaulois ont deux sons que les véritables Italiens ne peuvent prononcer, *u* et *eu*. Or, ces sons existent, dit-il, dans les dialectes génois, piémontais, milanais. Leur conservation vient avec l'histoire nous prouver que les populations de cette partie de l'Italie étaient autrefois *gauloises* (Gaule cisalpine).

De quelques autres caractères différentiels entre les hommes.

Pour éviter des répétitions et gagner du temps, je me bornerai ici à vous avertir que nous tirerons des caractères distinctifs de l'ensemble de la face; de la direction des yeux ou plutôt des paupières; de la forme, de la saillie, de la longueur ou de l'aplatissement du nez; de la couleur de la sclérorotique; de la forme des lèvres; de la direction des dents; de la situation du pavillon de l'oreille; de quelques particularités relatives aux organes génitaux; de la subtilité dans les organes des sens; du développement intellectuel et de la perfectibilité qui ne paraissent pas les mêmes dans toutes les races; du genre de vie enfin qui, aujourd'hui encore, est fort différent dans les divers points du globe. Certaines tribus misérables vivent (comme l'ont vraisemblablement fait nos premiers pères) de fruits, de racines que la terre fournit spontanément ou du produit éventuel et incertain de la chasse; d'autres hommes sont nomades et pasteurs, d'autres presque exclusivement ichthyophages; d'autres s'attachent au sol qu'ils ensemencent; d'autres enfin, sans négliger la culture du sol, ont porté à un degré éminent le culte de la philosophie, des sciences et des arts.

DESCRIPTION DES PRINCIPAUX TYPES HUMAINS.

Je ne prononcerai encore les mots ni de *race*, ni d'*espèce*, ou s'ils se rencontrent sous ma plume, je n'entends leur donner, pour le moment, aucune signification qui préjuge la question de l'unité de l'espèce ou de la multiplicité originaire des types. Je décrirai ceux-ci, ou au moins les principaux, tels qu'ils s'offrent ou tels que les documents historiques nous les représentent, et je ferai suivre cette partie purement descriptive d'une discussion où sera débattue la question délicate à laquelle je viens de faire allusion.

Quant à l'ordre à suivre pour cette description, je pourrais distribuer les groupes d'après la coloration de la peau, ou bien faire deux grandes catégories des hommes, suivant qu'ils sont à cheveux *lisses* ou à cheveux *crépus ;* mais je préfère adopter un ordre purement géographique. Nous débuterons par l'extrémité australe de l'Afrique, nous traverserons cette partie du monde jusqu'au point où elle confine à l'Europe et à l'Asie; nous parcourrons ces deux contrées de l'ouest à l'est; nous rencontrerons ensuite dans l'Océan pacifique ces nombreuses peuplades, et notamment ces Polynésiens, si bien étudiés depuis plus d'un demi-siècle, et nous terminerons en traversant l'Amérique de son extrémité boréale à la terre des Patagons.

<h3 align="center">Types hottentot et boschisman.</h3>

Aux détails donnés par Desmoulins, Kolbe, Sparrmann et autres sur les *Hottentots,* il faut joindre ceux beaucoup plus positifs, selon moi, donnés par Levaillant, qui a vécu plusieurs années avec eux, qui a visité, décrit, plusieurs hordes de cette race *(Gonaquois, Gessiquois, Koraquois, Kabikoquois, grands Namakois, petits Namakois)*, et qui nous a donné le portrait de plusieurs Hottentots.

Les Hottentots, qui occupaient anciennement le voisinage du Cap, ont été refoulés dans les terres par les colons hollandais. Voici le portrait qu'en fait Levaillant : «Le Hottentot a dans les traits un caractère particulier qui le sépare en quelque sorte du commun des hommes; les pommettes sont très-proéminentes, de telle sorte que son visage étant fort large dans cette partie, et sa mâchoire au contraire excessivement étroite, sa physionomie va toujours en diminuant jusqu'au bout du menton. Cette configuration lui donne un air de maigreur qui fait paraître sa tête trop petite pour un corps gros et bien formé. *Son nez plat* n'a quelquefois pas 6 lignes dans sa plus grande élévation; ses narines en revanche sont très-ouvertes; sa bouche est grande et munie de superbes dents; ses *yeux* sont très-beaux et très-ouverts, inclinés un peu à la manière des yeux des Chinois; ses *cheveux* ressemblent à de la *laine,* ils sont courts, frisés, et d'un noir d'ébène. Ils ont *peu de poils* et l'air efféminé. Les proportions de leur corps sont parfaites. »

Desmoulins, qui a examiné cinq têtes de Hottentots, y signale un diamètre occipito-nasal plus grand qu'en aucune race humaine. « L'occiput, dit-il, se prolonge notablement au delà du trou occipital. » Il leur donne, d'après Lichtenstein, des incisives verticales (cependant la tête qui est dans notre collection offre un prognathisme assez prononcé).

La peau des Hottentots est couleur de feuille morte ou d'un jaune enfumé.

Ils sont nomades; ils ont des troupeaux, mais ne sont pas cultivateurs. Ceux qui accompagnaient Levaillant n'avaient pas la moindre notion religieuse. La coutume de s'enlever une phalange et un testicule existe seulement chez les Gessiquois et les Koraquois (Levaillant).

La largeur des pommettes, l'obliquité des yeux, l'écartement des oreilles, sont communs aux Hottentots et aux Mongols; mais, chez ces derniers, les tempes convergent et le crâne est pyramidal, tandis que les tempes montent à peu près parallèlement dans la tête du Hottentot. Ceci peut être vérifié sur les *spécimen* que nous possédons. La tête des Mongols est moins allongée d'avant en arrière, et leur bouche n'est pas proéminente.

Le mot *boschisman* ou *bossissman* signifie *homme des buissons,* et s'applique, aux environs du Cap, à un amas de malfaiteurs de toutes les hordes qui s'allient pour piller. Mais ce nom désigne aussi une tribu ou une race encore nomade, les *Houzouanas.* La Vénus hottentote était une Boschismane. Les

Boschismans ont, comme les Hottentots, les pommettes sail-
jantes, les yeux obliques, les cheveux crépus.

Leur nez est plus petit encore, ou «plutôt, dit Levaillant, ils
n'ont point de nez; cela consiste chez eux en deux narines épa-
tées.» Aussi ajoute-t-il, «moi qui seul, dans la troupe, en avais
un à l'européenne, je paraissais à leurs yeux un être disgracié
de la nature.» La partie osseuse de ce nez rudimentaire était réduite à une simple écaille triangulaire, comme dans les maca-
ques, sur cinq têtes examinées par Desmoulins, et sur les six
têtes que Lichtenstein a eues à sa disposition. Leurs dents incisives sont proclives et soulèvent des lèvres volumineuses; vus de
côté, ils font la moue.

Les Boschismans sont très-petits, et peut-être les plus petits
des hommes. Sur un kraal composé de cent cinquante habitants,
le plus grand, mesuré par Barrow, n'avait que 4 pieds 9 pouces
anglais (1); la femme la plus grande n'avait que 4 pieds 4 pouces.
Mais les Boschismans ont les membres bien proportionnés, le
pied et la main d'une petitesse excessive. Ils sont les plus agiles
des hommes.

Sur les fesses déjà rebondies des femmes boschismanes, il s'accumule d'énormes masses de graisse, qui leur donnent un relief
tout à fait extraordinaire, et dont la Vénus hottentote a montré
un échantillon aux habitants de Paris (2).

Ce fameux *tablier* des Hottentotes, ce voile pudique (*figleave
of skin*), sur lequel on a débité tant de fables, appartient aux
femmes des Housouanas ou Boschismans; mais ce n'est pas,
comme on l'a dit, un tablier fait aux dépens de la peau du
ventre; ce n'est autre chose qu'un prolongement excessif des
nymphes ou petites lèvres, qui pendent de 5, 6, 7 ou 8 pouces
de longueur, offrant dans leur épaisseur un tissu érectile hyper-
trophié, qui leur donne une couleur bleue livide et l'apparence

____

(1) Le pied anglais a 8 lignes de moins que le pied français.

(2) Levaillant figure un enfant boschisman se tenant debout sur les fesses
de sa mère, comme un laquais derrière une voiture.

des pendeloques de certains gallinacés. Cette disposition, peu apparente chez les petites filles, se développe avec l'âge. Quelques femmes hottentotes ont aussi cette excroissance, au dire de Barrow. Levaillant la figure sur une Hottentote, mais ce sont les grandes lèvres qu'il a peintes, et il dit que les femmes les allongent *par coquetterie*. Leurs mamelles, allongées en poire, sont si flasques, qu'elles peuvent, dit-on, les faire passer au-dessus ou au-dessous de l'épaule.

La Vénus hottentote tenait du nègre et du Kalmouk, suivant la remarque de Cuvier. Le nègre a la bouche proéminente, mais la face rétrécie en travers; le Kalmouk a la face large en travers, mais la bouche n'est pas saillante: les deux ont le nez très-petit. Or, la Boschismane avait la mâchoire plus saillante que celle du nègre, la face plus large que celle du Kalmouk, et le nez plus petit que chez les deux.

Type éthiopien.

Ce mot signifie *visage brûlé* ou *noir ;* mais je dois vous avertir qu'il y a en Afrique, et ailleurs, des hommes noirs et des plus noirs, qui n'ont pas le type éthiopien, et que, s'il n'est pas rare de rencontrer des individus présentant tous les caractères que je vais exposer, on est embarrassé pour dire où il faut placer au juste le véritable représentant de la race éthiopienne; toutefois, on assigne en Afrique une immense étendue aux Éthiopiens le long des côtes de l'Océan, depuis les environs du fleuve Sénégal, par le 17e degré de latitude nord, jusque vers le 16e degré de latitude sud.

La tête des Éthiopiens appartient au type que j'ai décrit page 386. Le crâne y est rétréci en travers, surtout à la région des tempes ; la prédominance de la face sur le crâne y réduit, dit-on, l'angle facial à 70 degrés. Il n'atteint même que 65 dans les têtes figurées par Sandifort et par Lawrence. Le frontal y est plus court et les os pariétaux moins excavés. La ligne qui circonscrit en haut la fosse temporale est plus rapprochée de celle du côté opposé que sur le crâne de l'Européen. Il résulte de cette disposition que la fosse temporale offre plus de surface pour le muscle de ce nom. L'arcade zygomatique s'éloigne du crâne pour faire place à ce même muscle, qui doit faire mouvoir une mâchoire inférieure plus pesante, très-prolongée en avant, ce qui rend plus défavorable le levier qu'elle représente.

Dans la face, les cavités destinées aux organes des sens sont très-développées. Les fosses nasales sont plus grandes que chez l'Européen, la lame criblée y est plus large. L'orbite offre un agrandissement du diamètre transversal. M. Pucheran dit, d'après M. Serres, que dans la paroi externe de l'orbite du nègre, le frontal (employé à l'agrandissement de la paroi supérieure) et la grande aile du sphénoïde occupent une place moindre que chez l'Européen, et que l'os malaire y a gagné tout ce que les deux premiers y ont perdu. Il dit encore que dans la paroi inférieure, l'os maxillaire supérieur élargi laisse moins de place à l'os malaire que dans les têtes des autres races.

Dans l'os maxillaire supérieur, les apophyses montantes, très-écartées par en bas, convergent assez rapidement en haut, où elles ne laissent entre elles qu'un petit espace rempli par des os propres du nez, dont les dimensions sont fort réduites. L'arcade dentaire supérieure très-saillante soutient des dents incisives inclinées en avant. Pour s'adapter à cette mâchoire saillante, l'os maxillaire inférieur s'allonge, et sa branche inclinée en avant forme un angle plus ouvert que chez l'Européen.

Voilà ce qui est généralement reçu relativement à la conformation de la tête de l'Éthiopien. Mais les observations que j'ai eu l'occasion de faire à ce sujet m'autorisent à affirmer que dans cette description il y a des détails évidemment inexacts, et qu'on a omis certains caractères fort importants sur lesquels je m'arrêterai dans un instant.

Il faut que je dise en premier lieu ce qui m'a fourni l'occasion de soumettre à un nouvel examen les descriptions de la tête osseuse des nègres. Il me paraît important qu'il soit bien établi que j'ai examiné de véritables têtes de race. Or, un vaisseau nommé l'*Elisia*, faisant l'indigne trafic de la traite, a été capturé il y a peu de temps. Les nègres qu'il emportait avaient été pris au Congo. Plusieurs ayant succombé quelque temps après leur délivrance, M. Schœlcher a pu se procurer leurs têtes, au nombre de six, et il a eu l'extrême bonté de les mettre à ma disposition. Voilà donc l'origine de ces têtes bien établie; j'ajouterai qu'elles portent avec elles leur cachet, et que leur face, vue de profil, rappelle celle de l'orang-outang ou du chimpansé, tant est prononcé le prognathisme, c'est-à-dire la saillie des arcades alvéolaires.

Voici maintenant les résultats de mes observations.

1° Il n'est pas exact de dire que l'orbite du nègre soit plus grand que celui de l'Européen. L'assertion que je combats a été, je crois, créée dans le cabinet et spéculativement. Partant de ce fait avéré, qu'il y a chez le nègre prédominance des sens sur l'intelligence, on en a conclu à un œil plus volumineux et à une cavité orbitaire plus vaste; il n'en est rien. La cavité orbitaire est même *absolument* plus petite chez les nègres du Congo que chez l'Européen. Voici toutefois un fait dont il est bon de tenir compte relativement à l'orbite du nègre. L'aplatissement du crâne dans le sens transversal vers sa partie antérieure, et la dépression considérable de la fosse temporale dans ce point, font que l'apophyse orbitaire externe du frontal se prolonge sensiblement en dehors, comme l'a dit M. Serres, pour étendre dans ce sens la paroi supérieure de l'orbite. Sans cette disposition, il n'y aurait pas place en avant du crâne pour deux cavités orbitaires.

2" Il n'est pas vrai, comme d'autres l'ont dit, que la cavité glénoïde soit plus profonde, ni l'arcade zygomatique plus robuste; toutefois la dépression des tempes rend plus large que chez l'Européen l'espace contenu entre cette arcade et la fosse temporale.

3° La proposition que je vais émettre va, j'en suis convaincu, heurter bien des croyances, mais qu'on y regarde avant de se récrier. Cette proposition, c'est que... l'angle facial du nègre n'est pas de beaucoup plus aigu que celui de l'Européen. Il faut le mesurer méthodiquement. Si on opère l'intersection des deux lignes au bas de l'arcade alvéolaire supérieure, nul doute qu'alors l'angle ne soit très-aigu, à cause de la saillie de ces arcades ; mais si, comme on doit le faire, on conduit les deux lignes à l'épine nasale antérieure, la ligne qui remonte vers le front n'est pas de beaucoup plus fuyante que chez l'Européen. Je dirai plus, et depuis longtemps j'avais fait cette remarque ; le *front du nègre s'élève en général plus verticalement à partir de la racine du nez que celui des Européens ;* de sorte que la réduction de l'angle facial tient plutôt à ce que le front tout entier est situé un peu en arrière qu'à l'aplatissement de ce front.

1° Ce qui forme le *prognathisme,* ou ce qui constitue ce qu'on a, avec quelque peu d'irrévérence, appelé le *museau* de l'Éthiopien, est donc formé seulement par les arcades alvéolaires. Voici comment elles se comportent pour cela. A partir de l'épine nasale antérieure, l'os maxillaire supérieur, au lieu de descendre verticalement, se porte obliquement en avant et en bas ; et comme les dents incisives sont enchâssées dans cette partie oblique, elles continuent la direction de l'arcade alvéolaire, leur bord tranchant regarde en avant et en bas. Il résulte de cette disposition que si, sur la face du nègre et sur celle de l'Européen, on détache *verticalement* par un trait de scie *transversal* tout ce qui est au devant de l'épine nasale, ce trait de scie tombe chez le nègre à la jonction de la grosse molaire antérieure avec la petite molaire voisine, et sépare ainsi une pièce osseuse demi-circulaire qui porte les incisives, les canines et les petites molaires ; tandis que, chez l'Européen, le trait de scie descend dans l'épaisseur même de l'arcade dentaire à sa partie antérieure, et ne sépare rien ou presque rien, car il laisse presque toutes les dents derrière lui.

La mâchoire inférieure offre, pour s'adapter à la supérieure, une disposition qui n'est pas moins remarquable. Déjà j'ai parlé de la courbure de la branche. Voici les autres particularités. Le corps de la mâchoire n'a pas la même hauteur partout, comme chez l'Européen qui n'a pas perdu de dents. Il a très-peu d'élévation, au devant de la branche, au niveau des grosses molaires : là il est épais et massif. Mais à partir de la petite molaire postérieure, il prend beaucoup de hauteur et s'étale en une lame courbe demi-circulaire, oblique en avant et en haut, et qui va porter les dents inférieures au contact de l'arcade dentaire supérieure.

5° J'ai apporté une grande attention à déterminer la position du trou occipital. Nous avons vu Prichard nier qu'il y eût, sous ce rapport, aucune différence entre le nègre et le Caucasien, à moins que la saillie du bord alvéolaire, chez le premier, n'en déterminât une légère et insignifiante. Pour point de comparaison, j'ai choisi une tête d'un beau type européen, celle de Lacenaire (qui avait fait un bien misérable emploi d'une intelligence assez remarquable); j'ai, d'une autre part, pris des mesures sur deux têtes de nègres du Congo (sexe masculin). Voici les résultats :

La distance de la partie antérieure du contour du trou occipital au bord libre des incisives supérieures est de 11 centimètres sur une des têtes de nègres, de 11 centimètres 3 millimètres sur l'autre tête de nègre. Cette distance n'est que de 9 centimètres sur la tête de Lacenaire. Il y a donc 2 centimètres de différence absolue. Je montrerai tout à l'heure que cela tient bien réellement à ce que la position relative du trou n'est pas la même dans les deux races. J'ai mesuré aussi la distance de la partie antérieure du trou occipital au bord postérieur de la voute palatine. Cette distance est de 5 centimètres sur l'une des têtes de nègres, elle n'est que de 4 centimètres 4 millimètres sur la tête de Lacenaire.

Mais comme on pouvait être porté à supposer que ces différences tiennent, en somme, à ce que la face est située plus en avant chez le nègre que chez l'Européen, il devenait intéressant de rechercher quel était le rapport de la situation du trou occipital avec la partie antérieure du crâne proprement dit. Pour m'éclairer à cet égard, j'ai pris la distance de la partie antérieure du trou occipital à la suture qui unit les os propres du nez au frontal. Cette distance était de 10 centimètres 7 millimètres sur la tête du nègre, et seulement de 10 centimètres sur le crâne de Lacenaire.

Jusqu'ici nous n'avons pas établi la situation relative du trou occipital, et l'on pourrait admettre, à la rigueur, que si le crâne du nègre est excessivement allongé d'avant en arrière, ce trou est placé chez lui comme chez l'Européen. Il a donc fallu prendre de nouvelles mesures, mais comment les établir? On n'a pas pris la peine de nous dire comment on avait procédé à cet examen. Établira-t-on la distance du trou à quelque partie de l'occipital? sa protubérance externe, par exemple? Mais quelque direction que l'os affecte, qu'il se prolonge horizontalement en arrière ou qu'il monte rapidement, le résultat de cette mensuration sera à peu près la même sur toutes les têtes, car l'os est toujours perforé au même endroit. Pour arriver à un résultat comparable, voici le moyen dont j'ai fait usage. La tête a été tenue renversée sur une table, le trou occipital regardant en haut et le plan de ce trou parfaitement horizontal. J'ai alors mesuré la distance du bord postérieur du trou à un plan vertical tangent à la partie la plus saillante de la région postérieure de la tête. On comprend que si la situation relative du trou sur la longueur du diamètre antéro-postérieur était la même dans les deux races, il y aurait chez le nègre excès de longueur en arrière comme en avant. Eh bien, le résultat est contraire à cette prévision; le trou est plus près du plan postérieur chez le nègre que chez l'Européen, ce qui tient à ce que l'occipital prend promptement une direction ascendante chez le nègre. Dans la tête de l'Européen, l'occipital ne prend la direction franchement ascendante qu'à partir de la protubérance occipitale externe et de la ligne courbe supérieure; dans mes têtes d'Éthiopiens, il commence à monter dès la ligne courbe inférieure. Voici les mesures qui confirment ce que je viens d'avancer. De la partie postérieure du trou occipital au plan tangent à l'occiput, il y a 7 centimètres 10 millimètres de distance sur la tête de Lacenaire, et seulement 5 centimètres sur la tête du nègre.

Sans doute, on trouvera quelques têtes d'Européens où les dispositions se rapprocheront de celles que je viens d'attribuer au nègre du Congo, mais il ne faut pas s'embarrasser de quelques cas exceptionnels. J'ai choisi parmi les pièces de notre Muséum une tête de Français excessivement développée d'avant en ar-rière. Les lignes tirées de la partie antérieure du trou occipital à l'arcade alvéolaire et à la suture naso-frontale ont la même longueur que chez le nègre, mais l'occiput se prolonge en pro-portion, de sorte que la situation relative du trou occipital est la même encore, dans ce cas, que chez les autres Européens.

6° Un caractère bien remarquable se tire de la longueur du diamètre qui conduit du trou occipital au point culminant de la tête du nègre. Ce diamètre vertical n'a pas moins de 14 centi-mètres (non compris l'épaisseur des os) chez l'Éthiopien. Il n'a que 12 centimètres 7 millimètres chez Lacenaire, et seulement 12 centimètres 3 millimètres sur la tête volumineuse dont il vient d'être question. Cette particularité tient sans doute à l'élévation de la voûte du crâne vers sa partie postérieure; mais elle tient encore à une conformation si caractéristique de la base du crâne autour du trou occipital, qu'il me suffirait de l'examen de cette partie sur deux têtes, l'une d'Européen, l'autre de nègre (si toutefois celui du Congo peut passer pour type), pour les distinguer l'une de l'autre. Cette confor-mation consiste en ce que la base du crâne, qui chez l'Euro-péen est à peu près plate autour de l'os occipital, forme chez le nègre une grosse protubérance, bombée, prolongée en bas, et qui augmente dans ce sens le diamètre vertical de la cavité crâ-nienne. On pourrait sur le nègre, à l'aide d'un trait de scie mené horizontalement de la base d'une des apophyses mastoïdes à l'autre, enlever à la partie inférieure du crâne une calotte osseuse, portant à son centre le trou occipital. La même coupe n'enlè-verait que les apophyses mastoïdes sur les têtes d'Européens que j'ai sous les yeux. N'est-ce point cette arrière-chambre inférieure qui augmente la capacité du crâne du nègre au point de la ren-dre égale à celle de l'Européen, bien qu'à la simple vue elle pa-raisse plus étroite, surtout à la région des tempes?

7° Au devant du trou occipital, l'apophyse basilaire offre plus de longueur et affecte une direction plus oblique en haut chez le nègre que chez l'Européen.

8° Au devant de cette apophyse, les arrières-narines sont

chez le premier obliques de haut en bas et d'arrière en avant. Cette obliquité est beaucoup moins prononcée chez l'Européen, et souvent même les ouvertures sont verticales.

9° Prichard a dit que l'extrémité de la grande aile du sphénoïde n'atteint pas toujours chez le nègre l'angle antérieur et inférieur du pariétal. Cette anomalie n'existe pas sur les têtes que j'ai examinées.

On peut voir dans les *Decades craniorum* que la tête de l'Éthiopien nouveau-né a déjà les caractères distinctifs de sa race.

Le tronc du nègre est mince, surtout aux lombes et au bassin; celui-ci est plus étroit dans tous ses diamètres que celui des autres races (la Boschismane exceptée); des mesures comparatives ont été prises par Sœmmering, par Lawrence, par Vrolik, d'Amsterdam. Le passage suivant résumera les résultats qu'ils ont obtenus. «La direction verticale des iléons, leur élévation aux tubérosités postérieures et supérieures, la grande proximité des épines antérieures et supérieures, la moindre largeur du sacrum, la brièveté des diamètres transverses aux épines et tubérosités ischiatiques, la forme allongée que le bassin acquiert par là, tout cela rappelle à notre esprit la forme du bassin du singe.» (Vrolik, cité par Prichard.) Ajoutons que, d'après Vrolik, la différence entre le bassin des hommes et celui des femmes est extrêmement marquée chez les nègres.

Dans l'Européen, la longueur de l'humérus dépasse de 2 à 3 pouces celle du cubitus; dans le nègre, l'humérus ne l'emporte que de 1 pouce $\frac{1}{8}$; les deux os ont la même longueur dans le chimpansé. Ces mesures ont été prises par White. Enfin, Sœmmering a fait observer que, chez le nègre, les os de la jambe semblent placés plus en dehors sous le fémur; que le tibia et le péroné sont convexes en avant. Le pied de l'Éthiopien est plat et large; le calcanéum peu arqué se prolonge sensiblement en arrière. Le mollet est plat, peu développé, et situé très-haut.

Les os du nègre sont plus durs, plus compactes, plus pesants, et, dit-on, plus blancs que ceux de l'Européen; les os sésamoïdes y sont plus nombreux.

Les Éthiopiens ont les cheveux laineux, crépus; les yeux arrondis, saillants; la sclérotique tirant sur le jaune, et l'iris brun-marron. Leur peau, noire, se distingue encore par sa surface lisse et douce comme le satin; cette peau reste fraîche sous une température brûlante. Leur transpiration répand une odeur particulière, et les Péruviens peuvent, suivant M. de Humboldt, les suivre à la piste.

Sœmmering dit que leur estomac a la forme de celui du singe.

On a écrit aussi que les insectes parasites qu'ils nourrissent sont plus gros et plus noirs que ceux des Européens, mais il n'est pas vrai que leur sperme soit coloré.

Telles sont les différences anatomiques entre l'Éthiopien et l'Européen. Au point de vue intellectuel et de la perfectibilité, je crains que les différences ne soient plus considérables encore. Sous quelque aspect que j'envisage les produits de cette intelligence, dans les arts, la littérature ou les sciences, je vois une infériorité incontestable. Où sont les chefs-d'œuvre de leurs statuaires? Quels monuments l'architecture a-t-elle élevés chez eux? Et si nous portons notre examen sur de plus nobles produits de l'intelligence humaine, ont-ils rien qui puisse être assimilé aux œuvres d'un Molière ou d'un Shakespeare? Relativement aux sciences, ce ne sont pas eux qui ont classé les divers corps de l'univers, qui ont cherché à surprendre les secrets de la nature, qui ont trouvé les lois des combinaisons chimiques, de la gravitation, des mouvements de la lumière et du fluide électrique; ce ne sont pas eux qui ont mesuré le ciel, prédit les éclipses, et annoncé le retour des comètes. Certains Polynésiens qui, depuis soixante ans à peine, ont pu recevoir l'influence des peuples européens, ont marché à pas de géants dans la carrière de la civilisation, où entrent à peine des peuplades nègres qui depuis des siècles ont eu le contact des nations policées. Je sais que certains nègres, cependant, se sont distingués dans les sciences; mais vouloir juger la masse sur ces cas exceptionnels, ce serait aussi peu rationnel que d'accorder à tous les Anglais le génie de Newton et à tous les Français l'esprit de Voltaire. Je suis obligé de rappeler ici que j'entends parler de la race éthiopienne proprement dite, et non de *tous les noirs*.

Je n'ai examiné que le côté intellectuel de leur psychologie. Au point de vue moral ou affectif, les différences disparaissent. Ils sont en général affectueux, sensibles, reconnaissants, capables d'un dévouement héroïque, et doivent prendre place comme nous, à titre d'êtres libres, dans la grande famille humaine (1).

Autres types africains.

En laissant de côté les populations de l'Atlas et de l'Algérie, on trouve en Afrique une foule de tribus ou de peuples qui ne

---

(1) La question de la prééminence des races blanches sur la race éthiopienne a été l'objet de débats très-vifs au sein de la Société ethnologique de Paris, et a rempli toutes les séances de janvier à mars 1847.

M. Schœlcher, qui a tant de fois et si généreusement plaidé la cause de l'émancipation des noirs, a pris, dans cette discussion, le parti que l'on devine. « Je crois, a-t-il dit, à l'égalité absolue de tous les membres de la grande famille humaine, quels que soient leur sexe, la forme de leur nez, la largeur de leurs pommettes, la couleur de leur épiderme et la nature de leurs cheveux. » Dans le discours qui a fait suite à cette profession de foi, l'orateur, s'appuyant sur l'état de l'industrie, de l'agriculture, des habitations, du commerce et des mœurs de nombreuses peuplades de nègres, s'est efforcé de démontrer que la *civilisation* ne leur avait pas refusé ses bienfaits, et qu'ils étaient *perfectibles* comme nous. Les adversaires de M. Schœlcher, examinant de plus près en quoi consistent et cette agriculture, et ces habitations, et cette industrie, et ce commerce, ont refusé d'y voir la preuve d'une civilisation et d'une perfectibilité qui pussent en rien être comparées à celle des nations européennes.

L'impression qui m'était restée de ce débat était, je l'avoue, favorable à cette dernière opinion, et il me semblait qu'une *civilisation* sur l'*existence* de laquelle on discutait *n'existait pas*, car la civilisation, là où elle brille, ne peut pas plus être niée que la lumière.

Cependant M. Schœlcher, après un voyage poussé très-loin sur les bords du Sénégal, est revenu muni de nouvelles armes, avec lesquelles il se propose sans doute de recommencer prochainement la lutte. Son *arsenal*, dans lequel il a eu l'extrême obligeance de m'introduire, pourrait passer pour une sorte de bazar ou d'exposition des progrès de l'industrie des nègres. Il me serait difficile de dire tout ce que j'y ai vu : instruments de labourage armés de fer ; étoffes, réunissent pas tous les caractères de la race éthiopienne, et qui, en raison de leur couleur, ne peuvent cependant être rapportés aux races blanches; mais ces tribus n'ont pas de traits assez saillants pour qu'on en fasse des races bien déterminées.

Ce n'est pas un médiocre embarras pour les ethnologistes que toutes ces nations africaines chez lesquelles manquent certains traits de l'Éthiopien. Les différences à cet égard sont nombreuses, et malheureusement il est impossible de les ramener à quelque loi générale. Ceux-ci ont la peau et les cheveux du nègre, mais leur figure est moins prognathe; ceux-là ont des cheveux moins crépus, d'autres ont la peau moins foncée, etc. etc. Il en est qui ont des traits tout à fait européens, et cela même se rencontre comme variété individuelle chez presque toutes les

---

les unes élégantes et légères, les autres plus solides, toutes finement tissées et peintes des couleurs les plus brillantes et les plus solides; ornements divers, bracelets d'or massif assez habilement travaillés, emploi fréquent du cuir verni dans les ornements et les chaussures, sabres de fer, manuscrits, etc.; voilà ce qui sera présenté en témoignage de la civilisation de certaines tribus de nègres.

A la vérité, il sera objecté à M. Schœlcher que tous les *noirs* ne sont pas des *nègres*, c'est-à-dire qu'ils n'appartiennent pas tous à l'espèce dite éthiopienne; que les Ashanti, les Mandingues, les Yolofs, les habitants de Tembouctou, de Haoussa, de Kachena, etc., ne sont pas les mêmes « que ces nègres aux mâchoires saillantes, aux cheveux courts et crépus, à la barbe rare, au front fuyant, aux membres démesurément allongés, au mollet plat, au dos cambré, au talon en saillie, qui forment la vraie population incivilisée de l'Afrique » (Courtet de l'Isle). J'ai adressé moi-même cette objection à M. Schœlcher, qui m'a répondu que les nègres chez lesquels il avait recueilli les produits exposés sous mes yeux avaient les mâchoires saillantes, l'angle facial aigu, et les cheveux laineux.

Une autre objection sera reproduite. C'est que les nègres semblent privés de la faculté d'*initiative*, et que là où ils ont fait quelques pas dans la carrière de la civilisation, on voit toujours l'influence d'une race plus avancée que la leur: que l'islamisme y précède partout le développement industriel, et que certaines tribus se montrent encore réfractaires à tout effort de civilisation. Les proportions déjà trop considérables de cette note ne me permettent pas de pousser plus loin cette discussion, et de préjuger les phases par lesquelles elle doit passer.

nations africaines, suivant M. Schœlcher. «On voit, dit-il, des nègres à traits tout à fait européens dans tous les peuples de l'Afrique, j'affirme en avoir rencontré chez les Mandingues, les Yolofs, les Touklors et les Serrajoulets» (travail inédit). Il est plus que vraisemblable qu'il y a eu primitivement plusieurs races noires, et que la confusion des types actuels est le résultat de leur mélange. Pour justifier ce que je viens d'avancer, je décrirai très-sommairement quelques tribus africaines.

Les *Cafres*, dont Desmoulins a voulu faire une race en leur réunissant les nègres de Mozambique (*race euro-africaine*), sont bien supérieurs aux Hottentots, leurs voisins, quoique leur peau soit plus noire. Leur front est peu fuyant, leurs incisives verticales, leurs lèvres modérément épaisses; leur nez n'est pas épaté, mais leurs cheveux sont crépus. Ils sont grands, robustes, intelligents; ils cultivent la terre, fabriquent des poteries et travaillent le fer. A cela près de la couleur de la peau, la figure dont Prichard a donné le portrait ferait honneur à un Européen.

Les *Foulahs, Fellans, Fellatahs,* visités par Mongo-Park, Clapperton, les frères Lander, ont été l'objet d'un travail très-étendu publié par M. d'Eichthal dans les mémoires de la Société éthnologique de Paris. Ils occupent, en Afrique, un espace égal au quart de l'Europe; espace limité par l'Océan atlantique à l'ouest, par le Bournou et le Mandara à l'est, par le grand désert au nord, et au midi par les montagnes de Kong, qui les séparent de la race éthiopienne. Ils sont plutôt basanés que noirs (ils se disent les blancs d'Afrique); leurs cheveux ne sont pas crépus, mais longs et lisses; leur nez est aquilin, leur physionomie agréable annonce l'intelligence. Ils ont propagé l'islamisme au milieu des populations nègres, ils sont nomades et pasteurs. Certains rapports entre leur vocabulaire et celui de l'archipel indien ont fait penser à M. d'Eichthal qu'ils s'étaient introduits en Afrique par l'île de Méroé; mais cette opinion est rejetée par Prichard, et combattue aussi par M. Schœlcher (travail inédit). Il est certain que les Fellahs, ou Ponls, n'ont pas le type malaisien. M. Schœlcher, qui a vu récemment une tribu de Foulahs à Gandiole, dit positivement qu'ils ont les cheveux crépus ou laineux, mais plus souples et plus longs que chez les nègres en général. Du reste, il leur accorde des traits européens.

Les *Yolofs*, qui occupent le nord de la Nigritie, sont les nègres les mieux faits qu'on puisse voir; leur peau est du plus beau noir et brillante, et cependant ils se défendent d'appartenir à la *race nègre*, qu'ils surpassent de beaucoup par leur intelligence. Leurs traits sont semblables à ceux des Européens, mais leurs lèvres sont un peu plus épaisses.

Les *Maudingues*, qui tiennent de l'Éthiopien par les cheveux crépus, par la saillie de la lèvre inférieure, qui est grosse et pendante, par l'absence de mollets, se distinguent par l'élégance de leur taille, la finesse et la régularité de leurs mains et de leurs pieds; leurs cheveux croissent plus que ceux de l'Éthiopien. Les Mandingues sont intelligents, leur prestance est belle.

Les *Serraires*, les *Yolas*, les *Touklors*, les *Sarracolets*, etc., offrent encore, avec certains détails du type éthiopien, des caractères qui les éloignent cependant de cette race, mais qui sont trop peu saillants pour que nous nous y arrêtions.

Les *Abyssins* purs, qui ont conservé, dit-on, les mœurs et les coutumes des anciens Israélites, ne doivent point être confondus avec les races précédentes; ils appartiennent à l'espèce arabe. Il ne faut pas les confondre non plus avec d'autres hommes dont le type est intermédiaire à celui des Arabes et à celui des Éthiopiens qui occupent l'Abyssinie. Les *Gallas*, voisins des Abyssins et qui menacent de les détruire, appartiennent aussi à ces tribus indéterminées, ou métis, qu'on ne peut rapporter à une race spéciale.

Les *anciens Égyptiens* appartenaient-ils à la race éthiopienne? C'est l'opinion de Volney, et il regarde le fait comme démontré. Les Coptes seraient les descendants (modifiés sans doute) de ces Éthiopiens. D'autres, tout en regardant les Coptes comme les descendants des anciens Égyptiens, disent que les Coptes ont été l'origine de la race nègre; ils auraient alors subi, loin de l'Égypte, une sorte de dégradation. Lawrence s'est prononcé contre l'assimilation des anciens Égyptiens aux Éthiopiens.

La question a été plus récemment traitée, dans le même sens,
par M. Courtet de l'Isle. Ce que nous avons dit plus haut sur
les Éthiopiens ne permet guère d'admettre que leurs ancêtres
soient les hommes qui ont élevé les monuments de l'Égypte,
et auprès desquels Pythagore, Platon, Solon, seraient venus
étudier la philosophie. Sur cent têtes de momies tirées de Mem-
phis, d'Abydos ou de Thèbes, les huit dixièmes sont du plus
beau type caucasien; il y avait aussi quelques têtes de nègres,
mais sans doute elles n'appartenaient pas aux législateurs du
pays, lesquels y étaient venus de l'Inde. Telle est au moins
la conclusion de M. Courtet de l'Isle. En somme, si l'on veut
reconstruire l'ancienne société égyptienne d'après l'étude des
momies et des antiquités du pays, on voit que le type indo-
européen appartient aux classes supérieures, le type berbère à
la masse de la population, et le type nègre à une très-petite portion des anciens habitants.

Type berbère.

Ce type est décidément distinct des races noires ou enfumées
qui rappellent le type éthiopien. Les Berbères occupent l'Atlas
septentrional et toute la chaîne du petit Atlas; ils forment une
partie de la population de l'Algérie et de Tunis; ce sont les
Kabyles, que les observateurs modernes s'accordent à considérer comme les aborigènes ou autochtones de cette partie de
l'Afrique. Les communications faites à l'Académie des sciences
par M. Bory de Saint-Vincent et par M. Guyon, chirurgien
de l'armée d'Afrique, une note lue à la Société ethnologique
par M. Lacger, chirurgien-major de l'armée d'Afrique, confirment l'opinion généralement admise à cet égard. Le crâne
que M. Bory a présenté comme spécimen de Kabyle pur sang
avait l'angle facial presque droit, une forme européenne, des
arcades sourcilières assez prononcées pour qu'il résultât de leur
saillie une dépression vers la base du front à l'origine du nez,
dont les os propres un peu courts se dirigeaient en avant. Les
os de ce crâne sont aussi épais que les nôtres.

Les Berbères ont le teint plus ou moins basané, leur taille est moyenne, leurs cheveux bruns et lisses; ils sont maigres, mais robustes, actifs et intelligents.

L'histoire ethnologique des *Guanches*, anciens habitants des îles Canaries, ne peut plus être séparée de celle des Berbères. Les momies nombreuses trouvées dans les grottes sépulcrales de Ténériffe, de Palma et de Canarie, ont permis d'étudier les caractères de cette belle race, que le fer des Espagnols et les épidémies ont complétement détruite (1). Les Guanches étaient grands, très-musculeux, à cheveux lisses et fins, quelquefois blonds ou châtains. M. Dubreuil décrit à peu près en ces termes la tête d'une momie guanche: «Le crâne offre un bel ovoïde, dont la partie postérieure est beaucoup plus volumineuse que l'antérieure. Le crâne se fait remarquer encore par sa hauteur, par la forme arrondie de sa voûte, par des reliefs symétriques et adoucis. Le front domine les parties inférieures, les fosses temporales sont un peu excavées, le trou auditif se rapproche de la partie postérieure de la tête (?), le trou occipital est légèrement arrondi comme le crâne; la face est légèrement arrondie, ovale; les fosses nasales, la voûte palatine, ont peu d'étendue; les dents sont verticales.»

Deux traits dans la description des Guanches semblent contrarier l'opinion que les aborigènes de l'Atlas se seraient répandus dans les Canaries: c'est leur grande taille, qui leur avait fait donner le nom de *Patagons de la géographie classique,* et les cheveux blonds ou châtains du plus grand nombre; mais certains Berbères du haut Atlas ont des formes athlétiques, et dans les montagnes d'Auress se trouve une tribu blonde dont nous rechercherons plus loin l'origine.

Desmoulins, qui a fait des *Guanches* une espèce à part sous

---

(1) M. Sabin Berthelot, auteur d'un très-intéressant mémoire sur les Guanches, ne croit point à leur destruction complète, et signale la conservation du type chez les campagnards, notamment dans la partie méridionale de Ténériffe.

le nom d'*atlantique*, considère comme un caractère important
de cette espèce l'existence d'un trou à la cavité olécrânienne de
l'humérus. Le squelette que l'on possède à Paris présente en effet
cette perforation, mais elle manquait sur deux momies guanches
examinées par M. Dubreuil, et on l'a trouvée sur des squelettes
de Boschismans, d'Égyptiens, de mulâtres, et même sur des
squelettes européens. Ce n'est donc qu'une variété anatomique
sans importance.

M. Bory de Saint-Vincent rapporte les Guanches à la *race
atlantique*, dont il reconnait des peuplades depuis le cap Blanc
jusqu'à l'empire de Maroc, et qui comprend les Berbères. La
linguistique corrobore l'opinion que les Guanches venaient du
continent africain.

DIX-NEUVIÈME LEÇON.

DE L'HOMME ET DES RACES HUMAINES.

(Suite.)

MESSIEURS.

Nous avons terminé, dans la séance précédente, la description des principaux types africains; nous allons rencontrer une race importante sur le passage d'un continent à l'autre, c'est la race arabe.

Type arabe.

Dans les instructions données à la commission scientifique envoyée dans nos possessions d'Afrique, M. Larrey a dépeint les Arabes comme offrant le plus beau type humain. Il en a fait trois groupes : 1° les Arabes orientaux, venant des bords de la mer Rouge ou de l'Arabie proprement dite, et qui, dit-il, se seraient répandus et perpétués dans la classe des laboureurs de l'Égypte; 2° les Arabes occidentaux ou africains, originaires de la Mauritanie ou des côtes d'Afrique; 3° les Arabes *bédouins*, errants sur les limites du désert. Desmoulins rapporte aux Arabes non-seulement les aborigènes de l'Arabie, mais les Persans, les Égyptiens, les Abyssins, le peuple hébreu, et par conséquent les juifs. MM. Laeger, Guyon, Bory de Saint-Vincent, ont soigneusement distingué, dans ces derniers temps, le type kabyle ou berbère du type arabe (adamique de M. Bory de Saint-Vincent). Sur le crâne de Bédouin présenté par ce savant à l'Institut, le profil s'allonge, l'angle facial devient plus aigu; cependant la voûte du crâne est élevée. « Nulles saillies ou crêtes, mêmes rudimentaires, ne couronnent les arcades sourcilières, qui demeurent, à tout âge, unies et parfaitement lisses, ce qui fait qu'il n'existe pas de dépression notable entre la base du front et l'origine du nez, où les os propres, plus longs qu'ils ne sont chez tous les hommes, déterminent la courbure aquiline avec une bosse plus ou moins prononcée dans la longueur. » Les os de ce crâne sont plus minces que ceux du Kabyle (1); le nez aquilin, c'est-à-dire tout d'une venue avec le front, qui donne tant d'élégance et de noblesse à la tête de l'Arabe, ne se rencontre pas ordinairement chez le Kabyle, dont la tête est en outre plus arrondie.

Les Arabes ont la peau basanée, les cheveux noirs et lisses, bouclant rarement, la bouche bien faite, les dents bien plantées, les yeux gracieusement fendus *en amande*, les membres bien proportionnés. Leur système musculaire se dessine sensiblement sous la peau; ils ont rarement de l'embonpoint. Leurs sens sont d'une exquise sensibilité. Ils sont adroits, agiles, sobres, hospitaliers, intelligents, aptes aux sciences.

Les Maures doivent-ils être rapportés aux Berbères ou aux Arabes? Je vois, d'un côté, M. Lacger affirmer que les Maures ne diffèrent des Arabes que par le genre de vie; et, d'une autre part, je lis dans la note communiquée à l'Institut par M. Bory

---

(1) La différence d'épaisseur dans les os du crâne est-elle un caractère de race ou acquise? Voici ce qu'on lit dans Hérodote : «Là j'ai vu chose surprenante, dont je m'enquis à ceux du pays, les ossements de ces morts sur le champ de bataille séparés (car ils étaient à part, ceux des Perses d'un côté, comme d'abord on les mit, de l'autre, ceux des Égyptiens), et les crânes des Perses si faibles, qu'à les frapper d'un petit caillou seulement tu les percerais; ceux des Égyptiens, au contraire, tellement solides, qu'à grand'peine les rompras-tu d'une grosse pierre ; et la raison qu'ils m'en donnèrent, laquelle je crois aisément, c'est que les Égyptiens, dès l'enfance, vont la tête rase, dont les os se durcissent au soleil, et cela est cause en même temps qu'ils ne deviennent point chauves, car il n'est pays où se voient moins de chauves qu'en Égypte. Voilà donc la raison pourquoi ils ont la tête si forte. Les Perses l'ont faible, au contraire, parce qu'ils la tiennent couverte, portant dès leur bas âge des tiares de feutre, et qui plus est vivent à l'ombre. Voilà ce que je puis dire avoir vu. A Paprémis aussi, j'ai vu chose pareille de ceux qui là périrent avec Achéménés, fils de Darius, défait par Inaros, de Libye. » (Paul-Louis COURIER, *Prospectus d'une traduction nouvelle d'Hérodote*, p. 351.)

de Saint-Vincent : « Le plus minutieux examen ne révèle entre les Kabyles et les Maures aucune différence qui puisse le moins du monde autoriser à les considérer comme appartenant à deux variétés. »

M. Raffenel, qui a donné la·relation de son voyage dans l'Afrique occidentale, emploie le mot *Maures* comme synonymes d'*Arabes*, et attribue à une migration des tribus de cette race la présence de Maures vers la partie orientale du Sahara.

Type celtique.

Les recherches de M. Thierry ont établi que les Gaules étaient habitées autrefois par deux corps de nations, les *Gaels* et les *Kimris*. Edwards, dans un mémoire sous forme de lettre, adressé à M. Thierry, décrit les caractères de ces deux peuples, dont les types se retrouvent encore, malgré les mélanges de races. Pour es Gaels, une tête plutôt ronde qu'ovale, les traits arrondis et la stature moyenne; pour les Kimris, la tête allongée, le front large et haut, le nez recourbé en bas à la pointe, les ailes du nez relevées, le menton fortement prononcé, et la stature élevée.

Les Gaels, qui étaient les premiers venus, s'ils n'étaient aborigènes, sont, suivant Edwards, les vrais Celtes que César, à son arrivée dans les Gaules, plaçait depuis le Rhône et la Garonne jusqu'aux confins de la Belgique. On trouve encore des descendants des Gaels parmi les montagnards écossais et les Irlandais, qui, par leur esprit vif et leur caractère enjoué, ont quelques rapports avec les Français (1).

Les Kimris s'étaient installés en Belgique et avaient aussi peuplé l'Angleterre, où leurs descendants se trouvent presque purs de tout mélange dans le pays de Galles. Il y en a en France dans a basse Bretagne; ceux-ci ont repassé d'Angleterre en France.

____

(1) Prichard, dans un travail sur les Gaulois, a soutenu qu'il n'y avait pas de Gaels en France, mais Edwards l'a victorieusement réfuté.

Je n'ai pas besoin d'ajouter que la tête des Celtes appartient à cette forme générale qui distingue presque toutes les nations européennes; que le crâne y offre de belles proportions, que le front n'est pas fuyant, que l'angle facial s'élève à 80 degrés, que les dents sont verticales, et que la face n'offre aucuns des caractères que nous avons désignés sous le nom de *forme prognathe*. Je désignerai désormais cet ensemble sous le nom de type européen. Le nez des Celtes ne fait pas suite au front comme dans la race précédente, une dépression l'en sépare.

Ce n'est pas sans surprise que j'ai lu dans Prichard que les anciens Celtes étaient blonds. La plupart des écrivains leur donnent une barbe et des cheveux bruns ou noirs, une peau d'un blanc terne avec peu d'incarnat aux joues, et si velue qu'une *sorte de pelage couvrait quelquefois leur dos*. M. Prichard cite des textes imposants; mais il ne faut pas oublier que les Romains donnaient le nom de *Gaulois* à la plupart des peuples qu'ils avaient rencontrés au delà des Alpes, et que cette appellation a pu être employée pour des Germains aussi bien que pour des Celtes.

Le docteur Ware, dans un ouvrage où il examine les *titres des Gaels et des Kimris à être considérés comme les premiers habitants des Iles Britanniques*, a émis l'opinion qu'ils y avaient été précédés par une race plus ancienne, celle des Ibères (qui auraient aussi occupé la Péninsule, et dont la langue, radicalement différente de toutes celles que parlent les peuples européens, ne serait plus parlée aujourd'hui que par les Basques, en France, et leurs voisins les Biscayens, en Espagne). Cet auteur, ainsi que M. Vivien, fait venir d'Asie les Gaels et les Kimris.

Type pélage.

Les chefs-d'œuvre de la statuaire antique nous ont transmis les caractères de ce type, qu'on retrouve encore chez quelques dames romaines et un grand nombre de femmes grecques, et qui n'a pas besoin d'être décrit.

Le nez aquilin est commun aux Pélages (*Étrusco-Pélages* de

Desmoulins) et aux Arabes ; mais l'habitude du corps, la couleur de la peau, sont bien différentes dans les deux races. Le sourcil, arqué dans le type arabe, est transversal dans le type pélage.

Les Pélages occupaient, dit-on, l'Archipel, la Turquie d'Europe, la plus grande partie de l'Italie et la Sicile. Les Grecs se disaient *aborigènes*, c'est-à-dire issus de la terre de Grèce.

Blumembach, qui pendant longtemps avait désespéré d'introduire dans sa riche collection un crâne d'ancien Grec, a eu enfin le bonheur d'en recevoir un, bien *authentique,* comme le prouvent les détails qu'il a soin de donner au lecteur au commencement de la décade où il a figuré ce crâne. Je ne pense pas avoir jamais vu une forme de tête aussi noble et aussi élégante ; mais je désire que vous ne perdiez pas un mot de ce que Blumembach a écrit à ce sujet :

Eximia vero pulchritudo hujus cranii, cum icone quam exhibemus accurata per se jam oculos artis peritos feriat, verbosius eam persequi supervacuum videtur. Sufficiat ergo monuisse inter CLXX *crania diversarum gentium, ad quem nempe numerum, collectio mea dum hæc scribo increvit, præter illud Georgianæ feminæ, ne unum esse quod eximia forma calvariæ subglobosæ, frontis nobilissime fornicatæ maxillæ superioris ossibus sub narium apertura fere ad perpendiculum coadunatis, jugalibus concinne et modice declivibus, verbo universa vultus venustissima conformatione huic æquiparandum sit.*

Si enim verum est, ut est verissimum, faciei varias formas proxime a cranii quod ipsi pro fundamento est figuratione pendere, hæc de qua agimus calvaria adeo ut cum nasone loquar,

Artificium laudatis proxima signis

apparebit harum rerum peritis, ut vel hocce insigni exemplo ea ultro ad oculum comprobentur quæ alias, contra nuperorum quorundam opinionem de vultus forma quam

*idealem vocant et linea faciali veterum græcorum monui,
quam nempe non ad ipsam naturæ veritatem, sed ut Quin-
tilianus ait, decore addito supra verum, efflictam autu-
mant; cum potius, si hoc de quo agitur cranium, cum pul-
cherrimis humani capitis formis contuleris quæ in artis,
priscæ græcanicæ omnis generis operibus perfectissimis
supersunt, ea utique symmetria et proportione perfecte
cum hoc ipso, convenire fateri oporteat.*

Ainsi donc, si nous en jugeons par ce crâne, les peintres et
les statuaires grecs auraient représenté des formes réalisées autour d'eux, et non une nature idéale. Je dirai plus loin un mot
du crâne de la jeune Géorgienne; mais, tout considéré, je donne
la préférence à la tète du Grec. La tète d'un ancien soldat romain, figurée par Blumembach, est aussi d'une forme avantageuse, mais moins belle que celle de l'ancien Grec.

Type scythique.

Les peuples que nous allons y rapporter sont nombreux, et à
certains égards différents les uns des autres; mais tous, hors le
cas de mélange avec d'autres races, avaient ces chevelures blondes, ou blanc de lin, ou rouges, ou rousses, que mentionnent
les plus anciens auteurs, et que montrent les plus antiques peintures. Il faut joindre à ce caractère un iris variant du bleu foncé
au bleu pâle, ou verdâtre, ou grisâtre. La tète offre les caractères généraux du type européen. On peut rapporter ces
hommes blonds, ou rouges, ou roux, à quatre races : les *Germains*, les *Slaves*, les *Finnois* et les *Turcs*.

1° Les *Germains*, ou *Teutons*, ou *Allemands*, étaient les plus
rapprochés de nous. Sous le nom de *Saxons*, de *Danois*, de
Normands, ils ont conquis l'Angleterre, où ils ont fait dispa-
raitre politiquement, mais non complétement, les anciens habitants. Les Goths, qui sortaient de la Scandinavie, étaient de
race teutone. Sous le nom de Cimbres, les hommes de cette race
ont peuplé la presqu'ile du Jutland, et ils ont pénétré jusqu'en
Islande.

Retzius, de Stockholm, dit que le crâne du *Scandinave pur sang* est de forme oblongue, et que ce crâne l'emporte sur tous les autres par la perfection de son ensemble. Les cheveux blonds, les yeux bleus, la peau blanche, animée d'un vif incarnat aux joues et peu fournie de poils, un tempérament sanguin, un visage ovale et de la noblesse dans les traits : tels sont les caractères de la race teutonique.

2° Les *Slaves* ont été englobés par plusieurs auteurs allemands, et par M. Desmoulins, avec les Germains dans une seule race, qu'ils ont appelée, avec Klaproth, *indo-germanique*. Mais il a été prouvé par l'abbé Dobrowski, de Prague, par le professeur Schaffarik, de Hongrie, que les Slaves sont venus plus tard ; qu'ils sont *Indo-Slaves* et non *Indo-Germaniques;* qu'ils diffèrent des *Teutons* par les traits, les mœurs, et par leur langage, qui se rapproche du sanskrit plus que celui de toutes les autres nations européennes ; si bien que, dans les chants du peuple, on trouve encore des invocations de divinités indiennes. Les anciens Sarmates, les Polonais qui en descendent, les Lithuaniens, les Russes, les Bohémiens, qui ont conservé, bien qu'enchâssés dans la variété teutone, le naturel vagabond de leurs pères, sont de race slave. Les anciens Prussiens, que Desmoulins dérive à tort des Teutons, étaient Slaves, mais ils ont été expulsés par les chevaliers teutoniques, qui commencèrent en 1224 la conquête de la Prusse. Les Cosaques du Don, de l'Oural, de la mer Noire, de l'Ukraine, sont aussi de descendance *slave*, et non, comme on l'a dit, des *Turcs mongolisés* (M. de Popoff, auteur cosaque). Enfin, d'après Edwards, *une partie* de la population de la Hongrie est d'origine slave (l'autre partie vient des Mongols). Voici les caractères qu'il attribue aux Hongrois slaves. Le contour de la tête, vue de face, représente assez bien un carré, la hauteur dépassant peu la largeur, le sommet étant aplati et la mâchoire horizontale ; nez moins long que la distance de sa base au menton, presque sans courbure, à moins que le bout ne se relève un peu ; les yeux sont sur la même ligne ; la bouche est beaucoup plus près du nez que du menton ; peu de barbe, si ce n'est à la lèvre supérieure. Ce portrait peu séduisant ne reproduit certainement pas les traits des Polonais et des Russes.

3° *Des Finnois.* Depuis les environs de la mer Baltique et de la mer Blanche jusqu'aux affluents du Yenissey, errent de misérables tribus, que Pallas nous montre vivant de chasse ou de racines : tels sont les Tcheremises, les Votiaks, les Ostiaks, etc. Celles de ces tribus qui n'ont pas été modifiées par des croisements montrent des cheveux d'un blond doré, ou d'un rouge ardent, ou châtains, ou roux. Ils ont en général un corps peu robuste, une jambe effilée, un iris bleu pâle formé de deux cercles concentriques, l'intérieur plus clair.

4° La *race des Turcs* est peut-être, de toutes les races, celle qui a éprouvé par le croisement les mutations les plus profondes, et l'on serait bien dans l'erreur si on s'attendait à retrouver les caractères du type dans les musulmans modernes. On croit qu'ils occupaient anciennement les pentes du grand et du petit Altaï, ainsi que les montagnes au nord-est du Thibet ; mais ils ont été refoulés par les Mongols, conduits par Gengiskan. Cela n'a pas eu lieu peut-être sans quelque mélange : aussi Blumenbach signale-t-il une grande ressemblance entre la tête du Kirghis et celle du Mongol. D'une autre part, les Osmanlis, plus rapprochés de nous, offrent dans leur crâne un type européen. Prichard regarde cette forme de tête comme une conséquence de l'état de civilisation des Ottomans modernes ; d'autres personnes supposent que des croisements continuels avec les filles du Caucase ne sont pas étrangers à cette amélioration dans les qualités physiques des Ottomans.

Desmoulins décrit les anciens Turcs comme des hommes fort laids, à la barbe rouge, aux yeux verts, au visage plat et carré, aux mâchoires épaisses et fortement anguleuses en arrière, et aux yeux bridés. Cet auteur croit que les Baskirs de l'Oural sont demeurés purs de tout mélange.

Ce qui me frappe dans toutes les têtes de Turcs dont on a donné la figure, c'est *leur forme presque sphérique.* L'usage du turban y serait-il pour quelque chose? Voici les caractères principaux de ces têtes, tels que Blumenbach les expose. CHA-

RACTERES PRIMARII : *calvaria fere globosa; occipito scil. vix ullo, cum foramen magnum pene ad extremum baseos cranii positum sit. Frons latior. Glabella prominens. Fossæ malares leviter depressæ. In universum faciei symmetrica et elegans proportio.* Ce dernier trait montre que ce sont des têtes d'Osmanlis qui ont servi de types à sa description.

Type caucasique.

Il ne faut pas prendre ici le mot *caucasique* dans l'acception étendue que lui donne Cuvier, lequel dérive de la race *caucasienne* toutes les races à peau blanche, tant blondes que brunes, que je vous ai fait connaître et quelques autres encore. Je ne veux désigner par là que les populations aborigènes du Caucase et de ses embranchements en Perse et en Asie-Mineure. On s'est plutôt appliqué à décrire, dans cette race, les femmes que les hommes. Voici le portrait qu'on a donné de ces Géorgiennes, Arméniennes, Circassiennes, Mingréliennes, que les Turcs et les Perses admettent dans leurs harems. Le visage un peu arrondi; le nez, les yeux et le front purement dessinés; des cheveux et des yeux noirs, qui contrastent avec un teint d'une blancheur éclatante; une peau extrêmement unie; une bouche petite; des sourcils tellement minces qu'on les a comparés à un filet de soie recourbé; des cheveux fins, luisants et bouclés.

Blumenbach, qui, dans sa 3ᵉ décade, a donné la figure du crâne d'une Géorgienne, le décrit en ces termes :

Universus hujus cranii habitus tam elegans et venustus, ut et tantum non semper vel indoctorum, si qui collectionem meam contemplantur, oculos eximia sua proportionis, formositate feriat.

Calvaria subglobosa, versus tempora paulo compressior; frons modice explanata; ossa jugalia angustiora, inde a processu malari ossis frontis leniter utrinque descendentia et retrorsum flexa; arcus superciliares æquabiles nullo ad glabellam intersinio distincti, sed eo loco molli potius tubere cum nasi dorso confluentes; limbus alveolaris æqua-

bibiter arcuatus ; mentum pleniusculum, pulchre rotun-dalum...

Chardin a écrit : «Le sang de Géorgie est le plus beau de l'Orient, et je puis dire du monde. Je n'ai pas remarqué un visage laid en ce pays-là, mais j'y en ai vu d'angéliques. » Il ne paraît pas cependant que toutes les races caucasiennes jouissent de cette prééminence. Reineggs, cité par Prichard, ne vante pas les Circassiennes ; en revanche, les Circassiens sont, au dire de Pallas, des hommes d'une magnifique apparence. Le crâne d'Arménien, dont Blumenbach donne la figure, ne présente pas un type fort élégant.

Type hindou.

Le caractère principal des Hindous consiste en ce que, avec des traits européens et qui, par conséquent, diffèrent essentiellement de ceux qui distinguent les races mongoliques, ils ont la peau colorée.

Leur teint est d'un jaune foncé, tirant sur le bistre ou sur la couleur de bronze (Bory de Saint-Vincent); on l'a encore comparé à la couleur du café cru ou de café brûlé de toutes nuances. Leurs cheveux sont noirs, lisses, très-rarement bouclés ; leur corps est peu velu, et à cet égard ils diffèrent sensiblement des Persans. Le pubis est peu garni de poils chez les femmes. On a dit à tort que celles-ci sont nubiles dès l'âge de dix à douze ans.

Les Hindous ont le crâne ovalaire, les dents verticales, les paupières assez largement fendues, le nez mince, mais non aquilin (c'est-à-dire qu'il offre, comme celui des Celtes, une dépression légère là où il naît du front); la taille étroite, élancée ; la jambe fine et le pied bien fait. J'ai lu qu'une main anglaise ne pouvait entrer dans la poignée d'un sabre fabriqué pour un Hindou.

On connaît leur sobriété, leur industrie, leur douceur, et l'état d'asservissement dans lequel ils sont réduits. Leurs monuments témoignent d'une civilisation qui remonte au delà de nos chroniques ; mais leur distribution en *castes*, qui ne s'unissent qu'entre elles, et dans lesquelles ils semblent parqués à tout jamais, a paralysé chez eux l'esprit de progrès.

La race hindoue occupe les bords de l'Indus; les monts Himalaya l'ont bornée vers le nord; elle a pénétré à Ceylan et dans les îles Maldives et Lacdives. Elle s'est aussi mêlée aux anciens Égyptiens, et Blumenbach signale les crânes d'Hindous comme formant une des trois variétés que l'on rencontre dans les momies.

Type mongolique.

Ce type est un de ceux qui plaident le plus fortement en faveur de l'existence primitive de plusieurs races humaines. En quelque lieu qu'on observe les races mongoliennes, qu'elles appartiennent à des empires civilisés, comme à la Chine et au Japon, à ces tribus nomades répandues sur les immenses plateaux de l'Asie, ou à des hordes que le voisinage des pôles a rabougries, toutes présentent l'élargissement des pommettes, et cette forme particulière de la tête que nous avons décrite dans une des précédentes leçons (voyez page 388). J'ajouterai quelques détails à cette description. Nous avons dit que, vue de face, cette tête avait l'apparence d'un losange; cependant le visage, proprement dit, prend un peu l'aspect d'un disque, à cause de l'élargissement transversal du menton. Si on regarde cette tête de profil, on voit que les éminences malaires ne sont pas sur un plan de beaucoup postérieur à l'arc antérieur des dents incisives supérieures. Ce profil ne montre pas les lèvres saillantes comme chez l'Éthiopien; tout au contraire, chez certaines nations, elles paraissent rentrées à cause de la proéminence du menton. Le nez est petit et aplati; l'ouverture des narines étroite, et plutôt circulaire que linéaire. Sur la tête sèche, la glabelle et les os propres du nez sont presque sur la même ligne que l'os malaire. L'arcade sourcilière est très-peu prononcée. Enfin l'os malaire, outre qu'il élargit considérablement la face, occupe au moins un quart en plus d'espace d'arrière en avant dans la face du Mongol que chez l'Européen.

L'oreille grande et sans bordure (?) s'écarte des tempes et présente son pavillon en avant.

Les Mongols ont le cou court et épais, des membres robustes, les pieds et les mains très-petits; leurs cheveux sont noirs, lisses, durs et roides; leur peau est presque glabre, et ils n'ont de barbe qu'à la lèvre supérieure. La teinte de cette peau est jaunâtre ou brunâtre, et d'un aspect suifeux.

L'ouverture des paupières est oblique de bas en haut et de dedans en dehors.

Les populations qui offrent le type mongolique ont été rapportées par quelques auteurs à trois races, savoir : l'*indo-sinique*, la *mongole* et l'*hyperboréenne*.

1° La race *indo-sinique* comprendrait les Birmans, les Siamois, les Cochinchinois, les Tunkinois, les Chinois, les Coréens, les Japonais, etc. Il y a entre eux quelques différences. Les *Birmans* et les *Siamois* sont les plus grands de cette race; leur nez est peu ou pas aplati, mais il reste court et arrondi par le bout. Les *Cochinchinois* et les *Tunkinois* ont la peau moins foncée que les autres Mongols, et parmi ces derniers il en est qui, évitant de s'exposer à la lumière, sont aussi blancs que des Européens (Desmoulins). Ce n'est pas le seul point par lequel ils se distinguent ; leur nez, sans atteindre aux dimensions de ceux des Européens, est cependant plus long que ceux de la race indosinique, et quelques familles offrent des cheveux blonds ou châtains, ce qui semble témoigner d'un mélange avec les Turcs.

Quant aux *Chinois* et aux *Japonais*, leur nom suffit pour éveiller l'idée de cette forme particulière des yeux qu'on a nommés *yeux chinois*, et dont on peut voir un fort beau spécimen dans le *portrait* que Prichard a fait copier dans son livre. Il faut que nous nous arrêtions un instant sur cette particularité. Et d'abord, vous remarquerez qu'elle ne tient ni à l'orbite, qui n'offre pas d'obliquité particulière, ni au globe de l'œil lui-même, dont la forme exclut tout idée d'obliquité. C'est l'ouverture des paupières qui est oblique. Les délégués du commerce français en Chine ont mis en doute que ce fût un caractère de race, et ont prétendu que cette obliquité, beaucoup moins commune chez les hommes que chez les femmes, et absente chez le plus grand nombre des habitants de Canton, provenait de l'espèce de coiffure à la mode en Chine, laquelle consiste dans des cheveux relevés de manière à tendre fortement la peau de la tempe et du front. Il paraîtrait cependant, d'après M. de Siebold, que la largeur des pommettes et la dépression de la racine du nez sont la cause de cette obliquité des paupières, dans la race chinoise. «La peau, dit-il, se trouve en excès entre les deux yeux; par contre, elle se trouve attirée par la saillie des pommettes. Il y a donc d'un côté relâchement, de l'autre tension, et par suite la peau de la paupière supérieure forme un repli qui retombe sur la paupière inférieure... On voit habituellement, chez de jeunes individus, l'angle interne tellement couvert par ce repli de la peau, que l'on aperçoit à peine la valvule semi-lunaire et la caroncule lacrymale. »

Le repli falciforme dont il est question ici se retrouve chez quelques autres nations extra-européennes, ainsi que le reconnaît Siebold, et par exception chez quelques Européens. Il en est de même d'une autre particularité observée par lui chez les Japonais, les Chinois, et même chez les Coréens et les Cochinchinois, et qui consiste en ce que, lorsque l'œil s'ouvre, le cartilage tarse s'enfonce tellement sous le repli de la peau de la paupière supérieure, que les cils même en sont à moitié recouverts. Les Chinois et les Japonais ont de la tendance à l'obésité; leur peau suifeuse est presque glabre, si ce n'est à la lèvre supérieure, qui porte deux moustaches allongées en pinceaux. Les Chinois réduisent par des pressions et déforment le pied déjà très-petit des jeunes filles.

2° La *race mongole* joint aux caractères généraux de l'espèce mongolique les particularités suivantes, dont j'emprunte le détail à Desmoulins. Taille de 2 ou 3 pouces moins élevée que celle des Indo-Siniques, membres forts et trapus, jambes courtes et arquées en dehors, tête relativement très-volumineuse enfoncée entre les épaules; fente des paupières petite, courte et comme linéaire; saillie des pommettes et convergence des tempes très-prononcées; chevelure rude, droite, noire et très-longue, surtout chez les Tongouses (1). Ils n'ont pas l'embonpoint des Chinois et des Japonais. Ils conservent leurs cheveux et leurs dents jusqu'à un âge très-avancé.

La race mongole comprend les Tongouses, les Mantchoux, les Kalmoucks et les Mongols proprement dits. Vous pouvez voir sur la carte la portion de l'Asie qu'elle occupe ; mais on retrouve les caractères de cette race dans les Toutchis d'Asie, les Kamskadales, les Koriaques, qui occupent l'extrémité de l'Asie voisine du détroit de Behring. Bien plus, ces caractères se retrouvent de l'autre côté du détroit dans les Toutchis d'Amérique, et dans les habitants de cette longue chaîne d'îles nommées Aléoutiennes. Enfin la race mongolique, et notamment la souche tongouse, s'est répandue, suivant Desmoulins, le long de la côte occidentale d'Amérique jusqu'au voisinage de la Californie, au 50e degré de latitude. Mais nous élèverons quelques doutes à cet égard.

Bien que la plupart de ces tribus vivent à l'état nomade, la race mongole a modifié par ses armes l'Asie et l'Europe. Les Mantchoux et les Tongouses ont conquis la Chine. Gengiskan était de la souche mongolique proprement dite ; les Huns conduits par Attila étaient aussi de cette race. M. Edwards a démontré que leur type s'est conservé au centre de la Hongrie, tandis que les autres régions de ce pays sont habitées par des races slaves, ainsi que nous l'avons déjà dit. Il est curieux de voir le type mongolique décrit par ceux qui ont tracé le portrait des Huns, voire même celui d'Attila. Les *Huns*, dit Jornandès, sont *laids*, noirs, *petits ;* leurs yeux sont petits et *de travers,* leur nez *écrasé,* leur visage *sans barbe* ressemble à une tourte difforme. Voici ce que Priscus dit d'Attila : « Sa taille était courte, sa poitrine large, sa tête démesurément grande, ses yeux petits, sa barbe rare, son nez épaté, sa peau noire » (ce qui veut dire brune).

---

(1) Un prince tongouse, dont il est parlé dans le voyage de Corneille Lebruyn, avait les cheveux longs de 4 aunes de Hollande ; déroulés, ils traînaient de 2 à 3 pieds derrière lui.

Les Tartares ou Tatars, mal à propos rapportés à la race mongolique par un grand nombre de naturalistes, et entre autres Buffon, n'appartenaient pas à cette race.

3° La *race hyperboréenne,* dont les tribus sont répandues sur les parties boréales de l'Europe, de l'Asie et de l'Amérique, occupe une si immense étendue, qu'aucune autre race ne peut lui être comparée sous ce rapport. Les principales nations et tribus hyperboréennes sont, en commençant par l'Europe, les *Lapons,* qui sont les plus anciennement connus; puis, sur toute la côte septentrionale de la Sibérie, les Samoièdes, dont le nom signifie, dit-on, *mangeurs de saumon,* et qui vivent effectivement de leur pêche et de leur chasse sur les bords de la mer Glaciale. Ils peuplent aussi les bords du Yenissey et de ses affluents supérieurs. Les Yacontes, qu'on rencontre un peu plus loin, n'appartiennent pas à la race hyperboréenne et sont de race scythique; mais plus loin encore, les Yakaghires ressemblent aux Samoièdes. Enfin, après une nouvelle interruption de près de six cents lieues, la race hyperboréenne reparait dans les Esquimaux, qui n'occupent pas moins de cinq mille quatre cents milles de côtes, depuis le détroit de Behring jusqu'au Groenland, depuis l'Atlantique jusqu'à la mer Pacifique, y compris même toutes les mers, golfes et iles de la partie la plus septentrionale de l'Amérique. Et, chose curieuse, dans toute cette étendue, le type fondamental de la race se conserve, ainsi qu'un même langage. Le nom d'*Esquimaux* est, selon Charlevoix cité par Prichard, dérivé d'un mot algonquin qui signifie *mangeurs de poisson cru.*

Les Hyperboréens sont d'une petite stature, et la chose est connue depuis longtemps pour les Lapons. Ils ont la tête volumineuse, enfoncée entre les épaules; le corps maigre, mais trapu; les jambes moins cambrées que les Mongols, les pieds menus, la face élargie en travers et rétrécie dans le sens vertical, les lèvres larges et renversées en dehors; les cheveux noirs et roides, moins longs que ceux des Tongouses; la peau presque glabre. Tous ont la peau colorée, bien qu'ils vivent dans un climat rigoureux; mais la teinte varie suivant les tribus auxquels ils appartiennent.

Elle est d'un brun olivâtre chez les Groenlendais, jaunâtre chez les Samoièdes d'Archangel, etc. Les Esquimaux rencontrés par le capitaine Ross avaient la peau d'une couleur cuivrée sale, une taille de 5 pieds (anglais), une certaine corpulence, les cheveux noirs et durs comme du crin (1).

Il est bon de noter que le crâne que Prichard a fait représenter comme type de la forme pyramidale est précisément un crâne d'Esquimau. On a observé que les os de la tête de quelques Esquimaux du Labrador et de trois Groenlendais étaient fort minces à la région occipitale, région relativement dilatée sur ces têtes ; mais je n'oserais faire de cette particularité un caractère de race.

Type kourilien ou aïnos.

Pour admettre un type à part, dans un point circonscrit du littoral de l'Asie enclavé de toutes parts par des races mongoliques, il faut que les caractères anthropologiques soient bien distincts. Ils le sont en effet.

Les Kouriliens visités par l'amiral Krusenstern, et plus tard, par Lapeyrouse, occupent les îles comprises entre le Japon et le Kamschatka, savoir, Ieso et les iles Kouriliennes ; les hommes de ce type se trouvent aussi à la pointe du Kamschatka et sur une portion du littoral asiatique.

---

(1) Rien de plus amusant que la relation faite par le capitaine Ross de sa rencontre avec une tribu d'Esquimaux. Il ne restait chez cette tribu aucun souvenir d'avoir communiqué avec le reste du genre humain ; ils se croyaient seuls au monde, et cependant ils purent converser avec un Esquimau amené par Ross. Invités à visiter le vaisseau, qu'ils avaient pris pour une créature pourvue d'ailes, l'un d'eux s'arrête à trois cents pas, et adressant la parole au bâtiment : « Qui es-tu ? d'où viens-tu ? est-ce du soleil ou de la lune ? » lui cria-t-il : s'arrêtant un peu entre chaque question, et se tirant le nez de la manière la plus solennelle. Quand on parla à l'un d'eux d'un être tout-puissant, créateur de toutes choses, il demanda vivement où il demeurait ; et informé que Dieu était partout, il en fut très-alarmé, et devint impatient de remonter sur le pont du vaisseau.

I. 28

Un des caractères distinctifs des Kouriliens est l'excessif développement de leur système pileux ; ce sont les plus velus de tous les hommes. Voici en quels termes ce fait est énoncé par Lapeyrouse. « Leur barbe tombe sur leur poitrine, et ils ont les bras, le cou, le dos, couverts de poils. J'insiste sur cette particularité, parce qu'elle se présente comme un caractère général, au lieu qu'en Europe, où l'on trouverait bien quelques individus aussi velus, ces individus forment une exception au caractère commun. » Les navigateurs russes disent qu'un Aïnos de cinq ans était déjà tout couvert de poils.

Il est fort surprenant de rencontrer les hommes les plus velus de la terre à côté de tribus mongoliques et hyperboréennes, dont le corps est si peu fourni de poils. Ce n'est pas leur seul caractère distinctif. Leurs tempes ne convergent pas comme celles des Mongols, leur front est plat et bas, leur nez est droit et fait suite au front ; leurs arcades orbitaires sont très-saillantes, leurs yeux sont *horizontaux ;* enfin leur taille dépasse celle des Mongols. La teinte de leur peau, d'un brun foncé, a été comparée à celle de l'écrevisse vivante. Krusenstern et Lapeyrouse vantent la douceur des Aïnos, et notre célèbre compatriote était disposé à voir en eux des Européens expatriés, opinion qui se rapproche de celle à laquelle Klaproth est arrivé en comparant leur dialecte à celui de plusieurs tribus du Caucase.

VINGTIÈME LEÇON.

DE L'HOMME ET DES RACES HUMAINES.

(Suite.)

Races ou espèces océaniennes.

Il eût été difficile de tracer l'histoire des races océaniennes, il y a soixante et quelques années; mais elles ont été fréquemment visitées, observées et décrites à la fin du dernier siècle
et dans celui-ci. Les voyages de Wallis, du commodore Byron,
de Carteret, de Cook, de Bougainville, de Lapeyrouse et de ceux
qui sont allés à sa recherche, les relations plus récentes de Dumont d'Urville, de MM. Quoy et Gaymard, etc., permettent d'exposer les caractères ethnologiques des principaux groupes de ces
insulaires. J'adopterai en la modifiant très-peu, la division, établie par M. d'Urville.

Tous les navigateurs qui ont parcouru l'océan Pacifique y ont
reconnu deux espèces d'hommes fort différentes l'une de l'autre.
Les uns ont des formes et des traits réguliers, des membres bien
proportionnés, le teint brun ou jaunâtre plus ou moins clair; ils
sont intelligents, vivent en corps de nation ou en monarchie. Nous
les désignerons génériquement sous le nom de *Polynésiens*. Les
autres ont un teint brun très-foncé ou fuligineux, et ne le cédant
point à l'Éthiopien ou au Yolof. Leurs cheveux sont frisés, crépus,
floconneux, quelquefois laineux; leurs traits sont disgracieux, leurs
membres disproportionnés; ils vivent pour la plupart à l'état de
sauvages. L'ensemble d'îles qu'ils occupent à reçu de M. d'Urville
le nom de *Mélanésie*, à cause de la couleur des habitants; c'est
l'*Océanie méridionale*. Nous les décrirons sous le titre générique de *Mélanésiens*. C'est par eux que nous allons commencer.

Type mélanésien.

Je viens d'en exposer les caractères. J'y décrirai trois variétés principales : la *variété nègre océanienne,* la *papoue* et l'*australasienne.*

1° La *race* ou *variété nègre océanienne* est répandue dans les îles connues sous le nom de Nouvelles-Hébrides, Nouvelle-Calédonie, Nouvelle-Bretagne, Nouvelle-Islande, Loyalti intendi, Viti, Salomon, etc. Il faut citer, parmi ces îles, *Vanikoro,* à jamais célèbre par le naufrage de Lapeyrouse, ainsi que l'ont établi, dans ces derniers temps, Dillon d'une part, et Dumont d'Urville de l'autre. Je choisis quelques descriptions pour faire connaître cette race. Voici ce que Forster, qui accompagnait Cook, dit des habitants de Mallicolo, une des Nouvelles-Hébrides : « Ils étaient tous d'une noirceur remarquable, leurs membres manquaient souvent de proportion; ils avaient les jambes et les bras longs et grêles, les cheveux noirs, frisés, laineux. Les traits de leur visage nous paraissaient plus extraordinaires que tout le reste. Ils avaient un nez large. plat, et les os des joues proéminents comme les nègres. » — Voici ce que dit Cook lui-même de ces insulaires : « On pourrait presque les regarder comme une espèce de singe; ils sont très-hideux et très-mal proportionnés. » Il reconnaît que leurs cheveux ne sont pas *aussi doux* et aussi laineux *que ceux du nègre d'Afrique.* Tous les Mélanésiens ne ressemblent pas exactement à ce portrait. Je lis, par exemple, que les habitants de *Viti* sont grands, bien faits, agiles et musculeux. Du reste, leur face est *prognathe* comme dans la race nègre océanienne en général; ils sont insociables comme les autres et même anthropophages. A la Nouvelle-Bretagne, les insulaires avaient des traits agréables et une *physionomie avenante.*

Cette race nègre océanienne que nous voyons groupée dans des îles qui s'avoisinent se retrouve encore disséminée dans certaines parties de l'Archipel indien ou *Malaisie;* ce fait offre un grand intérêt ethnologique. Ainsi, dans les montagnes de Luçon, île peuplée par des hommes à peau jaune et des Espagnols, il y a des sauvages qui offrent les caractères de la race nègre océanienne; c'étaient peut-être les premiers habitants. Mais à mesure que les hommes à cheveux lisses ont gagné du terrain, les hommes à tête laineuse et à cheveux crépus se sont retirés dans des lieux déserts et inaccessibles. Ce fait se reproduit à la Cochinchine, où les Moyes ont cédé la place à une tribu indosinique; à Ceylan, où les Beddhas ou Vaidas ont été refoulés, dans des parties désertes, par les Cingalais actuels, qui sont de souche hindoue, comme l'a récemment affirmé le docteur Davy (1). On a encore trouvé des noirs dans l'île haute de Pounipet et sur les groupes de Hogoleu, au milieu deraces jaunes. Enfin, à la Nouvelle-Guinée, les Harfours sont plus noirs et plus sauvages que les Paponas.

2° *Variété papoue.* Les Papous, sur lesquels MM. Quoy et Gaymard, et Lesson, nous ont donné de précieux renseignements, sont reconnaissables entre tous les hommes par cette formidable coiffure qui les avait fait nommer par Dampier Paponas *à tête de vadrouille.* Leur peau est d'un brun foncé sans être tout à fait noire; leur visage est régulier, leurs pommettes peu saillantes, leurs lèvres ne sont pas proéminentes, leur nez n'est pas épaté. La plupart des navigateurs les regardent comme formant une espèce mixte provenant de l'union des Malais avec les Mélanésiens.

3° *Variété australienne ou australasienne.* Avant Cook, on n'avait aucune notion sur les habitants de la Nouvelle-Hollande. Les premiers qu'il aperçut lui semblèrent de véritables sauvages, sans vêtements, sans habitation quelconque, et passant les nuits en plein air ainsi que des animaux (2). Sur d'autres points de la Nouvelle-Galles du Sud, ils étaient un peu plus industrieux et possédaient quelques pirogues.

---

(1) Les Vaidas, s'ils sont les plus sauvages des hommes, n'ont cependant pas la peau et les cheveux des nègres océaniens.

(2) Un Polynésien, que Cook avait pris à O'Tahiti, disait, en branlant la tête avec un air de supériorité : Ce sont de pauvres misérables.

Les Australiens ne ressemblent pourtant pas aux Éthiopiens. Ils n'ont ni leurs lèvres épaisses ni leur nez épaté, leurs cheveux noirs ne sont pas laineux. Ni le crâne qui est figuré par Prichard, ni celui que Blumenbach a fait représenter dans ses *Decades craniorum*, n'offrent les caractères du crâne des nègres d'Afrique. Ils semblent tenir le milieu entre ceux-ci et les crânes des Polynésiens. L'os maxillaire supérieur fait saillie. aux arcades alvéolaires, mais moins que chez l'Éthiopien, et la forme de cette saillie n'est pas la même; les dents ne sont pas très-proclives. Malgré ces circonstances atténuantes, l'Australien constitue un assez pauvre échantillon de l'espèce humaine. Nulle autre race ne présente un contraste aussi choquant et aussi ridicule entre des membres grêles et une tête volumineuse. Un coup d'œil jeté sur l'Atlas de M. d'Urville donnera une idée de cette singulière conformation.

La peau des Australiens est couleur de suie ou de chocolat foncé. Le docteur Hombron, qui a communiqué en 1845, à l'Institut, une note sur cette variété de la race nègre océanienne, donne aux Australiens des pieds plats comme ceux du singe, un ventre flasque et pendant qui ajoute à la laideur de leur ensemble, le regard de la brute, le front fuyant, un énorme maxillaire supérieur et des membres maigres. Il est vraisemblable que toutes les tribus de la Nouvelle-Hollande ne sont pas aussi mal partagées, puisque je lis dans Cook : «Les traits de leur visage étaient bien loin d'être désagréables, ils avaient les yeux très-vifs, la voix douce et harmonieuse.»

D'une autre part, j'ai examiné, au Musée d'histoire naturelle, une tête d'Australien qui justifie la description de M. Hombron. Je n'ai jamais vu de tête qui ressemblât plus que celle-ci à la tête de l'orang-outang. Les mâchoires font une saillie démesurée et convergent en un énorme museau armé de dents proclives, le crâne est petit; le front fuyant, étroit entre les fosses temporales. Tout porte à penser qu'il y a plusieurs variétés à la Nouvelle-Hollande.

Une singulière pratique, chez les Australiens, consistait à

placer en travers de la sous-cloison de leur nez, perforée à cet effet, un os gros comme le doigt et long de 5 à 6 pouces (1).

Type polynésien.

J'en ai décrit précédemment les caractères principaux. J'y reconnaîtrai trois variétés : 1° les Polynésiens proprement dits, 2° les Micronésiens, 3° les Malais ou Malaisiens.

1° La *variété polynésienne* proprement dite occupe l'orient de la mer du Sud, dans un immense développement; elle s'étend, par exemple, du nord au midi, depuis les îles Hawaï ou Sandwich, qu'elle peuple, jusqu'à la Nouvelle-Zélande.

C'est un fait bien curieux que l'existence d'une même race d'hommes dans des îles si distantes les unes des autres; cependant la communauté de langage, les traits, un certain degré de civilisation, l'usage du kava ou ava, la pratique de certaines superstitions, celle du *tapou* ou *tabou* par exemple, les rapprochent tellement qu'on ne peut se refuser à voir en eux les membres d'une même famille. Le Taïtien que Cook avait emmené avec lui put lier conversation avec les habitants de la Nouvelle-Zélande dont, à coup sûr, il ignorait l'existence en montant à bord du vaisseau anglais.

La taille des Polynésiens est avantageuse, et dans certaines îles elle dépasse la taille européenne; ils ont une certaine tendance à l'obésité. Leurs membres sont robustes et volumineux, leur angle facial est un peu moins ouvert que celui des Européens; leurs dents sont verticales, cependant leurs lèvres sont un peu grosses et légèrement poussées en avant, leur nez est quelque peu épaté, leur peau est jaune cuivré ou d'un brun-olive peu foncé, leurs cheveux noirs et lisses.

Aux îles Sandwich, nommées aujourd'hui Hawaï, leur taille atteint à 6 pieds (anglais). Ils ont marché si vite dans la civili-

---

(1) Les matelots de Cook appelaient cela plaisamment *leur vergue de beaupré*.

sation depuis soixante ans, qu'ils n'offrent guère de différences, à certains égards, avec les nations européennes.

Les femmes de Nouka-hiva (îles Marquises) sont, dit-on, les plus belles de l'Océanie; leur teint légèrement cuivré va jusqu'à la blancheur. J'ai vu au Muséum d'histoire naturelle plusieurs têtes d'indigènes des îles Marquises, elles offrent un beau type européen et un bel angle facial. M. Dubreuil a aussi reconnu ce caractère sur celle qu'il a décrite. La branche et le corps de la mâchoire ne forment pas un angle l'un avec l'autre, comme chez l'Européen, mais le maxillaire décrit, dans sa totalité, une sorte de courbe.

L'intérêt qui s'attache, pour nous, aux habitants d'un pays dont la France a pris possession m'engage à transcrire ici l'analyse d'une communication faite à l'Institut, le 7 juillet 1845, par M. Le Bâtard, chirurgien de la marine. « La constitution physique de ces insulaires est très-belle, et même supérieure à celle des Européens; la couleur de leur peau se rapproche de la teinte du cuivre rouge foncé; leur tête est de grosseur moyenne; les cheveux noirs ou bruns, plats, gros, durs, peu longs; la barbe est rare; la charpente osseuse est solidement établie, le système musculaire bien développé; leur taille est plus élevée que la nôtre; la moyenne de hauteur est d'environ 1 mètre 80 centimètres; tout le corps est bien proportionné; les rapports du tronc et des membres normaux; la face est légèrement aplatie, le front est déprimé, les pommettes saillantes; le nez gros, large, court; les yeux droits, et généralement de couleur grise; la commissure externe des paupières est peu élevée; la bouche grande, les lèvres épaisses et fortement renversées en dehors, le menton rond. Les femmes sont beaucoup plus petites et d'une taille qui n'est pas en proportion avec la plus grande stature des hommes » (cette infériorité du sexe féminin a souvent été signalée chez les tribus sauvages ou peu civilisées).

M. Le Bâtard a mesuré 26 têtes d'insulaires; voici les résultats obtenus : « La longueur d'avant en arrière est à peu près la même que chez l'Européen; sa largeur au niveau de la région pariétale est moindre que l'Européen d'environ 2 millimètres; la distance qui sépare les os temporaux est un peu moindre que chez l'Européen; la moyenne est de 12 centimètres 5 millimètres, tandis qu'elle est, en Europe, de 13 centimètres 2 millimètres. Il y a une partie contamment plus étroite, c'est la région frontale : deux têtes seulement arrivent à 11 centimètres 8 millimètres, La moyenne est de 11 centimètres. Les têtes européennes se distinguent généralement par l'étendue de ce diamètre, qui est ordinairement de 12 centimètres 3 millimètres... La circonférence du crâne est un peu plus faible que chez les Européens; la moyenne est de 50 centimètres, c'est-à-dire de 2 à 8 centimètres environ moindre... Un des caractères distinctifs de ces têtes, c'est qu'elles ont la région frontale rétrécie et une inclinaison plus prononcée du front en arrière... La partie postérieure est plus volumineuse.

M. Dumoutier a comparé à un toit de cabane le sommet de la tête des *Nouka-hiviens* et signalé la saillie des arcades sourcilières.

Bougainville et Cook ont célébré à l'envi les qualités physiques des Taïtiens *et des Taïtiennes ;* mais le contact des Européens ne paraît pas avoir été favorable à ces insulaires.

On cite les habitants des îles Tonga comme les plus beaux et les moins foncés en couleur de toute la Polynésie.

Enfin, Cook dit des Nouveaux-Zélandais qu'ils sont grands, forts, que leur teint n'est pas plus foncé que celui d'un Espagnol qui a été exposé au soleil; qu'ils ont les cheveux et la barbe noirs, les dents aussi blanches que l'ivoire, les traits doux et affables (et cependant ils étaient anthropophages). Le sentiment de la pudeur, absent chez les Taïtiennes, existait chez les femmes de la Nouvelle-Zélande (1). Le crâne du Nouveau-Zélandais dé-

---

(1) Deux des matelots du capitaine Furneaux, qui commandait sous Cook un des vaisseaux de l'expédition, contractèrent la vérole par suite de leur commerce avec les femmes de la Nouvelle-Zélande. Forster, le naturaliste de l'expédition, persuadé qu'aucun Européen n'avait abordé ce pays avant lui, tira de ce fait la conclusion *que la maladie vénérienne est indigène à la Nouvelle-Zélande.*

crit par M. Dubreuil est plutôt oblong que sphérique ; le front y est convexe et légèrement incliné en arrière sans être fuyant, la face présente un ovale assez régulier, les mâchoires sont arrondies.

On s'est beaucoup occupé du sens dans lequel ont dû se faire les migrations des peuples polynésiens. M. d'Eichthal, comme Dumont d'Urville, pense qu'elles ont dû s'opérer de l'est vers l'ouest, favorisées par les vents alisés. Ainsi, ils n'auraient pas rayonné de l'Asie vers la mer du Sud ; ainsi les Malais viendraient des Polynésiens, et non les Polynésiens des Malais (d'autres pensent que les Malais sont originairement distincts des Polynésiens). Enfin, M. d'Eichthal se demande si quelque grand continent, aujourd'hui détruit, n'a pas été le berceau de ces nombreuses tribus.

2° *Variété micronésienne.* On lui donne ce nom à cause de la petitesse des îles qu'elle occupe dans la partie boréale de la mer du Sud. Au point de vue anthropologique, les Micronésiens ne diffèrent guère des Polynésiens proprement dits. D'après M. Dumont d'Urville, la couleur de leur peau est un peu plus brune, leurs traits sont plus effilés, leurs formes plus sveltes, leur langue diffère de celle des Polynésiens, le tapou leur est inconnu ; et dans la partie occidentale, le bétel a remplacé le kava. Les îles Carolines, Gilbert, Marschal, Mariannes, etc., sont comprises dans la Micronésie.

3° *Variété malaise.* Plusieurs auteurs ont compris sous ce nom les deux variétés que je viens de décrire et la Malaise proprement dite. Les Malais occupent les îles Philippines, les îles de la Sonde (Sumatra, Java), Borneo, les îles de Célèbes, les îles Moluques. Une légère obliquité des paupières et la saillie des pommettes les rapprochent un peu des Chinois. Leur teint est couleur de rhubarbe, ou franchement jaune, ou tirant sur le rouge-brique ou le brun, leur nez un peu épaté, leur bouche large, leurs lèvres renversées et un peu volumineuses, leur taille moyenne ou peu élevée. J'ai examiné au Muséum d'histoire naturelle le crâne d'un Malais. Ce crâne est presque globuleux ; son diamètre antéro-postérieur est peu allongé, il est aplati en arrière, et large

aux pommettes. Le nez est plat, les arcades alvéolaires et les
dents saillantes. Ces caractères se retrouvent dans le crâne d'un
Bugi des Célèbes, figuré et décrit par Blumenbach, et dans les
crânes observés par M. Dubreuil et M. Flourens; l'un de ces crânes
était celui d'un Javanais. M. Flourens y signale l'aplatissement
de l'occipital, au-dessous des deux bosses pariétales largement
dilatées, d'où il suit que le premier os présente une dépression
à l'endroit où siége ordinairement sa protubérance.

Je ferai remarquer: 1° que si la tête du Malais offre une certaine saillie des mâchoires et un aplatissement du nez, elle diffère complétement par le crâne de celle de l'Éthiopien; 2° que si
elle est large aux pommettes, elle est plus prognathe que celle
des Chinois, et 3° qu'elle diffère de celle du Polynésien proprement dit par la brièveté de son diamètre antéro-postérieur et la
saillie des arcades alvéolaires.

On dispute sur le lieu d'origine des Malais : les uns indiquent
Sumatra, les autres *Java*, les autres *Borneo*. Nous avons dit
que M. d'Eichthal les dérivait des Polynésiens.

DES RACES AMÉRICAINES.

Type des Américains du Nord.

La découverte du Nouveau Monde a été l'occasion de discussions ethnologiques dans lesquelles le zèle religieux a joué un
rôle que l'on peut deviner. « Comme il fallait absolument, dit
Voltaire, qu'un des arrière-petits-fils de Noé eût peuplé l'Amérique, on fit aller les vaisseaux de Salomon au Mexique... On
trouva l'Amérique dans Platon, on en fit honneur aux Cartha-
ginois, et on cita, sur cette anecdote, un livre d'Aristote qu'il
n'a pas composé... Les Mexicains, dans leurs grandes afflictions,
déchiraient leurs vêtements, quelques peuples de l'Asie en
usaient autrefois ainsi, donc ils sont les ancètres des Mexicains. »

L'hypothèse que Voltaire a ridiculisée a trouvé de nos jours
des appuis sérieux. Ces Toltèques et Astèques, si avancés dans

les arts, et qui avaient couvert le sol mexicain de monuments splendides, n'étaient pas originaires de cette partie de l'Amérique. On croit avoir retrouvé les traces de leurs migrations du nord au midi; on va même jusqu'à assigner l'époque où une colonie boudhiste aurait passé de l'Asie en Amérique.

Eût-on rassemblé un plus grand nombre de documents historiques à l'appui de cette migration de populations asiatiques en Amérique, je n'en resterais pas moins convaincu que les anciens Mexicains, dont le type ne différait point de celui qui appartient aux tribus actuelles de l'Amérique du Nord, ne peuvent être les descendants de nations avec lesquelles ils n'ont aucune ressemblance physique.

Plusieurs considérations nous portent, au contraire, à voir dans les tribus sauvages de l'Amérique du Nord des races tout à fait distinctes de celles de l'ancien monde. Les caractères auxquels il faut avoir égard sont une certaine forme du crâne signalée par Morton (*crania americana*), que nous décrirons plus loin, la saillie particulière du nez, un air de fierté répandu sur l'ensemble de leurs traits, et par-dessus tout ce caractère moral dont les écrits de Cooper (qui, sous ce point de vue, ne sont pas des romans) nous ont tracé le tableau fidèle. Qui n'a été frappé de cette taciturnité continuelle, de cette dissimulation profonde, de l'opiniâtreté avec laquelle ils poursuivent leurs projets de vengeance, de cet orgueil qui leur fait éviter de laisser paraitre jamais le moindre sentiment de curiosité, du courage stoïque avec lequel ils bravent leurs ennemis au milieu de souffrances inouïes, de leur circonspection, de leur cruauté, de la subtilité extrême de leurs sens? On a dit avec raison que les sensations douces leur paraissaient complétement inconnues. Nous ajouterons que leur idiome ne ressemble ni à celui des nations asiatiques, ni à aucun autre idiome du vieux monde.

En présence de ces dispositions intellectuelles et morales si caractéristiques, et qui établissent des différences tranchées entre les indigènes de l'Amérique du Nord et les tribus sauvages des autres parties du globe, deux hommes recommandables ont émis une opinion diamétralement opposée sur l'état antérieur des habitants de l'Amérique. Un savant Suédois, le docteur Martius, voit en eux les descendants dégénérés, ou retombés dans la barbarie, de nations autrefois civilisées; tandis que Châteaubriand termine ainsi le parallèle entre l'Américain et l'Arabe : « Tout annonce, chez l'Américain, le sauvage qui n'est point parvenu à l'état de civilisation ; tout indique, chez l'Arabe, l'homme civilisé retombé dans l'état sauvage. »

Les généralités que je viens d'exposer s'appliquent, comme on a pu le voir, aux Américains du Nord. Je vais de suite exposer leurs caractères; mais je dois au préalable opérer une élimination, car bon nombre de tribus de l'Amérique du Nord ne présentent pas le type que je vais décrire. J'élimine donc :

1° Vers l'extrémité septentrionale de l'Amérique, les *Esquimaux*, qui appartiennent aux races mongoliques et dont nous connaissons déjà les caractères.

2° Les *Chipewais*, un peu moins reculés que les Esquimaux et qui pourraient bien aussi être de souche mongole; au moins Mackensie affirme-t-il que ce ne sont pas des Indiens aborigènes.

3° Toutes les peuplades qui habitent les montagnes Rocheuses et la côte occidentale de l'Amérique du Nord, depuis et y compris la Californie jusqu'aux environs des Esquimaux. Ces peuplades sont loin de se ressembler, puisqu'elles nous offrent, en opposition avec les stupides et pusillanimes Californiens au front bas, à la peau presque aussi noire que celle des nègres de Guinée, dont ils n'ont pourtant pas la physionomie, une tribu à peau blanche dont le pays est beaucoup plus au nord que celui des Californiens. Elles ne ressemblent pas non plus aux Mongols, nonobstant l'assertion de Desmoulins, car Lapeyrouse dit positivement : «Les indigènes du Port français ne sont pas de Esquimaux; » la description qu'il en fait ne rappelle pas le type mongolique.

Ces exceptions établies, le vaste continent de l'Amérique du Nord nourrissait une race ou espèce divisée sans doute en tribus nombreuses, mais offrant encore aujourd'hui les caractères généraux que je vais vous faire connaître.

La peau offre cette teinte de cuivre de rosette qui fait appeler ces Indiens *peaux rouges*. Cette qualification, vous le voyez, ne peut pas s'appliquer à tous les indigènes de l'Amérique. Déjà nous avons vu une exception pour quelques Américains du Nord. L'exception se présentera plus fréquemment encore pour l'Amérique du Sud. D'une autre part, la couleur rougeâtre se rencontre chez quelques Polynésiens; ainsi ce n'est pas un caractère différentiel absolu, mais il ne doit pas être négligé.

Ce qui distingue les crânes américains (*crania americana*), suivant Morton, c'est le défaut de saillie de la partie occipitale du crâne. « Vu par derrière, le contour occipital s'aplatit vers la protubérance, et se renfle, de ce point, jusqu'à l'ouverture de l'oreille. Des bosses pariétales au vertex, les parois crâniennes se rapprochent, de manière à donner, dans leur ensemble, une surface conique ou plutôt prismatique. »

M. de Humboldt a fait la remarque qu'aucune race n'a l'os frontal aussi fuyant et le front aussi petit. On sait qu'en beaucoup de localités et aussi dans l'Amérique du Sud, ils ont exagéré par des pressions l'aplatissement du front.

Avec des cavités orbitaires très-grandes, ils ont, dit-on, des yeux plus petits que ceux des Européens; le bord supérieur de l'orbite n'est pas très-légèrement courbé, tandis que l'inférieur peut être comparé à un cintre renversé.

Ce qui fait le caractère principal de la physionomie des Indiens du Nord, ce qui les distingue et des peuples asiatiques et de la plupart des Polynésiens, c'est la saillie d'un nez arqué, mais non aquilin; c'est ce qui leur donne cet aspect que quelques-uns ont appelé *héroïque*. On pourra constater ce caractère sur tous les portraits que M. Prichard a empruntés à la collection de M. Catlin, et en particulier sur la figure de Meach-o-Shin-gaw (le petit ours blanc), guerrier konza, et sur la figure de Tuch-ee, ce magnifique chef de guerre cherokée. Un grand développement des fosses nasales et une finesse excessive de l'odorat accompagnent la conformation extérieure dont je viens de vous parler. Blumenbach a fait représenter la tête d'un chef indien qui avait été exécuté à Philadelphie, et qui était remarquable par la délicatesse de son odorat; le cornet moyen y était, dit-il, d'un volume prodigieux, et les petites cavités, décrites par Santorini, y avaient acquis une étendue considérable.

Les dents des Indiens ont en général une direction verticale, bien que la mâchoire supérieure soit souvent inclinée en avant. Ces dents sont grandes et presque toujours saines ; la mâchoire inférieure est forte et massive.

Les cheveux des Américains du Nord sont noirs, lisses, très-longs lorsqu'ils ne les coupent pas, brillants, et ayant quelquefois le reflet du plumage du corbeau ; ils grisonnent rarement.

Les *Algonquins* et les *Iroquois*, principales familles des Américains du Nord, occupaient la plus grande partie du Canada et la portion des États-Unis qui est à l'est du Mississipi. Ils comprenaient une foule de tribus ou de nations dont il serait inutile de faire le dénombrement, et parmi lesquelles je nommerai seulement les *Hurons*. Plus au sud, étaient les tribus que M. Pritchard nomme Alleghaniennes. A l'ouest du Mississipi, dans une immense étendue, se trouve la nation des Sioux, à laquelle appartiennent, entre autres, les Tetons, les Osages et les Mandans. Un grand nombre de ces derniers offrent cette singularité que leurs cheveux, d'ailleurs très-longs, ont une teinte d'un gris brillant argenté.

M. Desmoulins a rapporté les Américains du Nord à une espèce qu'il nomme *colombienne*. On a désigné plus récemment, sous le nom de *Nootka-Columbiens*, les hommes des tribus placées plus au nord que la *Californie*, mais sur la même côte, et qui sont compris dans l'élimination que j'ai faite précédemment. Parmi ces Nootka-Columbiens se trouve la tribu des *têtes plates*, chez laquelle existe la ridicule pratique de déformer le crâne en le comprimant dès le moment de la naissance. Leurs têtes offrent encore aujourd'hui la singulière disposition que vous pouvez étudier dans notre muséum sur les pièces modelées d'après les crânes d'anciens Péruviens. Le docteur Scouler, qui a fait connaître le procédé usité pour obtenir ce résultat, a fait la remarque que les *têtes plates* n'étaient pas moins intelligentes que les autres, mais plus sujettes à l'apoplexie.

RACES DE L'AMÉRIQUE DU SUD.

On ne peut pas rapporter ces races à un seul type. Le docteur Morton avait avancé, à la vérité, que la forme du crâne, dont nous avons parlé plus haut, appartenait à tous les indigènes de l'Amérique, depuis le détroit de Magellan jusqu'au Canada. Mais nous allons voir que cette uniformité n'existe pas. On serait encore moins fondé à chercher un caractère commun dans la couleur de la peau. On était quelque peu embarrassé pour classer les Américains du Sud avant le travail que M. d'Orbigny a présenté en 1838 à l'Académie des sciences. Il y a encore, suivant cet observateur, près de deux millions d'Américains de race pure dans le Sud. M. d'Orbigny les répartit en trois races qui ont chacune plusieurs rameaux. Ces races sont l'*ando-péruvienne*, la *pampéenne* et la *brasiléo-guaranienne*.

Race ando-péruvienne.

Cette race occupe la chaine des Andes et ses deux versants, depuis Quito jusqu'au Chili. Voici les caractères que lui reconnaît M. d'Orbigny : *peau de couleur brune olivâtre, taille petite, front peu élevé ou fuyant, yeux horizontaux jamais bridés.*

Cette race comprend onze nations rapportées à trois rameaux. En voici le tableau :

	Rameau *péruvien*.	Inca. Aymara. Chango. Atacama.
RACE ANDO-PÉRUVIENNE . .	Rameau *antisien*.	Yuracares. Mocéténès. Tacana. Maropa. Apolista.
	Rameau *araucanien*.	Araucano. Fuegien.

C'est plutôt à la physionomie qu'à la tête osseuse que M. d'Orbigny emprunte les caractères de ces trois divisions. Par exemple, le nez, qui est long, saillant, et recourbé à son extrémité chez les Péruviens, est court et légèrement épaté chez les Araucaniens.

La nation la plus remarquable et la plus célèbre de celles qui appartiennent à la race ando-péruvienne est, comme personne ne l'ignore, celle des *Incas* ou *Quichas*, nation autrefois si puissante et chez laquelle la civilisation, les arts et même les sciences, avaient fait de grands progrès lorsque les Espagnols l'attaquèrent. La taille moyenne des Incas est évaluée à 1 mètre 60 centimètres ; ils ont des formes massives, les épaules carrées, la poitrine large, le tronc fort grand relativement aux membres, les mains et les pieds petits. M. d'Orbigny dit que leurs poumons ont un développement extraordinaire. Leur nez saillant, leurs dents belles et persistantes, leur physionomie, les rapprochent des Mexicains, et il est à remarquer que M. Desmoulins avait placé une radiation de l'espèce colombienne tout le long des Cordillières jusqu'au Chili, mais la couleur de la peau n'est plus la même.

La barbe des Incas est réduite à quelques poils implantés sur la lèvre supérieure. Leur front légèrement bombé est court, fuyant en arrière, et cependant la tête offre un assez notable volume.

Les *Aymaras* ont les caractères physiques des Incas. Ils ne s'aplatissent plus la tête comme le faisaient leurs ancêtres, dont on a trouvé des crânes dans les environs du lac Titicaca.

Les *Antisiens* sont plus grands que les Péruviens, ils ont le visage plus rond, le nez moins saillant.

Les *Araucaniens*, dont les ancêtres résistèrent longtemps aux Espagnols, ont la peau moins foncée que les Péruviens, la tête forte à proportion du corps, la face large, ainsi que la bouche et l'ouverture des narines ; leur nez est aplati, les pommettes saillantes, *mais les yeux horizontaux*. M. d'Orbigny rapporte au rameau araucanien les habitans de la Terre de Feu : cependant je vois Cook donner à ces derniers une taille de 5 pieds 8 pouces (anglais). Ce sont, dit-il, des hommes gros et mal faits : leur peau a la couleur de rouille de fer mêlée à de l'huile, leurs cheveux sont longs et noirs.

I.   29

Race pampéenne.

Cette race occupe la partie centrale et presque toute l'extrémité méridionale de l'Amérique du Sud ; elle a pour caractères
*une couleur brune olivâtre de la peau, une taille souvent
très-élevée, un front bombé, non fuyant, des yeux horizontaux, quelquefois bridés en dehors.* M. d'Orbigny lui rapporte
vingt-six nations, comprises elles-mêmes dans trois rameaux,
savoir : le *Pampéen* proprement dit, le *Chiquitéen*, et le
Moxéen. En voici le tableau :

RACE PAMPÉENNE	Rameau *pampéen* proprement dit ou *patagonien*.	Patagon. Puelche. Charrua. Toba. Mataguayo. Abiponès. Lengua. Samucu.
	Rameau *chiquitéen*.	Chiquito. Saraveca. Otuke. Curuminaca. Covareca. Curavès. Tapüs. Curucaneca. Païconeca. Corabéca.
	Rameau *moxéen*.	Moxos. Chapacuras. Itonoma. Canichana. Movima. Cayuvara. Pacaguava. Iténès.

Parmi les nations de race pampéenne, les tribus pampéennes proprement dites ont eu le privilége de fournir matière aux amplifica-
tions des voyageurs : on a considérablement exagéré la taille des
Patagons. On lit dans Knivet : « J'affirme qu'étant au port Désiré,
j'ai mesuré des cadavres trouvés dans des sépultures et des traces
des habitants sur le sable. Leur taille est de 14, 15 et 16 empans

de hauteur.» Ariz Classen, commis sur la flotte Lemaire, déclare
« qu'ayant visité des sépultures sur la côte des Patagons, on y vit
que les ossements enfermés dans les tombeaux étaient d'hommes
de 10 à 11 pieds de haut ! » Le commodore Byron, en 1764, étant
descendu au cap des Vierges, vit un grand nombre de naturels à
cheval, il leur fit signe d'avancer. Un Patagon vint à sa rencontre ; il était, dit-il, d'une taille gigantesque et semblait réaliser
les contes de monstre à forme humaine. Byron ne le mesura pas,
mais Wallis va enfin nous donner des mesures, et la taille de ces
géants va se réduire. « Nous prîmes, dit-il, la mesure de ceux qui
étaient les plus grands : l'un d'eux avait 6 pieds 7 pouces (anglais), plusieurs autres avaient 6 pieds 5 pouces ; le plus grand
nombre était de 5 pieds 10 pouces à 6 pieds. » Ils ont, dit Byron,
une carrure et une épaisseur de membres proportionnées à leur
taille ; au demeurant les meilleures gens du monde. Les Patagons
ont les pieds et les mains petits, la tête grosse, la face large et
aplatie, les pommettes saillantes, et la peau beaucoup plus foncée
que ne l'ont les autres peuplades de l'Amérique du Sud. Le crâne
dont notre muséum possède le modèle en plâtre est démesurément allongé d'avant en arrière, et peut bien avoir été porté par
un homme de taille colossale. Le crâne figuré dans Prichard,
d'après la pièce déposée au Collége royal des chirurgiens de
Londres, offre de belles proportions, mais la mâchoire supérieure
y est un peu saillante.

Les Patagons sont, comme on l'a dit, les nomades de l'Amérique, nomades équestres, car ils passent leur vie à cheval.

Je n'ai aucune remarque importante à présenter sur les ca-
ractéres physiques des autres tribus de race pampéenne.

Race brasiléo-guaranienne.

Cette race occupe les plaines qu'arrosent l'Orénoque et le Ma-
ragnon.

Elle n'offre qu'un seul rameau, le rameau *guaranien*, dans
lequel sont compris : 1° les *Caraïbes*, qui autrefois peuplaient
toutes les petites Antilles et s'étendaient le long de l'Atlantique

jusqu'aux frontières du Brésil ; 2° les *Guaranis,* qui occupent le Paraguay et ses environs ; 3° les *Tupis* ou Guaranis orientaux, qui constituent principalement les *Brésiliens indigènes,* et 4° les *Botocudos,* qui occupent aussi les frontières du Brésil vers la partie méridionale.

Voici, d'après M. d'Orbigny, les caractères de la race *brasiléo-guaranienne : couleur jaunâtre de la peau, taille moyenne, front peu bombé, yeux souvent obliques, toujours relevés en dehors.*

Ce dernier trait anatomique : *les yeux obliques, relevés en dehors,* rapproche cette race des Mongols. Un jeune Botocudo, conduit à Rio-Janeiro par M. Auguste Saint-Hilaire, y ayant vu une colonie de Chinois, les appela *ses oncles.* Cette ressemblance entre les Botocudos et les Mongols a fait récemment, à l'Institut, l'objet d'une communication, à propos de laquelle M. A. Saint-Hilaire a réclamé la priorité pour cette observation. Vous remarquerez, Messieurs, qu'entre les Mongols et les Botocudos, se trouvent toute l'Amérique du Nord et une partie de l'Amérique du Sud ; que cet espace immense est occupé par des tribus qui n'ont point de ressemblance avec les peuples asiatiques, de sorte qu'il n'y a aucune raison de croire à une migration des Mongols dans cette partie de l'Amérique. M. Desmoulins, qui a compris toutes les tribus de l'Amérique du Sud dans une seule espèce qu'il nomme *espèce américaine,* n'y englobe pas les Caraïbes, rapportés par lui à l'espèce colombienne ou colombique.

Ce que j'ai dit ailleurs de la déformation des crânes des Caraïbes me dispense d'y revenir ici.

VINGT ET UNIÈME LEÇON.

DE L'HOMME ET DES RACES HUMAINES.

(Suite.)

MESSIEURS,

J'ai terminé dans la séance dernière la partie purement descriptive de l'histoire des races humaines. Cette histoire vous a montré que les diverses nations qui peuplent le globe sont loin de se ressembler, et que depuis les temps historiques jusqu'à nos jours elles ont été différentes les unes des autres. Le problème ethnologique qui se pose ici est de déterminer si toutes ces formes d'organisations ne sont cependant que des modifications d'un seul type primitif, ou s'il y a eu originairement plusieurs races distinctes, qui dans ce cas pourraient porter le nom d'*espèces*.

En admettant que tout dérive d'un même type, il faut s'en prendre aux climats, à l'influence de la civilisation ou de l'état sauvage, pour expliquer les nuances qui distinguent les hommes des différents pays.

Ceux qui croient aux déviations d'un seul type primitif allèguent :

Que les animaux domestiques transportés d'Europe en Amérique ou en d'autres parties du globe y ont éprouvé de notables changements;

Que, par exemple, les chevaux devenus sauvages, au Paraguay, sont tous bais bruns, tandis que leur poil variait à l'état de domesticité ;

Que les cochons transportés dans le Nouveau Monde y sont aujourd'hui méconnaissables, en plusieurs lieux, et que ceux de Cuba sont deux fois plus gros que leurs pères d'Europe;

Que ces changements n'ont pas porté seulement sur les poils et la taille, mais que la tête du cochon devenu sauvage, en Amérique, a une forme différente de celle du cochon européen, dont il descend ;

Que certains vices de conformation peuvent se transmettre par génération et constituer en apparence des espèces nouvelles : ainsi, dit Prichard, il naquit en 1770 un taureau sans cornes, dont l'espèce s'est multipliée ;

Que les chiens constituent une seule espèce, et que cependant l'état de domesticité a fait naître des formes sans nombre de cette espèce ;

Que les nègres transportés en Amérique, et notamment ceux qui ont été introduits dans les États-Unis, perdent dans des générations successives leurs lèvres saillantes et leur nez épaté, en même temps que leurs cheveux s'allongent et que leur physionomie devient plus agréable ;

Que c'est l'ardeur brûlante du soleil d'Afrique qui a noirci la peau de l'Éthiopien. Je vais développer cette proposition, et énumérer, sans les affaiblir, les arguments qui semblent établir que le pigmentum se développe sous l'influence de la lumière ; mais je me réserve de prouver que le climat n'est pas la cause des différences que les hommes présentent sous le rapport de leur coloration. Voici donc ce qu'on peut alléguer.

1° Le négrillon ne naît pas noir, a-t-on dit, mais il noircit bientôt à la lumière.

2° On ne peut nier que quelques jours d'insolation ne fassent brunir la peau de l'Européen, et que la teinte brune ne soit très-foncée chez les hommes livrés aux travaux des champs ; et comme il n'arrive jamais pourtant qu'un blanc devienne tout à fait nègre au soleil, on peut supposer que l'homme dont le teint a bruni a fait un enfant qui a bruni plus que lui, et ainsi de suite, jusqu'à ce que la teinte soit devenue complétement noire chez les arrière-descendants des peuplades exposées aux feux de l'équateur.

3° Les habitants du midi de l'Europe sont plus bruns en général que ceux des régions plus tempérées.

4° Dans certaines îles, où les naturels sont très-foncés en couleur, les femmes des chefs, qui évitent soigneusement l'action du soleil, sont presque aussi blanches que les Européennes.

5° M. Davy a suivi les phénomènes de la production du pigment sous l'influence solaire. Si les radiations lumineuses et calorifiques sont vives, l'épiderme s'en va par plaques, et la peau reste plus noire et désormais moins impressionnable, à cause de cette production de pigment.

6° Dans les plantes, la couleur se développe par l'action solaire. Chez les oiseaux, les plumes abritées sont moins colorées que celles qui reçoivent l'action de la lumière; chez la plupart des quadrupèdes, le dos est plus foncé que le ventre.

Tels sont les faits principaux qui se rapportent à la couleur de la peau; mais je n'ai pas épuisé les arguments qui viennent à l'appui de l'existence primitive d'un seul type.

M. Prichard a essayé de démontrer que, parmi les différences de couleur ou de forme, il n'en est aucune qui puisse être élevée au rang de *caractère spécifique*; que toutes les formes, aussi bien que les teintes, passent de l'une à l'autre par une dégradation insensible; que des hommes *d'une même race* se montrent colorés dans les pays chauds, et plus ou moins blancs dans les climats tempérés; que certaines formes de la tête sont en rapport avec la vie nomade (*la forme pyramidale*), certaine forme avec la vie sauvage (*la forme prognathe*), certaine forme avec l'état de civilisation (*la forme caucasique ou européenne*); qu'une même race peut, à la longue, passer de l'une à l'autre forme, suivant qu'elle marche vers la civilisation ou retombe dans la barbarie après avoir été civilisée! On pourrait dire que les deux précieux volumes du savant Anglais sont écrits dans le but de développer la doctrine que je viens de resserrer en quelques propositions.

Enfin, ce qui parait décider la question pour un grand nombre de naturalistes, c'est la faculté qu'ont les hommes de tous pays d'engendrer ensemble. La nature, disent-ils, a ainsi pourvu à la conservation des espèces qu'elle a créées; elle a empéché la production d'espèces nouvelles. C'est d'après ces idées qu'ont été formulées plusieurs définitions du mot *espèce*. «Nous réunissons sous le nom d'espèce, dit de Candolle , tous les individus qui se ressemblent assez entre eux pour que nous puissions croire qu'il ont pu sortir originairement d'un seul être ou d'un seul couple. » Buffon a défini l'espèce « une succession constante d'individus semblables entre eux et capables de se reproduire.» Enfin , Cuvier a dit: l'espèce est la « réunion des individus descendus l'un de l'autre, ou de leurs parents communs, et de ceux qui leur ressemblent autant qu'ils se ressemblent entre eux. »

Dans l'hypothèse d'un seul couple, quelle était sa couleur?

Si nous voulions nous en tenir à un seul couple primitif, nous ne pourrions éviter de rencontrer la question relative à sa couleur. Ce couple était-il blanc ou noir ? S'il était *noir*, comme l'a soupçonné Pallas, et comme l'ont professé Schelver et Doornik, l'espèce nègre aura produit toutes les autres en se perfectionnant ; s'il était *blanc*, la coloration de certaines races aura été le produit lent de leur genre de vie et de la nature du climat sous lequel elles se seront perpétuées.

Quelques personnes ont imaginé de donner aux individus primitifs une couleur jaune rougeâtre. Cela levait presque toutes les difficultés, puisqu'il n'eût fallu que de légères déviations pour former d'un côté les noirs et de l'autre côté les blancs. Quant aux hommes à peau jaune ou cuivrée, ils seraient la reproduction du type primitif!

Dans une brochure ayant pour titre *Linéaments de philosophie ethnographique*, M. Eusèbe Desalle expose qu'il y a une variété qui se reproduit accidentellement dans toutes les races qui composent la famille humaine, c'est celle de l'*homme roux*. «Non point l'homme roux-jaune, peu velu, avec des yeux bleus; c'est une simple nuance du blond. Le type dont il s'agit est très-velu, rutilant, avec des yeux châtains, une peau blafarde, semée de taches de rousseur. Cette variété apparaît non-seulement chez toutes les races blanches, mais chez presque tous les basanés et même chez les nègres, etc. » L'homme roux serait donc, suivant M. Eusèbe Desalle, le type primitif dont toutes les races diverses sont dérivées, et vers lequel toutes convergent.

Je ne m'arrêterai pas plus longtemps sur cette question, parce que je suis persuadé qu'il y a eu originairement plusieurs types. Je vais dire sur quoi je fonde mes croyances à cet égard.

Arguments contre l'existence d'un couple unique.

J'essayerai de démontrer en premier lieu, car c'est là le point capital, que les climats, pas plus que le genre de vie, ne sont la cause des variétés de couleur dans les races humaines.

1° Il n'est pas vrai que le négrillon naisse blanc, ainsi que l'a dit M. Flourens. Cela a été contredit par M. Benet, ex-médecin de Runjet-Sing, et par M. Dumoutier. L'un et l'autre ont assisté à plusieurs accouchements de négresses, et ont constaté que l'Éthiopien était de couleur *marron* au sortir du sein de sa mère. En fût-il autrement, on ne pourrait attribuer à la lumière la coloration de ce négrillon, puisqu'il noircit tout aussi bien sous les vêtements qu'à la lumière.

2° La teinte brune que l'Européen prend au soleil ne siège vraisemblablement pas dans le système pigmentaire (voir page 267), elle n'a lieu que dans les parties exposées à l'air, et les autres restent blanches : tandis que la couleur de l'Éthiopien est uniformément répandue, et quelquefois même plus intense dans les parties que les vêtements dérobent à l'action de la lumière.

3° Le fils d'un campagnard noirci par le soleil naît aussi blanc que celui des habitants des villes.

4° Les hommes de race indo-germanique ne brunissent pas du tout au soleil. Les Allemands, les Hollandais, les Anglais d'origine saxonne, conservent dans les colonies leur teint blanc taché de rousseurs et leurs cheveux blonds.

5° L'argument que je vais exposer ici me parait complétement décisif. *Des hommes habitant, depuis des époques vraisemblablement antérieures aux temps historiques, des îles situées sous les mêmes latitudes et même au voisinage les unes des autres, sont restés différents de couleur jusqu'à nos jours.* Comparez les habitants des îles Viti, Salomon, Nouvelles-Hébrides, aux Polynésiens des îles Tonga, Hamoa, Otaïti, Nouka-Hiva : les premiers sont couleur de suie; leurs voisins (depuis trois ou quatre mille ans peut-être) n'ont point pris la teinte de l'Éthiopien, c'est qu'ils sont d'une race différente de la race nègre océanienne.

6° De l'équateur au pôle, la race mongolique conserve sa couleur caractéristique.

7° Les Vandales établis en 429 au nord de l'Afrique y ont laissé une tribu, celle des *Aurès;* elle a conservé, au milieu des populations brunes qui l'entourent, la peau blanche, les yeux bleus et les cheveux blonds, de la race indo-germanique à laquelle elle appartenait. L'existence de cette tribu, signalée par le voyageur Peyssonnel, par Bruce et Shaw, vient d'être confirmée par le docteur Guyon pendant la dernière expédition du général Bedeau. Prichard et quelques ethnologistes modernes se refusent à voir dans les *Aurès* des descendants des Vandales; mais peu nous importe, il nous suffit qu'une tribu de race indogermanique conserve, au milieu de races bronzées, et par conséquent dans des conditions de climat qui devraient l'altérer, la teinte primitive de sa peau. Il semble que cette race indo-germanique soit plus réfractaire que les autres aux influences du climat. M. Desmoulins rapporte que depuis le XIIIe siècle, une colonie de cette race, les *Rossillas,* installés au sud du Gange, et entourés de Népauliens à la peau noire, de Mahrattes à la peau jaune de bistre, de Bengalis à la peau couleur de café brûlé clair, ont conservé leurs yeux bleus, leur teint blanc et leurs cheveux blonds.

8° Plusieurs quadrupèdes ont la muqueuse palatine marquée de plaques noires, qui certes ne sont pas le résultat de l'insolation.

9° Il résulte des observations faites par M. d'Orbigny dans la mer du Sud, et par M. Troyer dans l'Inde, que chez les peuples à peau brune ou noirâtre, la face exposée au grand air est souvent, peut-être même habituellement, plus claire que le reste du corps, abrité par les vêtements.

10° Les mêmes observateurs ont constaté que chez les créoles américains et indous, lorsqu'à la suite de plusieurs générations, la couleur brune a complétement disparu de tout le reste du corps, elle persiste encore dans les parties sexuelles, et c'est à ce caractère que les métis continuent d'être longtemps encore reconnaissables.

11° S'il est vrai que, dans certaines localités où les habitants ont une teinte brune, les femmes des chefs, qui évitent soigneusement l'action du soleil, sont presque aussi blanches que des Européennes, il n'est pas moins commun d'observer des effets diamétralement inverses de l'action de la lumière. Ainsi Choris a fait la remarque qu'aux îles Sandwich les individus appartenant à la classe noble sont d'une couleur plus foncée que la classe habituellement exposée au grand air; plusieurs navigateurs donnent un semblable témoignage.

12° La teinte de la peau n'est pas le seul caractère différentiel tiré de l'organisation de la peau entre les races colorées et celles qui ne le sont pas. Déjà nous avons vu que la peau du nègre était excessivement douce; eh bien! il en est de même, suivant M. d'Orbigny, de la peau des Américains. Leur peau, dit-il, est dépourvue de toute villosité, elle est (même chez les hommes) aussi douce et aussi unie que celle des femmes blanches les plus délicates. Je pourrais encore tirer argument des premières recherches de M. Flourens sur la structure de la peau, puisqu'après avoir comparé celle de l'Européen non-seulement à la peau des nègres, mais à celle des mulâtres, des Charruas, etc., il prononce que dans toutes les races colorées il y a deux couches anatomiques qui manquent dans les hommes à peau blanche. Cette observation, si elle était confirmée, couperait court à toute discussion et établirait, sans contestation possible, la pluralité originelle des types; je n'en tirerai cependant aucun parti au profit de la cause que je défends, parce que je crois à l'existence des cellules pigmentaires, même dans les races blanches (voy. page 267). M. Flourens a d'ailleurs admis dans un second travail l'existence d'un appareil pigmental chez le blanc.

Je ne crois pas nécessaire de prolonger la discussion relativement à la cause de la couleur, et je répéterai avec Voltaire :

« Le blanc qui le premier vit un nègre fut bien étonné, mais le raisonneur qui soutint que ce nègre venait d'une paire blanche m'étonne bien davantage. »

On pourrait dire que la question qui nous occupe est jugée par le seul examen de l'insuffisance des climats pour produire les variétés de coloration des races humaines. Je produirai cependant ici des considérations d'un autre ordre à l'appui de ma manière de voir.

Je ne suis pas, le moins du monde, ébranlé par l'argument tiré des changements que l'on a constatés chez les animaux transportés d'Europe en Amérique, ou passant de l'état domestique à l'état sauvage. Que m'importent ces mutations, s'il est démontré que, placé dans ces mêmes alternatives, soumis à l'influence de ces mêmes causes ou de causes analogues, l'homme conserve le type primitif de sa race? Or, les faits ne manquent pas, qui démontrent cette résistance de l'homme à toute autre influence modificatrice que celle qui résulte du mélange des races. Déjà nous avons montré des tribus blondes conservant leurs caractères primitifs au milieu des nations colorées où elles avaient été transplantées. Ce qui a été constaté relativement à la couleur l'a été aussi relativement aux autres traits. Voici quelques faits.

Les Parsis, sectateurs de Zoroastre, ou adorateurs du feu, ont abandonné la Perse à l'époque où les kalifes y pénétrèrent en vainqueurs. Une tribu de ces Parsis établie à Bombay, où elle n'a point contracté d'alliances étrangères, y a conservé son type sans aucune altération : le teint assez clair, comparativement à celui des indigènes, l'œil bien fendu, le nez long faisant suite au front, etc. J'ai puisé ce détail dans un savant mémoire présenté par M. Théodore Pavie à la Société ethnologique de Paris. Je ferai remarquer que ces Parsis ne parlent plus leur ancienne langue, et qu'ils ont pris celle de leur nouvelle patrie, ce qui vient à l'appui de l'opinion que je vous ai exprimée touchant la prééminence à donner aux caractères physiques sur ceux tirés du langage.

M. Benet, ex-médecin de Runjet-Singh, roi de Lahore, rapporte que les Cachemiriens, qui prétendent descendre des soldats qu'Alexandre le Grand avait laissés dans le Penjab, et qui ne se marient qu'entre eux, ont des traits européens. J'attache moins d'importance à ce fait qu'au précédent.

La plupart des pays de l'Europe ont envoyé dans des régions lointaines une partie de leur population : or, quel que soit le terme écoulé, dit Desmoulins, ni l'Angleterre, ni la France, ni l'Espagne, ne méconnaissent dans les colons les traits des habitants de la mère patrie.

Les juifs ont des caractères nationaux assez reconnaissables; les juifs sont disséminés dans tous les points de l'Europe et ailleurs; partout ils ont conservé la forme du crâne et la ligne faciale qui appartiennent à leur race. Les juifs d'aujourd'hui ont été peints, trait pour trait, il y a trois cents ans par Léonard de Vinci, dans cette inimitable fresque que le temps menace de détruire. Mais si une expérience de trois cents ans vous paraissait établie sur une trop petite échelle eu égard à l'objet de nos recherches, M. Edwards vous dirait ce qu'étaient les juifs il y a plus de trois mille ans. Étant allé à Londres, visiter en compagnie de MM. Hodgskin et Knox le tombeau d'un roi égyptien, sur lequel sont représentés des juifs, des Perses et des Éthiopiens, il dit : « J'avais vu la veille des juifs qui se promenaient dans les rues de Londres, je croyais voir leurs portraits. »

En admettant même (ce que nous n'avons point accordé) que les climats puissent faire un nègre d'un blanc, nous ne pourrions comprendre comment cette influence pourrait changer la forme du crâne et des os de la face, engendrer un nez épaté ou faire disparaître presque complétement l'édifice osseux de cette partie, substituer à la forme gracieuse et ovalaire de la tête la forme pyramidale et losangique, etc. On dira que des mutations de cette nature se sont opérées dans la tête du cochon redevenu sauvage, soit; mais on n'a point assisté chez l'homme à de semblables transformations.

Il y a des guenons qui ont un peu de blanc aux paupières, d'autres manquent de ce blanc et ont la barbe un peu moins longue. Les zoologistes en ont fait deux espèces différentes, et personne n'y a trouvé à redire. Si un quadrumane, s'avisant de classer les animaux, faisait de l'homme blanc aux cheveux lisses et de l'homme noir aux cheveux crépus deux espèces différentes (*dans le genre homme bien entendu*), y aurait-il lieu d'attaquer cette classification?

La plupart des auteurs qui ont médité ou écrit sur l'ethnologie ne peuvent se familiariser avec l'idée que les peuples soient autochtones ou aborigènes. Comme il leur répugne d'admettre qu'ils aient pris naissance là où ils les observent, ils les font venir d'ailleurs, par de longues migrations, comme si le problème, pour être déplacé, n'en restait pas moins avec toutes ses difficultés. Ils supposent donc un centre de création, une montagne par exemple, d'où en changeant de couleur ou de forme, suivant les climats qu'ils auraient parcourus, les hommes se seraient irradiés sur tous les points du globe. Singulière idée de mettre le berceau des hommes sur des sommets arides, où aujourd'hui des bouquetins seuls trouvent à vivre! Pourtant, l'opinion que les peuples sont pour la plupart autochtones a pour elle d'assez nombreux partisans, parmi lesquels on citerait quelques autorités. Elle a été appuyée par Desmoulins. Un spirituel géologue, M. Ramond, a écrit : «Au temps de la manifestation de la puissance créatrice, celle-ci a répandu *à la fois*, *dans toutes les parties de notre planète,* des types dont l'organisation est assortie à la condition physique de chaque localité.» Dans une discussion que la question de l'unité de l'espèce humaine avait soulevée au sein de la Société ethnologique, M. Vivien, repoussant l'opinion de ceux qui, pour peupler l'Amérique, y conduisent des tribus de l'ancien monde, s'écriait : «Autant vaudrait-il dire que l'herbe qui croît aux rives de l'Amazone provient de celle qui couvre les flancs de l'Altaï.» Déjà, dans le siècle dernier, un célèbre philosophe avait écrit : «Le même pouvoir qui a fait croître l'herbe dans les campagnes de l'Amérique y a pu mettre aussi des hommes.»

Quant à la preuve qu'on prétendrait tirer de ce que la croyance à un couple unique se retrouve chez tous les peuples de la terre, cet argument et les autres considérations *mythiques* qui lui ressemblent ont été bien judicieusement appréciés par M. de

Humboldt : « Nous ne connaissons , dit-il , ni historiquement, ni par aucune tradition certaine , un moment où l'espèce humaine n'ait pas été séparée en groupes de peuples... Des légendes isolées, se retrouvant sur des points très-divers du globe sans communication apparente, font descendre le genre humain tout entier d'un couple unique. Cette tradition est si répandue qu'on l'a quelquefois regardée comme un antique souvenir des hommes; mais cette circonstance même prouverait plutôt qu'il n'y a là aucune transmission réelle d'un fait, aucun fondement vraiment historique, et que c'est tout simplement l'identité de la conception humaine qui partout a conduit les hommes à une explication semblable d'un phénomène identique. » Il ajoute plus loin : « Ce qui montre encore dans les traditions dont il s'agit le caractère manifeste de la fiction, c'est qu'elle prétend expliquer d'une manière conforme à l'expérience de nos jours un phénomène en dehors de toute expérience, celui de la première origine de l'espèce humaine. »

Je ne puis supposer qu'un esprit dégagé de préjugés et des entraves que certaines considérations extra-scientifiques pourraient mettre à la liberté de la pensée conserve des doutes sur la pluralité primitive des types humains.

Il reste, à la vérité, cet argument « décisif aux yeux de certains naturalistes » : *Les produits du mariage entre les individus de races différentes sont féconds et indéfiniment féconds dans la famille humaine.* Mais analysons un peu cet argument ; le voici dans sa plus simple expression : *Seront de la même espèce tous les individus qui, en s'unissant , pourront donner naissance à des métis féconds et dont les descendants seront féconds eux-mêmes ; la copulation entre les individus de toutes les races, dans le genre homme, donne des produits féconds, donc tous les hommes appartiennent à une même espèce.* Raisonner de cette manière, cela s'appelle tout simplement faire une pétition de principes. Nous n'avons aucunes preuves que des espèces voisines, quoique originairement distinctes, ne puissent ou n'aient pu donner ensemble des produits féconds. L'analogie plaiderait même contre cette exclusion, car on peut supposer que la nature procède ici par graduation comme dans toutes ses opérations. Ainsi, lors de l'union entre individus d'*espèces différentes*, on pourrait observer toutes les conséquences que je vais dire : 1° Tantôt les espèces étant trop éloignées l'une de l'autre, il n'y aurait aucun produit; 2° tantôt il y aurait un produit *métis,* mais ce métis serait stérile : tel est le mulet provenant du commerce de l'âne avec la jument; 3° tantôt les métis seraient féconds, mais la faculté de se reproduire s'éteindrait dans leur postérité au bout d'un certain nombre de générations, comme on l'observe quand on unit certains oiseaux d'espèces différentes; 4° tantôt enfin (et je propose formellement l'admission de cette quatrième éventualité) les métis seraient féconds ainsi que leur descendance. Ce cas, les *espèces humaines* le réalisent, et peut-être ne jouissent-elles pas seules de ce privilége. Il n'est point prouvé, par exemple, que toutes nos variétés de chiens soient la dégradation, la déviation d'un seul type, qu'il n'y ait pas eu originairement plusieurs espèces. On dit, et ici la chose serait bien autrement concluante, on dit que tout le gros bétail, dans les fermes transalléghaniques de la confédération américaine, est une espèce nouvelle provenant de l'union du bison américain avec notre bœuf européen. Or, ce qui me fait dire que le fait serait bien autrement concluant, c'est qu'on attribue deux côtes de plus à ce bison américain, déjà si différent de notre bœuf par ses formes, et notamment celles de la tête et du crâne. Je laisse à Desmoulins la responsabilité du fait anatomique que je viens de citer. Du reste, la valeur du mot *espèce* est encore trop mal déterminée en zoologie pour que nous ayons placé le débat sur ce terrain (1); nous avons posé différemment

---

(1) On peut se faire plusieurs opinions sur ce qui constitue l'espèce : 1° ce pourrait être la réunion d'individus provenant d'un *couple primitif unique ;* 2° ce pourrait être aussi la réunion d'individus provenant de plusieurs couples que la force créatrice aurait engendrés *parfaitement semblables les uns aux autres* sur certains points du globe. Ni l'une ni l'autre de ces définitions n'est acceptable, s'il est vrai que des espèces nouvelles puissent résulter du commerce entre espèces différentes.

la question, nous nous sommes demandé si les différences observées aujourd'hui, et depuis les temps historiques, entre les races humaines, avaient toutes été produites par l'influence des climats, du genre de vie, de l'état de civilisation ou de barbarie, et nous avons conclu négativement. Cette solution soulève une nouvelle question.

Existe-t-il aujourd'hui des représentants des types primitifs?

Au milieu des croisements sans nombre que les invasions, les conquêtes, les colonisations, ont occasionnés parmi les hommes, peut-on se flatter qu'il existe encore aujourd'hui des types des races primitives? D'un immense travail historique dans lequel M. Gerdy a montré le mélange des peuples, en Asie, en Afrique, en Europe, et même en Amérique, on serait porté à conclure que **partout** les conquérants ont partagé la couche des filles et des femmes des vaincus, et mélangé leur sang avec celui des nations subjuguées; de sorte que l'existence actuelle d'un type pur, d'un homme de race *pur sang*, passez-moi l'expression, serait chose très-problématique.

Pour approcher d'une solution sur cette question si difficile, il faut étudier les effets du croisement des races ou des *types*. Nous avons déjà dit que plusieurs cas pouvaient se rencontrer.

1er *cas* et 2e *cas*. Le produit de l'union de deux types différents est stérile, ou bien la faculté d'engendrer s'éteint bientôt dans sa descendance. Il est évident que dans aucun de ces cas la race ne peut s'altérer. Nous pouvons les négliger d'ailleurs, puisqu'ils ne sont point applicables à l'homme, dont toutes les races produisent les unes avec les autres.

3e *cas*. Deux races ou deux espèces différentes donnent naissance à un individu fécond ainsi que sa progéniture. Comme ce métis tient ordinairement des deux parents, il y a possibilité que ce croisement éteigne le type primitif. Les mulâtres qui proviennent de l'union d'un blanc et d'un noir attestent ici la justesse

I.							30

de nos prévisions. Ne nous hâtons pas de dire, cependant, que cela doive anéantir nécessairement les caractères primitifs des races. En effet, unissez ce mulâtre à un blanc, ils auront un enfant moins foncé que le mulâtre. Unissez encore cet enfant à un blanc, le produit sera moins foncé encore, et, si vous continuez ainsi, il arrivera un moment où les enfants ne différeront pas le moins du monde de la race blanche. Si, au lieu d'unir le premier mulâtre à un blanc, vous l'eussiez uni, lui et ses descendants, à des noirs, les derniers rejetons seraient revenus au type nègre.

On a essayé de déterminer, pour différentes espèces animales, le temps au bout duquel ont disparu toutes traces du premier croisement. M. Girou de Buzaringue a observé que quatre générations suffisaient dans certains cas, et que d'autres fois le résultat se faisait attendre jusqu'à la treizième.

Appliquons ces premières données à certains faits qui se présentent ou se sont présentés. Que les matelots de Cook, de Bougainville ou de Lapeyrouse, aient semé quelques enfants dans les îles de la mer du Sud, la descendance de ces rejetons sera revenue au type polynésien en vertu de la loi que nous venons d'exposer.

Mais des mélanges peuvent s'opérer plus en grand, et ne pas compromettre pour cela la physionomie des habitants d'un pays. Qu'une armée ait subjugé un pays et qu'elle y ait séjourné pendant un temps limité: le nombre des assaillants est si peu considérable, comparé à la masse de la population, que le type dominant, un instant et partiellement altéré, ne tardera pas à reprendre sa pureté primitive. Il paraît cependant que certaines races impriment plus fortement que d'autres leurs caractères à leurs produits métis et aux descendants de ces métis, et que quand les Mongols, par exemple, se sont mélangés, bien qu'en petite proportion, à une population, celle-ci est *mongolisée* pour longtemps. N'avons-nous pas vu que les Huns se retrouvaient encore au centre de la Hongrie?

4ᵉ *cas*. Supposons maintenant les cas où les métis de deux espèces ou deux races ne s'uniraient plus qu'entre eux: il est évident que l'on aurait alors toutes chances de voir paraître un type nouveau. Mais ce cas ne se rencontre pas fréquemment dans l'espèce humaine.

5ᵉ *cas.* C'est celui où deux races se seront mélangées à parties à peu **près égales**, et où les métis se seront unis entre eux et avec les individus des races non encore altérées. On peut supposer que les produits de cette fusion, tout en conservant à différents degrés des traits de l'une ou de l'autre des races mères, ou même des deux, seront cependant assez loin de se ressembler entre eux. La confusion sera bien plus grande si, au lieu de deux races, trois ou un plus grand nombre se sont mélangées.

Est-ce bien là le cas où se trouvent aujourd'hui la plupart des nations qui peuplent le globe? La question devient en grande partie historique; elle n'en est pas plus facile à résoudre pour cela. Il est curieux de voir Desmoulins et Edwards interpréter l'histoire de manière à lui faire dire que les types ont pu, pour un certain nombre de races, se transmettre dans leur pureté presque native, tandis que cet ordre de recherches a conduit M. Gerdy à cette conclusion, qu'il n'existe peut-être pas aujourd'hui un représentant des formes primitives.

Je reconnais avec mon savant collègue que les peuples se sont considérablement mélangés, et cependant je ne suis pas convaincu que cela ait complétement effacé les types primitifs. Et d'abord ce mélange à parties à peu près égales, croyez, Messieurs, qu'on ne le rencontre pas souvent. Sans doute, au récit de ces débordements de barbares qui vinrent se ruer sur l'empire romain au moment de sa décadence, au récit des exploits des Tamerlan, des Attila, des Gengiskan, etc., on pourrait supposer que nul carctère de race n'aura pu survivre à de telles influences. Mais remarquez, Messieurs, qu'un peuple qui en subjugue un autre n'envoie à cette conquête qu'une partie de ses enfants: le gros de la nation reste chez lui, et pendant ce temps, au moins, il n'est pas exposé au mélange; et relativement au peuple vaincu, il peut cesser d'exister politiquement, perdre sa nationalité, et conserver cependant ses caractères anthropologiques, si le mélange s'est fait dans des proportions très-inégales.

Il est une autre circonstance qui peut contribuer à conserver la pureté du type ou du moins à la faire revivre chez certains individus, c'est que la nature paraît avoir une tendance à se conserver malgré les mélanges. Qu'un homme au teint brun et aux cheveux noirs s'unisse à une Germaine aux cheveux blonds et aux yeux bleus, les produits de cette union pourront avoir, mais n'auront pas nécessairement des caractères mixtes empruntés aux deux parents, et il se pourra que les uns reproduisent le type du père, les autres le type de la mère dans toute leur pureté. Ceci me remet en mémoire une expérience de M. Colladon, de Genève. Il s'était proposé d'obtenir une race mixte de souris en accouplant des souris noires à des souris blanches; mais, à sa grande surprise, il n'obtint point de métis, les petites souris engendrées étant les unes parfaitement blanches et les autres noires.

Une considération qui me porte encore à penser que certains types se sont conservés à un assez grand état de pureté, c'est que des différences qui nous frappent aujourd'hui avaient été constatées et représentées il y a trois mille ans. Rapprochez un homme d'origine scythique d'un Éthiopien, vous serez frappé du contraste qu'ils vous offriront: eh bien, ce contraste, on le voit déjà dans les plus antiques peintures égyptiennes. Ici, c'est le roi Rhamsès, sous le plus beau type caucasien, traîné sur un char de triomphe, et donnant la chasse à des nègres à la bouche proéminente et aux cheveux crépus. Ailleurs, des guerriers à la taille haute, au teint rose, aux yeux bleus, aux cheveux blonds (1), font opposition non-seulement à de véritables Éthiopiens, mais à d'autres hommes qui portent tous les caractères de la race arabe. Une certaine exagération des contrastes prouve que les peintres s'étaient proposés de mettre en relief les traits propres à chaque race. M. Courtet de l'Isle, auteur d'un savant mémoire *sur les anciennes races de l'Égypte et de l'Éthiopie,*

---

(1) Il paraît prouvé que des conquérants de race scythique ont pénétré en Égypte à une époque très-reculée.

a rassemblé, mais dans un autre but que celui que je poursuis ici, un grand nombre de faits qui me semblent confirmer cette opinion, qu'on aurait pu établir, il y a trois mille ans, pour une partie de l'ancien monde, les mêmes classifications des races qu'aujourd'hui, et les fonder sur les mêmes caractères. Or, si les types s'étaient conservés sur ce point circonscrit de l'Afrique, où tant de nations semblaient s'être donné rendez-vous, où d'autres avaient été repoussées, est-il présumable qu'ils aient été profondément modifiés au centre de l'Asie et surtout dans le Nouveau Monde?

Comme je ne veux pas prendre seul la responsabilité de l'opinion que je professe ici, je citerai volontiers à ce sujet une assertion de l'honorable fondateur de la Société ethnologique de Paris, d'Edwards, qui disait : « Au centre de chaque grand pays, la race aborigène se rencontre presque pure ; le Celte en France, l'Ibère en Espagne, le Germain en Allemagne, etc. » C'était aussi l'opinion de César, de Pline, de Tacite : ni les uns ni les autres n'avaient imaginé que l'Asie eût été le berceau du genre humain.

Et maintenant je sens que je dois vous prémunir contre une interprétation trop littérale de ce que je viens de dire sur la conservation des caractères des races. Je n'entends pas nier que les relations des peuples n'aient introduit presque partout et surtout en Europe une foule de *métis ;* une promenade dans Paris suffirait pour démontrer que le sang des Celtes n'y est pas sans mélange. J'ai voulu dire seulement que les traits primitifs n'étaient pas aussi complétement effacés que pourraient le faire supposer les documents historiques.

Classifications des races humaines.

Dans l'acception qui lui est donnée par les naturalistes, le mot *race* n'implique point une différence d'origine primitive, une différence d'espèce. Ainsi les races de chevaux, les races de moutons, etc., appartiennent à l'*espèce* cheval, à l'*espèce* mouton. Les caractères de la race se tireraient de certaines particularités de formes, de grandeur, de pelage, de proportion entre les diverses parties, etc., qui se transmettraient par génération dans certains groupes de l'espèce, et quant à l'origine de ces particularités, on la rapporterait au climat, au genre de vie, à l'état sauvage ou de domesticité. Ou bien encore, si on suppose que, dans une nombreuse portée d'animaux de la même espèce, les uns aient, par exemple, les jambes plus longues et le corps plus élancé, les autres le corps ramassé et les jambes courtes, si on prend soin d'unir les individus qui se ressemblent, ces petites différences pourront se transmettre, en s'exagérant, dans chaque lignée, et l'on obtiendra des races nouvelles.

Les anthropologistes, qui croient à l'unité de l'espèce humaine, emploient le mot race dans le même sens. Dès lors les hommes, semblables les uns aux autres dans les premiers temps, auraient été prendre des caractères différents dans diverses régions du globe, et ainsi seraient nées les races; ou bien encore, les premiers rejetons ayant offert accidentellement quelques différences et s'étant éloignés les uns des autres, chacun aurait transmis à sa lignée ses caractères anatomiques, d'où une nouvelle explication des races.

Je confesse, Messieurs, qu'à ce point de vue les recherches ethnologiques perdent considérablement de leur intérêt. A quoi bon s'évertuer à classer des types qui ne portent point un sceau originel, des formes que les modificateurs extérieurs peuvent détruire comme ils les ont engendrées. Les choses sont bien différentes lorsque l'on reconnaît qu'il a existé plusieurs types primitifs différents les uns des autres. On se demande alors quels ils étaient, et quelles espèces secondaires ont pris naissance de leurs mélanges; on se demande encore si quelques-unes de ces espèces primitives n'ont pas été détruites ou ne sont pas en voie de destruction. Le problème, à la vérité, pour être mieux posé, n'en est pas plus facile à résoudre.

Parmi les ethnologistes, les uns ont admis, comme je viens de le dire, une seule espèce avec plusieurs races; les autres, plusieurs espèces avec un plus grand nombre de races. Je vais vous faire connaître les principales de ces classifications, non pas dans l'ordre où elles ont été produites, mais en allant des plus simples au plus composées.

Cuvier dit : « Quoique l'espèce humaine *paraisse unique...,* on y remarque de certaines conformations héréditaires qui constituent ce qu'on nomme des *races.* » Il en admet trois.

1° La *blanche* ou *caucasique,* à laquelle il donne pour berceau le groupe de montagnes situé entre la mer Caspienne et la mer Noire. Il en dérive, au midi, les Assyriens, les Chaldéens, les Égyptiens, les Arabes, qui ont produit les Phéniciens, les Juifs et les Abyssins. Ces peuples forment le rameau *araméen.* Un second rameau, l'*indien,* a fourni les Indous, les Perses, les Grecs, les Romains, les Germains, les Slaves, et avait été précédé en Europe par les Celtes venus du Nord, et les Cantabres passés d'Afrique en Espagne. Enfin, un troisième rameau, le rameau *scythique* et *tartare,* comprend les anciens Scythes, les Parthes, les Turcs, les Finlandais et les Hongrois.

2° La *race mongolique,* dont Cuvier place l'origine dans les monts Altaï, et qu'il subdivise à peu près comme nous l'avons fait.

3° La race nègre qu'il confine au midi de l'Atlas.

Pour peu que vous vous rappeliez nos descriptions précédentes, vous serez peut-être choqués de voir que l'on rapporte à une même race des peuples aussi dissemblables par leurs caractères physiques que le sont, par exemple, ceux du rameau indien, que l'on réunit cependant à cause des affinités constatées entre les quatre langues principales parlées par ces peuples, savoir : le *sanscrit,* l'*ancienne langue des Pélasges,* le *goth* ou *tudesque,* et la *langue esclavonne ?* Au point de vue anatomique, la forme du crâne seule permettrait ce rapprochement : encore le crâne des Turcs est-il globulaire, au lieu d'offrir l'ovale du type caucasien.

Ce n'est pas la seule imperfection de cette classification. Cuvier convient que ni les *Malais,* ni les *Papous,* ni les *Américains,* ne se laissent aisément rapporter à l'une de ces trois grandes races, et on pourrait dire la même chose de plusieurs autres types humains.

Prichard, comme Cuvier, n'admet qu'*une espèce* et trois grandes races ; mais au lieu de mettre leur berceau sur des montagnes, il les place plus comfortablement « dans de grandes vallées parcourues par des rivières navigables et fertilisées par des canaux nombreux. » Ces trois races ne sont pas celles de Cuvier. Ce sont :

1° La race *syro-arabe*, race des *Sémites* ou des *Shémites*, dont le pays s'étendait vers le nord jusqu'au Pont-Euxin, confinait à l'est à l'Arménie et à la Perse, s'étendait au midi jusqu'à l'Océan indien, comprenant les pays arrosés par les grandes rivières de la Mésopotamie, et de plus la Syrie, la Palestine et l'Arabie, et peut-être même quelques portions de l'Afrique. Cette race, qui parlait, suivant les localités, le syriaque, le chaldéen, l'hébreu, le chananéen ou phénicien, l'arabe, le maugrebin, répond, comme vous le voyez, au rameau araméen de la race caucasique de Cuvier ; mais Prichard n'y fait pas rentrer les Égyptiens.

2" La *race égyptienne*. Prichard, qui s'efforce de prouver que les anciens Égyptiens, bien que leur crâne présentât la forme ovale et complétement développée qui est commune à tous les peuples avancés en civilisation, avaient pourtant dans leurs traits quelque parenté avec les races nègres, insinue que les nègres et les Égyptiens sont une même race, modifiée chez les *premiers* par l'état de barbarie, chez les *seconds* par la civilisation. Ainsi la *race* égyptienne aurait une compréhension beaucoup plus vaste qu'on ne le soupçonnerait, si on n'avait le renseignement que je viens de vous donner, et elle répond en quelque sorte à la race nègre de Cuvier.

3" *Race ariane*. Cette race comprend toutes les nations que dans la doctrine reçue des migrations des peuples on nomme *indo-européennes*. Elle comprendrait, en Asie, les Hindous, les Persans, les Afghans, les Kourdes, les Arméniens, et elle aurait envoyé en Europe les colonies que nous y avons décrites sous les noms de Celtes, Germains, Pélasges, Slaves, etc. On voit que cette race répond au rameau *indien* de la race caucasique de Cuvier.

Vous remarquerez, sans doute, qu'une notable partie du genre humain, décrite d'ailleurs avec soin par Prichard, et en particulier toute la race mongolique, reste en dehors de cette classification. De plus, les auteurs qui ont décrit les migrations de la race ariane ne prétendent point que les colonies venues de l'Inde aient trouvé la place libre en Europe; non, elles ont dû subjuguer des nations établies là avant elles. De quelle race étaient ces nations, que M. Prichard nomme *allophyliennes*, et qu'on trouve partout où des peuples ont fait irruption, aussi bien en Asie qu'en Europe? Auraient-elles émigré de l'Inde comme les autres, ou bien étaient-elles autochtones?

Les trois races dont nous venons de parler reçoivent quelquefois les noms de *shémitique*, *chamite* et *japétique*. La première dénomination s'applique à la race *syro-arabe*, la deuxième à la race *nègre*, et la troisième à la race *ariane*.

Blumenbach, en portant à cinq le nombre des races, avait fait rentrer dans sa classification une plus grande partie du genre humain que ne l'ont fait Cuvier et M. Prichard; mais il se prononce aussi pour l'unité de l'espèce, et emploie le mot *variété*, de préférence au mot *race*. Ces variétés sont la *caucasienne*, la *mongolienne*, l'*éthiopienne*, l'*américaine* et la *malaise*. Il regarde la variété caucasienne comme la souche primitive. Les déviations extrêmes de ce type seraient, d'un côté, le type mongolique, de l'autre, le type éthiopien. Le type américain tiendrait le milieu entre le caucasien et le mongolique; le type malais serait intermédiaire au caucasien et à l'éthiopien. Je n'ai pas besoin de remplir le cadre de Blumenbach, il vous serait facile maintenant de le faire vous-mêmes; je veux seulement vous avertir qu'il a rapporté à la variété caucasique quelques Africains du Nord, non-seulement ceux qui occupent le nord du grand désert, mais encore quelques tribus plus rapprochées du sud, les Égyptiens, les Abyssins et les Guanches.

Quelques anthropologistes français ont enfin osé mettre le mot *espèces* au pluriel, en l'appliquant à l'homme. et une fois la barrière franchie, ils ont décrit plus d'espèces que leurs prédécesseurs n'avaient signalé de races.

M. Bory de Saint-Vincent reconnaît quinze *espèces* d'hommes, ce sont les espèces : 1° *japétique*, qui renferme les races caucasique, pélage, celtique et germanique (vous voyez ici le mot caucasique pris dans le sens restreint où je l'ai employé à propos du type de ce nom) ; 2° *arabique*, comprenant deux races, qu'il nomme atlantique et adamique (les Berbers, les Kabyles, les Guanches, sont de la première ; les *Arabes* proprement dits, les *Bédouins*, sont de la seconde) ; 3° *hindoue* ; 4° *scythique* (dans laquelle il fait entrer à tort les Mongols proprement dits, et dont il retranche les Germains et les Finnois, qu'y met Desmoulins) ; 5° *sinique* ou *chinoise*; 6° *hyperboréenne* ; 7° *neptunienne*, comprenant trois races, la malaise, l'océanique et la papoue ; 8° *australienne*; 9° *colombique*; 10° *américaine*; 11° *patagone*; 12° *éthiopienne*; 13° *cafre*; 14° *mélanésienne*, et 15° *hottentote* (il y comprend les Boschismans).

Desmoulins a porté à seize le nombre des espèces, et ses sous-divisions ou races sont encore plus nombreuses que celles de M. Bory de Saint-Vincent. Il ne les a pas toutes décrites, mais il en a présenté le tableau général. En voici le dénombrement : 1° espèce *scythique*, comprenant trois races, l'indo-germaine, la finnoise et la race turque; 2° espèce *caucasienne* (prise encore ici dans un sens restreint); 3° espèce *sémitique*, à laquelle il rapporte trois races, la race arabe, la race étrusco-pélage et la race celtique (il y a ici innovation, et Desmoulins montre peu de respect pour la linguistique en rapprochant les Sémites de deux nations ariennes); 4° espèce atlantique (ce sont les Guanches); 5° espèce *hindoue;* 6° espèce *mongolique*, divisée en trois races, l'indo-sinique, la mongole et l'hyperboréenne; 7° espèce *kourilienne;* 8° espèce *éthiopienne;* 9° espèce *euro-africaine* (Cafres et nègres de Mozambique); 10° espèce *austro-africaine*, qui comprend la race hottentote et la race houzouanas ou boschismane; 11° espèce *malaise* ou *océanique* (il y fait rentrer tous les Polynésiens et les *Ovas* de Madagascar); 12° espèce *papoue;* 13° espèce *nègre océanienne;* 14° espèce *autralasienne;* 15° espèce *colombienne;* 16° espèce *américaine.*

En comprenant ainsi plusieurs *races* dans certaines espèces, Desmoulins ne s'explique pas sur la signification qu'il donne à ce mot, ou plutôt il y a lieu de supposer que, pour lui, ces *races* ont une existence primitive distincte, et alors on ne voit plus pourquoi il ne leur a pas donné le nom d'espèce.

Après cet exposé critique, je suis obligé de vous faire l'aveu que je n'ai ni les éléments ni les convictions nécessaires pour déterminer avec précision quels sont, parmi les types dont je vous ai fait la description, ceux qui sont primitifs et ont droit à être élevés au rang d'espèces, et ceux qui ont pu naitre du mélange ou de la déviation de ces espèces. Il en est pourtant sur lesquels je n'hésiterai pas à me prononcer : le type éthiopien proprement dit, le mongol, l'arabe, le scythique (et sous ce nom je comprends les tribus blondes), le caucasien, le polynésien, le colombien ou indigène de l'Amérique du Nord, sont sans doute primitifs. Je dirai plus, c'est qu'en cherchant à faire une élimination parmi les autres groupes, je serais fort embarrassé pour motiver l'exclusion que je prononcerais. Si le Celte, le Pélasge, l'Hindou, le Kourilien, le Patagonien, l'Australien, etc., ne sont pas des espèces, il faut que vous en fassiez des métis ou des produits de la déviation de quelques autres types! C'est mettre à la place d'une hypothèse une hypothèse peut-être moins vraisemblable.

N'affichons donc point la prétention d'apporter une précision rigoureuse dans un sujet qui ne la comporte pas. Les titres d'origine des races sont perdus dans la nuit des temps; il n'appartient ni à l'histoire, ni à la linguistique, ni à l'étude des anciens monuments, de nous les restituer complétement. De ce qu'il y a quelques rapports entre la langue que je parle et le sanskrit, et de ce qu'on aurait trouvé un établissement kimrique dans les hautes vallées du Caucase, je ne me croirais pas autorisé à tirer cette conclusion, que les Hindous et moi nous ayons eu les Géorgiens pour parents communs; et sur ce que l'on aura saisi certains rapports entre le vocabulaire des Polynésiens et celui des Caraïbes, je ne prononcerai pas l'identité d'origine entre les insulaires de la mer du Sud et les tribus américaines.

Je compare les ethnologistes qui, par l'étude des monuments anciens, se flatteraient de nous faire assister aux premières phases de l'humanité, à des géologues qui voudraient juger de la structure du centre de la terre par l'examen des excavations microscopiques que la main du mineur pratique dans la couche corticale du globe. Les premiers ne remontent pas plus haut dans les événements passés, que les seconds ne s'enfoncent dans les entrailles de la terre ; les uns nous racontent les événements d'hier, les autres ne disséquent que l'épiderme de notre planète. Combien de milliers d'années de barbarie avant que les hommes aient institué les archives dans lesquelles on fouille (1). Encore une fois, en qualité d'anatomiste et de physiologiste, j'ai dû accorder la préférence aux caractères tirés de l'organisation.

----

(1) Je prie le lecteur de remarquer que je n'ai envisagé ici l'archéologie et la linguistique que dans leurs rapports avec la question des races humaines. Je suis plein de respect pour leurs autres applications, et pour les travaux d'un Champollion, mon admiration n'a pas de bornes.

FIN DES PROLÉGOMÈNES.

BIBLIOGRAPHIE.

OUVRAGES CITÉS DANS LES PROLÉGOMÈNES.

Ackermann (J.-F.), de Humanæ naturæ dignitate. In-8°; Heidelb., 1811.

Adanson, Mémoire sur le boabab (*Mém. de l'Acad. des sc.*, 1761).

Adelon (N.-P.), Physiologie de l'homme. 4 vol. in-8°; Paris, 1823. — 2ᵉ édit., 4 vol. in-8°; Paris, 1828.

Amici, Sur la fécondation des orchidées (*Annal. des science. natur.*, 3ᵉ série. *Botanique*, vol. VII, p. 193).

Andral et **Gavarret**, Recherches sur le développement du *Penicillium glaucum* sous l'influence de l'acidification, dans les liquides albumineux normaux et pathologiques (*Annales de chimie et de physique*, 3ᵉ série, vol. VIII, p. 385).

Arnold (Fréd.), Untersuchungen uber das Auge des Menschen. *Recherches sur l'œil de l'homme.* In-8°; Heidelb., 1832.

Aristote, Opera omnia, édit. de Bekker. 4 vol. in-4°; Berol., 1830-6.

Ascherson, Théorie de la formation des cellules à l'aide des corps gras (*Comptes rendus des séances de l'Acad. des sc.*, vol. VII, p. 837).

Aselli (C.), de Lactibus sive lacteis venis.. In-4°; Mediol., 1627.

Badham (Dav.), The question concerning the sensibility, intelligence, and instinctive actions of insects. In-8°; Paris, 1837.

Baglivi (G.), Opera omnia. In-4°; Lugd., 1710.

Barrow (J.), Voyage dans l'intérieur de l'Afrique. 4 vol in-8°; Paris, 1801-6.

Barry (M.), Researches in embryology, three series (*London philosophical transactions*, 1838, 1839, 1840).

Barse (J.), De l'existence du plomb et du cuivre contenus dans l'économie de l'homme en dehors des cas d'empoisonnement (*Journal de chimie médicale*, 1843, p. 571).

Barthez (P.-J.), Nouveaux éléments de la science de l'homme. In-8°; Montpellier, 1778. — 2ᵉ édit., 2 vol. in-8°: Paris, 1806.

Baudrimont et Martin-Saint-Ange, Recherches sur les phéno-mènes physiologiques de l'incubation (*Comptes rendus des séances de l'Acad. des sciences*, vol. XVII, p. 1343).

Béclard (P.), Éléments d'anatomie générale. In-8°; Paris, 1823.

Becquerel, Traité de physique. 2 vol. in-8°; Paris, 1844.

Bellini (L.), Opera omnia. In-4°; Venet., 1703.

Benet, De l'origine et des mœurs des Sicks (*Mém. de la Soc. ethnologique*, vol. I, 1re partie).

Bérard (J.-E.), Mémoire sur la maturation des fruits (*Annales de chimie et de physique*, vol. XVI, p. 152-225).

Bergmann, Die Zellenbildung in Froschdotter. *De la formation des cellules dans le vitellus de l'œuf de la grenouille* (*Muller's Archiv für Anatomie*, 1841, p. 89).

——— Bemerkungen über die Dotterfurchung. *Remarques sur la segmentation du vitellus* (*Ibid.*, 1847, p. 32).

Berres (J.), Anatomia partium microscopicarum corporis humani. In-folio; Viennæ, 1836.

Berthelot (Sab.), Mémoire sur les Guanches (*Mémoires de la Société ethnologique*, vol. I, 1re partie, et vol. II, 1re partie).

Berzelius (J.), Traité de chimie; trad. par Esslinger. 8 vol. in-8°; Paris, 1829-33.

——— Mémoire sur la composition des liquides animaux; trad. par de La Rive. In-8°; Paris, 1814.

Bichat (X.), Traité des membranes en général. In-8°; Paris, 1800.

——— Anatomie générale. 4 vol.; Paris, 1801.

——— Recherches physiologiques sur la vie et la mort. In-8°; Paris, 1800.

Biot (J.-B.), Sur un caractère optique à l'aide duquel on reconnaît immédiatement les sucs végétaux qui peuvent donner du sucre analogue au sucre de canne (*Annales de chimie et de physique*, vol. LII, p. 58).

Bischoff (F.-L.-G.), Traité du développement de l'homme et des mammifères; trad. par A.-L.-J. Jourdan. In-8°; Paris, 1843.

Blainville (H.-M.), de l'Organisation des animaux. 1er vol.; Paris, 1822.

——— Cours de physiologie générale et comparée. 3 vol. in-8°; Paris, 1828-33.

Blanchard (E.), Recherches sur l'organisation des vers (*Annal. des sc. natur.*, 3e série, vol. VII, p. 87).

Blumenbach (J.-F.), Institutiones physiologicæ. In-8°; Gœtting., 1787.

——— de Generis humani varietate nativa. In-12; Gotting., 1795.

——— Collectio craniorum diversarum gentium, déc. 1-7. In-4°; Gœtting., 1790-1828.

Bochaute (Van), Mémoire sur l'origine et la nature de la substance animale (*Mém. de l'Acad. des sc. de Bruxelles*, t. IV; 1783).

Boerhaave (H.), Institutiones rei medicæ. In-8°; Leyde, 1708.

Bonn (A.), de Continuationibus membranarum (inséré dans le *Thesaurus dissertationum* de Sandifort).

Bordeu (Théoph.), Recherches sur le tissu muqueux. In-8°; Paris, 1767.

Bonnet (Ch.), OEuvres complètes. 10 vol. in-4°; Berne, 1779-83.

Borelli (P.), de Motu animalium. In-4°; Romæ, 1680-1.

Bory de Saint-Vincent, Essai monographique sur les oscillaires. In-8°; Paris, 1827.

——— Voyage dans les quatre îles des mers d'Afrique. 3 vol. in-8°; Paris, 1803.

——— l'Homme, essai zoologique sur le genre humain. 2 vol. in-8°; Paris, 1827.

——— Sur l'anthropologie de l'Afrique française (*Comptes rendus des séances de l'Acad. des sc.*, vol. XXI, p. 1812).

Bostock (J.), Essay on the analysis of animal fluids (*Edinburgh medical and surgical journal*, vol. I, p. 257; vol. II, p. 37).

Bourgery, Traité d'anatomie descriptive ou physiologique. In-folio, vol. V.

Boussingault, Économie rurale. 2 vol. in-8°; Paris, 1843.

——— Recherches chimiques sur la végétation (*Annal. des sciences natur.*, 2ᵉ sér., *Botanique*, vol. X, p. 257).

Bowmann and Todd, Physiological anatomy. Vol. I, Lond., 1845.

Boyle (Rob.), Opera varia. In-4°; Genevæ, 1680.

Brame, De l'État utriculaire des minéraux (*Écho du monde savant*).

Brongniard (Ad.), Histoire des végétaux fossiles. In-4°; Paris, 1828 et années suiv.

Broussais (J.-F.-V.), Histoire des phlegmasies chroniques. 2 vol. in-8°; Paris, 1808.

——— Cours de phrénologie. In-8°; Paris, 1836.

Brown (J.), Elementa medicinæ. 2 vol. in-8°; Lond., 1781.

Brown (Rob.), Organs and mode of fecundation in orchidaceæ. Lond., 1833.

Bruce (J.), Voyage en Nubie et en Abyssinie; trad. par Castera. 5 vol. in-4°; Paris, 1790.

Buffon (G.-L.-L.), Histoire naturelle générale et particulière. 44 vol. in-4°; Paris, 1749-1804.

Buisson (M.-F.-R.), de la Division la plus naturelle des phénomènes physiologiques considérés dans l'homme. In-8°; Paris, an X.

Burdach (C.-F.), Traité de physiologie, considérée comme science d'observation; traduit de l'allemand, par A.-L.-G. Jourdan. 9 vol. in-8°; Paris, 1838-41.

Byron (J.), Voyage autour du monde, où l'on trouve une description du détroit de Magellan et des géants connus sous le nom de Patagons. In-12; Paris, 1767.

Cagniard-Latour, Mémoire sur un végétal confervoïde d'une nouvelle espèce (*An. des sc. nat.*, 2e sér., *Botanique*, vol. IV, p. 32).

Camper (P.), Dissertation physique sur les différences réelles que présentent les traits du visage chez les hommes de différents pays, de différents âges, etc. In-4°; Utrecht, 1791.

Chardin (J.), Voyage en Perse et autres lieux de l'Orient. 3 vol. in-4°; Amsterdam, 1711.

Charlevoix (F.-X. de), Histoire et description générale de la Nouvelle-France. 3 vol. in-4°; Paris, 1744.

Chaussier (F.), Tables synoptiques d'anatomie. In-folio, 1799.

Chevallier, Dégagement du gaz ammonical pendant la végétation du chenopoducin (*Annal. des sc. natur.*, vol. I, p. 44).

Chevreul, de l'Analyse organique et de ses indications. In-8°; Paris, 1824.

——— Considérations générales et inductions relatives à la matière des êtres vivants (*Journal de pharmacie et de chimie*, 3e série, t. V, p. 29).

——— de l'Influence de l'eau sur les matières azotées.

Choris (L.), Voyage pittoresque autour du monde. In-folio; Paris, 1821-22.

Classen (Aris), Journal ou description du merveilleux voyage fait par G.-C. Schouten. In-4°; Amsterdam, 1618-20.

Condillac, Traité des animaux. In-12; Paris, 1755.

Cook (J.), Trois voyages autour du monde; trad. par Suard et Demeunier. 15 vol in-4°; Paris, 1774-85.

CORTI, Saggio d'osservazioni sulla circolazione del fluido scoperto in una pianta acquajuola appelata Cara. In-8°; Lucca, 1774.

——— Lettre adressée au comte Paradisi sur la circulation d'un fluide découverte dans diverses plantes (*Journal de physique*, vol. VIII, p. 232).

COTUGNO, de Ischiade nervosa (inséré dans le 2ᵉ volume du *Thesaurus dissertationum* de Sandifort).

COURTET DE L'ISLE, Études sur les anciennes races de l'Égypte et de l'Éthiopie (*Bulletins de la Société ethnologique*, 1847, p. 5).

COURTY (A.), De l'œuf, et de son développement dans l'espèce humaine (Thèses de Montpellier, 1845, n° 68).

CRUVEILHIER (J.), Traité d'anatomie descriptive. 4 vol. in-8°; Paris, 1833-5.

CUVIER (Fréd.), De l'instinct et de l'intelligence des animaux. In-12, Paris, 1841.

CUVIER (G.), le Règne animal distribué d'après son organisation. 4 vol. in-8°; Paris, 1817.

——— Mémoire sur la Vénus hottentote (*Mémoires du Muséum d'histoire natur.*, vol. V, p. 259).

DAUBANTON (L.-J.-M.), Mémoire sur les différences de la situation du grand trou occipital dans l'homme et les animaux (*Mémoires de l'Acad. des sc. de Paris*, 1764).

——— Exposition des distributions méthodiques des animaux quadrupèdes (*OEuvres de Buffon*, édit. in-4°, vol. IV).

DAVY (J.), An account of the interior of Ceylan and of its inhabitants. In-4°; London, 1821.

DELILLE, Description de l'agaric de l'olivier et examen de sa phosphorescence (*Gazette médicale de Paris*, 1833, p. 820).

DENIS (P.-S.), Études chimiques, physiologiques et médicales sur les matières albumineuses. In-8°; Commercy, 1842.

DESALLE (Eus.), Linéaments de philosophie ethnographique (*Bulletin de la Soc. ethnol.*, 1846, p. 82).

DESCARTES (R.), De l'homme et de la formation du fœtus. In-12; Paris, 1729.

DESMOULINS (A.), Histoire naturelle des races humaines. In-8°; Paris, 1836.

DEVERGIE (A.) et HERVY (O.), De l'existence du plomb et du cuivre dans les tissus de l'estomac et des intestins (*Bulletins de l'Acad. de méd.*, vol. III, p. 112).

I.   31

DEZEIMERIS (E.), des Principes du méthodisme considérés comme source de la doctrine physiologique (*Journal complémentaire du Dictionnaire des sc. méd.*, vol. XX, p. 3; vol. XXI, p. 80).

DONNÉ (A.), Cours de microscopie. In-8°, et atlas in-folio; Paris, 1843.

———— Recherches sur les courants électriques qui existent dans les corps organisés (*Annales de chimie et de physique*, vol. LVII, p. 398).

DOORNIK (J.-E.), De l'origine de l'homme (en hollandais). In-8°; Amsterdam, 1808.

DOUGLAS (Rob.), Essai sur la génération de la chaleur dans les animaux. In-12; Paris, 1755.

DUBRUEIL, Études anatomiques de têtes ayant appartenu à des individus de races humaines diverses (*Comptes rendus des séances de l'Acad. des sc.*, vol. IV, p. 575).

DUGÈS (A.), Traité de physiologie comparée. 3 vol. in-8°; Montpellier, 1838.

———— Note sur le développement de l'embryon chez les mollusques céphalopodes (*Annales des sc. natur.*, 2ᵉ sér., *Zoologie*, vol. VIII, p. 107).

DUJARDIN (F.), Histoire naturelle des infusoires. In-8°; Paris, 1841.

———— Histoire naturelle des helminthes. In-8°; Paris, 1844.

———— Nouveau manuel complet de l'observateur au microscope. In-18, atlas grand in-8°; Paris, 1843.

———— Mémoire sur le développemant des méduses et des polypes hydraires (*Annales des sc. natur.*, 3ᵉ série, *Zoologie*, vol. IV, p. 257).

———— Observations sur les éponges (*Annales des sc. nat.*, 2ᵉ sér., *Zoologie*, vol. X, p. 5.)

———— Mémoire sur l'organisation des infusoires (*Annales des sc. natur.*, 2ᵉ série, *Zoologie*, vol. X, p. 230).

DUMAS (C.-L.), Principes de physiologie. 4 vol. in-8°; Paris, 1800-3.

DUMAS (J.), Traité de chimie appliquée aux arts, vol. V; Paris, 1835.

———— Chimie organique. In-8°; Paris, 1846.

———— Note sur le transport du phosphate de chaux dans les êtres organisés (*Comptes rendus des séances de l'Acad. des sc.*, vol. XXIII, p. 1018).

DUMAS et BOUSSINGAULT, Essai de statique chimique des êtres organisés. In-8°; Paris, 1841.

DUMAS et CAHOURS, Mémoire sur les matières azotées neutres de l'organisation (*Annales de chimie et de phys.*, 2e série, t. VI, p. 385).

DUMÉRIL (C.), Notice historique sur les découvertes faites dans les sciences d'observation par l'étude de l'organisation des grenouilles (*Bulletin de l'Acad. de médecine*, vol. IV, p. 545).

DUMONT D'URVILLE, Voyage pittoresque autour du monde. 3 vol. in-8"; Paris, 1833.

DUMORTIER (B.-C.), Mémoire sur l'embryogénie des mollusques gastéropodes (*Annales des sc. natur.*, 2e série, *Zoologie*, vol. VIII, p. 129).

DUPETIT-THOUARS (A.), Essai sur l'organisation des plantes. In-8°; Paris, 1806.

DURAND (de Caen), Sur la tendance des racines à chercher la bonne terre (*Comptes rendus des séances de l'Acad. des sc.*, vol. XX, p. 987).

DUREAU DE LA MALLE, Sur la position du trou auriculaire chez les habitants anciens et modernes de la haute Égypte (*Comptes rendus des séances de l'Acad. des sc.*, vol. IV, p. 580).

DUTROCHET (R.-H.-J.), Mémoires pour servir à l'histoire anatomique et physiologique des végétaux et des animaux. 2 vol. in-8°; Paris, 1837.

DWIGTH (F.), Travels in New-England and New-York. 2 vol. in-8°; London, 1823.

EDWARDS (W.-F.), Fragments d'un mémoire sur les Gaels (*Mém. de la Soc. ethnologique*, vol. II, 1re partie).

——— des Caractères physiologiques des races humaines, considérés dans leurs rapports avec l'histoire. In-8°; Paris, 1829.

——— De l'influence des agents physiques sur la vie. In-8°; Paris, 1824.

——— Liaisons du règne végétal et du règne animal (*Archives générales de médecine*, vol. IX, p. 453).

EDWARDS (H.-M.), De la structure élémentaire des principaux tissus organiques des animaux (Thèses de Paris, 1824).

EHRENBERG (D.-C.-G.), Die infusions thierchen als vollkommene organismen. In-folio; Leipzig, 1838; avec un atlas de 64 planches.

——— Des Leucthen des meeres (dans les *Mémoires de l'Académie des sciences de Berlin*, 1835).

——— Die fossilen Infusorien. In-fol.; Berlin, 1837 (par extrait dans les *Annales des sc. natur.*, vol. VI, p. 231; vol. VII, p. 27, et vol. VIII, p. 374).

Erhardt (J.-G.), Das Leben und seine Beschreibung. In-8°; Nuremberg, 1816.

Eichthal (d'), Histoire et origine des Foulahs ou Fellans (*Mémoires de la Société ethnologique*, Paris, 1842, t. 1, 2e partie, p. 1-294).

———— Études sur l'histoire primitive des races océaniennes et américaines (*Mém. de la Soc. ethnolog.*, vol. II, 1re partie).

Elliottson, Human physiology. In-8°; London, 1835.

Fée, Mémoire physiologique et organographique sur la sensitive et les plantes dites sommeillantes (*Comptes rendus des séances de l'Acad. des sc.*, vol. XXIII, p. 602).

Fénelon, Démonstration de l'existence de Dieu, tirée de la connaissance de la nature. In-12; Paris, 1713.

Flandin et **Danger**, De l'empoisonnement par le cuivre (dans les *Comptes rendus des séances de l'Académ. des sc.*, t. XVII, p. 155, et t. XIX, p. 644).

Flotow (J.), Ueber hæmatococcus pluvialis (*Nova acta natur. curios.*, vol. XX, part. II).

Flourens (M.-G.-P.), Recherches sur la symétrie des organes vitaux considérés dans la série animale (*Annales des sc. natur.*, 2e sér., *Zoologie*, vol. III, p. 40).

———— Rapport sur un mémoire de M. Dubrueil intitulé : Études anatomiques de têtes ayant appartenu à des individus de races humaines diverses (*Comptes rendus des séances de l'Acad. des sciences*, vol. IV, p. 575).

———— De l'instinct et de l'intelligence des animaux, résumé des observations de Frédéric Cuvier sur ce sujet. In-12, Paris, 1841.

———— Recherches anatomiques sur le corps muqueux de la peau du nègre (*Annales des sc. natur.*, 2e sér., *Zoologie*, vol. VII, p. 156).

Fontana, Efemeride chemico-mediche; 1805, p. 236.

———— Du venin de la vipère. 2 vol. in-4°; Paris, 1781.

———— Lettre sur l'ergot du seigle et la tremelle (*Journal de physique*, vol. VII, p. 42).

Foville (A.-L.), Influence des vêtements sur nos organes. Déformation du crâne résultant de la méthode la plus générale de couvrir la tête des enfants. In-8°; Rouen, 1834.

Franklin (B.), Works. 2 vol. in-12; London, 1796.

Fray, Essai sur l'origine des corps organisés et inorganisés. In-8°; Paris, 1821.

Gaillon (B.), Observations sur les némazoaires, productions aquatiques qui séparent le règne végétal du règne animal (*Annales des sc. natur.*, 2ᵉ série, *Botanique*, vol. 1, p. 45).

GALIEN, de Usu partium. Opera, éd. Kuhn. 22 vol. in-8°; Leips., 1821-33, vol. III, IV.

GALL, Sur les fonctions du cerveau. 6 vol. in-8°; Paris, 1822.

GAUDICHAUD, Recherches générales sur l'organographie, la physiologie et l'organogénie des végétaux (*Mémoires de l'Acad. des sciences de Paris; savants étrangers*, t. VIII).

GAY-LUSSAC, De l'azote contenu dans les graines des végétaux (journal *le Temps*, 4 novembre 1833).

GEOFFROY-SAINT-HILAIRE (Ét.), Philosophie anatomique. In-8°; Paris, 1818.

——— Principes de philosophie zoologique discutés au sein de l'Académie des sciences. In-8°; Paris, 1830.

GERBER (F.), Elements of general and minute anatomy, translated by Gulliver. In-8°; London, 1842.

GERDY (P.-N.), Physiologie médicale, 1ᵉʳ vol. In-8°; Paris, 1808.

——— Physiologie philosophique des sensations et de l'intelligence. In-8°; Paris, 1846.

——— Essai d'analyse des phénomènes de la vie (*Journal complémentaire du Diction. des sc. médic.*, vol. X, p. 298; vol. XI, p. 110; vol. XIII, p. 133; vol. XIV, p. 243).

GIROD DE CHANTRANS, Recherches sur les conferves, bysses et tremelles. In-4°; Paris, 1802.

GLEICHEN (F.-G.), Dissertation sur la génération des animalcules spermatiques et sur ceux d'infusion; trad. de l'allemand. In-4°; Paris, 1799.

GLISSON, Tractatus de natura substantiæ energetica. In-4°; Lond., 1672.

GLUGE, Sur un entozoaire dans le sang de la grenouille (*Archives de médecine comparée* de Rayer, vol. 1, p. 44).

GOETHE (G.-W.), OEuvres d'histoire naturelle; trad. par Martins. In-8°; Paris, 1837.

GORDON (J.-A.), System of human anatomy. In-8°; Edinburgh, 1815.

GORTER, Opuscula varia medico-theoretica. In-4°; Padov., 1751.

GRUBY, Mémoire sur une végétation qui constitue la vraie teigne (*Comptes rendus des séances de l'Acad. des sc.*, vol. XIII, p. 72, 309).

——— Sur un nouveau cryptogame qui se développe dans la racine des poils de la barbe et constitue une espèce de mentagre contagieuse (*Ibid.*, vol. XV, p. 512).

——— Sur les cryptogames qui se développent à la surface de la muqueuse buccale dans le muguet (*Ibid.*, vol. XIV, p. 634).

——— Recherches sur les cryptogames qui constituent la maladie du cuir chevelu décrite sous le nom d'*herpes tonsurans* (*Ibid.*, vol. XVIII, p. 583).

——— Recherches et observations sur une nouvelle espèce d'hæmatozoaire (*Annales des sc. natur.*, 3e sér., *Zoologie*, vol. I).

GRUITHUISEN, Beiträge zur Physiognosie und Eautognosie. In-4°; Munich, 1812.

GUTERBOCK (L.), de Pure et granulatione. In-4°; Berol., 1837 (trad. dans *l'Expérience*, vol. I, p. 385).

GUYON, Des caractères distinctifs des trois races du nord de l'Afrique (*Comptes rendus des séances de l'Acad. des sc.*, vol. XVIII, p. 832).

HÆRING, Observation de cysticerque celluleux entre la conjonctive et la sclérotique (*Gazette médic. de Paris*, 1839, p. 636).

HALLER (A.), Elementa physiologiæ corporis humani. 8 vol. in-4°; Lausanne, 1757-66.

HAMILTON (W.), Account of experiments on the weight and relative proportions of the brain, cerebellum and tuber annulare in man and animals : prefixed to Monro's anatomy of the brain. In-8°; Edinb., 1831.

HARGENVILLIERS, Recherches et considérations sur la formation et le recrutement de l'armée en France. In-8°; Paris, 1817.

HARVEY (G.), Exercitatio anatomica de motu cordis et sanguinis in animalibus. In-4°; Francof., 1628.

——— Exercitationes de generatione animalium. In-4°; Londini, 1651.

HASSENFRATZ, Mémoires sur la nutrition des végétaux (*Annales de chimie*, vol. XIII, p. 179, 318).

HEDWIG, de Fibræ vegetabilis et animalis ortu. In-4°; Leip., 1789.

HELMONT (VAN), Ortus medicinæ. In-4°; Amstel., 1648.

HENLE (J.), Traité d'anatomie générale; trad. par Jourdan. 2 vol. in-8°; Paris, 1843.

HEUSINGER, System der histologie. In-4°; Eisenach, 1822.

HILL, History of animals. London, 1752.

HIPPOCRATE, OEuvres complètes; trad. par E. Littré. 8 vol. in-8°; Paris, 1839.

Hodge (H.-L.), Observations sur l'expansibilité considérée comme propriété vitale (*Journal des progrès des sciences et institutions médicales*, vol. XIII, p. 22).

Hoffmann (Fréd.), Medicina rationalis systematica.

Hogg (J.), Observations on the spongilla fluviatilis, with some remarks on the nature of the spongiæ marinæ (in *Transactions of the Linnean Society of London*, vol. XVIII, p. 363 et 368).

Hombron, Aperçu sur la côte nord de l'Australie et la côte sud de la Nouvelle-Guinée, description de leurs habitants (*Comptes rendus des séances de l'Acad. des sc.*, vol. XXI, p. 1485-1568).

Humboldt (A.), Voyage aux régions équinoxiales du nouveau continent. 4 vol. in-4°; Paris, 1814.

——— Cosmos. Essai d'une description physique du monde, vol. 1, Paris, 1847.

Hunter (J.), OEuvres complètes; traduites par E. Richelot. 4 vol. in-8°; Paris, 1840.

——— Disputatio inaug. quædam de hominum varietatibus et eorum causas exponens. In-8°; Edinb., 1775.

Hunter (W.), On the structure of articulating cartilages (*Philosophical transactions*, 1743, p. 514).

Ingenhousz (J.), Expériences sur les végétaux. In-8°, Paris, 1780.

——— Nouvelles expériences et observations sur divers objets de physique. In-8°; Paris, 1785.

Joblot, Observations d'histoire naturelle. Paris, 1754.

Johnson, *Edinburgh philosophical journal*, vol. VI, p. 415.

Kant (J.), Anthropologie in pragmatischer Hinsicht abgefasst. In-8°; Konigsberg, 1820.

Keil (J.), Tentamina medico-physica. In-8°; Lond., 1718.

Klaproth (H.-J.), Tableau historique, géographique, ethnographique et politique du Caucase. In-8°; Paris, 1827.

Klein (J.-F.), Lucubratiuncula de testarum formatione, cremento et coloribus. In-4°; Lugd. Batav., 1753.

Knight (F.-A.), On the motions of the tendrils of plants (*Philosophical transactions*, 1812, p. 314).

Kolbe (P.), Description du cap de Bonne-Espérance. 3 vol. in-12, Amsterdam, 1741.

Kollicker (A.), Die Selbstandigkeit und Abhangigkeit des sympathisches nerven System's. Zurich, 1844.

Krusenstern (A.-J.), Voyage autour du monde. 2 vol. in-8°; Paris, 1821.

488   BIBLIOGRAPHIE.

Kuhlmann, du Rôle que joue l'ammoniaque dans la nutrition des animaux (*Comptes rendus des séances de l'Acad. des sc.*, vol. XXIV, p. 263).

Lacger, Mémoire sur l'Algérie (*Mémoires de la Soc. ethnologique*, vol. I, p. 44).

Lamarck (J.-B.-P.), Philosophie zoologique. 2 vol. in-8°; Paris, 1809.

——— Encyclopédie méthodique, *Botanique*, vol. III.

Lapeyrouse, Relation du voyage de Lapeyrouse autour du monde; publiée par Millet-Mureau. 4 vol. in-8°; Paris, 1797.

Larrey, Remarques sur la constitution physique des Arabes (*Comptes rendus des séances de l'Acad. des sc.*, vol. VI, p. 771).

Lassaigne, Lettre concernant l'action qu'exerce sur les phosphate et carbonate de chaux l'eau saturée d'acide carbonique (*Comptes rendus des séances de l'Acad. des sc.*, vol. XXIII, p. 1019).

Laurent, Mémoire sur les tissus élastiques et contractiles (*Annales françaises et étrangères d'anatomie et de physiologie*, vol. I, p. 57).

Laurent (Aug.), Mouvements spontanés des granules provenant de l'écrasement de très-jeunes bourgeons (*Comptes rendus des séances de l'Acad. des sc.*, vol. XXIV, p. 805).

Lawrence (W.), Lectures on comparative anatomy, physiology, zoology and the natural history of man. In-8°; London, 1809.

Lebatard, Note sur la conformation crânienne des habitants des îles Marquises (*Comptes rendus des séances de l'Acad. des sciences*, vol. XXII, p. 15).

Lebert (H.), Physiologie pathologique. 2 vol. in-8°; Paris, 1845.

——— Mémoire sur la formation des organes de la circulation et du sang dans l'embryon du poulet (*Annales des sc. natur.*, 3e série, *Zoologie*, vol. II, p. 222).

Ledermuller, Amusements microscopiques. In-4°; Nuremberg, 1764-8.

Leeuwenhoek, Opera omnia. 4 vol. in-4°; Lugd. Batav., 1719.

Lelut, Mémoire sur la taille moyenne de l'homme en France (*Gazette médicale de Paris*, 1841, p. 500).

Leroy, Lettres sur les animaux. In-12; Paris, 1781.

Lesson (R.-P.), Voyage médical autour du monde. In-8°; Paris, 1829.

Levaillant, Voyage dans l'intérieur de l'Afrique. 2 vol. in-8; Paris, 1790.

LIEBIG (J.), la Chimie organique appliquée à la physiologie animale et à la pathologie; trad. par Gerhardt. In-8°; Paris, 1842.

——— la Chimie appliquée à la physiologie végétale et à l'agriculture; trad. par Gerhardt. 2e édit., in-8°; Paris, 1844.

LINNÉ (C.), Systema naturæ; édit. 4ᵃ. 1 vol. in-8; Paris, 1744.

LOCKE (J.), Essai sur l'entendement humain. In-4°; Amst.,1700.

LORDAT, Insenescence du sens intime. In-8°; Montpellier, 1844.

LOWIG et KOLLIKER, De la composition et de la structure des enveloppes des tuniciers (*Annales des sc. natur.*, 2e sér., *Zoologie*, vol. V, p. 193).

LUND (P.-G.), Résultats physiologiques des vivisections observées depuis le commencement du xixe siècle (en danois). In-8°; Copenhague, 1825.

LYONNET (P.), Traité anatomique sur la chenille qui ronge le bois de saule. In-4°; La Haye, 1760.

MACAIRE-PRINCEP, Mémoire sur l'influence des poisons sur les plantes (*Annales de chimie et de physique*, vol. XXXIX, p. 85).

MAGENDIE (F.), Précis élémentaire de physiologie. 2 vol. in-8°; Paris, 1816-7; — 3e édit., 1838.

——— Recherches physiologiques et cliniques sur le liquide céphalo-rachidien. In-4°; Paris, 1842.

MAISSIAT (J.), Études de physique animale. In-4°; Paris, 1843.

——— Sur les fluides élastiques intérieurs des animaux (*Comptes rendus des séances de l'Acad. des sc.*, vol. XVII, p. 660).

MALPIGHI (M.), Opera omnia. In-folio; Lond., 1686.

——— Opera posthuma. In-4°; Lugd. Batav., 1698.

MANDL (L.), Anatomie microscopique, vol. I, Histologie. In-folio; Paris, 1838-47.

——— Manuel d'anatomie générale. In-8; Paris, 1843.

MASCAGNI (P.), Prodromo della grande anatomia. In-folio; Firenze, 1819.

MASLIEURAT-LAGÉMARD, De l'influence du maxillaire supérieur dans la conformation de la face, de ses différences dans les races humaines (*Bulletin de la Soc. anatomique de Paris*, 1840, p. 19).

MATTEUCCI (Ch.), Mémoire sur l'existence du courant électrique musculaire dans les animaux (*Annal. des sc. natur.*, 2e série, *Zoologie*, vol. XIX, p. 313, et vol. XX, p. 80).

MECKAUER (M.), de Penitiori cartilaginum structura. In-4°; Vratislav., 1836.

Meckel (J.-F.), Manuel d'anatomie générale, descriptive et pathologique ; trad. par Jourdan et Breschet. 3 vol. in-8° ; Paris, 1821.

Meyen (F.-G.-F.), Observations sur la fécondation des végétaux (*Annales des sc. natur.*, 2ᵉ sér., *Botanique*, vol. XV, p. 212).

Mialhe, Traité de l'art de formuler, ou Notions de pharmacologie appliquées à la médecine. In-8° ; Paris, 1845.

Mirbel, Traité d'anatomie et de physiologie végétale. 2 vol. in-8° ; Paris, 1802.

Mohl (H.), Recherches sur le latex et ses mouvements (*Annales des sc. natur.*, 3ᵉ sér., *Botanique*, vol. I, p. 5).

Monro (A.), Outlines of the anatomy of the human body. 3 vol. in-8° ; Edinb., 1813.

Monro (Donald), Case of a hydrocephalus (*Medical transactions, published by the College of physicians in London*, vol. II ; 1772).

Morren (Ch.), Essais pour déterminer l'influence qu'exerce la lumière sur la manifestation et les développements des êtres organisés (*Annales des sc. natur.*, 2ᵉ sér., *Zoologie*, vol. III, p. 5, 174, 224, et vol. IV, p. 13, 142).

Morton (S.-G.), Crania americana. In-4° ; Philadelphia, 1839.

Mulder (G.-J.), Versuch einer allgemeinen physiologischen Chemie. *Essai de chimie physiologique générale.* In-8° ; Brunswich, 1844.

Muller (J.), Manuel de physiologie ; traduit sur la 4ᵉ édition par A.-J.-L. Jourdan. 2 vol. in-8° ; Paris, 1845.

———— de Glandularum secernentium structura penitiori. In-folio ; Leips., 1830.

Muller (O.-F.), Vermium terrestrium et fluviatilium historia. In-4° ; Leips., 1773.

Needham, Nouvelles découvertes faites par le microscope. In-12 ; Leyde, 1747.

Nesbit (R.), Human osteogeny explained in two lectures. In-8° ; London, 1736.

Neuber, des Mouches volantes de l'œil. 32 pages in-8° ; Hambourg, 1830 (en allemand).

Newton (J.), Philosophiæ naturalis principia mathematica. In-4° ; Lond., 1726.

Nieuwentyt (B.), l'Existence de Dieu démontrée par les merveilles de la nature. In-4° ; Paris, 1725.

Nitsche (A.), Momenta quædam comparationis regni animalis cum vegetabili. In-8° ; Leips., 1798.

Nollet, Mémoires de l'Académie des sciences de Paris, 1750, p. 5.

Nordmann, Mikrographische Beytrage zur Naturgeschichte der wirbellosen Thiere. In-4°; Berlin, 1832.

Orbigny (A. d'), Sur les variations que présente la couleur de la peau chez les races brunes (*Bulletin de la Société ethnologique*, 1846, p. 51).

———— l'Homme américain considéré sous les rapports physiologiques et moraux. 2 vol. in-8°; Paris, 1840.

———— Tableau méthodique de la classe des céphalopodes (*Annales des sc. natur.*, 1re sér., vol. VII, p. 121, 244).

Orfila, Mémoire sur l'empoisonnement par les sels de cuivre (*Mémoires de l'Académie de médecine*, vol. VIII, p. 522).

———— Mémoire sur quelques points relatifs à l'empoisonnement par les préparations de plomb, de cuivre, etc. (*Annales d'hygiène et de médecine légale*, vol. XXXVIII, p. 163; 1847).

Owen (R.), Sur un nouveau genre de vers trouvé dans les muscles de l'homme (*Annales des sc. natur.*, 2e sér., *Zoologie*, vol. V, p. 116).

———— Osteology of the orang-utang (*Transactions of the zoological Society of London*, vol. I, part. iv; 1836).

Pallas, Voyages dans les provinces méridionales de l'empire russe. 2 vol. in-8°; Paris, 1801.

Pappenheim (S.), Die specielle Gewebelehre des Gehororgans. In-8°; Breslau, 1840.

Paré (A.), OEuvres complètes. In-folio; Paris, 1575.

Patin (Guy), Lettres; édit. de Réveillé-Parise. 3 vol. in-8°; Paris, 1846.

Pavie (Th.), Mémoire sur les Parsis (*Mém. de la Soc. ethnolog.*, vol. I, 1re partie).

Payen, Mémoire sur la composition du tissu propre des plantes et du ligneux (*Annales des sc. natur.*, 2e sér., *Botanique*, vol. XI, p. 81).

———— Note sur des composés à bases minérales dans l'épaisseur des parois des cellules (*Ibid.*, vol. XVIII, p. 357).

Payen et Mirbel, Mémoires sur la composition et la structure de plusieurs organismes végétaux (*Annales des sc. natur.*, 2e sér., *Botanique*, vol. V, p. 167).

Payer, Mémoire sur la tendance des tiges à fuir la lumière (*Comptes rendus des séances de l'Acad. des sc.*, vol. XVII, p. 1043).

Peltier (A.), Lettre sur les animaux microscopiques (*Annales des sc. natur.*, 2e sér., *Zoologie*, vol. V, p. 118).

Péron, Voyage de découvertes aux terres australes. In-4°; Paris, 1807.

Pinel, Nosographie philosophique. 2 vol. in-4°; Paris, 1798.

Pitcairn (A.), Opera omnia. 2 vol. in-4°; Hagæ, 1722.

Pouchet (F.-A.), Théorie positive de l'ovulation spontanée. In-8°; Paris, 1847.

Pouillet, des Causes de l'électricité de l'atmosphère (*Annales de chimie et de physique*, vol. XXXV, p. 414).

Prichard (J.), Histoire naturelle de l'homme; trad. par Roulin. 2 vol. in-8°; Paris, 1843.

Priestley (J.), Expériences et observations sur différentes espèces d'air. 3 vol. in-12; Paris, 1777.

Pucheran (J.), Considérations sur les formes de la tête osseuse dans les races humaines (Thèses de Paris, 1841).

Purkinje (J.-E.), Symbolæ ad ovi avium historiam. In-4°; Vratislav., 1825-30.

Quatrefages (A. de), Mémoire sur l'embryogénie des planorbes et des limnées (*Annales des sc. natur.*, 2e sér., *Zoologie*, vol. II, p. 107).

Quételet (L.-A.-J.), Sur l'homme et le développement de ses facultés. 2 vol. in-8°; Paris, 1835.

———— Note sur les proportions et la force de quelques Indiens (*Bulletin de la Soc. ethnologique*, 1846, p. 86).

Quoy et Gaimard, Partie zoologique et anthropologique du voyage de la corvette l'*Astrolabe*, pendant les années 1826 à 29, sous le commandement de M. Dumont d'Urville. 4 vol. in-4°; Paris, 1829-34.

Raffenel (A.), Voyages dans l'Afrique occidentale. 1 vol. in-8°; Paris, 1846.

Raspail (F.-V.), Nouveau système de chimie organique. 2e édit., 3 vol in-8°; Paris, 1838.

Réaumur (R.-A.), Mémoires pour servir à l'histoire des insectes. 6 vol. in-4°; Paris, 1734 et ann. suiv.

Redi (F.), Osservazioni intorno agli animali viventi che si trovano negli animali viventi. In-4°; Florence, 1684.

Regnauld (J.), De la production de l'électricité dans les êtres organisés (Thèses de Paris, 1847).

Reichert (C.-B.), Das Entwickelungsleben im Wirbelthierreich In-4°; Berl., 1840.

Rémusat (Abel), Mélanges asiatiques, vol. I, p. 267.

Requin (N.-P.), Généralités de la physiologie, plan et méthode à suivre dans l'enseignement de cette science. In-4°; Paris, 1831 (thèse pour le concours de physiologie).

RETZIUS (A.), De la forme du crâne des habitants du Nord (*Annales des sc. natur.*, 3e sér., *Zoologie*, vol. VI, p. 133).

RICHARD (A.), Nouveaux éléments de botanique et de physiologie végétale. In-8°, Paris.

RICHERAND, Nouveaux éléments de physiologie. In-8°; Paris, 1801; 9e édit., 2 vol., 1824.

RIOLAN (J.), Eucheiridium anatomicum et pathologicum. In-8°; Paris, 1658.

ROBIN (Ch.), des Végétaux qui croissent sur l'homme et sur les animaux vivants. In-8°; Paris, 1847.

——— De la structure des ganglions nerveux chez les vertébrés (*l'Institut*, n° 687; 3 mars 1847).

——— Recherches sur les deux ordres de tubes nerveux élémentaires et les deux ordres de globules ganglionnaires qui leur correspondent (*Comptes rendus des séances de l'Acad. des sc.*, vol. XXIV, p. 1079).

ROBINSON (Bryan), Traité de l'économie animale. In-8°; Londres, 1738.

ROCHOUX (J.-A.), De l'épicurisme et de son application. In-8°; Paris, 1831.

ROSS (J.), Relation du second voyage fait à la recherche d'un passage au nord-ouest. 2 vol. in-8°; Paris, 1835.

ROSSIGNON (J.), du Cuivre contenu dans les tissus organisés (extrait dans la *Gazette médicale de Paris,* 1843, p. 599).

ROUSSEAU et **SERRURIER**, Développement de cryptogames sur les tissus de vertébrés vivants (*Comptes rendus des séances de l'Acad. des sc.,* vol. XIII, p. 18).

RUYSCH (Fred.), Opera omnia anatomico-medico-chirurgica. 4 vol. in-4°; Amsterdam, 1737.

SABATIER, Traité complet d'anatomie. 2 vol. in-8°; Paris, 1775.

SAINT-HILAIRE (A. DE), Sur la ressemblance physique des Chinois et des indigènes brésiliens (*Comptes rendus des séances de l'Acad. des sc.,* vol. XX, p. 4).

SANDIFORT (G.), Tabulæ craniorum diversarum nationum. In-folio; Ludg. Batav., 1838-43.

SAPPEY (P.-C.), Recherches sur l'appareil respiratoire des oiseaux. In-4°; Paris, 1847.

Sarzeau, De l'existence du cuivre dans les végétaux et dans le sang (*Annales de chimie et de physique,* vol. XLIV, p. 334).

Saussure (H.-B. de), Mémoire sur deux nouvelles espèces de tremelles douées d'un mouvement spontané (*Journal de physique,* vol. XXXVII, p. 401).

Saussure (Théod. de), Recherches chimiques sur la végétation. In-8°; Paris, 1804.

——— De l'influence des fruits sur l'air (*Mém. de la Soc. de physique et d'histoire natur. de Genève,* vol. I et vol. VI).

Sauvages (F. B. de), Physiologiæ elementa. In-12; Avenione, 1755.

Schleiden, Sur la formation de l'ovule et l'origine de l'embryon dans les phanérogames (*Annales des sc. natur.,* 2e série, *Botanique,* vol. XI, p. 129).

Schoenlein, De la pathologie des éruptions impétigineuses (*Muller's Archiv f. Anatomie,* 1839, p. 82).

Schultze, Expériences sur les générations équivoques (*Annal. des sc. natur.,* 2" sér., *Zoologie,* vol. VIII, p. 320).

Schultz (C.-H.), de Alimentorum concoctione experimenta nova. In-4°; Berol., 1834.

——— Nouvelles observations sur la circulation dans les plantes (*Annales des sc. natur.,* 2e sér., *Botanique,* vol. VII, p. 257).

Schwann, Observations microscopiques sur l'analogie de structure et d'accroissement des végétaux et des animaux (*Annales des sc. natur.,* 2e sér., *Zoologie,* vol. XVII, p. 5).

——— Recherches sur la génération spontanée (*Mémoires de la Société des amis de l'histoire natur. de Berlin,* 1838, p. 9).

Senebier, Physiologie végétale. 5 vol. in-8°; Genève, 1800.

Sherer, Recherches sur la caséine (*Revue scientifique et industrielle,* vol. VIII, p. 1).

Siebold (C.-T.-E.), Anatomie der Wirbellosen thiere (*Anatomie des animaux invertébrés*). In-8°; Berlin, 1847.

Siebold (P.-F. de), De l'obliquité des yeux chez les Japonais (*Bulletin de la Soc. ethnologique,* 1846, p. 76).

Simon (F.), Ueber Pigmentbildung in der Haut (*Muller's Archiv fur Anatomie,* 1840, p. 169).

Smith, Introduction to botany. In-8°; Lond., 1809.

Soemmering (S.-T.), Ueber die Korperlich Verschiedenheit des Negers vom Europaër. In-8°; Mainz., 1784. — Voyez aussi sa traduction allemande du mémoire de Camper sur les traits du visage.

SPALLANZÁNI (L.), Opuscules de physique animale et végétale. 2 vol. in-8°; Paris, 1777.

SPARMANN (A.), Voyage au cap de Bonne-Espérance. 2 vol in-4°; Paris, 1787.

SPRENGEL (K.), Histoire de la médecine; trad. par A.-L.-J. Jourdan. 9 vol. in-8°; Paris, 1815.

SPURZHEIM (G.), Essai philosophique sur la nature morale et philosophique de l'homme. In-8°; Paris, 1820.

STENON (Nic.), Observationes anatomicæ quibus varia oris, oculorum et narium vasa describuntur. In-12; Lugd. Batav., 1662.

SWAMMERDAM, Biblia naturæ. In-folio; Leyde, 1737.

SYLVIUS DELEBOE, Opera medica. In-4°; Amstel., 1679.

TABARRANI (P.), Observationes anatomicæ. In-4°; Lucæ, 1753.

THIERRY (Am.), Histoire des Gaulois. 3 vol. in-8°; Paris, 1828.

TIEDEMANN(Fréd.), Traité complet de physiologie de l'homme; trad. par A.-J.-L. Jourdan. 2 vol. in-8°; Paris, 1831.

——— Ueber das Hirn des Negers. In-4°; Heidelb., 1837.

TRENTEPOHL (dans *Roth's Botanische bemerkungen;* Leipsig, 1807).

TREVIRANUS (G.-R.), Biologie oder Philosophie der lebenden Natur. 6 vol., 1802-22.

——— Erscheinungen und Gesetze des Organischen lebens. 2 vol.; Bremen, 1831-33.

TROYER, Sur les variations que présente la couleur de la peau chez les races brunes (*Bulletin de la Soc. ethnologique,* 1846, p. 51).

TURPIN, Rapport sur une note de M. Dujardin relative à l'animalité des spongilles (*Comptes rendus des séances de l'Acad. des sc.,* vol. VII, p. 556).

TYSON (E.), Orang-outang or the anatomy of a pigmie. In-4°; London, 1699.

VALENTIN (G.), Handbuch der Entwickelungsgeschihte des Menschen (*Traité du développement de l'homme*). In-8°; Berlin, 1835.

——— De la présence d'entozoaires dans le sang (*Archives de médecine comparée* de Rayer, vol. I, p. 42, 43).

VALENTIN et PURKINJE, de Phænomeno generali et fundamentali motus vibratorii continui in membranis cum externis tum internis animalium. In-4°; Vratislav., 1835.

VALLISNIERI (A.), Esperienze ed osservazioni intorno all'origine sviluppi e costumi de' vari insetti. In-4°; Padova, 1713.

Van Beck et Bergsma, Sur la température des végétaux (*Annales des sc. natur.*, 2e sér., *Botanique*, vol. XII, p. 90).

Van Beneden, Quelques observations sur les polypes d'eau douce (*Annales des sc. natur.*, 2e sér., *Zoologie*, vol. XIV, p. 222).

Verheyen, Supplementum anatomicum, sive anatomiæ corporis humani liber secundus. In-4°; Bruxelles, 1710.

Vésale (A.), Opera omnia; ed. Boerhaave-et Albinus. 2 vol. in-folio; Lugd. Batav., 1725.

Villermé (L.-R.), Mémoire sur la taille de l'homme en France (*Annales d'hygiène et de médecine légale*, vol. I, p. 351).

Virey, De la hiérarchie des races humaines (*Gazette médicale de Paris*, 1841, p. 701).

Vivien de Saint-Martin, Sur l'origine des Kimris et des Gaels (*Bulletin de la Soc. ethnologique*, 1846, p. 76).

Vogel (J.), Traité d'anatomie pathologique générale; trad. par Jourdan. 1 vol. in-8°; Paris, 1847.

Vogt (C.), Quelques observations sur l'embryologie des batraciens (*Annales des sc. natur.*, 3e sér., *Zoologie*, vol. II, p. 45).

———— Recherches sur l'embryogénie des mollusques gastéropodes (*Comptes rendus des séances de l'Acad. des sc.*, vol. XXII, p. 273).

Volkmann (A.-G.), Observationes biologicæ de magnetismo animali et de ovorum animaliumque caloris quadam constantia ejusque explicatione. In-8°; Leips., 1826.

Volney, Voyage en Syrie et en Égypte. 2 vol. in-8°; Paris, 1787.

Vrolik et Vriese, Recherches sur la température du spadice du *colocasia odora* (*Annales des sc. natur.*, 2e série, *Botanique*, vol. V, p. 134, et vol. XI, p. 65).

Vrolik (G.), Considérations sur la diversité des bassins des différentes races humaines. In-8°, avec 8 pl. in-folio; Amsterdam, 1826.

Wagner (R.), Observations sur la structure des ganglions (*Annal. des sc. natur.*, 3e sér., *Zoologie*, vol. VII, p. 181).

———— Prodromus historiæ generationis. In-folio; Leips., 1836.

———— Handbuch der Zootomie. In-8°; Leips., 1843.

Ware, Sur les titres des Gaels et des Kimris à être considérés comme les premiers habitants des Iles Britanniques (*Annales des voyages*, juillet 1846).

Weber (Ed. et W.), Mechanik der menschlichen Gekwerkzeuge. In-8°; Gotting., 1836 (trad. dans l'*Encyclopédie anatomique*, t. II, 3e livre).

WENZEL, Prodromus eines Werkes uber der Gehirn des Menschen. Tubingen, 1805.

WEYLAND. Principes de physiologie d'après la nouvelle philosophie de la nature.

WHITE (C.), An account of the regular gradation in man and in different animals and vegetables. In-4°; London, 1799.

WHYTT (Rob.), An essay on the vital and other involuntary motions of animals. In-8°; Edinb., 1751.

WILLIS (T.), Opera omnia. In-4°; Genevæ, 1676.

WOEHLER, Sur la formation artificielle de l'urée (*Annales de chimie et de physique*, vol. XXXVII, p. 330).

WOLFF (G.-F.), Theoria generationis. In-4°; Halæ, 1759.

WRISBERG, Observationum de animalculis infusoriis satura. In-8°; Gœtting., 1765.

ZELLER et SCHUEBLER, Recherches sur l'influence de diverses substances sur la vie des plantes (en allemand). In-8°; Tubingue, 1826.

BOUVIER, Mémoire sur la forme générale du crâne dans ses rapports avec le développement de l'intelligence (*Bulletin de l'Académie de médecine*, vol. III, p. 717).

DE LA DIGESTION.

VINGT-DEUXIÈME LEÇON.

Messieurs,

Vous savez déjà que pendant la production de cet ensemble d'actes que nous nommons *vie*, pendant que l'animal respire, qu'il se nourrit, qu'il se meut ou qu'il sent, il y a de la matière organique détruite ou consommée (p. 21). Les excrétions entraînent au dehors le résidu de cette décomposition. La sécrétion urinaire, la transpiration cutanée, les exhalations aqueuse et gazeuse du poumon, le mucus nasal, les larmes, les *feces* (car elles contiennent autre chose encore que le résidu des aliments), privent chaque jour le corps de l'homme d'une notable quantité de son poids. Il fallait donc que, chaque jour aussi, des matériaux venant du dehors fussent employés à la réparation de ces pertes. La digestion est chargée de les élaborer.

Cette fonction consiste dans la préparation de sucs réparateurs, aux dépens des matières alimentaires et des boissons introduites dans une cavité spéciale des animaux. Je ne dirai pas, à l'exemple de quelques physiologistes, que la digestion a pour objet la *préparation du chyle*, car un grand nombre d'animaux n'ont pas de chyle, et chez ceux qui en ont, cette humeur n'est pas le seul ni peut-être le plus important produit de la digestion. Chez les jeunes sujets, les sucs préparés par le canal alimentaire servent à l'accroissement du corps, en même temps qu'à la réparation de ses pertes.

L'élaboration préliminaire de la matière alimentaire par une cavité digestive n'est pas une condition commune à tous les individus du règne animal. Quelques-uns absorbent, à la manière des plantes, les substances dont ils se nourrissent; de sorte que nous avons été obligés de reconnaître que la présence ou l'absence d'une cavité digestive ne pouvaient être considérées comme caractères distinctifs entre les végétaux et les animaux.

Les exceptions sont même assez nombreuses.

1° Dans la section des *zoophytes globuleux*, la classe des *spongiaires* ne contient que des animaux *agastriques*. Je ne sais sur quoi Burdach se fonde pour assimiler à une cavité digestive les canaux ramifiés des éponges (1). Ces canaux ne servent qu'à l'expulsion de l'eau que l'animal a absorbée par toute sa surface. Ce prétendu appareil digestif manquerait, du reste, dans les genres *achium* et *scyphium*.

2° Dans la même section des zoophytes globuleux, la classe des *infusoires* offre encore de nombreuses espèces privées de tube digestif. En effet, tout le premier ordre, qui comprend les genres *bacterium*, *vibrio* et *spirillum*, est composé d'animaux qui manquent d'organes digestifs. Il en est de même des six familles du second ordre des infusoires (voy. page 325), de la famille des *enchéliens* dans le troisième ordre, et de la famille des *leucophryens*, dans le quatrième.

3° Enfin, dans cette même section des zoophytes globuleux, toute la famille des rhizopodes est composée d'animaux chez lesquels on n'a pu apercevoir de bouche.

4° Certains parasites manquent aussi d'appareil digestif: tels sont, dans l'ordre des cestoïdes, les *cysticerques*, les *ligules*, qui vivent dans l'abdomen de certains poissons d'eau douce et de quelques oiseaux, et les *tricuspidaires*, parasites aussi de plusieurs poissons. Il est à remarquer que certains cestoïdes, privés de bouche, ont cependant des ventouses.

Les autres animaux ont un appareil digestif, et celui-ci offre de grandes différences dans sa conformation et sa structure. Nous allons signaler les principales.

____

(1) *Traité de physiologie*, t. IX, p. 134.

Considérations sur l'appareil digestif.

On a défini l'appareil digestif : *la surface du corps mise en contact avec une matière étrangère, mais tournée vers l'intérieur du corps*. Il faut n'y pas regarder de trop près pour se contenter de cette définition, qui s'appliquerait tout aussi bien aux voies aériennes qu'aux voies digestives.

Pour bien comprendre en quoi consistent les différents degrés ou plutôt les différents modes de ce que nous appelons *infériorité* dans la conformation ou la structure de l'appareil digestif (bien qu'il soit sans doute parfaitement adapté aux besoins de chaque espèce animale) je vais signaler à votre attention les particularités anatomiques qui distinguent cet appareil dans un animal supérieur, et qui pourront faire défaut ou être autrement disposées dans les classes éloignées de l'homme. Voici donc ce qu'offre le tube digestif à son état de parfait développement.

1° Il est pourvu de deux ouvertures destinées, l'une à l'introduction des matières alimentaires, l'autre à l'éjection du résidu de la digestion : ce sont la *bouche* et l'*anus*, qui occupent les deux extrémités opposées du tronc.

2° Ce tube est beaucoup plus long que l'espace compris entre ses deux extrémités, et par conséquent il se replie, un grand nombre de fois, dans la cavité abdominale.

3° Il n'a pas la même conformation ni les mêmes propriétés dans les différents points de son étendue, d'où il suit que la digestion n'est pas *une*, mais composée d'une succession de phénomènes qui se passent dans des cavités séparées par de certains étranglements. En effet, à la *bouche*, qui est armée pour la mastication et même pour la préhension des aliments, succède le pharynx, sorte de cavité vestibulaire, commune à la respiration et à la digestion, et d'où naît inférieurement un long conduit, l'*œsophage*, destiné à transporter l'aliment dans une première dilatation simple ou multiple, nommée *estomac*. Ici, la disposition des orifices retient l'aliment jusqu'à ce qu'il ait éprouvé l'action d'un liquide spécial fourni par les parois de l'organe. La partie plus étroite, dans laquelle s'ouvre l'estomac, porte le nom d'*intestin;* c'est elle qui remplit de ses circonvolutions la cavité abdominale. Cet intestin est lui-même composé de deux portions fort différentes l'une de l'autre, l'*intestin grêle* et le *gros intestin,* réunis l'un à l'autre presque à angle droit, de sorte qu'une dilatation en cul-de-sac, le *cœcum,* s'observe au-dessous de leur jonction. Avant de s'ouvrir à l'*anus,* le gros intestin se renfle encore dans la partie nommée *rectum.*

4° Le tube digestif n'est pas confondu avec la masse du corps; il a des parois distinctes. Sa partie abdominale est lisse, revêtue d'une membrane séreuse qui fournit des *mésentères* à l'aide desquels l'intestin flotte dans le ventre : disposition favorable aux mouvements qui doivent transporter la matière alimentaire d'une extrémité à l'autre de la cavité digestive.

5° Dans les parois de ce tube, existent plusieurs plans de fibres musculaires lisses, dont les contractions opèrent les mouvements nommés *péristaltique* et *antipéristaltique.* Ces faisceaux musculaires peuvent acquérir, en certains points, une épaisseur et une puissance considérables.

6° Un réseau vasculaire sanguin très-riche, *fraction de la circulation générale,* pénètre les membranes superposées qui constituent les parois de la cavité digestive.

7° Un appareil de sécrétion considérable est annexé au tube digestif, et cet appareil se compose non-seulement des glandules innombrables situées dans l'épaisseur de la paroi, mais encore de glandes plus ou moins volumineuses qui versent leur liquide dans la bouche, et dans l'intestin grêle à son extrémité supérieure (glandes salivaires, foie et pancréas).

8° Enfin, des vaisseaux d'un ordre particulier, les *lactés,* ayant des origines dans les *villosités* dont est hérissée la face interne de la membrane muqueuse intestinale, sont destinés à l'absorption et au transport d'un des produits de la digestion, le *chyle,* qui est ultérieurement conduit dans le sang.

Tels sont les caractères les plus saillants d'un appareil digestif arrivé à son plus haut degré de développement.

Cet appareil, dans les espèces animales inférieures, se fera remarquer par l'absence d'un plus ou moins grand nombre des particularités anatomiques que nous venons de passer en revue ; ainsi :

1° **Auprès des animaux** *agastriques*, qui absorbent à la manière des plantes leurs principes alimentaires, on pourrait placer d'autres espèces chez lesquelles nous ne trouverons, au lieu de cavité digestive, que de petits tubes ramifiés ou non et faisant suite à des suçoirs.

2° **Bon nombre d'animaux** sont privés d'anus, et il en est chez lesquels la cavité digestive est réduite à un estomac dans lequel s'ouvre directement la bouche, de sorte qu'il n'y a ni pharynx, ni œsophage, ni intestin ; d'autres ont un tube uniforme, sans dilatation stomacale.

3° **Nous verrons**, dans quelques genres, la cavité digestive n'ayant d'autres parois que la matière du corps, avec laquelle elle est confondue.

4° **Dans certaines formes**, le tube digestif s'isole de la matière du corps, mais il n'a pas encore de membrane séreuse à l'extérieur, ni de liens mésentériques.

5° **Le tube digestif** peut manquer de fibres musculaires apparentes, bien que le mouvement péristaltique y soit incontestable.

6° **L'appareil de la digestion** peut s'être déjà séparé de la masse du corps, s'être compliqué dans sa forme, et rester cependant privé complétement de vaisseaux dans ses parois.

7° **En guise de vaisseaux sanguins**, plusieurs espèces offrent une disposition qui n'a point son analogue dans les formes du tube digestif des animaux supérieurs. De l'estomac, naissent de petits conduits ramifiés, dans lesquels s'engage la matière alimentaire digérée, et qui la transportent à toutes les parties du corps.

8° **Lorsque les vaisseaux** apparaissent dans les parois du tube digestif des animaux inférieurs, ils appartiennent au système sanguin et non au système lymphatique, les vertébrés seuls ayant des chylifères. Chez quelques animaux, toute la circulation sanguine est bornée aux parois de l'intestin.

Ces différentes formes sont tellement combinées entre elles dans les animaux invertébrés, auxquels ces considérations s'appliquent exclusivement, qu'il est impossible de donner une description générale de leur appareil digestif. Chez ces animaux aussi, il y a autre chose que du *plus* ou du *moins*, il y a des dispositions bizarres qui se refusent à toute généralisation. Un coup d'œil rapide jeté sur le tube digestif des invertébrés va vous faire connaître les principales formes qu'il affecte chez eux.

1° Chez ceux des *infusoires* qui ne sont pas privés d'organes digestifs, l'aliment introduit par une *bouche* et un *œsophage* n'est pas conduit dans un véritable estomac, mais dans des cavités accidentelles formées par le refoulement de la matière du corps, cavités décrites par Ehrenberg sous le nom d'estomacs multiples (voyez p. 324 et 325).

2° Les *polypes* nous présentent un assez grand nombre de variétés. Ainsi chez les *hydraires*, la bouche, environnée de tentacules filamenteux, s'ouvre de suite dans l'estomac ou sac intestinal, lequel est adhérent aux parois du corps. C'est chez les hydres qu'on a fait cette singulière expérience qui consiste à retourner comme un doigt de gant l'animal, qui digère alors avec la surface externe de son corps devenue interne. Les *actinies*, les *alcyons*, les *vérétilles*, etc., ont aussi la bouche directement ouverte dans l'estomac, tandis que les edwarsies ont un *pharynx* et un œsophage musculeux.

Chez la plupart des polypes, le tube s'isole de la paroi du corps, bien qu'il n'y ait pas encore de péritoine; il y a alors, entre la face externe du sac alimentaire et le corps, une cavité nommée *cavité du corps*, et cela amène une disposition singulière (qui serait mortelle pour un vertébré), c'est que l'estomac communique avec cette cavité du corps par une ou plusieurs ouvertures contractiles, que l'animal semble ouvrir et fermer à volonté. Et comme la cavité du corps, qui se continue dans les tentacules buccaux, se prolonge, d'autre part, jusque dans la *souche* chez les polypes agrégés, ce que l'un de ces animaux mange et digère profite *à toute la communauté*. Les *sertu-*

laires, les *campanulaires*, les *actinies*, les *edwarsies*, etc., offrent cette disposition.

Tous ces animaux sont privés d'anus; la plupart ont l'estomac tapissé d'un épithélium vibratile.

3° Les *acalèphes* manquent d'anus comme les polypes. Leurs parois digestives sont *distinctes*, mais elles adhèrent encore au parenchyme du corps; leur bouche, entourée chez la plupart de cils ou bien de tentacules contractiles, est *unique* ou *multiple*.

Quand il n'y a qu'une bouche, elle conduit à une cavité digestive, tantôt spacieuse, comme dans les *béroés*; tantôt étroite, comme dans les *cestum*, les *cydippes*, les *lesueuries*; tantôt partiellement dilatée en renflements sacciformes. Il y a quatre de ces renflements chez les *méduses*; il y en a seize chez les *pelagies*, et trente-deux chez les *cyanées*.

Quand il y a plusieurs bouches, tantôt celles-ci sont placées à l'extrémité d'appendices appelés *bras*, et communiquent par un tube plus ou moins long avec une cavité digestive centrale : telle est la disposition qu'on peut observer chez les *rhizostomes* (mot qui signifie *bouche-racine*); tantôt chaque bouche, ou plutôt chaque suçoir, communique avec une cavité digestive tubuleuse distincte, comme on le voit dans les *siphonophores*.

C'est dans la classe des acalèphes que l'estomac fournit ces canaux ramifiés dont nous avons parlé page 332, lesquels forment à la périphérie du corps d'élégants réseaux anastomotiques. Les ouvertures stomacales sont contractiles; l'estomac et les conduits sont pourvus de cils vibratiles.

4° Dans les *échynodermes*, l'appareil digestif acquiert des parties qui manquaient aux animaux précédents. Il est revêtu d'un péritoine à épithélium vibratile, qui se réfléchit de la cavité abdominale sur l'estomac. Dans les parois de celui-ci on peut distinguer, en outre, une *muqueuse*, pourvue aussi d'épithélium vibratile, et une *couche musculaire* distincte, dont les fibres offrent plusieurs directions. Les mouvements du sac digestif sont donc parfaitement indépendants de ceux du corps. Enfin, nous voyons apparaître un réseau vasculaire *sanguin*, mais il n'est pas, comme dans les vertébrés, une *fraction de la circulation gé-nérale*, une telle circulation n'existant pas chez ces animaux. Il y a un foie, composé de plusieurs faisceaux de tubes ramifiés, terminés en cœcum.

Les *astéroïdes* nus ont des plis à la muqueuse digestive; leur estomac envoie, dans les bras, des prolongements terminés en cul-de-sac. Ils n'ont pas d'anus, pas plus que les *ophiures*. L'anus existe chez les autres échinodermes, qui ont de plus un intestin tantôt direct et court, tantôt long et flexueux, soutenu par un mésentère. La muqueuse intestinale est tapissée, comme l'estomac, d'épithélium vibratile chez les *oursins* et les *astéries*. L'anus, qui termine cet intestin, s'ouvre *sur le dos* chez les *astéries* et les *oursins*, *latéralement* chez les *spatanges* et les *clypeastres*, à la *face ventrale*, près de la bouche, chez les *crinoïdes*, et à l'extrémité terminale du corps chez les *holothuries*.

5° Chez les *mollusques* proprement dits, l'appareil digestif se perfectionne encore : il y a une *bouche*, un *œsophage*, un *intestin droit* ou *flexueux*, un *anus*, dont la position varie; dans les parois de cet intestin se ramifient des artères et des veines. Il y a donc ici une véritable circulation, qui n'est, comme chez nous, qu'une fraction de la circulation générale. Les parois de l'intestin sont parfaitement distinctes, mais adhérentes, dans une étendue plus ou moins grande, à la substance du foie. Tous ont un foie volumineux, versant la bile par de nombreux orifices dans l'intestin, et en partie dans l'estomac, chez quelques espèces. Au delà de l'estomac, l'intestin ne présente plus de renflements. Telles sont les dispositions communes aux véritables mollusques : voici maintenant quelques particularités.

Plusieurs *gastéropodes* et *céphalopodes* ont des glandes salivaires. Les *ostracés* ont, indépendamment du foie, des follicules réunis en grappe dans les parois intestinales. Quelques *gastéropodes* (*aplysies*, *dolabelles*, etc.) ont deux ou trois estomacs membraneux placés à la suite l'un de l'autre. Les *céphalopodes* ont aussi plusieurs estomacs. Le premier de ces estomacs prend le nom de *gésier*, parce que l'épaisseur de ses parois et la disposition de ses fibres musculaires le rapprochent du même organe chez les oiseaux. L'épithélium cylindrique de l'intestin est vibratile chez les *huîtres* et les *moules*.

6° Les *annelés* vont nous offrir les contrastes les plus saillants; car tandis qu'ils nous feront rétrograder jusqu'aux formes les plus simples du tube alimentaire, ils nous montreront d'une autre part, dans certaines familles, une conformation et une organisation qui ne le céderont en rien à l'appareil des mollusques les plus parfaits, et qui peut-être même l'emporteront sur lui.

Dans les *tœnias*, le tube digestif consiste en deux canaux allongés, qui communiquent l'un avec l'autre par un conduit transverse au niveau de chaque anneau. D'autres cestoïdes ont les conduits longitudinaux, mais les conduits transverses n'existent pas. D'autres présentent une bouche et des ventouses communiquant avec un intestin tubuleux, qui se ramifie et forme des réseaux plus ou moins serrés dans le corps. Cela se voit dans les *distômes*, les *amphistômes*, etc. L'anus manque chez tous ces animaux, et leur tube digestif n'est pas flottant. L'anus existe et l'intestin est libre chez les *ascarides*, les *strongles*, et autres *nématoïdes*, dont le tube digestif, privé d'ailleurs de dilatations, droit ou fort peu contourné et sans vaisseaux dans ses parois, peut être considéré comme un type de simplicité.

Dans les *annélides*, le tube se complique déjà sans acquérir pourtant plus de longueur. Il y a un pharynx (qui chez certaines espèces forme une trompe protractile), un *œsophage*, un *estomac* de forme allongée, un *intestin*, qui chez les sangsues est pourvu de *cœcums*. Cet intestin a des fibres musculaires, longitudinales et spirales dans ses parois; il reçoit des vaisseaux sanguins. Un épithélium vibratile tapisse la cavité digestive depuis l'estomac inclusivement jusqu'à l'anus. Autour de l'origine du tube digestif, existent de petites masses glandulaires considérées comme un appareil salivaire, et autour de l'intestin, se remarque une couche brun-jaunâtre, composée de petits tubes en cul-de-sac, qui s'ouvrent isolément ou réunis dans la cavité digestive, où ils versent sans doute un liquide biliaire.

Les *crustacés* inférieurs ou suceurs n'ont pas d'estomac, mais seulement un œsophage et un tube digestif. Les autres crustacés ont un œsophage très-court, un estomac très-grand, muni de pièces destinées à la mastication; un intestin droit et non renflé, dont la partie terminale porte le nom de rectum. Un épithélium le tapisse en dedans; en dehors une séreuse le couvre et l'isole, mais elle ne revêt pas l'estomac, qui est entouré d'un appareil musculaire destiné à mettre en mouvement les pièces masticatrices. Des vaisseaux se ramifient dans les parois du canal digestif. Le foie des crustacés est volumineux, disposé en grappes ramifiées. Les *décapodes* ont de plus un ou deux tubes en cœcum, placés un peu au-dessous du foie, et qui sont considérés comme les analogues du pancréas. C'est la première fois que nous rencontrons cette glande. On nomme *duodénum* la partie de l'intestin comprise entre l'estomac et ces tubes. On ne décrit pas de glandes salivaires aux crustacés, mais, dans une classe voisine, celle des *cirrhipèdes,* on trouve une paire de glandes, formée de tubes réunis en grappe, dont le conduit excréteur s'ouvre dans l'œsophage.

Les *arachnides* ont, dans les parois du tube digestif, les mêmes éléments que les crustacés, mais la conformation de l'appareil est différente dans ces deux classes d'articulés. Les arachnides ont un pharynx qui opère la succion par un mécanisme tout spécial, puisqu'il n'y a pas de langue dans la bouche et que l'aspiration thoracique manque. Elles ont un estomac ou gésier, où se rendent des muscles puissants des parois du tronc. Dans l'abdomen existe une seconde dilatation intestinale. Le tube se rétrécit ensuite jusqu'à l'anus, au voisinage duquel existe un long *cœcum,* chez quelques espèces. Il y a un foie. Les scorpions seuls ont des glandes salivaires : on ne connaît pas bien le point où elles s'ouvrent.

Chez les *myriapodes,* l'œsophage se dilate en jabot. Il y a un gésier armé à l'intérieur de replis cornés. Dans l'intestin, nous trouvons pour la première fois des *villosités,* mais elles ne peuvent avoir la même signification que celles des mammifères. puisque les myriapodes n'ont pas de chylifères; elles ressemblent plutôt à des organes glandulaires. Il y a, outre les tubes biliaires.

deux grands vaisseaux sécrétoires ouverts au voisinage du rectum. Sont-ils biliaires ou urinaires?

L'appareil digestif des *insectes* n'a pas de réseau vasculaire dans ses parois, et, sous ce rapport, il paraît moins composé que celui des mollusques et celui de la plupart des articulés, mais sa conformation est loin d'être simple. Il y a, chez un grand nombre d'insectes, un *jabot*, un *gésier* contenant des pièces très-dures destinées à une seconde mastication. L'intestin admet, comme celui des animaux supérieurs, la division en *grêle* et en *gros*, en *cœcum* et en *rectum*. L'ouverture anale est habituellement située au fond d'un cloaque. Des organes sécrétoires nombreux sont annexés à ce tube digestif, savoir : des *glandes salivaires*, situées à la tête; des *follicules* nombreux, implantés dans l'épaisseur du jabot; des *canaux biliaires*, insérés soit avant, soit après le gésier, et enfin deux ou un plus grand nombre de *tubes* en cul-de-sac, s'ouvrant à quelque distance de l'anus, et dont nous examinerons la nature à propos de la sécrétion biliaire. Nous mettrons alors à contribution un remarquable travail de M. Léon Dufour.

8° L'appareil digestif des *poissons*, des *reptiles* et des *oiseaux*, offre les caractères généraux que nous avons exposés au commencement de cette leçon comme exemple d'un développement complet; il n'y a donc pas lieu de s'en occuper pour le moment, les détails devant se présenter lorsque nous décrirons l'action de chaque partie de l'appareil en particulier. Il est cependant une considération générale qui doit prendre place ici; elle se rapporte aux dimensions du tube digestif, envisagées dans leurs rapports avec la nature de l'alimentation. Nous pouvons établir, dès à présent, que certains animaux se nourrissent exclusivement de végétaux, que d'autres ne consomment que des matières animales, que d'autres enfin sont omnivores.

Les matières végétales, contenant, sous un même volume, moins de parties nutritives que les substances animales, ne peuvent fournir à la réparation du corps qu'autant qu'elles sont prises en notable quantité et soumises à un contact étendu et prolongé avec les surfaces qui élaborent et absorbent la matière alimentaire. Il est satisfait à cette dernière condition, chez les herbivores, tantôt par l'extrême longueur de leur tube digestif, tantôt par son ampleur, tantôt par la multitude de dilatations ou de compartiments qu'il présente, souvent enfin par la réunion de plusieurs de ces états anatomiques. Les tables où Cuvier a mis en regard les longueurs du canal intestinal et du corps d'une foule de mammifères, d'oiseaux, de reptiles et de poissons, viennent à l'appui de cette proposition générale (1). Je lui emprunterai quelques exemples.

Chez le bélier, le tube intestinal a jusqu'à vingt-sept fois la longueur du corps de l'animal, c'est-à-dire de l'espace compris entre la bouche et l'anus. Chez le lion, qui est exclusivement carnivore, l'intestin n'a que trois fois la longueur du corps. et chez l'homme, qui est omnivore, la proportion de l'intestin au tronc est environ comme 6 ou 7 est à 1.

Lorsqu'une espèce animale se trouve placée dans des conditions qui modifient profondément son régime, cela entraîne. à la longue, des changements dans les dimensions ou la longueur de son tube intestinal. Ainsi le chat domestique, que nous ne nourrissons pas exclusivement de chair, a le canal intestinal plus long que le chat sauvage, qui ne vit que de sa proie. Le rapport de l'intestin au corps est comme 5 est à 1 dans le chat domestique, et comme 3 est à 1 dans le chat sauvage. Le lapin sauvage, dont la nourriture est moins substantielle que celle du lapin domestique, a l'intestin relativement plus long.

Le régime du têtard est bien différent de celui de la grenouille, en laquelle il se transforme. L'intestin, avant la métamorphose de l'animal, a dix fois la longueur de son corps. Chez la grenouille, il n'a plus que le double de la distance de la bouche à l'anus.

Chez certains vertébrés suceurs, dont la nourriture est par conséquent très-substantielle, le tube digestif est moins long que le corps. Telle est, par exemple, sa disposition chez les pois-

----

(1) *Leçons d'anatomie comparée*, t. III, p. 448.

sons cyclostomes, dont l'intestin n'a rigoureusement que la longueur de la cavité abdominale et ne décrit aucune courbure.

Au-dessous des vertébrés, le rapport que nous examinons se continue. La plupart des animaux inférieurs, vivant presque exclusivement de matières animales, ont la cavité digestive sans courbure et moins longue que le corps. Presque tous les infusoires, pourvus de cavité digestive, les acalèphes siphonophores, et parmi les annelés les helminthes, les rotateurs, les scoléides, les annélides, les crustacés, les arachnides, ont le tube digestif très-court, et un grand nombre l'ont parfaitement droit. Vous remarquerez aussi que les invertébrés, qui subissent des métamorphoses et changent de régime, nous offrent dans leur appareil digestif les mêmes mutations que nous avons observées chez les batraciens. La larve vorace du hanneton possède un œsophage, un estomac gros et musculeux, entouré de trois couronnes de petits cœcums; puis vient un intestin grêle, et après celui-ci, un gros intestin énorme, trois fois plus gros que l'estomac, et remplissant tout le tiers postérieur du corps. Tout ce luxe de l'appareil digestif s'évanouit dans le même animal devenu hanneton, et relativement plus sobre; il ne lui reste alors qu'un canal assez grêle et privé de renflements.

Un dépouillement minutieux des tables de Cuvier fait découvrir, pour les mammifères, quelques exceptions à la loi que nous avons exposée, soit que certains herbivores aient l'intestin peu allongé, soit que des carnivores (la hyène, par exemple) offrent une condition contraire. Souvent encore, dans ces circonstances, on peut apercevoir dans la conformation du tube digestif des dispositions qui viennent en compensation de celles qui font défaut: les estomacs multiples, les cœcum, pouvant suppléer à la brièveté du canal intestinal, etc. etc.

Remarques sur la cavité abdominale.

La cavité abdominale recèle la plus grande partie de l'appareil digestif et des organes genito-urinaires; mais elle appartient plus spécialement aux viscères de la digestion. C'est donc ici la place des considérations physiologiques qui s'y rattachent. Ces considérations porteront sur trois points : 1° action protectrice des parois, 2° mouvements, 3° effets de la compression qu'elles font éprouver aux viscères contenus dans l'abdomen.

1° Si, après avoir opposé les parois molles et extensibles de l'abdomen à l'enveloppe solide du crâne et à l'espèce de cage osso-cartilagineuse qui renferme les poumons et le cœur, vous cherchez la finalité de ces différences dans la contexture des trois cavités splanchniques, il ne vous sera pas difficile de l'apercevoir. Une enveloppe complétement osseuse eût entravé les fonctions des organes abdominaux, exposés à éprouver des changements assez étendus et plus ou moins rapides dans leur capacité, soit par l'effet de l'introduction des aliments et des boissons, soit par suite du dégagement de gaz dans le tube digestif, soit enfin par le développement progressif de l'utérus, chargé du produit de la conception.

A la vérité, les mouvements respiratoires exigeaient aussi que la poitrine se prêtât à des changements faciles dans ses diamètres, pour appeler l'air dans les poumons et l'expulser alternativement ; mais ces changements sont resserrés dans des limites plus étroites que ceux auxquels la capacité abdominale est soumise, et d'ailleurs, lorsque l'inspiration s'effectue, c'est encore aux dépens de la paroi antérieure du ventre que s'opère en définitive la plus grande ampliation de la poitrine, puisque le diaphragme ne peut s'abaisser dans le ventre sans repousser les viscères de cette cavité vers les parois abdominales, qu'ils distendent et soulèvent pendant l'inspiration.

L'action protectrice semble donc avoir été sacrifiée dans les parois abdominales à une nécessité plus prochaine, celle de se prêter aux changements de dimensions des viscères qu'elles recouvrent. Ces viscères pourtant ne sont pas restés complétement privés de protection contre les violences extérieures. Le foie et la rate sont abrités sous la base de la poitrine. En arrière, la largeur de la colonne lombaire garantit les deux vaisseaux importants qui descendent devant le rachis, ainsi qu'une partie des intestins. Les fosses iliaques et l'excavation du bassin remplissent le même office à l'égard des viscères qu'elles logent. Enfin, là même où les parois sont complétement dépourvues de parties dures, elles sont singulièrement fortifiées par le mode de superposition et l'arrangement des plans musculaires et aponévrotiques dont elles sont composées. Les fibres du grand oblique croisent, dans leur direction, celles du petit oblique, et le muscle transverse, situé plus profondément, affecte encore une direction différente de celle des deux précédents. Les muscles droits, placés dans la partie antérieure de la paroi abdominale, y suppléent au défaut de fibres charnues des autres muscles. Je signalerai surtout à votre attention la résistance qu'acquiert la paroi abdominale par la connexion des fibres aponévrotiques du petit oblique avec les intersections du muscle droit. Les usages de ces *intersections* ou *énervations* ont beaucoup occupé les anatomistes : elles ne peuvent servir, comme on l'a supposé, à augmenter la force du muscle droit, en multipliant ses fibres. Sans doute, la force d'un muscle est en rapport avec le nombre de ses fibres, mais il ne faut pas qu'elles soient placées à la file ou bout à bout, comme elles le sont dans le muscle droit. Bertin a dit, avec plus de raison, que les intersections du muscle droit avaient pour usage de multiplier les points d'insertion des muscles obliques et de les associer à l'action des muscles droits (1). Dans l'année où Bertin communiquait, à l'Académie des sciences de Paris, ses remarques sur les intersections des muscles droits, Chardenon (2) présentait à l'Académie de Dijon un mémoire si semblable à celui de Bertin, qu'il y aurait eu lieu de croire au plagiat s'il n'était bien constaté que chacun de ces auteurs ignorait les travaux de l'autre. Aux usages reconnus par Bertin et Chardenon, il faut ajouter celui d'augmenter la résistance de la paroi abdominale. On dirait qu'il y a dans ces points une sorte de *couture* qui fixerait en travers

---

(1) Bertin (Th.-Jos.), *Mémoire sur l'usage des énervations des muscles droits du bas-ventre* (*Acad. des sc. de Paris*, in-4°, p. 35 ; *Mém.*, p. 393).

(2) Chardenon, *Usage des énervations des muscles droits du bas-ventr Mém. de l'Acad. de Dijon*, vol. I: *Hist.*, p. 81).

l'aponévrose abdominale aux parties tendineuses du muscle droit.

Il faut noter qu'on trouve dans la paroi abdominale, et notamment à la face externe du péritoine, des lames de tissu élastique dont les usages sont faciles à prévoir.

2° Les muscles des parois abdominales contribuent aux mouvements du thorax sur le bassin et réciproquement, à la station, à l'expiration active, aux efforts, et par conséquent à l'évacuation des réservoirs contenus dans la cavité abdominale. C'est de cette dernière action seule que nous voulons parler ici.

Lorsque la paroi abdominale concourt aux mouvements généraux du tronc ou aux phénomènes d'expiration active, ses muscles alternent souvent dans leurs contractions avec celles du diaphragme, et dans le cas de mouvements généraux, ce sont surtout les obliques dont l'action prédomine. Mais quand il s'agit de l'évacuation d'un des réservoirs de l'abdomen, comme dans la défécation, la miction, l'accouchement, les muscles abdominaux et le diaphragme agissent simultanément. Ici, l'action du muscle transverse l'emporte sur celle des autres muscles abdominaux : il représente une sorte de sangle contractile, dont l'action n'est pas bornée à la partie molle des parois abdominales, car elle s'étend encore à la base de la poitrine, qui est fortement resserrée par ce muscle. Si on se rappelle que la circonférence du diaphragme est presque partout unie au transverse; que le premier de ces muscles occupe non-seulement la paroi supérieure, mais une grande partie de la paroi postérieure du ventre; que le deuxième remplit en avant, avec son congénère, toute la vaste échancrure intermédiaire à la poitrine et au bassin, on pourra, par la pensée, réduire le ventre à une vaste poche contractile, dont le resserrement procurera l'évacuation de poches plus petites renfermées dans la grande.

La contraction expultrice de la ceinture musculaire de l'abdomen est soumise à la volonté, mais elle s'y dérobe quelquefois, et c'est ce qu'on observe lorsque, sous l'influence d'une sensation interne exagérée, les muscles organiques entraînent synergiquement dans leurs contractions quelques-uns des muscles de la vie de relation. Nul doute que les choses ne se passent ainsi dans le vomissement. Lorsque l'accouchement touche à son terme, les femmes ne peuvent s'empêcher de *faire valoir leurs douleurs*, comme on dit, c'est-à-dire de pousser vigoureusement le fœtus au dehors, à l'aide des muscles abdominaux et du diaphragme. Il en est quelquefois de même lorsque la vessie se contracte sur une pierre ou sur la pince avec laquelle on a saisi la pierre. Les opérateurs ne l'ignorent pas.

Dans les cas d'efforts pour les excrétions abdominales, la paroi antérieure durcit et change de forme.

3° Les parois de l'abdomen exercent une pression continuelle et utile sur les viscères contenus dans cette grande cavité. Il est curieux de comparer, sous ce rapport, la poitrine à l'abdomen. Dans la poitrine, il y a tendance à la formation du vide, bien loin qu'il y ait du trop plein. Le poumon n'est pas comprimé par les parois thoraciques, car il est dans un état d'extension forcée, et c'est la pression atmosphérique agissant à l'intérieur sur ses tuyaux aériens et ses vésicules qui le maintient appliqué à la face interne des côtes dont on le voit s'éloigner, en obéissant à son élasticité aussitôt qu'on ouvre la poitrine. Dans le ventre, au contraire, les viscères éprouvent, de la part de leur enveloppe élastique et contractile, une pression énergique qui modère l'expansion des fluides aériformes toujours présents dans le tube digestif.

Si le ventre est ouvert sur le vivant ou même sur le cadavre, l'air ne s'y précipitera pas comme dans la poitrine, il y aura plutôt expulsion des viscères qu'il contient; et si ces derniers renfermaient des gaz, on les voit se dilater outre mesure, bien qu'ils aient pénétré dans un milieu dont la température est plus basse que celle de la cavité qu'ils ont abandonnée.

Le diaphragme situé sur la limite de deux cavités, dans l'une desquelles existe le vide virtuel, et dont l'autre a, pour ainsi dire, toujours du trop plein, est entraîné naturellement vers la première et repoussé par les viscères de la seconde.

La différence dans le mécanisme du thorax et de l'abdomen en entraîne dans le mode d'introduction des substances sur lesquelles les poumons ou les viscères digestifs doivent exercer leur action. L'air entre dans le poumon par *aspiration*, lorsque la poitrine se dilate; il traverse un tuyau à parois constamment écartées. L'aliment et les boissons, au contraire, sont *poussés* par un canal musculaire à parois contiguës et qui doivent rester contractées pour empêcher la régurgitation des substances introduites dans la première dilatation du tube digestif. Aussi rencontre-t-on partout des fibres musculaires faisant office de *sphincter* aux orifices des réservoirs situés dans le ventre, ou près de ces orifices.

Les liquides contenus dans les canaux vasculaires qui de l'abdomen pénètrent dans la poitrine doivent passer avec facilité de la partie abdominale dans la partie thoracique de ces canaux : c'est une conséquence de ce qui précède. La circulation dans la veine cave inférieure, le canal thoracique, est aidée par la pression abdominale, et surtout par l'action aspirante de la poitrine. Cela sera développé ailleurs.

Enfin, les contractions alternatives des muscles abdominaux et du diaphragme ont de l'influence sur le cours du sang de la veine porte, sur le cours de l'urine (du rein à la vessie), sur celui de la bile et du suc pancréatique.

VINGT-TROISIÈME LEÇON.

DE LA FAIM ET DE L'INANITION.

MESSIEURS,

Une sensation particulière, qui appartient à la classe des *sensations internes* ou *besoins*, invite l'homme et les animaux à accomplir l'ingestion des substances aux dépens desquelles l'appareil digestif doit préparer les matériaux de la réparation du corps. Faible dans son premier degré, elle est plutôt agréable que pénible ; il semble que la nature nous invite, par l'appât du plaisir, à accomplir un acte utile à l'économie. S'il n'est pas satisfait à cette première réclamation de l'organisme, la sensation devient plus intense. C'est elle qui donne aux diverses espèces animales l'activité qu'elles déploient dans la recherche de leur aliment.

Lorsque la privation d'aliments se prolonge, la sensation devient une torture, et en même temps, il s'opère dans l'économie des changements importants qui ne sont pas la conséquence de la *faim*, mais de l'absence de matières alimentaires. La succession de ces changements constitue ce que M. Chossat a nommé *inanitiation*, et a pour terme l'*inanition*. L'étude de ces effets de la suppression des aliments est de beaucoup plus intéressante que celle de la sensation proprement dite, soit qu'on l'envisage au point de vue de la physiologie pure, ou de l'hygiène, de la pathologie et de la thérapeutique. Nous y donnerons un soin particulier, mais nous devons, au préalable, vous exposer quelles sont les circonstances qui font varier le retour de la sensation de la faim.

La sensation de la faim se reproduit plus ou moins fréquemment *suivant les espèces animales*. Chez l'homme, elle se renouvelle au moins deux fois en vingt-quatre heures. En général, un homme bien portant et de moyen âge, dit Blumenbach, ne peut se passer de nourriture, un jour entier, sans grande prostration de force (1). La sensation étant l'expression d'un besoin de l'économie, son retour doit être et est effectivement d'autant plus rapproché, dans chaque espèce animale, que les phénomènes de la vie y ont plus d'activité, car, encore une fois, vivre, pour un animal, c'est consommer de la matière organique. Donc, plus la contraction musculaire est énergique et fréquemment répétée, plus la respiration dégage d'acide carbonique, plus le sang absorbe d'oxygène en un temps donné, plus la température de l'animal est élevée, plus souvent aussi se renouvelle le besoin de prendre des aliments. Aussi les mammifères et les oiseaux éprouvent-ils à des époques plus rapprochées la sensation de la faim que les reptiles et les poissons. Un boa, observé par Prout, ne prenait d'aliments qu'une fois par mois (2); les repas de ceux que l'on conserve depuis quelques années au Muséum d'histoire naturelle sont encore plus éloignés. La faim revient plus fréquemment chez les animaux qui vivent dans l'air que chez ceux qui respirent dans l'eau, plus fréquemment chez les herbivores que chez les carnivores; ces derniers supportent très-bien l'abstinence, et cette faculté est en rapport, chez eux, avec l'éventualité de leurs repas, car ils n'ont pas toujours à leur disposition la proie dont ils se nourrissent.

L'habitude a de l'influence sur le retour de la sensation. Le besoin de prendre des aliments se reproduit périodiquement à des heures déterminées chez un grand nombre de personnes et un certain nombre d'animaux domestiques.

Les jeunes animaux, ayant non-seulement à *réparer*, mais à *croître*, ressentent plus souvent que les adultes la sensation de la faim.

Une température basse excite plus l'appétit qu'elle ne le diminue chez les animaux à sang chaud; elle fait taire plus ou

***

(1) *The elements of physiology*, by J.-Fred. Blumenbach, translated by John Elliotson; fourth edition, p. 295.

(2) Thompson, *Annals of philosophy*, vol. V, p. 413.

moins complétement le besoin de l'alimentation chez les animaux à sang froid. La plupart cessent de prendre des aliments dès que le thermomètre descend à zéro (1). La même chose s'observe chez ceux des animaux à sang chaud qui éprouvent le singulier phénomène de la torpeur hivernale. Une curieuse expérience de Jenner montre l'influence de la température sur le développement de la faim. Ayant excité une inflammation du péritoine chez un hérisson que le froid de l'hiver avait engourdi, il observa que l'appétit revint à cet animal par suite de l'élévation de température que cette inflammation avait suscitée chez lui. Ce fait est rapporté par Hunter (2). Le même auteur fait la remarque qu'il y a non-seulement absence de sensation de la faim, mais incapacité de digérer chez les animaux à sang froid, lorsque la température ambiante est très-abaissée. Au commencement d'un hiver, il fit avaler à des lézards des vers et des morceaux de chair : plusieurs de ces animaux furent ouverts à divers intervalles, et chez aucun d'eux la digestion ne s'était opérée ; bien plus, lorsque arriva le printemps, les lézards qu'il n'avait pas sacrifiés commencèrent par vomir ce qu'ils avaient conservé dans leur estomac, pendant tout l'hiver, sans le digérer.

Certains états de l'économie renouvellent à des époques très-rapprochées le besoin de prendre des aliments. Les convalescents de maladies aiguës ne peuvent, pour ainsi dire, se rassasier. Lorsque le corps, soumis à des privations prolongées, a fait des pertes considérables (tous les appareils ayant conservé leur intégrité), la faim renaît à chaque instant. L'amiral Byron rapporte qu'après avoir été presque complétement privés d'aliments pendant un mois, à la suite d'un naufrage, lui et ses compagnons, admis à une table abondamment servie et pouvant en user à discrétion, prenaient encore la précaution d'emplir leurs

---

(1) Tiedemann, (*Traité complet de physiol. de l'homme*, traduit par Jourdan, p. 249.

(2) John Hunter, *Observations on certain parts of the animal economy*, 2e édition, p. 195.

poches d'aliments, pour satisfaire leur faim dans l'intervalle des repas.

Les affections morales tristes, une chaleur excessive, le contact de l'opium avec la muqueuse stomacale, l'abus des boissons alcooliques, diminuent ou éteignent la sensation de la faim. Les passions gaies, un exercice modéré, un air vif et un peu froid, excitent l'appétit.

En général, la faim ne revient pas dès que l'estomac est vide, mais quand le produit de la digestion a été en partie dépensé.

Nous allons maintenant étudier successivement les *effets* de l'abstinence et la sensation de la faim.

Effets de l'abstinence.

Je vais, pour éviter des répétitions, vous faire connaitre certains faits dont j'aurai plusieurs fois occasion de parler, et vous donner l'indication de quelques travaux originaux sur les effets de l'abstinence.

1º En 1816, la frégate *la Méduse* fit naufrage à douze lieues des côtes d'Afrique. De cent cinquante malheureux qui furent abandonnés sur un radeau sans aliments, quinze seulement survécurent, qui furent délivrés après treize jours d'angoisses. M. Savigny, chirurgien de la frégate, a donné, dans sa dissertation inaugurale, une description animée de ce qu'il a observé sur ses compagnons d'infortune et sur lui-même dans cette circonstance (1).

2º D'autres relations de naufrages seront également mises à contribution, et en particulier celle d'un capitaine anglais, nommé Franklin, vers le pôle (2), et celui du vaisseau *le Francis-Spaight* (3).

____

(1) *Observations sur les effets de la faim et de la soif*, etc. (thèse soutenue en 1818 sous le nº 84).

(2) *Narrative of a journey to the polar sea*, p. 465.

(3) Dans *l'Impartial* (journal politique), 25 juin 1836.

3° En 1831, un nommé Granié, condamné au dernier supplice pour avoir tué sa femme, se laissa mourir d'inanition dans les prisons de Toulouse. Il succomba au bout de soixante-trois jours, pendant lesquels il n'avait guère pris que de l'eau. L'observation a été recueillie par le Dr Desbarreaux (1).

4° Un négociant, qui avait fait de mauvaises affaires, résolut de se laisser mourir de faim ; il se retira dans un bois, dont il ne sortait, les premiers jours, que pour aller boire un peu d'eau à une pompe voisine. Il écrivait, jour par jour, tout ce qu'il ressentait. On a trouvé près de son cadavre et fait imprimer le journal de ses souffrances (2).

5° Un amaurotique âgé de vingt-neuf ans se mit entre les mains d'un charlatan, qui lui promit de le guérir, et lui tint parole ; car l'ayant soumis à une abstinence complète, il le débarrassa de tous maux. La mort eut lieu au bout de quarante-sept jours, pendant lesquels le malade n'avait pris que de l'eau pure, et, par exception cependant, quatre tasses de thé au premier jour de l'an (3).

6° Huit mineurs, réfugiés dans une galerie d'une houillère que l'eau avait envahie, en ont été retirés vivants après cent trente-six heures d'abstinence à peu près complète. Cet accident a été l'objet d'un excellent rapport du Dr Joseph Soviche (4).

7° Les effets de l'abstinence volontaire à laquelle se soumettent si fréquemment les aliénés ont été observés et décrits par M. le Dr Guislain (5).

8° Parmi les recherches expérimentales qui ont eu pour objet les effets de l'abstinence, je citerai surtout celles de M. de Pom-

---

(1) *Notice historique sur Guillaume Granié*, mort dans les prisons de Toulouse, etc.; par le Dr Desbarreaux-Bernard (Tibulle). Toulouse, 1831.

(2) Extrait du journal d'Hufeland (*Bibliothèque médicale*, t. LXVII).

(3) *Journal der Chirurgie und augen heilkunde*, vol. XXI.

(4) *Journal des connaissances médico-chirurgicales*, septembre 1836, p. 117.

(5) *Mémoire sur la gangrène des poumons chez les aliénés*, lu à la Société de médecine de Gand, etc. (*Gaz. méd.*, 1836, p. 33).

mer (1), celles de M. Collard de Martigny (2), et le beau travail qui a valu à M. le D' Chossat le prix de physiologie expérimentale en 1841 (3).

9° Enfin, je vous indiquerai, dès à présent, un livre que je citerai plus souvent encore à propos de la digestion stomacale : voici à quelle occasion il a été composé : Un Canadien, d'origine française, reçut, à une petite distance, toute la charge d'un mousquet, qui lui enleva littéralement presque toute la paroi de l'hypochondre gauche, des portions de côtes, de poumon, de diaphragme et d'estomac. On mourrait à moins. Le blessé en réchappa, mais il lui resta à l'hypochondre une ouverture, sorte de fenêtre, par laquelle on pouvait voir l'état de l'estomac, retirer à volonté de cet organe les matières qu'on y avait introduites ou qu'il avait sécrétées, etc. M. William Beaumont, chirurgien des États-Unis d'Amérique, a fait, de 1825 à 1833, de nombreuses séries d'expériences sur ce Canadien, dont la santé était devenue très-robuste (4).

Vous saurez donc, Messieurs, à quelles observations ou à quels travaux je ferai allusion, lorsqu'il m'arrivera de citer, d'une manière abréviative, le *négociant*, l'*amaurotique*, *Granié*, les *naufragés de la Méduse*, le *Canadien*, etc.

État de l'appareil digestif pendant l'abstinence.

L'estomac, après avoir expulsé les résidus de la dernière digestion, se resserre de plus en plus. M. Collard de Martigny l'a vu très-contracté sur les animaux morts d'inanition. L'estomac du blessé observé par M. Beaumont est toujours resserré lorsqu'il est vide. MM. Rolando et Porto-Gallo ont vu cet organe réduit au volume d'un intestin grêle sur une femme morte par

---

(1) *Medic-chirurg. Zeitung*, 1828, 1ᵉʳ Band, n° 4.
(2) Journal de Magendie, t. VIII.
(3) *Recherches expérimentales sur l'inanition*, etc., in-4°; Paris, 1843.
(4) *Experiments and observations on the gastric juice and the physiology of digestion*, by William Beaumont; Plattsburgh, 1833.

suite d'une longue abstinence (1). Le resserrement est d'autant plus considérable que l'abstinence a été plus prolongée : si pourtant l'abstinence n'a porté que sur les solides et s'il y a eu introduction fréquente d'eau dans l'estomac, cet organe sera moins resserré ; il l'était fort peu sur le cadavre de Granié, qui avait bu d'énormes quantités d'eau. Pendant que l'estomac se resserre, il se retire en partie de l'intervalle des lames antérieures du grand épiploon, et s'éloigne un peu des vaisseaux gastro-épiploïques droits et gauches qui ceignent sa grande courbure. Le péritoine qui revêt les deux faces de l'estomac revient aussi sur lui-même par son élasticité ; les fibres musculaires se raccourcissent, tandis que la membrane interne et la membrane cellulo-fibreuse qui la double, moins élastiques que la séreuse et ne jouissant point du pouvoir contractile des fibres musculaires, forment des plis à la face interne de l'organe.

Les physiologistes disent que la direction de l'estomac change aussi ; mais il suffira d'indiquer ailleurs la direction qu'il prend pendant qu'il se remplit, pour faire connaitre celle qu'il affecte pendant l'abstinence, et que l'on pourrait regarder comme sa direction naturelle.

L'estomac vide cesse de se mouvoir d'une manière apparente ; on n'y observe plus les contractions *péristaltiques* ou *antipéristaltiques*. Ce fait, que divers expérimentateurs ont observé sur les animaux vivaces, M. Beaumont l'a constaté sur l'homme.

Les sécrétions gastriques deviennent de moins en moins abondantes, et on sait aujourd'hui qu'il ne se fait pas provision de *suc gastrique* pendant l'intervalle des repas. Dumas, ayant fait jeûner quatre chiens, en tua trois, à divers intervalles, et laissa périr le quatrième d'inanition : or, la quantité des liquides contenus dans l'estomac était d'autant moindre que l'animal avait été plus longtemps soumis à l'abstinence (2). Cette diminution dans

---

1 *Necroscopia di Anna Garbero, asita per lo spazio di 32 mesi, 11 gioni, con reflessioni;* Turin, 1828, in-fol.

2 Dumas, *Principes de physiologie,* t. I, p. 175.

le travail sécrétoire de l'estomac est confirmée par les expériences de Tiedemann et Gmelin (1), par celles de M. Magendie (2), par celles de M. de Pommer. Beaumont dit aussi que l'estomac de son Canadien est tout à fait vide et contracté lorsque la digestion est accomplie; cependant, le défaut de sécrétion ne va pas, comme on l'a avancé, jusqu'à ce point que la muqueuse se sèche; M. Collard de Martigny l'a toujours trouvée humide chez les animaux qu'il avait fait mourir d'inanition. J'ajouterai que l'estomac de Granié, qui, comme nous l'avons dit, avait bu beaucoup d'eau, contenait du liquide. Certaines personnes vomissent le matin *à jeun* une humeur claire et plus ou moins filante; mais ce cas, qui est anormal et souvent pathologique, ne détruit point la règle que nous avons posée, et la circonstance du vomissement démontre même qu'il est en dehors de la règle.

La muqueuse gastrique s'altère-t-elle par le fait de la privation complète d'aliments? Haller parle d'épanchements de sang dans l'estomac (3); Hunter, que tout le monde a cité, a vu, sur un homme mort d'abstinence, la muqueuse comme corrodée (4), et Dumas dit que, sur son quatrième chien, l'absorption avait commencé à attaquer cette membrane. Mais il est démontré, Messieurs, par une foule d'expériences sur les animaux et d'observations recueillies sur l'homme, que la muqueuse stomacale ne s'ulcère, ni se corrode, ni ne s'enflamme par le fait de l'inanition. Ni M. de Pommer ni M. Collard de Martigny n'ont vu d'altérations de l'estomac chez des animaux morts de jeûne; dans aucun cas, M. Guislain n'a observé de traces de gastrite sur le corps des aliénés qui avaient refusé les aliments.

Le diamètre des intestins diminue. Les intestins grêles étaient rétrécis sur les chiens et les lapins inanitiés par M. Collard de

---

(1) *Recherches expérimentales, physiologiques et chimiques sur la digestion*, t. I, p. 91.

(2) *Précis élémentaire de physiologie*, 3ᵉ édit., t. II, p. 13.

(3) *Elementa physiol.*, t. VI, p. 182.

(4) Ce fait ne se trouve ni dans les recherches sur la digestion, ni dans le mémoire sur la digestion de l'estomac par le suc gastrique.

Martigny ; ils l'étaient aussi chez Granié et chez l'amaurotique. Sur le cadavre de ce dernier, le gros intestin était, comme l'intestin grêle, réduit à un très-petit volume.

Relativement aux *annexes* du tube digestif, il faut mentionner l'état de la vésicule biliaire et celui de la rate.

La première se remplit de bile, et, comme ce liquide y séjourne, il y devient plus foncé en couleur, plus épais et plus amer. La réplétion de la vésicule me paraît être un effet constant du jeûne. Cette poche se montre distendue chez tous les animaux sacrifiés par M. Collard de Martigny. La bile contenue dans la vésicule de Granié ressemblait à une forte solution de réglisse. La vésicule biliaire était pleine d'une *bile noire* chez la femme ouverte par les docteurs Rolando et Gallo.

Quant à la rate, on a beaucoup disputé sur la question de savoir si elle se gonfle ou non pendant la vacuité de l'estomac. J'exposerai cette controverse lorsque je traiterai de la physiologie de la rate. Qu'il vous suffise de savoir que si l'abstinence a été prolongée au point de causer la mort, la rate diminue de volume. Elle était très-petite sur le cadavre de Granié, exsangue et réduite aussi chez la femme ouverte par MM. Rolando et Gallo.

L'estomac reçoit moins de sang et sa membrane muqueuse est moins colorée dans l'état de vacuité que pendant le moment de la digestion. Cette diminution dans la quantité de sang qui le traverse tient tout à la fois à ce qu'il n'y a pas d'excitation qui appelle le sang dans ses parois, et à l'obstacle que les flexuosités augmentées des vaisseaux opposent à la rapidité de la circulation dans cette partie du système vasculaire abdominal. Cette seconde influence, celle des *flexuosités artérielles*, a été niée par Bichat, qui n'a point vu, dit-il, qu'il y eût moins de sang dans les vaisseaux gastriques pendant l'abstinence que pendant la réplétion de l'organe. C'est là un de ces pauvres arguments comme on a quelquefois le chagrin d'en rencontrer dans les écrits de Bichat, qui a professé bien des erreurs sur la circulation, ainsi que nous le montrerons ailleurs.

Quoique l'estomac ne reçoive aucune substance alimentaire, il se livre encore, ainsi que le tube intestinal, à une sorte de travail sur la petite quantité de fluides qui sont versés dans toute l'étendue de la cavité digestive, sur le mucus, le suc pancréatique et la bile *hépatique*. Au moins M. Collard de Martigny affirme-t-il avoir constamment vu, dans ses expériences, un liquide transparent, blanchâtre, coagulable dans les chylifères. On sait qu'il y a encore de loin en loin des excrétions par l'anus. M. Chossat a observé que les fèces étaient assez abondantes au début de l'*inanitiation*, parce qu'elles contiennent alors le résidu des dernières digestions ; après cette première période, les *fèces* sont extrêmement rares et peu abondantes ; une sorte de dévoiement colliquatif s'établit dans la dernière période, et il cesse peu de temps avant la mort.

Influence de l'abstinence sur la quantité et la composition du sang et de la lymphe.

L'induction seule eût conduit à admettre que la quantité du sang diminue chez un animal privé d'aliments, puisque ce fluide, continuant de fournir à toutes les sécrétions, ne reçoit plus d'autres matériaux de réparation que ceux qui lui viennent de la décomposition du corps.

Haller a constaté la diminution du sang sur les animaux à sang froid et notamment sur les grenouilles (1).

Sur un sujet mort par abstinence, les gros vaisseaux et la veine cave elle-même étaient exsangues, au dire de Diemerbroeck, cité par Haller (2) ; on a noté le *manque* total de sang dans le corps de l'*amaurotique*.

Après s'être assuré que des chiens du poids de vingt-sept livres supportent à merveille la perte d'une livre de sang, M. Piorry a vu que d'autres chiens de même poids succombaient si, après les avoir fait jeûner pendant trois jours, on leur retirait de six à sept onces de sang.

-----

(1) *Elementa physiol.*, t. II, p. 48, et t. VI, p. 166.
(2) *Loc. cit.*

M. Collard de Martigny a étudié d'une manière toute spéciale la diminution de la masse du sang chez les chiens et les lapins soumis à l'abstinence. L'appauvrissement est tel, suivant lui, que des incisions pratiquées sur diverses parties du corps ne font pas plus couler de sang que si elles étaient pratiquées sur les membres des cholériques. Non-seulement le sang manque dans les tissus généraux de l'économie, mais on en trouve à peine dans les organes les plus vasculaires, la rate, le foie, le poumon. Il n'en reste plus que dans le cœur et à l'origine des gros troncs vasculaires. L'anémie est d'autant plus prononcée que les animaux ont plus longtemps supporté l'abstinence avant de succomber.

Il y a peut-être lieu de présenter ici une légère restriction, touchant l'état du système vasculaire chez les individus morts d'abstinence. M. de Pommer a constamment trouvé le système veineux abdominal plein de sang noir, et MM. Rolando et Gallo ont noté cette particularité sur le cadavre d'une femme morte après une longue abstinence.

En ouvrant des animaux d'une même espèce, à différentes périodes de l'inanition, on constate, avec M. Collard de Martigny, que la masse du sang diminue d'une manière progressive et régulière.

Quant au changement survenu dans la composition du sang, il consisterait, d'après le même observateur, en ce qu'il y aurait une plus grande proportion de caillot relativement au sérum; en ce que l'albumine serait relativement plus abondante, tandis que la fibrine diminuerait. De petites saignées pratiquées à certains intervalles auraient montré aussi que ces mutations sont progressives. Mais ces résultats ont peut-être besoin d'être confirmés; il y a même lieu de penser que si l'usage des boissons n'était pas interdit, elles opéreraient une sorte de dilution du sang, car celui-ci recevrait de l'eau tout en continuant de perdre de ses principes immédiats. Chez un homme qui avait fait diète pendant quarante jours, M. Le Canu a vu augmenter la proportion de l'eau, de l'albumine, et diminuer celle du caillot. Le chiffre de l'eau s'était élevé de 0,770 à 0,804, tandis que celui du caillot était descendu de 0,154, à 0,112 (1).

L'influence de l'abstinence sur la quantité et la composition de la lymphe mérite de fixer notre attention. La lymphe, qui est peu abondante au moment du repas et immédiatement après, augmente, suivant M. Collard de Martigny, pendant la première période de l'abstinence, c'est-à-dire pendant quatre ou cinq jours, au point que le système lymphatique devient *turgide*. Si la privation d'aliments est prolongée au delà de cette époque, la quantité de la lymphe diminue progressivement, de sorte que, dans la dernière période, on n'en trouve plus que dans le canal thoracique.

Pendant la période où elle augmente en quantité, la lymphe est plus riche en matière colorante et en fibrine ; ces principes y diminuent dans la période suivante.

État de la respiration et de la circulation pendant l'abstinence.

La respiration devient plus lente, et sa fréquence va diminuant à mesure que l'abstinence se prolonge. Mais M. Chossat l'a vue s'accélérer aux approches de la mort, au point de devenir haletante. M. Guislain a souvent observé la gangrène des poumons chez les aliénés qui avaient succombé par suite de la privation volontaire d'aliments, et il attribue cette lésion à l'appauvrissement du sang. Dans un mémoire récent *sur la gangrène des poumons, principalement chez les aliénés*, publié par le docteur Fischel à Prague, il est dit : *Parmi les causes déterminantes, il faut principalement noter une nourriture insuffisante* (2). Du reste, ce résultat n'a point été observé chez les animaux soumis à l'inanition. M. Collard de Martigny a vu des ulcérations microscopiques dans la trachée d'un chien mort de jeûne ; cette observation ne s'est pas renouvelée. M. Chossat

---

1. *Études chimiques sur le sang*, p. 72.

(2) Dans le 1er vol. du 1er semestre de 1847 du *Vierteljahrschrift für die Praktische heilkunde*.

présume qu'au dernier terme de l'inanition, alors même que la respiration devient haletante, il n'y a plus d'exhalation d'acide carbonique. Avant cette période, l'exhalation du gaz n'est pas diminuée, suivant M. Boussingault.

La circulation suit les mêmes phases que la respiration ; le pouls devient petit, lent et misérable, à mesure que la quantité de sang diminue. Cet état de la circulation est souvent précédé d'une période fébrile. Chez Granié, le pouls était descendu à 37 pulsations par minute.

Influence de l'abstinence sur la calorification.

Presque tous les observateurs s'accordent à dire que la température baisse chez les hommes et les animaux privés d'aliments. M. Guislain signale le refroidissement du corps chez les aliénés soumis à ses soins. Les mineurs renfermés dans la houillère du bois Monzil souffrirent cruellement du froid. La température du corps de Granié baissa jusqu'à 19 degrés Réaumur. Je vois, par exception, noter une élévation de température sur un malade qu'un rétrécissement de l'œsophage avait mis dans l'impossibilité de recevoir des aliments.

Les expériences de M. Chossat offrent une précision très-satisfaisante relativement à l'influence de l'*inanitiation* sur la température animale. Après s'être assuré que dans l'état normal et chez une personne bien nourrie, il y a, dans l'espace de vingt-quatre heures, un *maximum* et un *minimum*, placés, le premier vers *midi*, et le second vers *minuit*, il a reconnu que ces oscillations, qui dans l'état de santé n'atteignent pas à un degré centigrade, puisqu'elles sont de 0°,74, s'exagéraient pendant l'abstinence au point de comprendre 3°,28, c'est-à-dire un peu plus de trois degrés et un quart entre le *maximum* et le *minimum*. On observe alors que, pendant toute la durée du jour, la chaleur se rapproche plus ou moins de celle de midi (heure du *maximum*), tandis que pendant la nuit elle se rapproche de la température de minuit (heure du *minimum*). Mais en même temps que ces fluctuations se remarquent, il y a pourtant un abaissement progressif de la température. Les animaux perdent trois dixièmes de degré par jour, en moyenne, et lorsque arrive le dernier jour, le refroidissement marche avec tant de rapidité que la perte s'élève à 14 degrés. L'animal meurt ordinairement lorsque la température est réduite à 24°,9. Il est à remarquer que c'est le degré d'abaissement auquel parviennent les animaux qu'on fait périr dans des mélanges réfrigérants.

État des sécrétions pendant l'abstinence.

En général, les sécrétions ne sont pas supprimées chez les individus qui subissent le jeûne, puisque leur corps perd de son poids, mais elles sont considérablement diminuées. La salive, les urines, coulent en moindre quantité. Il n'y a plus de pus sur les ulcères, dit Haller, plus de lait dans les mamelles, plus de venin dans la bouche de la vipère exténuée (1). M. Collard de Martigny croit que la sécrétion biliaire fait exception et qu'elle reste active, pendant que les autres diminuent; mais il a, je pense, confondu ici l'*excrétion*, qui est suspendue, avec la sécrétion qui doit subir une certaine réduction. Nous avons vu qu'une sorte de diarrhée colliquative s'établissait dans la dernière période, et qu'elle se supprimait complétement peu de temps avant la mort. Chez la femme dont le corps a été examiné par MM. Rolando et Gallo, la salive, les urines, les règles, avaient cessé de couler depuis près de trente-deux mois.

M. Collard de Martigny n'a point trouvé d'urée dans la petite quantité d'urine sécrétée par les animaux soumis à ses expériences, mais M. Lassaigne a démontré l'existence de ce principe immédiat dans les urines d'un aliéné qui depuis dix-huit jours avait refusé de prendre des aliments (2).

En général, les humeurs du corps tournent à la putréfaction, l'haleine devient d'une fétidité extraordinaire : *etiam in puris-*

----

(1) Haller, *Elementa physiologiæ*, t. VI, p. 166.
(2) *Journal de chimie médicale*, 1825, p. 172.

simo fœminæ corpore, a dit Haller. Les mineurs confinés dans la houillère étaient singulièrement incommodés de l'haleine, les uns des autres, et ils étaient obligés de se tourner le dos. Les urines sont âcres, foncées en couleur. Cependant, après la mort, la décomposition ne s'empare pas très-rapidement du cadavre.

État de l'absorption pendant l'abstinence; diminution du poids du corps.

Tandis que la plupart des fonctions nutritives languissent, il en est une dont l'activité redouble : c'est *l'absorption,* qui, s'exerçant sur toutes les parties du corps, y puise des matériaux pour la réparation du sang. Telle est la cause de l'amaigrissement qui, chez certains sujets, est déjà apparent au bout de vingt-quatre heures, et parvient à un degré considérable lorsque la mort n'arrive pas promptement. Le corps de l'amaurotique était réduit de 130 livres à 97 livres. Granié, qui, sans avoir une grande stature, avait été cependant assez robuste, ne pesait plus que 26 kilogrammes au moment de sa mort.

La progression dans la diminution du poids du corps a été étudiée avec infiniment de soin par M. Chossat; voici les résultats qu'il a obtenus. Le premier jour, la perte du poids est un peu plus considérable que dans les jours qui suivent, parce que l'animal expulse les résidus des aliments ingérés la veille, et il expulse ce résidu non-seulement par la défécation, mais encore par les urines, qui nous débarrassent, chaque jour, d'une partie des matériaux azotés introduits par les aliments. Après ces premières vingt-quatre heures, les pertes journalières sont à peu près les mêmes d'un jour à l'autre, eu égard au poids total du corps. Les pertes de poids augmentent à l'époque où les *feces* deviennent plus abondantes; peu de temps avant la mort, le corps cesse de diminuer de poids.

Voici une question du plus haut intérêt. Soit un animal du poids de 100 livres, complétement privé d'aliments et de boissons; quelle proportion de son poids devra-t-il perdre pour que la mort survienne? M. Chossat a résolu cette question. La mort arrive, suivant lui, chez les animaux *inanitiés*, lorsque la perte intégrale proportionnelle est représentée par 0,4 ; c'est la moyenne à laquelle il est arrivé. Ainsi, dans l'exemple que j'ai supposé, l'animal pesant 100 livres succomberait lorsqu'il serait réduit à 60 livres. Chose curieuse, les animaux à sang froid (reptiles, poissons) meurent aussi lorsqu'ils ont atteint ce degré de réduction de leur poids primitif ; mais, pour arriver là, ils emploient un temps vingt-trois fois plus long que ne le font les animaux à sang chaud, chez lesquels les phénomènes de la vie ont plus d'activité, et qui par conséquent détruisent en un temps donné beaucoup plus de matière organique.

Deux circonstances peuvent modifier, en sens inverse l'une de l'autre, le résultat que je viens d'énoncer : c'est l'*état d'embonpoint* et l'*âge*. Si l'individu est très-replet, il pourra perdre les cinq dixièmes de son poids initial avant de mourir, la graisse fournissant d'abondants matériaux à la résorption. Si c'est un jeune animal, il succombera dès qu'il aura perdu deux dixièmes de son poids initial, et ces deux dixièmes, il les perdra très-rapidement.

Pendant que l'animal vit de sa propre substance, les différents tissus de l'économie ne maigrissent pas dans la même proportion. L'absorption ne les attaque pas tous au même degré, tous ne fournissent pas une même quantité de matériaux réparateurs. Le système adipeux, qui est une sorte de réservoir de ces substances que consomme le mouvement de la vie, diminue dans les orbites, aux joues, aux épiploons, sous la peau, et, dit-on, jusque dans le canal médullaire des os longs ; cependant les os de Granié contenaient encore du tissu adipeux, bien que son corps fût complétement émacié. Après la graisse, ou en même temps, c'est le système musculaire que la résorption attaque ou amoindrit, c'est lui qui supporte la presque totalité de la perte du poids du corps. Pour arriver à estimer la diminution du poids du système musculaire, déjà signalée par M. Collard de Martigny, M. Chossat a comparé les muscles et les autres parties du corps chez des animaux morts dans un état à peu près normal de la nutrition, et chez d'autres animaux qu'il avait fait périr de faim. La diminution du poids du cœur suit exactement celle du système musculaire en général. Vous voyez, Messieurs, qu'il faut avoir égard à la forme de l'amaigrissement dans les maladies chroniques. La diminution des reliefs et des masses musculaires indique le défaut des matériaux réparateurs, soit par suite d'alimentation insuffisante, soit par imperfection du travail digestif. M. Chossat a constaté que le système nerveux conserve son poids intégral pendant que la graisse, la masse des muscles, et toutes les parties du corps en général, sont attaquées par le travail de résorption. Vous tirerez de cette remarque la conclusion que la diète ou l'alimentation insuffisante doivent aggraver les affections nerveuses plutôt qu'elles ne les soulagent, car elles établissent une disproportion entre le système nerveux et les autres appareils.

De rapides changements dans la physionomie et l'habitude du corps trahissent le trouble de la nutrition chez les personnes qui endurent la faim. «Quatre jours de tourment, dit M. Savigny, avaient suffi pour rendre méconnaissables les hommes les plus robustes de l'équipage... Nous n'étions plus que les ombres de nous-mêmes.» Voici le tableau que fait M. Guislain des aliénés qui se laissent mourir d'inanition : couleur rouge-brique des joues, état livide du nez, cercle bleuâtre autour des yeux; face grippée, fendillée; sillons profonds au front, aux angles des orbites; lèvres collées sur les dents et d'une couleur ardoisée, cyanose générale.

État des fonctions de relation pendant l'abstinence.

La période de faiblesse et de dépression que la privation d'aliments amène constamment est presque toujours précédée d'une période d'agitation. L'excitation mentale peut être portée jusqu'au délire et à la fureur. Sur les cent cinquante naufragés de *la Méduse,* une moitié, dans un accès de frénésie, voulaient briser le radeau, et engagèrent un combat à mort avec ceux qui s'y opposaient. L'abstinence prolongée cause aussi des hallucinations. Le récit des faits rapportés à ce sujet par Savigny semblerait amusant, si on pouvait oublier la circonstance critique dans laquelle ils se sont produits. L'abstinence cause d'autres modifications des facultés affectives qu'il est plus triste de constater. La méfiance, l'égoïsme, la brutalité, sont les sentiments qui dominent chez les malheureux qui supportent des privations. « Le premier égoïste, dit Savigny, dut être un homme souffrant. » Il est consolant de pouvoir opposer au triste drame de *la Méduse* le tableau des sentiments généreux qui ont animé les mineurs renfermés dans la houillère du bois Monzil.

Les hommes et les animaux qui endurent la faim ont peu de sommeil ; il est dit, sur le journal du négociant, qu'il était déjà parvenu au septième jour sans pouvoir s'endormir.

Les animaux soumis à l'abstinence ont, comme les hommes, une période d'excitation presque furieuse, précédée d'alternatives d'agitation et d'abattement, et suivie d'un état de stupeur et d'accablement.

Dans la dernière période, la faiblesse est si grande que l'animal ne peut se tenir debout ; il n'a pas la force d'avaler de l'eau, et ne touche pas à l'aliment qu'on lui présente (Collard de Martigny). Le négociant, qui pendant les premiers jours allait boire à la pompe voisine, devint trop faible pour quitter sa place. Ceux des naufragés de *la Méduse* qui avaient été atteints de délire furieux tombaient ensuite dans une sorte d'insensibilité, et s'éteignaient comme une lampe, faute d'aliments (Savigny). M. Chossat décrit à peu près en ces termes l'état des oiseaux parvenus au dernier degré d'inanition : L'animal, mis en liberté, regarde autour de lui d'un air étonné sans chercher à s'envoler ; les orteils, froids et livides, se mettent en boule et ne permettent plus à l'animal de se fixer solidement sur le sol, il s'appuie sur le ventre et les ailes ; mais bientôt il tombe sur le côté, sa respiration se ralentit, sa sensibilité diminue, sa pupille se dilate, et la vie s'éteint tantôt d'une manière calme et tranquille, tantôt après quelques spasmes, de légères convulsions des ailes, et une sorte d'opisthotonos.

On dit généralement qu'au début de l'abstinence la faiblesse est sympathique, et que plus tard elle est constitutionnelle.

Époque de la mort par abstinence.

Chez l'homme, la mort arrive en général vers le cinquième, sixième ou septième jour, au dire de Haller; d'autres ont succombé au deuxième, troisième ou quatrième jour; d'autres ont été trouvés vivants après huit, dix, douze, quatorze, quinze et seize jours d'abstinence complète. Parmi ces derniers, il en est qui, bien que secourus, n'ont pu être conservés à la vie; d'autres sont restés longtemps languissants.

Je saisis l'occasion qui s'offre ici de vous présenter une remarque d'une grande utilité pratique, laquelle peut se déduire naturellement de ce que je vous ai indiqué sur les effets de l'abstinence. Il est excessivement dangereux de satisfaire les exigences de l'appétit des individus qu'on vient de soustraire à la mort par abstinence. Pour digérer une notable quantité d'aliments, il faut du suc gastrique; pour fournir à une sécrétion suffisante de suc gastrique, il faut que la masse du sang soit assez considérable. Or, ce n'est pas le cas des hommes qui ont supporté pendant quelques jours la privation d'aliments. Ceux des naufragés de *la Méduse* qui voulurent, à toute force, prendre d'abord des aliments solides, payèrent cher leur imprudence : ils éprouvèrent des douleurs intolérables et des vomissements ; trois d'entre eux succombèrent plus tard à la dysenterie ou à la fièvre typhoïde. Il faut donc nourrir graduellement les gens exténués par l'abstinence, comme on réchauffe *peu à peu* les individus qui ont été engourdis par le froid.

Les enfants succombent plus promptement que les adultes. Plutôt que de répéter ici l'inévitable histoire du comte Ugolin et de ses enfants, je rapporterai, à l'appui de cette proposition, des faits d'une authenticité moins contestable. Sur le radeau de *la Méduse*, les enfants et les jeunes gens succombèrent les premiers, et on ne peut lire sans en être touché ce que rapporte M. Savigny, relativement à un des enfants qu'il a vu mourir. Une fille fut retirée au bout de onze jours d'une maison qui s'était écroulée autour d'elle sans l'écraser ; un enfant de quatre mois, qu'elle avait sur les bras, était mort dès le quatrième jour (1). M. Collard de Martigny a vu constamment les jeunes animaux périr les premiers dans ses expériences ; la commission dite *de la gélatine* a fait les mêmes observations ; enfin, les recherches de M. Chossat à cet égard sont parfaitement concluantes. L'observation ne confirme pourtant pas en tout point l'aphorisme d'Hippocrate : *Senes facillime jejunium ferunt ;* car, sur le radeau de *la Méduse,* les hommes adultes et dans la force de l'âge succombèrent plus tard que les vieillards.

M. de Pommer a constaté que les carnassiers résistent plus longtemps que les herbivores, les chats plus longtemps que les chiens. Or, à en juger par la disposition des dents, les chats sont plus carnassiers que les chiens. Les oiseaux de proie, privés d'aliments, meurent moins vite que les granivores. M. Chossat a donné les résultats d'expériences faites sur quarante-huit animaux (pigeons, tourterelles, poules, corneilles, cochons d'Inde, lapins et animaux à sang froid). La durée de la vie chez les animaux à sang chaud (mammifères et oiseaux) a dépassé en moyenne neuf jours et demi ; le *maximum* a été vingt jours et demi, le *minimum* un peu plus de deux jours. Séparant ensuite les résultats appartenant aux jeunes animaux de ceux que lui avaient offerts les adultes, il a trouvé pour moyenne, chez les premiers, un peu plus de deux jours, et chez les seconds, de quinze à dix-huit jours. Quant aux animaux à sang froid, ils résistaient vingt-trois fois plus longtemps que les animaux à sang chaud. Voici quelques faits empruntés à d'autres auteurs. Une araignée que Latreille avait piquée sur un bouchon était vivante au bout de quatre mois ; un escarbot (cerf-volant) que Baker avait conservé trois ans sans lui donner à manger s'envola au bout de ce temps ; le fameux poisson de Rondelet n'avait pas reçu de nourriture depuis trois ans ; des tortues sont restées six ans sans manger (2) ; des protées, de cinq à dix ans (3) ; enfin, il est difficile de dire

---

(1) Hamilton, *Philos. trans.*, vol. LXXIII, p. 191.
(2) Blumenbach, *Kleine schriften*, p. 123.
(3) Rudolphi, *Physiologie*, t. II, p. 11.

combien a duré l'abstinence chez les crapauds qu'on a extraits de blocs de pierre ou de troncs d'arbres. Combien doit être plus lent le mouvement de la vie chez ces animaux que chez de jeunes passereaux, qui ne peuvent rester un jour sans nourriture! On dit que les taupes sont dans ce dernier cas, et que, tirées de terre, elles périssent au bout de douze heures.

Les animaux qui peuvent boire ou absorber de l'eau par la peau ou les poumons succombent moins rapidement que les animaux d'une même espèce chez lesquels l'abstinence est abso-lue. Les oiseaux que Redi privait tout à la fois d'aliments et de boissons périssaient au bout de neuf jours; ceux auxquels il accordait de l'eau prolongeaient leur vie jusqu'au vingtième jour (1); les chiens soumis à l'abstinence dans un lieu humide et obscur vivent dix jours de plus que dans un lieu sec et éclairé (2); des hommes enfermés dans une cave humide en furent retirés vivants le quatorzième jour (3). Dans les expériences de M. de Pommer, les carnivores qui boivent de l'eau vivent plus long-temps que les autres; la commission de la gélatine a obtenu le même résultat; enfin, Granié, qui resta cinquante-deux jours sans prendre d'aliments, avait bu abondamment. M. Chossat a cependant proposé une légère restriction à l'opinion généralement reçue : Les boissons, dit-il, ne prolongent la vie qu'autant qu'elles sont prises à dose modérée; autrement, elles causent une grande dilution du sang et des épanchements dans les séreuses, qui hâtent la mort.

Cause de la mort par abstinence.

M. Chossat pense que l'animal privé d'aliments meurt de froid. Il allègue que la mort survient, comme nous l'avons dit, à 24°9; que c'est précisément à ce degré que se refroidit le corps des animaux qu'on fait périr dans des mélanges réfrigérants;

---

(1) *Osservaz. intorno agli animali viventi,* nᵘ 3 et 4.
(2) Leuret et Lassaigne, p. 210.
(3) Fodéré, *Médecine légale,* t. II, p. 285.

que la mort est deux fois plus fréquente dans la période de minuit à midi, qui est celle où la chaleur diminue, que dans la période de midi à minuit, où la température marche vers son *maximum*, et enfin, que si l'animal étant sur le point de mourir on le réchauffe convenablement, on le ranime, on prolonge sa vie, et quelquefois même on lui donne assez de force pour digérer une petite quantité d'aliments, de sorte qu'il peut alors se réchauffer par lui-même. Je ne puis partager, sur ce point, l'opinion de M. Chossat ; je crois que l'animal se refroidit parce qu'il est mourant, et non qu'il meurt parce qu'il se refroidit. L'explication que je combats ne pourrait s'appliquer aux animaux à sang froid. La diminution de la masse du sang peut donner l'explication des phénomènes qu'on observe pendant l'inanitiation ; la faiblesse de l'animal, son refroidissement, en sont la conséquence, et la mort arrive lorsqu'il ne reste plus assez de ce liquide pour entretenir l'action des principaux appareils de l'économie.

Cas d'abstinence prolongée dans l'espèce humaine.

Les recueils d'observations contiennent des faits qui semblent mettre en défaut ce que nous avons dit de la nécessité de matériaux réparateurs. Ce sont des exemples d'abstinence prolongée pendant plusieurs mois, et même plusieurs années. Haller a rassemblé un grand nombre d'histoires de ce genre (1); je lui en emprunterai quelques-unes, et j'y en ajouterai d'autres qui sont venues à ma connaissance.

Une jeune fille indigente et qui ne voulait pas avouer sa pauvreté se priva d'aliments pendant soixante et dix-huit jours, se bornant à sucer du jus de citrons (Haller).

Une autre femme du pays de Haller resta quatre mois sans prendre d'aliments.

Une autre, nommée Maria Jenhfels, jeûna un an.

Nous allons voir ces histoires devenir de plus en plus merveil-

---

(1) *Elementa physiologiæ*, t. VI, p. 171.

leuses, et, comme le dit Haller, *magis adque magis, miraculum crescit.*

Une autre fille du pays de Haller jeûna trois ans.

Une autre du duché de Brunswich, quatre ans.

Mackenzie a rapporté, dans les *Transactions philosophiques,* l'histoire d'une jeune fille qui depuis dix-huit ans avait les mâchoires serrées, et qui depuis quatre ans n'avait rien pris.

Une Écossaise, dont l'observation est dans les *Transactions philosophiques,* t. LXVII, vécut huit ans sans rien prendre, sinon, en deux ou trois occasions, un peu d'eau.

Une observation de dix ans d'abstinence fut célébrée dans plusieurs opuscules.

Fabrice de Hilden, qui paraît avoir pris ses précautions pour n'être pas dupe, dit que Eva Flegen n'avait ni *bu* ni *mangé* pendant seize ans.

Enfin, toutes ces histoires sont surpassées par celle d'une femme qui resta cinquante ans sans prendre d'aliments; on avoue cependant qu'elle buvait quelquefois du petit-lait.

En admettant qu'il y ait eu supercherie dans quelques-unes de ces observations, que l'amour du merveilleux ait présidé à la rédaction de quelques autres, on ne peut se refuser à croire qu'il en existe d'authentiques. Il ne se passe guère d'années que les journaux n'enregistrent des faits analogues. En 1836, M. le Dr Lavigne m'invitait à aller voir à Lagny une femme de cinquante-deux ans, qui, après s'être réduite pendant dix-neuf mois à un verre de lait par jour, n'avait pris depuis cinq mois ni aliments ni boissons. En 1839, M. Parizot m'a communiqué l'observation d'une fille de Marcilly (Haute-Marne), qui depuis *six ans n'avait pris aucune nourriture solide,* et aucune boisson *depuis cinq ans.* En 1836, M. Plongeau m'a écrit avoir vu à Ayrens (Cantal) une femme de quarante-huit ans, qui depuis huit ans n'avait pris aucune nourriture.

Je pense qu'il est inutile de multiplier les citations de ces sortes de faits. Comment pourrons-nous nous en rendre compte?

Vous remarquerez que plusieurs de ces femmes (ces faits sont

presque exclusivement recueillis sur des femmes) avaient continué de prendre de l'eau ; or, l'eau contient quelques particules
organiques. Mais plusieurs femmes se sont abstenues d'aliments
et de boissons tout à la fois. La persistance de la vie, dans ces
cas, ne peut se concevoir que par la lenteur extrême de ses phénomènes, d'où une très-faible déperdition de la masse du corps.
On voit, en effet, que ces femmes gardent le lit sans y exécuter presque aucun mouvement ; leurs excrétions sont rares et
peu abondantes. L'Écossaise rendait, une fois par semaine, *tout
au plus assez d'urine pour mouiller un schelling ;* elle est
restée trois ans sans aller à la garde-robe. La femme qui a jeûné
cinquante ans avait une selle par an, au mois de mars. La
femme observée par M. Lavigne n'avait eu depuis cinq mois ni
urines ni excrétions fécales. La fille visitée par M. Parizot eut
pu à peine, chaque mois, *remplir une coquille de noix de son
urine.* Enfin, la femme dont M. Plongeau m'a donné l'observation n'avait pas uriné depuis cinq mois, à l'époque où il l'exa-
mina.

État des cadavres après la mort par inanition.

J'ai peu de choses à ajouter à ce que vous savez déjà sur ce
sujet. En exposant les *effets* de l'abstinence, j'ai décrit l'état de
l'appareil digestif, du sang, de la lymphe, des systèmes adipeux,
musculaire, etc. A l'ouverture du corps, les viscères se présentent tels, qu'un anatomiste pourrait les appeler *beaux.* Tout
est dépourvu de graisse, les membranes sont transparentes, les
nerfs faciles à distinguer et à suivre. On a parlé d'un état phos-
phorescent des tissus : *argentei fibrarum fasciculi,* dit Haller.
Cette particularité n'a été vue ni par M. Guislain, sur les cadavres d'aliénés morts de jeûne, ni par les expérimentateurs que
j'ai cités ; cependant elle a pu se rencontrer quelquefois.

De l'alimentation insuffisante.

Il est rare que l'homme soit soumis à la privation absolue d'a-
liments ; si les prescriptions du médecin introduisent parfois la

diète absolue, ces prescriptions sont temporaires, et d'ailleurs elles n'interdisent pas l'usage des boissons. Mais fréquemment on voit réduire d'une manière plus ou moins durable la quantité des aliments permis à un malade. Or, cette réduction peut être portée à un point qui serait incompatible avec l'entretien de la vie. C'est ce qu'on appelle l'*alimentation insuffisante*. Je n'ai pas besoin de vous dire que ce sujet doit appeler les études et les méditations du physiologiste.

Je n'examinerai pas, pour le moment, à quel degré de réduction l'*alimentation* est *insuffisante;* je suppose que le fait existe, quelles en seront les conséquences? M. Chossat, qui a poursuivi la solution de ce problème, a remarqué que si tout d'un coup on réduit les aliments au point qu'ils ne puissent suffire à la réparation du corps, et si on maintient invariablement ce nouveau régime, la mort arrive, comme dans le cas d'abstinence absolue, lorsque l'animal est réduit aux six dixièmes de son poids initial. Mais pour arriver à ce degré de réduction, l'animal met un temps qui en moyenne est le double de celui pendant lequel il eût vécu dans le cas où la privation eût été complète.

Si on réduit progressivement la quantité d'aliments, au lieu de la réduire tout d'un coup, l'animal parvient, avant de succomber, à un degré d'amaigrissement plus considérable encore que dans le cas précédent.

L'alimentation insuffisante produit donc, à la rapidité près, dans la masse du sang, dans le mouvement de décomposition du corps provenant d'une absorption active, les mêmes effets que l'abstinence complète; et effectivement, on a pu étudier ces effets sur des personnes auxquelles on avait fait subir la méthode curative nommée *traitement de la faim* (il faudrait dire traitement *par* la faim). Un homme perdit pendant le carême qu'il avait observé 7 livres 3 onces de son poids; il les regagna en six jours (1). Un individu soumis au traitement par la faim, et

---

(1) Burdach, t. IX, p. 229.

pesant 132 livres au commencement de ce traitement, perdit 20 livres en huit jours (1). L'amaigrissement, dans les cas d'alimentation insuffisante, est proportionnellement plus rapide au début que dans les périodes qui suivent. Tel avait été, au moins, la marche de la perte de poids dans le cas que je viens de citer, puisque la perte, qui s'était élevée à 20 livres dans les huit premiers jours, n'avait plus été que de 7 livres pendant les neuf jours qui suivirent.

Vous voyez, Messieurs, qu'on était fondé à dire, d'après les expériences de M. Chossat, que « l'inanitiation est une cause de mort qui marche de front et en silence avec toute maladie dans laquelle l'alimentation n'est pas à l'état normal » (2). Les dangers d'une alimentation insuffisante ont, du reste, attiré l'attention de plusieurs praticiens, parmi lesquels je citerai MM. Bretonneau, Piorry et Andral, et ce sujet a été traité dans plusieurs dissertations inaugurales (3).

Gardez-vous de conclure, de tout ce qui précède, qu'il faut proscrire en thérapeutique l'emploi de la diète ou même le traitement par la faim. On n'a pas renoncé à l'opium, bien que ce soit un poison; il ne faut donc pas se priver de l'auxiliaire puissant qu'on peut trouver dans une alimentation incomplète, quoi qu'elle puisse causer la mort, si on en abuse. Dans cette grande classe de maladies où il y a des altérations matérielles, appréciables, maladies *cum materia*, dans presque toutes les phlegmasies, la guérison ne peut être obtenue que par la résorption des produits morbides qui ont été déposés dans les parties affectées. Or, vous avez vu quelle énergie l'absorption acquiert par suite de l'abstinence ou de l'alimentation insuffisante; on doit donc y avoir recours dans ces circonstances. En somme, *l'alimentation insuffisante* peut être une arme salutaire ou dangereuse entre les mains du médecin; c'est à lui d'en étudier

---

(1) Graefe, *Journal*, t. XXI, p. 343.
(2) *Annales d'hygiène et de médecine légale*, t. XXX, p. 467.
(3) Thèse n° 270, 1829; thèse n° 142, 1836, etc.

les effets : *Fames magnam potentiam habet, in naturam hominis, ipsum sanandi, debilitandi et occidendi*, a dit Hippocrate. Le même auteur a dit encore : « Il est honteux aussi de ne pas reconnaître qu'un malade est faible par inanition, et d'aggraver son état par la diète. »

Entre l'*alimentation insuffisante*, qui, trop prolongée, causerait la mort, et le régime abondant d'un homme à l'état de santé parfaite, il y a des intermédiaires. Certaine réduction dans le poids des aliments peut être compatible avec l'entretien de la vie et exercer cependant une influence thérapeutique. A quels caractères pourrait-on reconnaître que la réduction des aliments est ou n'est pas portée à ce degré où l'*alimentation est insuffisante?* A la forme de l'amaigrissement. La diminution de la graisse n'indique pas, dans tous les cas, que la constitution soit menacée par le régime actuel; mais la disparition des reliefs musculaires, l'amincissement des muscles, est un indice à peu près certain que la réparation du corps est insuffisante.

De la sensation de la faim en elle-même.

Après avoir dit quelles circonstances ramènent, à des époques plus ou moins rapprochées, le besoin de prendre des aliments, après avoir exposé les effets de l'abstinence, il me reste la tâche ingrate d'étudier en elle-même la sensation de la faim.

Il faut renoncer à la décrire. On dit qu'il faut en appeler à ce que chacun a pu éprouver en pareil cas : mais il n'est pas certain qu'elle se manifeste chez tous de la même manière; bien plus, ses modes de manifestation varient chez un même individu.

Il n'y a rien là de spécial, comme dans l'action de *voir* ou d'*entendre*, et je maintiens qu'il est impossible, sur soi-même, de la discerner de plusieurs autres sensations ordinairement pénibles qui ont l'estomac pour point de départ. Ces appétits irréguliers et quelquefois désordonnés des gastralgiques ne sont autre chose que des sensations morbides de l'estomac, confondues avec la faim. La même chose s'observe dans une foule de lésions matérielles de l'estomac. Il semble, et j'en ai depuis trois ans la pénible expérience, il semble qu'en introduisant quelque chose dans l'estomac, on va modifier la sensation ingrate dont il est le siége habituel, de sorte que les apparences d'un appétit robuste coïncident avec un mal réel. D'autres fois, les lésions organiques de l'estomac ôtent presque complétement le sentiment de la faim.

Revenons à la sensation normale. Elle prend les caractères d'une douleur plus ou moins aiguë, lorsque l'abstinence se prolonge (1) : « Il me semblait, dit M. Savigny, qu'on m'arrachait l'estomac avec des tenailles. » Ces douleurs sont intermittentes; elles s'accompagnent parfois de mouvements bruyants, non pas de l'estomac, mais des intestins : « J'entends un vacarme terrible dans mon ventre », écrivait le malheureux négociant qui avait tenu un journal de ses souffrances. Dans une période avancée de l'inanitiation, les douleurs sont moins vives ou nulles.

Ce qui forme le trait principal de la sensation interne que nous étudions, c'est cette *impulsion instinctive*, en vertu de laquelle tous les animaux, sans le concours même du raisonnement, opèrent les actes nécessaires pour l'ingestion de la matière alimentaire. C'est en vertu de cet instinct que le nouveau-né s'attache à la mamelle de sa mère; que le poussin, au sortir de la coquille, va saisir la graine qui se trouve à sa portée; que le passereau, dont les yeux ne sont pas encore ouverts, ouvre démesurément le bec au moindre ébranlement communiqué à son nid. Remarquez, Messieurs, combien cet instinct est précoce chez les marsupiaux, qui abandonnent l'utérus, non pas encore à l'état de fœtus, mais d'embryons que le lait maternel va achever de développer.

Lorsque la privation d'aliments a été portée assez loin pour menacer la vie, l'*impulsion* dont nous parlons devient de plus en plus pressante, et les malheureux qui endurent la faim, cédant à cette force qui pousse irrésistiblement à introduire dans l'estomac des substances venant du dehors, dévorent les matières les

---

(1) C'est alors que, à mon avis, elle perd tout à fait le caractère de sensation spéciale. Haller pensait de même sur cette question : *Subtilitas fuerit, famen sitim ve alio nomine quam dolorem dicere, aut peculiarem sensum efficere ad quem partineant* (*Elem. physiol.*, t. VI, p. 188).

plus réfractaires à l'action de l'appareil digestif, de préférence pourtant, des substances provenant du règne organique. Les naufragés de *la Méduse* essayèrent de manger des baudriers de sabre et de giberne et le cuir de leurs chapeaux. Les compagnons du capitaine Franklin mangèrent leurs souliers et la moelle que des vers avaient laissée dans de vieux os, quoique l'âcreté de ce suc leur excoriât les lèvres. Un des mineurs de la houillère du bois Monzil avait avalé une partie de ses bretelles, un autre avait dévoré sa chemise. Un voyage que M. Roulin a fait dans la Colombie ayant duré quatorze jours, au lieu de deux, et toutes les munitions étant épuisées, lui et trois personnes qui l'accompagnaient mangèrent cinq paires de sandales de cuir non tanné et un tablier de peau de cerf (1).

On a vu des gens affamés se repaître de chair humaine. Les naufragés de *la Méduse* mangèrent des lambeaux de cadavres de ceux qui avaient succombé dans la lutte sanglante qui s'était engagée sur le radeau. Cet horrible festin a quelquefois été précédé de meurtre volontaire. Les naufragés du *Francis-Spaight* contraignirent le cuisinier à égorger le plus jeune mousse, dont le corps fut à l'instant dévoré. Bientôt après le délire s'empare du cuisinier; on l'égorge à son tour, et on le mange! Est-il vrai que, cet instinct faisant violence aux sentiments les plus vivaces de la nature humaine, une mère ait disputé son enfant à des soldats affamés pour en faire sa propre pâture?

Enfin, en l'absence d'aliments, on a eu et on a encore recours, en certains lieux, à l'ingestion de substances tirées du règne inorganique. Je ne répéterai pas tout ce qui a été écrit sur les géophages; qu'il me suffise de vous apprendre qu'aux époques où les débordements de l'Orénoque, qui sont périodiques, privent les Otomaques de la nourriture habituelle que leur pêche leur procure, ils calment leur faim en avalant chaque jour plus d'une livre d'une argile onctueuse, odorante, de couleur gris-

____

(1) Académie des sciences, séance du 11 juillet 1831.

jaunâtre (1). Une foule de tribus, dans différents points du globe, ont eu recours à de semblables expédients en cas de disette. Les sauvages de la Nouvelle-Calédonie avalent des fragments d'une pierre friable, les Kamschadales distendent leur estomac avec de la sciure de bois, etc. (2).

Quel est le siége et quelle est la cause prochaine de la faim?

J'éprouve une sorte de dégoût à entrer dans le détail des choses futiles ou subtiles qui ont été proposées à ce sujet. On a placé le siége de la faim, 1° dans certains systèmes généraux de l'économie, 2° au voisinage de l'estomac, 3° dans les centres nerveux, 4° dans l'estomac lui-même.

1° M. Gaspard, dans un mémoire sur les maladies putrides (3), a émis quelques idées sur le siége de la faim. Partant de cette observation que l'état de vacuité du système circulatoire augmente la puissance de l'absorption, il affirme qu'on ne doit pas placer le siége de la faim dans les organes de la digestion, mais bien dans ceux de la circulation. C'est, dit-il, le passage des matières alibiles dans la circulation qui calme la faim, et non l'ingestion des aliments dans l'estomac. Le passage des matières alibiles est très-rapide et l'absorption très-active quand le jeûne a diminué la masse du sang. La faim ne peut se calmer, malgré l'abondance de l'alimentation, si un anus contre nature situé près de l'origine de l'intestin laisse écouler le produit de la digestion avant qu'il ait pu être absorbé.

Avant M. Gaspard, Dumas avait plus positivement encore fait intervenir l'absorption dans le développement de la faim, mais il avait placé dans le système lymphatique le siége de la sensation. Nous avons vu que cet auteur avait cru voir la muqueuse

---

(1) De Humboldt, *Tableau de la nature*, t. I.

(2) Blumenbach, *The elements of physiol.*, translated by Elliotson, p. 299.

(3) Journal de Magendie, t. IV, p. 66.

stomacale *attaquée* par l'absorption, chez un chien qu'il avait fait mourir d'abstinence! Or, cette action excessive du système lymphatique, il suppose qu'elle se passe dans toutes les parties du corps.

Dire que la pénurie de sucs nutritifs, dans toutes les parties du corps, est la cause ou plutôt l'occasion du développement de la faim, c'est émettre une opinion soutenable; mais conclure de cette coïncidence que le *siége* de la faim, que la *sensation*, est dans les parties qui ont besoin de réparation et que l'absorption amaigrit, c'est créer une hypothèse qui ne mérite pas les honneurs d'une réfutation. D'ailleurs, il n'est pas exact de dire que la faim ne cesse qu'au moment où le produit de la digestion, admis dans les voies circulatoires, opère la restauration du corps. Un poulet affamé remplit son jabot de graines, la faim cesse, et cependant rien n'a passé encore dans le véritable estomac; ces graines n'ont donc pu fournir encore aucun élément de réparation. Chez l'homme, à l'état de santé, la faim cesse en général dès que l'estomac est rempli, et avant que les aliments aient éprouvé aucune transformation.

2° Ceux qui ont avancé que le siége de la faim est au voisinage de l'estomac; que cet organe étant vide soutient moins le foie, lequel à son tour tiraille le diaphragme auquel il est suspendu, d'où la sensation pénible de la faim, ont fait la plus ridicule application des *théories mécaniques* à ce point de physiologie.

3° L'opinion qui placerait dans le centre nerveux le siége de la faim est plus respectable, et mérite que nous nous y arrétions un instant. On pourrait supposer, sans être trop déraisonnable, que cet instinct, cette impulsion en vertu de laquelle le mammifère nouveau-né cherche, pour en opérer la succion, le mamelon de sa mère, tient à ce qu'une partie spéciale du centre nerveux entre spontanément en activité. Ainsi le point de départ ne serait pas l'estomac, mais une partie de l'encéphale. Une telle explication devait se présenter aux phrénologistes. A la vérité, ni Gall ni Spurzheim ne s'en étaient avisés; mais leurs successeurs ont, à cet égard, complété la doctrine, et vous verrez tout à l'heure s'ils l'ont fait avec succès. Voici ce que dit M. Combes, à propos d'un organe de l'*alimentivité* : «On voit dans la brebis les nerfs olfactifs, très-gros, se terminer dans deux circonvolutions cérébrales, situées à la base du lobe moyen, et joignant en dessous les points qui, dans les carnivores, sont occupés par les organes de la *destructivité*. Or, l'odorat guidant la brebis dans le choix de ses aliments, je regardai comme une induction probable, et, durant plusieurs années, je suggérai dans mes cours de phrénologie, que ces parties pourraient bien être les organes de l'instinct qui pousse cet animal à prendre de la nourriture. M. Crook fit part de la même idée au Dr Spurzheim, et le Dr Hoppe, de Copenhague, a publié, dans le *Journal phrénologique*, deux mémoires remarquables sur ce sujet. *J'ai été conduit*, dit le Dr Hoppe, *à penser que, chez l'homme vivant, le lieu où se manifeste, dans des degrés divers de développement, l'organe qui lui sert à prendre sa nourriture, est situé dans la* FOSSE ZYGOMATIQUE, *exactement sous l'organe de l'acquivisité, et devant celui de la* DESTRUCTIVITÉ (1).»

M. Combes avait pourtant laissé quelques doutes sur l'existence de cet organe ; mais Broussais l'a considéré comme établi. Ainsi donc, cet organe serait logé dans les fosses latérales et moyennes de la base du crâne, et appartiendrait au cerveau proprement dit. Eh bien! Messieurs, on observe quelquefois, dans l'espèce humaine, un vice de conformation qui consiste en l'absence complète du cerveau proprement dit et du cervelet. Or, parmi les fœtus atteints de cette imperfection qu'on nomme *anencéphalie*, il n'est pas rare d'en voir qui vivent plusieurs jours, *criant* et *prenant le sein de leur nourrice*. L'action instinctive existe donc en l'absence du lobe moyen du cerveau, et pour cette action, comme pour celle qui met automatiquement en jeu les muscles respiratoires, nous sommes autorisés à

----

(1) Combes, *Outlines of phrenology*, traduction par M. David Richard (*Journal de la Société phrénologique de Paris*, 3e année, p. 155).

invoquer l'activité d'une autre partie du centre nerveux. Nous limiterons nettement cette partie pour la respiration dans une certaine région de la moelle allongée: mais les éléments de cette localisation nous manquent relativement à l'instinct, dont nous nous occupons, si toutefois il est localisé.

Vous remarquerez, Messieurs, que l'admission d'un point central d'où partirait l'impulsion en vertu de laquelle les animaux vont à la recherche de leur nourriture ou exécutent les mouvements automatiques nécessaires à la préhension de l'aliment, n'exclut point la doctrine qui place en une autre partie que le centre nerveux le siége de cette sensation pénible que l'on nomme la *faim*. Sur l'existence de cette sensation, il ne peut y avoir de doute; il n'en peut guère exister non plus sur son siége : c'est l'estomac.

4° Presque tout le monde s'accorde donc, les gens étrangers aux sciences naturelles aussi bien que les physiologistes, à dire que la sensation de la faim a l'estomac pour point de départ; mais on veut pénétrer plus avant, on veut savoir quelle est la cause prochaine de la sensation, quel est le nerf qui la développe et la transmet.

Relativement à la cause prochaine, nous retombons encore une fois dans les hypothèses.

Serait-ce, comme on l'a dit, que l'accumulation et la stase d'un suc gastrique irritant excite l'estomac et fait naître l'impression? Il ne manque à cette explication que l'existence du fait sur lequel elle repose. Or, déjà vous savez qu'il n'est pas vrai que du liquide s'accumule dans l'estomac d'une digestion à l'autre.

Serait-ce le reflux de la bile dans l'estomac, et faut-il citer l'appétit glouton du galérien chez lequel Vésale aurait vu le conduit cholédoque s'ouvrir dans l'estomac? Mais, dans l'état normal, la bile ne reflue pas dans l'estomac, et sa présence dans ce viscère causerait plutôt l'envie de vomir que le désir de prendre des aliments. Serait-ce que, dans l'état de vacuité de l'estomac, ses parois se mettant en contact, il y a rencontre et confrication douloureuse de ses papilles? Haller paraît pencher vers cette opinion. Si un frottement à la peau cause de la douleur combien doit être plus pénible la pression exercée sur les papilles délicates de la membrane muqueuse! Les animaux à estomac membraneux ressentent moins vivement le sentiment de la faim que ceux qui ont un gésier puissamment contractile (1). Le dernier argument que je viens de poser, d'après Haller, est bien mal choisi, car la membrane interne du gésier est parfaitement insensible, et nous verrons qu'elle permet à l'animal de briser, sans en souffrir, des corps extrêmement durs. Ajoutons que, l'estomac étant en repos, bien que contracté, cette friction n'existe pas, et qu'après une digestion stomacale, l'estomac reste vide et ses parois en contact longtemps avant que la faim se prononce.

Serait-ce que, le resserrement de l'estomac devenant de plus en plus marqué par l'abstinence, les nerfs des parois de cet organe sont douloureusement comprimés? Il y a, dans l'économie, un organe dont les contractions sont douloureuses, c'est l'utérus. Il en serait de même de l'estomac! Mais pendant la digestion, et au moment de l'expulsion des dernières parties du chyme dans le duodénum, l'estomac se contracte sans que l'on éprouve ou la sensation d'appétit ou celle de la faim.

M. de Beaumont a proposé une nouvelle théorie de l'appétit et de la faim. Ces deux sensations, qui, dit-il, ne sont que des degrés d'une seule, tiennent à la réplétion des conduits qui contiennent le suc gastrique. Une distension modérée causerait l'appétit, qui passerait à un état de douleur par une distension plus considérable. L'afflux brusque et abondant de suc gastrique dans l'estomac prouve, dit-il, qu'il y en avait de sécrété à l'avance, et qu'il était retenu dans l'appareil excréteur, car le sang ne pourrait pas en fournir à l'instant une quantité aussi considérable. Le bien-être que l'on éprouve au moment du repas tient à la déplétion des petits tubes qui contenaient le suc gastrique (2). M. de Beaumont pense que sa théo-

---

(1) *Elem. physiol.*, t. VI, p 185.
(2) *Loc. cit.*, p. 57 et suiv.

rie est aussi raisonnable que celle de ses devanciers ; je le lui accorderai volontiers, pour peu qu'il me concède, à son tour, qu'elle n'est pas plus satisfaisante. L'anatomie s'élève contre elle ; rien ne pourrait faire obstacle à l'écoulement du suc gastrique, s'il y en avait de sécrété à l'avance.

Je ne saisis pas parfaitement quelle peut être la pensée de M. Blondlot, lorsqu'il attribue à l'estomac « un véritable instinct semblable à celui des animaux dépourvus d'un centre encéphalique » (1). Voudrait-il faire de l'estomac un animal renfermé dans un autre animal ?

En somme, je pense qu'il serait téméraire de chercher à déterminer quel est l'état organique moléculaire de l'estomac auquel est dû le développement de la sensation de la faim ; je pense même qu'on n'est pas autorisé à placer exclusivement dans la membrane muqueuse le point de départ de cette sensation. Toutefois, il est possible que cet état organique coïncide avec un resserrement extrême des fibres musculaires de l'organe, puisqu'en distendant cet organe avec des matières dépourvues de propriétés alibiles, comme l'argile, certaines pierres friables, du bois scié, etc., on parvient à apaiser les angoisses de la faim.

Il reste, enfin, à déterminer *quel est le nerf qui transmet au centre nerveux l'impression développée dans l'estomac.*

L'estomac reçoit deux sortes de rameaux nerveux : 1° la plus grande partie de la terminaison des pneumogastriques, 2° des rameaux du grand sympathique ou nerf ganglionnaire. Le premier est le seul sur lequel on puisse faire des expériences en ce qui touche la sensation de la faim, et encore ces expériences sont-elles peu concluantes. En effet, une excision des pneumogastriques, qui a pour résultat général de causer la mort des animaux au bout de quatre à six jours, peut bien interrompre chez eux le désir de prendre des aliments, sans qu'on soit en

---

(1) *Traité analytique de la digestion*, p. 448.

droit d'en conclure que c'est faute de nerfs conducteurs que
l'impression de la faim n'est pas parvenue au cerveau; il est plus
vraisemblable qu'elle n'a pas même pris naissance dans ce cas.
D'une autre part, s'il arrive que l'animal prenne des aliments après
cette mutilation, cela peut être aussi bien pour gratifier le sens du
goût que pour satisfaire l'appétit. Voici, au reste, le sommaire
de quelques expériences qui ont été faites dans le but de trouver
la solution du problème que nous examinons. M. Brachet fait
jeûner un barbet pendant vingt-quatre heures : «la faim, dit-il,
semblait le dévorer.» Les pneumogastriques sont coupés; l'animal, détaché, se couche et ne cherche point à manger. Cependant de la viande coupée par petits morceaux lui ayant été
présentée, il l'a mangée, mais *sans la rechercher,* dit M. Brachet (1). Deux cabiais, privés d'aliments pendant dix-huit heures,
témoignaient par leur agitation et par de petits cris l'impatience
où ils étaient de prendre des aliments. M. Brachet leur excise
les deux pneumogastriques. Leur auge est remplie de mie de
pain, ils ne vont pas à sa recherche : on leur met la mie de pain
sous le nez, ils la mangent, mais avec indifférence; on place la
mie de pain à six pouces d'eux, ils ne bougent de leur place; on
remet l'aliment à leur portée, ils recommencent à manger.
M. Brachet regarde ces expériences comme prouvant d'une manière décisive que la section des pneumogastriques avait anéanti
chez ces animaux la sensation de la faim. Mais on objecte qu'une
grande mutilation pratiquée sur une autre partie du corps, la
section des nerfs sciatiques par exemple, eût pu amener la même
indifférence dans l'action de prendre les aliments. Cette indifférence, d'ailleurs, ne se montre pas dans toutes les expériences.
Je vois MM. Leuret et Lassaigne exciser les deux pneumogastriques d'un cheval, et cet animal manger ensuite plusieurs
litres d'avoine. Quelques chiens, mis en expérience par M. Sé-
dillot, paraissaient, dit-il, attendre le repas avec une sorte d'im-

----

(1) *Recherches expérimentales sur les fonctions du système nerveux
ganglionnaire,* etc.; 2ᵉ édition, p. 219 et suiv.

patience, et montrer, lorsque venait l'heure du repas, une activité particulière (1).

Concluons donc que l'interruption de communication entre l'estomac et l'encéphale, au moyen des pneumogastriques, n'empêche pas les animaux de prendre des aliments. Or, ce résultat se prête à plusieurs interprétations : 1° l'animal ne sentirait plus la faim, et mangerait pour satisfaire le sens du goût; 2° l'animal sentirait la faim, et ce serait le grand sympathique qui aurait transmis l'impression; 3° ou bien enfin, l'animal serait guidé dans son action par l'activité de cette partie du centre nerveux d'où part l'impulsion instinctive qui porte les animaux à rechercher ou au moins à prendre de la nourriture lorsqu'elle est à leur portée.

J'ai constamment donné la première explication depuis dix-sept ans, et vous remarquerez qu'elle se concilie parfaitement avec la troisième. M. Longet (2) a voulu voir si, en éteignant le sens du goût chez un animal dont les pneumogastriques seraient coupés, cet animal prendrait encore de la nourriture. Il a coupé dans ce but les glosso-pharyngiens et les linguaux à deux chiens qui avaient déjà subi la division des pneumogastriques, et qui avalèrent ensuite des aliments assaisonnés avec la coloquinte, ce qui exclut pour ce cas toute présomption de sensualité gustative. Cette expérience ne prouve pas que les animaux dont les nerfs gustatifs sont intacts ne soient pas portés à prendre des aliments par le désir instinctif de satisfaire le goût; bien plus, cette expérience ne prouve même pas que l'animal ait ressenti l'impression de la faim. Un chien qui a l'habitude de prendre la nourriture aussi souvent qu'elle est mise à sa portée et qu'elle excite son odorat, peut bien la prendre encore sans y être poussé par la faim, dès qu'il la *voit* et qu'il la *sent,* et il serait plus extraordinaire peut-être qu'il en fût autrement. Combien de fois

----

(1) Dissertation inaugurale, 1829, n° 274.

(2) *Anat. et physiol. du syst. nerv. de l'homme et des anim. vertéb.,* t. II, p. 329.

ne nous arrive-t-il pas à nous-mêmes de prendre nos repas parce que l'heure en est sonnée et sans y être aucunement excités par la sensation de la faim?

Mais, ainsi que je l'ai dit plus haut, le fait expérimental pourrait recevoir une autre explication, c'est-à-dire que la faim se développe encore nonobstant l'interruption des pneumogastriques, et que l'impression est transmise par le grand sympathique. Rien ne plaide en faveur de cette hypothèse, qui a contre elle des considérations tirées de la différence des propriétés générales du pneumogastrique et du grand sympathique.

En somme, la tendance instinctive à prendre des aliments peut bien prendre sa source dans le centre nerveux sans le concours de l'estomac. Cette action du centre nerveux, qui peut être primitive, est le plus souvent secondaire; elle succède à des impressions venant de l'estomac (appétit, faim) ou propagées par le sens de la vue, de l'odorat, du goût. La section du pneumogastrique éteint les impressions venant de l'estomac, et par conséquent la sensation de la faim, mais elle laisse subsister (lorsqu'elle ne met pas de suite l'animal aux abois) les autres causes d'impulsion.

VINGT-QUATRIÈME LEÇON.

DES ALIMENTS.

MESSIEURS,

Le mot *aliment* dérive du verbe *alere*, qui signifie *nourrir*. On désignait anciennement sous ce nom toute substance qui, introduite dans le corps, contribuait à sa réparation. Dans ce sens, l'air était aussi un aliment : c'était le *pabulum vitæ*.

Il fallut restreindre l'acception du mot *aliment* à la désignation des substances introduites dans le canal digestif; mais tout ce qu'on y ingère n'est pas *aliment*.

M. Edwards a proposé la définition suivante : *Les aliments sont les substances qui, introduites dans l'appareil digestif, servent à l'entretien de la vie* (1). Cette définition pèche en ce qu'elle pourrait, tout aussi bien, s'appliquer aux boissons qu'aux aliments proprement dits.

D'autres ont réservé le mot *aliment* pour ce qui, introduit et élaboré dans l'appareil digestif, répare en dernier lieu les *parties solides* du sang. Mais si, par les mots *parties solides* du sang, on n'entend désigner que ce qui est à l'état de suspension dans ce liquide, la définition est encore vicieuse, puisque les principes immédiats les plus importants du sang, l'albumine et même la fibrine, y sont à l'état de dissolution.

D'après ces remarques, je propose de donner le nom d'*aliments aux substances qui, introduites dans l'appareil digestif, vont ultérieurement réparer les parties solides et solidifiables ou extractives du sang, et concourent ainsi à l'entretien de la vie.*

---

(1) Article *Aliment* de l'*Encyclographie du* XIXe *siècle.*

Cette définition a l'avantage de comprendre dans la classe des aliments non-seulement les substances qui réparent les *principes immédiats du sang*, mais certaines compositions minérales qui sont indispensables pour l'entretien régulier de la vie.

Il faut aujourd'hui, pour mettre l'idée de l'*aliment* en rapport avec les progrès que la chimie a fait faire à la physiologie, ajouter à la considération de la puissance *réparatrice* de la substance alimentaire celle de sa *combustibilité*. Il est hors de doute que les aliments ne fournissent pas seulement des matériaux assimilables, mais qu'ils en donnent encore pour ce travail mystérieux et incessant de combustion sans lequel la vie s'éteindrait.

On a proposé de ne donner le nom d'aliment qu'aux substances qui, soumises seules à l'action digestive, pourraient entretenir la nutrition. Mais, à ce compte, la liste des aliments serait excessivement réduite. Nous verrons que telle substance, qui seule ne peut nourrir, fournit cependant son contingent de matériaux utiles (assimilables ou combustibles), quand elle est associée à d'autres aliments.

On s'est appliqué à séparer l'aliment du *poison* et du *médicament*, qui peuvent éventuellement ou avec intention être introduits dans l'appareil digestif.

Un des caractères de l'aliment, dit Burdach (1), c'est d'être *indifférent* par rapport à l'organisme, de ne point l'attaquer chimiquement. L'aliment lui-même se rapproche aussi de l'indifférence chimique. Il n'en est pas de même du poison, qui attaque chimiquement l'organisme et altère surtout la composition du sang. Je dois vous faire observer que certains poisons, et des plus énergiques, comme plusieurs alcaloïdes végétaux et leurs sels, n'exercent point d'action chimique appréciable sur nos tissus et nos humeurs, et que cependant ils tuent lorsqu'ils sont apportés par la circulation sur la substance nerveuse. Tout

____

(1) *Traité de physiologie*, t. IX, p. 340.

ce qu'on peut dire de ces poisons, c'est qu'ils ne sont ni assimilés ni brûlés dans les capillaires; mais d'autres substances sont dans ce cas, et ne sont pourtant pas délétères.

Certains médicaments, dont les éléments n'existent point dans le corps des animaux, comme le nitrate d'argent, le deutochlorure de mercure, ne peuvent en aucune façon être confondus avec les aliments. D'autres médicaments, tirés du règne organique, se comportent quelquefois comme des aliments lorsqu'ils sont digérés: tels sont la manne, les huiles, etc.

Enfin, Messieurs, une distinction subtile a été faite, depuis Hippocrate, entre la *matière alimentaire* et l'*aliment*. La *matière alimentaire* serait ce qui est introduit dans l'appareil digestif; l'*aliment*, ce qui est extrait, au profit de la nutrition, de cette matière alimentaire. On supposait que de toutes les substances, quelque diversifiées qu'elles fussent, le travail digestif retirait toujours une même matière propre à l'assimilation. On s'occupa de déterminer la nature de ce produit. Pour Stahl, Lorry (1), c'était une matière mucilagineuse fermentescible; pour Haller, une *partie glutineuse* ou *gélatineuse* (2). Prout dit que la propriété alibile des aliments est en rapport avec la quantité de carbone qu'ils contiennent, que le carbone est le principe nutritif par excellence, et que les huiles renferment la plus grande proportion possible de matières alibiles (3). Enfin, un grand nombre de physiologistes (et Muller a partagé cette opi-

---

(1) Lorry, *Traité des aliments*, p. 22.

(2) *Denique omnibus comparatis proprie sola gelatina nutrit* (*Elementa physiol.*, t. VI, p. 192). Haller emp'oie dans le même sens les mots *gélatineux* et *glutineux*, et même il ne fait pas de cela une substance différente de la matière fermentescible de Lorry. C'est toujours un composé tenant de la nature animale, comme celui que Beccari avait trouvé dans le froment.

(3) Si l'on n'avait égard dans l'aliment qu'à sa *combustibilité*, les idées de Prout seraient soutenables; mais il n'avait certainement pas songé à cette propriété de l'aliment. Avant de publier son ouvrage, Prout avait communiqué à M. Elliotson une note que celui-ci avait insérée dans la traduction de Blumenbach, p. 311. L'ouvrage parut plus tard sous ce titre singulier : *Chemistry, metereology and the fonctions of digestion, considered with reference to natural theology*.

nion) ont professé que la formation d'albumine était le résultat définitif de l'élaboration imprimée par l'appareil digestif à la matière alimentaire.

Toutes ces opinions me semblent erronées. L'amidon, la graisse, la chair, la gélatine, donnent des produits qui ne se ressemblent pas ; les substances albuminoïdes ou protéiques seules (albumine, fibrine, caséine) paraissent donner, par le fait du travail digestif, un composé à peu près identique. Mais n'anticipons pas sur ce que nous aurons à exposer à propos de la digestion stomacale.

Aliments organiques et inorganiques. — Animaux géophages, carnivores, herbivores, omnivores.

Les aliments sont empruntés au règne organique. Certaines substances minérales sont aussi nécessaires à la constitution de nos humeurs ou de nos parties solides ; à ce titre, elles pourraient être rangées parmi les aliments. Tels sont entre autres le fer, sans lequel le sang perdrait ses propriétés normales ; le phosphate de chaux, qui se solidifie dans les os ; le sel marin, très-répandu dans nos humeurs. Les substances organiques dont nous faisons notre nourriture contiennent ces matières minérales, de sorte que nous ne sommes pas obligés de les faire entrer dans notre régime.

Il y a pourtant une exception à faire pour le chlorure de sodium ; celui-ci, nous l'ajoutons à nos aliments. Déjà, Messieurs, je vous ai dit quelques mots de l'utilité du sel marin (page 60) ; j'y ajouterai ici quelques développements. La chose est connue de toute antiquité. M. Barbier rappelle ce passage de l'Odyssée où Tirésias dit à Ulysse : «Tu reprendras le cours de tes voyages, jusqu'à ce que tu découvres des peuples qui n'aient aucune connaissance de la mer, et qui n'assaisonnent pas de sel leurs aliments» (1). Les animaux n'en sont pas moins avides que les

----

(1) *Note sur le mélange du sel marin aux aliments de l'homme* (*Gaz. méd.*, 1838, p. 301).

hommes, et, suivant l'expression de Haller, « il semble qu'il y ait dans le sel quelque chose qui convienne à la nature animale » : *Videtur omnino aliquid in sale esse, quod naturæ animali conveniat. Nam pene omnes gentes sale utuntur; ut etiam bruta animalia plera que, certe, quæ ruminent, sale delectantur, et ab ejus usu bene habent* (1). Dans les contrées chaudes de l'Amérique du Sud, on voit les bêtes à cornes et les chevaux lécher avidement les sels effleuris à la surface du sol; des bandes d'oiseaux se rassemblent aussi pour en manger, là où ces sels sont abondants (2).

M. Barbier évalue à la dose de trois gros à une once la quantité de sel marin qu'un homme ajoute, en vingt-quatre heures, à ses aliments, ce qui porterait à sept cents livres et même à quatorze cents la quantité qu'un sexagénaire aurait consommée.

Est-ce simplement à titre de condiment ou bien parce qu'un instinct les porte à la recherche d'une chose avantageuse à l'économie que les hommes usent du sel? On rapporte que des seigneurs russes, qui avaient voulu faire économie de cette dépense pour la nourriture de leurs vassaux, ont vu ces derniers tomber dans un état de langueur et de faiblesse, avec pâleur de la peau, tendance à l'œdème, et génération d'helminthes dans les intestins (3). Pourtant certaines peuplades nomades et peu industrieuses se passent absolument de sel, au dire de Haller, qui cite à cette occasion un assez bon nombre d'auteurs (4); mais il ne faut pas oublier que leurs aliments en contiennent une certaine quantité.

Il a paru digne d'intérêt de rechercher quelle pourrait être l'influence du sel marin sur le développement et l'état de santé des animaux domestiques. M. Boussingault a donné du fourrage à discrétion à de jeunes taureaux; quelques-uns recevaient en ou-

---

(1) T. VI, p. 219.

(2) Spix et Martius, *Reise in Brasilien*, t. II, p. 527.

(3) Barbier, *loc. cit.*, p. 301.

(4) *Elem. phys.*, t. VI, p. 219.

tre du sel mélangé à leurs aliments, les autres, non. Les premiers
ont produit, en consommant 100 kilogrammes de fourrage,
6,8 de poids vivant; les autres ont produit 7,2 (1). Le résultat
est à peu près nul ici. D'une autre part, M. Dailly a expérimenté
sur vingt moutons, divisés en deux lots de dix chacun. Le premier lot a reçu une ration de sel qu'on a refusée au second; les
deux ont eu à discrétion une bonne nourriture. Le lot à la ration
de sel a consommé un peu plus de fourrage que l'autre lot, et
a présenté, au bout de trois mois, un excès de poids de 8,50 (2).
Dans ce cas, le sel a eu une influence favorable au développement des animaux qui en ont fait usage. M. Plouviez, qui paraît
avoir fait des recherches, tout à la fois, sur l'homme et les animaux, a adressé à l'Institut une note qu'il termine ainsi :

1° « Le sel marin n'est pas seulement un coadjuteur à l'alimentation, mais un aliment comme le pain et la viande. » (Ceci
n'est pas exact.)

2° « Son emploi bien dirigé peut être d'un avantage immense
pour plusieurs classes de la société, chez lesquelles l'alimentation est insuffisante.

3° « D'après mes observations, le sel donne peut-être encore
plus de force, de vigueur, que d'embonpoint; aussi peut-il être
essentiellement utile chez les hommes chétifs, débiles, d'un
mauvais tempérament.

4° « Enfin, le sel donné à dose suffisante peut remplacer avantageusement une partie de la ration de la race chevaline » (3).

A côté de l'usage du sel, on peut rencontrer l'abus. On connaît les mauvais effets des salaisons dans le régime des navigateurs.

M. Bardeleben a observé ce fait singulier, mais pour le moment stérile, qu'une certaine dose de sel, mise directement dans
l'estomac d'un chien par une fistule gastrique, détermine des

______

(1) Séance de l'Acad. des sciences du 12 avril 1847.
(2) *Ibid.*
(3) Séance de l'Acad. des sciences du 8 mars 1847.

effets généraux qu'on n'observe pas lorsque la même dose de sel a été avalée (1).

Ce n'est pas seulement pour entretenir dans le sang la proportion normale de chlorure de sodium que l'adjonction de ce sel aux aliments est utile ; elle a un autre avantage que Liebig (2) vient de signaler. Le chlorure de sodium convertit en phosphate de soude une partie du phosphate de potasse que les aliments ou la résorption qui s'exerce dans les muscles font parvenir dans le sang. Or, nous verrons que, de tous les sels, le phosphate de soude est celui qui se prête le mieux à l'absorption et à l'élimination de l'acide carbonique, ce qui lui permet d'intervenir dans les phénomènes de la respiration. Il est des localités où le froment et les différentes graines légumineuses renferment plus de phosphate de soude que de phosphate de potasse. L'emploi du sel marin n'est pas de rigueur dans ces localités. Mais lorsque le froment, l'orge, l'avoine, les tubercules, et certains végétaux à feuilles touffues, ne renferment que des sels de potasse, comme cela a lieu dans l'Odenwald, la Saxe et la Bavière, il est évident que l'adjonction d'une notable quantité de sel marin aux aliments est indispensable.

J'ai dit que le phosphate de chaux était nécessaire aux animaux qui croissent, et que les aliments le contenaient, de sorte qu'il n'y avait pas à s'occuper de l'introduire dans l'économie. Mais si les aliments n'en fournissaient pas une quantité suffisante, le développement des os se ferait mal. M. Chossat a nourri des pigeons avec des graines bien triées et de l'eau ; il a pris des précautions pour empêcher qu'ils n'avalassent des graviers, et il a constaté que les os de ces oiseaux étaient excessivement minces et faciles à fracturer. De jeunes poulets élevés chez moi cet hiver, dans une pièce où ils ne pouvaient trouver de graviers, man-

----

(1) Séance de l'Institut du 25 octobre 1847.

(2) *Sur les principes des liquides de la chair musculaire* (traduction dans les *Annales de Chimie et de physique*, 3e série, t. XXIII, juin 1848, p. 183 et suiv.).

I.

geaient les coquilles d'œufs avec plus d'avidité que le contenu. Mais l'instinct qui porte les gallinacés à avaler de petits cailloux pourrait bien se rapporter aussi, comme nous le dirons plus loin, aux fonctions du gésier.

Quant au *fer*, les aliments l'introduisent habituellement en quantité suffisante pour les besoins de l'économie ; certaines circonstances exigent parfois qu'on l'ajoute au régime. On pourrait dire que ce métal est alors donné tout à la fois à titre de médicament et d'*aliment*.

Il serait contraire aux plus vulgaires notions de chimie d'admettre que, chez les animaux qui mangent de la terre, c'est cette terre même qui est nutritive. Il est évident que le lombric terrestre absorbe les parties organiques du terreau ou de la terre qu'il fait passer au travers de son appareil digestif, et non la substance minérale elle-même. La terre cède alors ses principes organiques à l'animal, comme elle les donne aux radicules des plantes. D'autres fois, et par exception, certains animaux et même des hommes, ainsi que nous l'avons dit, poussés par la faim, soulagent leurs angoisses en remplissant leur estomac de terre, de pierres friables, ou d'autres substances minérales ; mais on ne peut supposer qu'ils aient digéré ces matières inorganiques. Enfin on voit quelques populations, par suite de goûts bizarres ou dépravés, ajouter à leurs aliments, en guise de condiments, certaines compositions argileuses ou autres, qui tantôt sont inertes, tantôt nuisibles, mais qui, à coup sûr, ne peuvent être réparatrices. Haller (1) et Burdach (2) ont rassemblé (le dernier avec trop peu de critique peut-être) un grand nombre de faits relatifs aux hommes ou aux animaux géophages, faits empruntés à Redi, Borelli, Swammerdan, Réaumur, Pallas, Bonnet, Treviranus, etc. J'en citerai quelques-uns, et il vous sera facile de les rapporter à l'une des trois catégories que j'ai établies. Les lombrics, les larves de tipules, les larves d'é-

---

(1) *Elementa physiologiæ*, t. VI, p. 213.
(2) *Traité de physiol.*, t. IX, p. 258 et suiv.

phémères, certains vers marins, ne mangent que de la terre ou de l'argile. Pressés par la faim, des loups, des sangliers, des jaguars, ont rempli leur estomac de terre. Des souris ont, dit-on, rongé du plomb et de l'étain. Sans être poussés par la faim, et pour satisfaire à un goût bizarre, les Péruviens mangent quelquefois une argile d'une odeur agréable. Une argile dite *comestible*, et qui ne contient pourtant que du talc et du mica, se vend sur les marchés de la Bolivie. Les nègres de Guinée joignent à leur riz une terre savonneuse! Quelques gens étalent sur leur pain, en guise de beurre, une substance minérale nommée *beurre de montagne;* enfin (car de quoi ne s'est-on pas avisé?) une farine dite *fossile*, qui, comme on le pense bien, ne contient aucuns principes alibiles, a pourtant été essayée comme aliment!

A part les espèces *géophages* proprement dites, qui se nourrissent des matières organiques que la terre contient, tous les autres animaux peuvent être divisés en *carnivores, herbivores* ou *frugivores*, et *omnivores.*

Presque tous les animaux des classes inférieures sont *carnivores*. Les espèces les plus petites en trouvent de plus infimes encore, qu'elles avalent, et ces dernières se nourrissent aussi de matières animales. Les infusoires, les rhizopodes, les entozoaires, les polypes, la plupart des annelés, moins les insectes, vivent de matières empruntées au règne animal; bon nombre de mollusques sont dans ce cas. Parmi les vertébrés, les deux groupes inférieurs, reptiles et poissons, renferment beaucoup plus de carnivores que d'herbivores. Dans les vertébrés supérieurs, les distinctions s'établissent assez nettement pour un grand nombre, pris soit parmi les oiseaux, soit parmi les mammifères. La plupart des grands quadrupèdes sont herbivores, et la chose est sagement instituée, car autrement ils eussent dépeuplé la surface de la terre, ou l'homme eût dû les faire disparaître.

Un très-grand nombre d'animaux empruntent, à peu près indifféremment, leurs aliments aux règnes animal et végétal. Les passereaux mangent les insectes et pillent les fruits et les graines; le renard, malgré ses dents carnassières, ne dédaigne pas les fruits; et les gallinacés, malgré leur gésier propre à broyer les graines, sont avides d'insectes et de viandes; les souris, les rats, les surmulots, rongent tout ce qu'ils trouvent.

La nature n'a donc pas imprimé si profondément dans chaque animal sa destination à se nourrir de chair ou de végétaux, qu'on ne puisse peu à peu, et par l'habitude, changer tout à fait son régime, convertir un herbivore en carnivore, et nourrir un carnassier de végétaux; tant l'organisation des animaux est souple à être modifiée. Des vaches, des brebis, des chevaux, sont devenus ichthyophages entre les mains de l'homme. Les autorités qui établissent ce fait sont imposantes; Haller les cite (1). Des chevaux arabes ont été mis au régime de la chair. Des pigeons, que Spallanzani avait nourris de viande, ne voulaient plus accepter de graines. On a engraissé des lapins avec du sang humain (2). D'une autre part, des quadrupèdes carnassiers, des oiseaux de proie, ont pu être exclusivement nourris d'aliments végétaux. La notion du fait est vulgaire pour le chien, qui se contente de pain. Aldrovande rapporte qu'un milan a vécu de pain, et Borrichius atteste la même chose d'un aigle, qui de plus prenait de l'orge (3). Enfin, un même animal peut être herbivore à une époque de sa vie, et carnivore à une autre époque. Tel est l'animal qui, à l'état de têtard, mange la lentille aquatique, et se nourrit de matières animales quand il a passé à l'état de grenouille. D'une autre part, les mammifères herbivores prennent exclusivemont du *lait*, c'est-à-dire une nourriture animale, dans les premiers temps de leur vie.

Analogie de composition entre les aliments tirés du règne animal et ceux du règne végétal.

Les faits que je viens de citer pouvaient paraître merveilleux il y a cent ans; ils s'expliquent aujourd'hui avec la plus grande facilité par la connaissance que nous avons acquise de la compo-

---

(1) *Elem. physiol.*, t. VI, p. 191.
(2) Behrens, *Diæt.*, p. 175.
(3) Haller, *Elem. physiol*, t. VI, p. 191.

sition intime des substances organiques, qu'elles proviennent des
animaux ou des végétaux. Déjà l'explication avait été pressentie
par Haller, qui dit, à propos des observations précédentes :
*Hæc eo minus debent absona videri, cum et ipsa animalia
tamen vegetabilibus succis alantur, unoque gradu inter-
medio leo a gramine distet, quod in bovis carnes mutatum
rapit : atque adeo non maximum inter succos animales et
vegetabiles discrimen sit* (1). On pourrait même dire aujour-
d'hui qu'entre le gramen et le lion, le bœuf ne forme pas un
intermédiaire obligé, puisque le pain, produit du gramen, peut
suffire à l'entretien d'un animal carnassier, et contient les principes immédiats de la chair.

Dans la septième leçon des Prolégomènes, je vous ai montré
(pages 165 et 166), d'après MM. Dumas et Liebig, que les principes immédiats fondamentaux, *l'albumine*, la *caséine*, la
fibrine, existaient dans les végétaux comme dans les animaux.
Je n'y reviendrai point ici.

Ne concluons point cependant à une identité parfaite entre
l'aliment végétal et l'aliment animal. Les différences si saillantes
dans la conformation du tube digestif, entre l'herbivore et le
carnivore, prouvent que les deux espèces d'aliments ne cèdent
pas, à égal volume, une même proportion de matériaux alibiles,
et qu'il faut une plus longue élaboration à l'une qu'à l'autre.

L'aliment végétal en général diffère de l'aliment animal :
1° en ce qu'il contient, à égalité de volume, une proportion incomparablement moindre de principes immédiats azotés. Or, ces
principes étant la source de la réparation du corps, et pouvant
seuls devenir chair, il faut introduire une grande quantité
d'aliments végétaux pour équivaloir à une quantité modérée de
matière animale. Voyez l'énorme masse de fourrage qu'un rumi-
nant ou un cheval introduisent, à chaque repas, dans leur estomac ! 2° L'aliment végétal diffère encore de l'animal en ce qu'il
contient, avec des principes azotés, d'autres principes immédiats

---

(1) *Loc. cit.*, p. 191.

ternaires non azotés, qui manquent dans la chair, ou qui du moins n'y sont représentés que par la graisse. C'est ainsi que les fécules, le sucre, les matières grasses, etc., se trouvent joints à des principes azotés dans une foule d'aliments végétaux. Ce ne peut être là une circonstance insignifiante. 3° Certains aliments végétaux sont complétement privés de principes azotés, et en conséquence ils diffèrent essentiellement des parties animales. 4° Enfin, l'usage exclusif de l'une ou l'autre espèce d'aliment entraîne, dans la constitution, des modifications assez importantes, sur lesquelles j'appellerai bientôt votre attention.

Quelle est l'espèce d'aliment naturelle à l'homme?

L'homme est-il naturellement herbivore et frugivore, comme l'a dit Rousseau ; est-il *carnivore*, comme l'a dit Helvétius ; est-il l'un et l'autre, ou l'un plus que l'autre ? Question souvent débattue, et qui perd un peu de son intérêt et de son importance après les considérations que je viens de vous présenter. Il faut pour la résoudre examiner ce qui a été, ce qui est encore, en différents points du globe ; ou bien encore il faut examiner l'appareil digestif de l'homme, et le mettre en regard des mêmes parties chez un carnivore et un herbivore.

Il y a quelque raison de croire qu'avant de travailler les métaux, de cultiver la terre, de chasser les bêtes sauvages, ou même de réduire à l'état de domesticité ces animaux plus doux qui nous fournissent aujourd'hui leur lait et leur chair, l'homme s'est nourri presque exclusivement (en certains lieux au moins) de plantes et de fruits. Telle était peut-être la condition des hommes que nos plus anciennes annales placent dans ces régions fortunées de l'Asie, où la nature produit spontanément les dattes et une foule de fruits et de plantes alibiles, tandis qu'elle n'avait donné que quelques baies à l'Europe, si nous en croyons le catalogue d'un botaniste cité par Haller (1). On a fait quelques

______

(1) *Elem. physiol.*, t. VI, p. 195.

plaisanteries sur les glands, dont, au dire des poëtes grecs, se seraient nourris nos premiers pères; mais ces glands sont doux et nutritifs en plusieurs pays. Le hasard, les traditions, augmentèrent le nombre des végétaux et des différentes parties des végétaux dont l'homme connut les propriétés alibiles. Plus avancés dans les arts, les hommes cultivèrent les graminées; puis après avoir soumis les ruminants, le cheval et le chameau, ils ajoutèrent le lait et quelques-unes de ses préparations à leurs aliments.

Telle fut, dit-on, pendant un certain nombre de siècles, la nourriture des hommes. Le physiologiste se demande si elle peut suffire à entretenir la vie. L'expérience répond affirmativement, et même l'addition du lait n'est pas nécessaire, si ce n'est dans la première enfance. En effet, quelques habitants de la Perse se contentent de dattes; les brahmes, de fruits et d'eau; les habitants des Apennins vivent de châtaignes; l'usage de la viande est interdit dans plusieurs cloîtres. Un homme de la connaissance de Haller était parvenu à une vieillesse avancée sans avoir jamais goûté de viande. Accidentellement ou par caprice, des hommes habitués à un autre régime ont pu se mettre sans inconvénients à la diète végétale. Newton vécut de pain, d'eau et de vin, pendant qu'il écrivit *l'Optique*. Haller a multiplié les citations de faits de ce genre dans son remarquable article sur les aliments. D'autres individus ont vécu exclusivement de lait.

Faut-il conclure de tout cela que l'homme est destiné par sa nature à la nourriture végétale? Non; car l'examen de ce qui se passe ailleurs nous donnerait bientôt un démenti.

Certaines peuplades jetées sur un littoral aride et stérile, ou bien plus favorablement installées, mais inhabiles à cultiver le sol, se sont nourries ou se nourrissent, même exclusivement, de poissons. Les habitants des îles Hébrides, au voisinage de l'Écosse, étaient anciennement ichthyophages; ceux du golfe Persique et des bords de la mer Rouge le sont encore aujourd'hui; il en est de même des Samoïèdes, des Ostiaks, des Kamtschadales, des Esquimaux, des Groenlendais, etc.

Ailleurs on voit quelques tribus chasseresses se nourrir exclusivement de la chair des animaux.

Il résulte de ces faits qu'un régime exclusivement végétal ou exclusivement animal peut entretenir la vie de l'homme. Il y a là, il faut en convenir, une forte présomption en faveur de sa destination à être *omnivore*, et cette présomption se fortifie par l'examen *de ce qui est presque partout;* car ce n'est qu'exceptionnellement qu'on voit l'homme se contenter de végétaux ou de chair. Il y a d'ailleurs des inconvénients attachés pour nous à l'usage exclusif de l'une ou de l'autre espèce d'aliments.

Le régime végétal, lorsqu'il est substitué à un *régime mixte,* cause à peu près constamment une diminution des forces musculaires et de l'action cérébrale. Haller, qui en avait essayé pour combattre les accès de goutte auxquels il était sujet, dit : *Semper sensi debilitatum universum corpus, ad labores ad Venerem inertius.* Cheyne et Robinson ont fait la même remarque (1). L'auteur d'un intéressant article ayant pour titre *un Carême* (2) conclut, d'observations faites sur lui-même avec une exactitude rigoureuse, que c'est un assez détestable régime que celui dont on exclut la chair.

Les ouvriers anglais consomment plus de viande que les ouvriers français, et ils font plus de besogne qu'eux en un temps donné. On observe aussi moins d'énergie morale et de force corporelle chez les peuples qui ne font pas usage de viande. Les Indiens, mangeurs de riz, subissent patiemment le joug de l'Angleterre. Ajoutons que certains estomacs ne peuvent en aucune façon s'accommoder de la diète végétale; mais ce fait, rentrant jusqu'à un certain point dans la pathologie, peut être négligé pour la question qui nous occupe.

D'une autre part, un régime entièrement animal augmente vicieusement la formation d'acide urique, prédispose à la goutte, aux tophus articulaires, à la gravelle, aux calculs vésicaux.

---

(1) Haller, *Elementa physiol.,* t. VI, p. 199.
(2) *Gaz. méd.,* 1844, p. 113.

Tout cela plaide en faveur d'une nourriture mixte; l'examen de l'appareil digestif de l'homme conduit à la même conclusion.

Cet appareil tient le milieu entre celui de l'herbivore et celui du carnivore, en se rapprochanf plus toutefois du premier que du second, surtout par la conformation des dents et de l'articulation temporo-maxillaire, comme il sera dit à propos de la mastication.

L'homme n'a pas plusieurs poches stomacales, comme les ruminants; mais certains herbivores ont comme lui l'estomac uniloculaire : tels sont, par exemple, le cheval et le sanglier. Parmi les estomacs uniloculaires, ceux qui appartiennent aux herbivores ont des caractères qui les distinguent. La partie comprise à gauche du cardia forme un grand cul-de-sac, les deux orifices sont relativement plus rapprochés, et la grande courbure est excessivement développée par rapport à la petite. A l'intérieur (cela au moins se voit sur le cheval), la membrane muqueuse a un aspect tout à fait différent à gauche et à droite. Sous tous ces rapports, l'estomac de l'homme tient encore le milieu entre l'estomac de l'herbivore et celui du carnivore. L'intestin de l'homme n'est ni aussi court, par rapport à la longueur du tronc, que celui du chat ou du lion, ni aussi long que celui du bélier. Le cœcum de l'homme l'emporte sur le cœcum rudimentaire des carnivores, mais il est bien loin d'atteindre aux immenses proportions du cœcum du cheval, du bœuf ou du mouton. Enfin, l'homme possède, et les carnivores n'ont pas en général ces cellules du colon qui, chez les animaux herbivores, rendent l'aspect du gros intestin tout à fait différent de celui de l'intestin grêle. Il y a, enfin, une analogie qui ne doit point être dédaignée dans cette question, et qui me parait tout à fait concluante, c'est que l'orang-outang (ce demi-homme), dont les mâchoires ressemblent tant aux nôtres, est omnivore, mais principalement frugivore.

Quelques physiologistes, en admettant que l'homme est plus herbivore que carnivore, ont agité la question un peu futile de savoir de combien il était plus l'un que l'autre, et Broussonnet a voulu calculer ce rapport d'après la disposition des mâchoires, lesquelles contiendraient vingt dents d'herbivore ou frugivore, et seulement douze dents de carnivore!

Il vaut mieux, sur cette question, consulter, examiner les faits. Or, ils nous apprennent que l'usage de la viande est plus impérieusement réclamé dans les pays froids, tandis que les exemples de diète végétale sont presque tous empruntés aux pays chauds. « La santé vigoureuse des Arabes, dit M. Labat, ex-médecin du vice-roi d'Égypte, est due à leur sobriété, dans ce climat brûlant... Un peu d'eau dans une outre et de farine dans un sac suffisent au Bédouin et au fellah (1). Les Européens contractent des maladies graves dans les pays chauds, parce qu'ils y transportent leur intempérance. »

Les éléments du corps des animaux proviennent-ils en totalité des aliments ?

Par *éléments* j'entends ici, d'après le langage de la chimie moderne, les corps simples qui, par leurs combinaisons, donnent naissance à tous les principes immédiats des animaux.

La respiration et l'absorption cutanée n'introduisent que de l'oxygène et éventuellement de l'eau (la quantité d'azote exhalée l'emportant sur la quantité absorbée); tout le reste doit donc provenir des aliments, à moins qu'on ne suppose, avec quelques physiologistes, que l'organisme peut former de toutes pièces des corps réputés simples. J'ai traité cette question dans la deuxième leçon, et j'ai refusé de reconnaitre aux corps vivants la prérogative merveilleuse qu'on leur avait accordée (voyez page 64).

Les aliments non azotés peuvent-ils suffire à l'entretien de la vie ?

Cette question se trouve résolue par ce qui précède. Il est évident que si les animaux ne reçoivent pas d'azote par la respi-

---

(1) *Journal des connaissances médico-chirurgicales*, octobre 1833, p. 52.

ration et sont impuissants à le créer de toutes pièces, il faut qu'ils le reçoivent par leurs aliments. Cependant, comme une solution expérimentale ne doit pas être négligée, alors même que l'induction seule paraîtrait suffire pour établir un point de doctrine, je vais vous faire connaître les faits qui se rapportent à celui-ci.

Et d'abord, vous êtes trop instruits en chimie pour conclure qu'un animal peut vivre sans aliments azotés, parce qu'il peut se passer de chair, d'œufs et de lait. Vous savez que diverses parties des végétaux, et notamment les graines (page 163), contiennent une certaine proportion de ces principes immédiats azotés qui constituent les tissus et les humeurs des animaux. Les sucs végétaux, les racines, renferment aussi des matériaux azotés. On rapporte que, en 1750, une caravane d'Abyssiniens, ayant consumé toutes leurs provisions, étaient menacés de périr d'inanition, lorsqu'ils firent la découverte de plusieurs sacs de gomme parmi leurs marchandises. Cette substance fit, dit-on, vivre, pendant deux mois, plus de mille personnes (1). Cette anecdote, dont nous ne connaissons peut-être pas toutes les particularités, n'a pas pour nous la rigueur d'un fait expérimental. On pourrait objecter d'ailleurs que la gomme, si elle n'est purifiée, n'est pas complétement exempte de matériaux azotés. Nous ne tirerons non plus aucune conclusion de l'assertion d'Adanson, que les Maures nomades se nourrissent *presque* exclusivement de gomme du Sénégal (2). La question que nous agitons n'est pas de savoir si les aliments non azotés peuvent concourir à l'entretien de la vie, mais de savoir si, seuls, ils peuvent l'entretenir. Voyons ce que les expériences nous apprennent à ce sujet.

M. Magendie (3) mit un petit chien à l'usage du sucre blanc et de l'eau distillée; on ne lui donnait pas autre chose. Pendant

---

(1) Hassequits, *Voyages and travels in the Levant*, p. 298.
(2) *Mémoires de l'Acad. des sciences*, 1778, p. 26.
(3) *Précis élémentaire de physiologie*, t. II, p. 499 et suiv.

huit jours, l'animal se trouva bien de ce genre de vie, puis il commença à maigrir. A trois semaines, la maigreur augmenta, les forces diminuèrent, l'animal perdit sa gaieté, et son appétit fut moins vif. Bientôt une ulcération parut sur l'une des cornées, puis sur l'autre. Les ulcérations augmentèrent; l'œil se perfora, se vida; la faiblesse et l'émaciation devinrent extrêmes, et la mort eut lieu le trente-deuxième jour de l'expérience. L'urine et la bile, analysées par M. Chevreul, avaient pris les qualités de l'urine et de la bile des herbivores; il n'y avait plus de graisse, et les muscles étaient réduits de plus des cinq sixièmes de leur volume.

Un second chien, soumis au même régime, succomba le trente-quatrième jour, après avoir éprouvé les mêmes phénomènes. avec cette différence pourtant, que l'ulcération de la cornée ne commença que le vingt-cinquième jour, de sorte que la mort eut lieu avant que l'œil fût perforé. Même état des muscles, de la bile et de l'urine.

Deux chiens, jeunes et vigoureux, reçurent pour toute nourriture de très-bonne huile d'olive et de l'eau distillée. Ils parurent s'en trouver bien pendant environ quinze jours, après quoi ils éprouvèrent la série d'accidents mentionnés plus haut, moins l'ulcération de la cornée. Ils succombèrent tous les deux vers le trente-sixième jour de l'expérience. Même état des cadavres.

Plusieurs chiens furent nourris avec de la gomme; ils succombèrent aussi.

Enfin, un chien a été mis au régime du beurre. Il a parfaitement supporté ce régime pendant quinze jours, après quoi il a commencé à maigrir. La cornée de son œil droit s'est ulcérée, et il est mort au trente-sixième jour.

De ces expériences, M. Magendie a conclu que les animaux ne pouvaient vivre sans aliments azotés. Elles ont cependant soulevé quelques objections. On a dit que le défaut de nutrition pouvait provenir de ce qu'on n'avait donné qu'une seule espèce d'aliment, et non de ce que l'aliment n'était pas azoté. On a objecté aussi que c'était mal choisir le sujet de l'expérience que de prendre un carnivore pour étudier les effets d'une nourriture non azotée.

La première objection a surtout été mise en avant par M. Londe (1). Dans le but de prouver que des aliments non azotés peuvent soutenir la vie, si on a l'attention d'en donner plusieurs à la fois, au lieu de faire l'expérience sur un seul, il a nourri avec les substances suivantes, *riz, pommes de terre, beurre, huile, sucre, sel, eau filtrée,* données trois à la fois, de jeunes chiens qui se sont parfaitement bien trouvés de ce régime.

Cette première partie de la réfutation entreprise par M. Londe n'était pas fondée. MM. Leuret et Lassaigne ont fait observer que, parmi les sept substances indiquées, il n'y en a que deux qui bien certainement ne contiennent pas d'azote: ce sont l'huile et le sel. Trois autres en renferment très-probablement : ce sont le sucre, à moins qu'il ne soit très-pur; l'eau filtrée, qu'il aurait fallu distiller ; le beurre, que l'on devrait avoir préalablement fondu. Restent donc le riz et les pommes de terre : or, ces dernières, d'après l'analyse de Vauquelin, contiennent de l'albumine, et dans le riz, M. Braconnot a constaté l'existence d'une matière végéto-animale, et M. Vogel celle de l'albumine (2).

Quant à l'assertion qu'un seul aliment ne peut nourrir, je l'examinerai plus loin ; mais fût-elle absolument fondée, il n'en découlerait pas qu'un animal peut vivre sans substances azotées. Tout ce qu'on en pourrait conclure, c'est que les animaux mis en en expérience par M. Magendie avaient deux causes de mort au lieu d'une.

La deuxième objection, à savoir que les expériences dont nous nous occupons ne prouvent rien, parce que c'est un *carnivore* qu'on a soumis à un régime alimentaire non azoté, impliquerait que si l'aliment non azoté n'a pu entretenir la vie, ce n'est pas *faute de pouvoir nutritif,* mais *faute d'avoir été digéré.*

Je ne pense pas que cette explication soit admissible. A la vé-

---

1) Note sur les aliments (*Archives gén. de méd.*, t. X, p. 51).

2) *Archives gén. de méd.*, t. X, p. 323 et 324.

rité, MM. Leuret et Lassaigne disent avoir retrouvé dans les excréments des animaux nourris exclusivement avec du sucre, ou de l'huile, ou de l'amidon, une partie de ces matières encore reconnaissables (1); mais ils n'ont pu s'assurer que la totalité eût échappé à l'action digestive. D'ailleurs, ils conviennent qu'il y avait une notable formation de chyle. Avant eux, M. Magendie avait insisté sur la conversion de ces substances en chyme, qui, dit-il, fournissait ultérieurement un chyle abondant (2). Ce chyle était même très-laiteux, très-émulsionné, quand on avait nourri l'animal avec de l'huile.

Si pourtant ces remarques ne pouvaient vous convaincre, vous seriez obligés de vous rendre aux expériences de Tiedemann et Gmelin, expériences faites sur des animaux qui digèrent incontestablement les végétaux (3).

Après s'être assurés que 3 onces d'orge par jour suffisent pour entretenir, sans amaigrissement, une oie du poids de 8 livres, ils mirent un de ces animaux, pesant 5 livres 12 onces, à l'usage de la gomme arabique pure (3 onces par jour), avec de l'eau à discrétion. Il survint une diarrhée persévérante, et la mort eut lieu au bout de quinze jours. Le corps avait perdu une livre de son poids, le sang était diffluent et décoloré. Dans ce cas, la digestion n'avait pas eu lieu, au moins dans les dernières vingt-quatre heures, car on trouva de la gomme dans toute l'étendue du canal intestinal.

Il n'en fut pas de même d'une oie pesant 6 livres et 1 once, laquelle fut mise au régime du sucre. Celle-ci ne mourut qu'au trente-deuxième jour, et on ne trouva de sucre que dans la partie supérieure de l'intestin. Il avait donc été digéré.

Une oie, nourrie avec de l'amidon de froment et pouvant boire à discrétion, mourut au vingt-huitième jour de l'expé-

---

(1) *Recherches physiologiques et chimiques pour servir à l'histoire de la digestion*, p. 194.

(2) *Loc. cit.*, p. 503.

(3) *Recherches expérimentales, physiologiques et chimiques sur la digestion*, t. II, p. 212.

rience. Elle avait cependant digéré l'amidon, car on n'en trouvait plus de traces à partir de la moitié inférieure de l'intestin grêle.

Enfin une oie de 8 livres moins un quart, nourrie avec l'amidon cuit, c'est-à-dire l'empois, dont elle prit à peu près 4 onces par jour, mourut au quarante-cinquième jour seulement, ayant perdu 2 livres 7 onces de son poids.

Je conclus de tout ce qui précède que *les aliments qui ne contiennent pas d'azote ne peuvent entretenir la nutrition.* Mais est-ce à dire qu'ils ne remplissent aucun rôle, qu'ils ne prennent aucune part à l'entretien de la vie? Ce serait soutenir une opinion paradoxale que les faits et le bon sens repoussent également.

Du rôle des aliments non azotés et des aliments azotés. Utilité de leur concours.

Nous venons de dire des aliments non azotés que, seuls, ils ne peuvent entretenir la nutrition; qu'ils ne peuvent donner aux tissus animaux entièrement composés (sauf la graisse) de principes immédiats azotés tous les éléments nécessaires à leur constitution. Mais on ne doit pas supposer que le produit qu'ils donnent par le fait de la digestion ne joue aucun rôle dans l'entretien de la vie. Comment admettre que cette énorme quantité de substances ternaires, *amidon, fécules, matières grasses,* etc., que les herbivores introduisent journellement dans leur estomac, n'ont d'autres usages que de servir de véhicule à une petite proportion de principes immédiats azotés, destinés à la régénération du corps? Comment supposer que, chez les hommes qui se nourrissent presque exclusivement de riz, ou de pommes de terre, ou de châtaignes, ou de pain, il n'y ait que la matière azotée qui soit employée à l'entretien de la vie? Si la logique rigoureuse du savant le conduisait à une telle conclusion des expériences précitées, je déclare que je lui préférerais le bon sens du vulgaire; mais heureusement la science ne conduit point à cette solution ridicule.

Déjà, Messieurs, je vous ai donné à entendre que, dans l'acception du mot *aliment,* il ne fallait pas comprendre seulement l'idée d'une substance qui se joint, s'incorpore aux parties vivantes, aux tissus de l'économie ; je vous ai dit qu'il y avait de la matière organique détruite, que des produits de combustion étaient sans cesse rejetés hors du corps. Eh bien, les matériaux de cette combustion sont certainement, et pour la plus grande partie, fournis par les aliments non azotés.

Ainsi les produits de la digestion des principes immédiats non azotés pénètrent dans le sang, mais ils ne s'incorporent pas aux tissus du corps; ils sont soumis dans les capillaires à l'action de l'oxygène introduit par la respiration, et là ils fournissent principalement leur carbone comme aliment de cette lente combustion. En ce sens, on pourrait justifier l'opinion de Prout, qu'il faut tenir compte de la quantité de carbone contenue dans l'aliment; mais cet habile chimiste ne s'était pourtant pas placé au point de vue d'où nous envisageons ce sujet avec MM. Liebig et Dumas.

Vous comprenez, Messieurs, d'après cela, combien il est utile d'associer, dans le régime, les substances végétales aux chairs des animaux. Un sauvage, en consommant avec un seul animal un poids de fécule égal au poids de cet animal, pourra, dit Liebig, vivre en santé pendant un certain nombre de jours. Supposez maintenant que ce sauvage ne mange que des chairs : il devra consommer cinq animaux pour se procurer pendant le même nombre de jours la quantité de carbone indispensable pour la respiration. Il ajoute que 7 kil. $\frac{1}{2}$ de chair n'ont pas plus de carbone que 2 kil. d'amidon.

Chez les jeunes animaux qui sont encore à la mamelle et qui n'usent pas de substances végétales, les principes ternaires, riches en carbone et par conséquent combustibles, ne font pas défaut. Le carbone et l'hydrogène du beurre, le carbone du sucre de lait, sont employés à cet office.

Chez les animaux herbivores et omnivores, l'amidon, le sucre, la gomme, jouent le même rôle que le sucre de lait chez l'enfant à la mamelle. Ces substances ont, comme vous le savez, la plus grande analogie de composition. On peut se les représenter comme des combinaisons de carbone et d'eau. Ainsi, à égale quantité de charbon, il y a, pour l'amidon, 10 équivalents d'eau; pour le sucre et la gomme. il y en a 11 ; pour le sucre de lait, 12, et enfin, 14 pour le sucre de raisin cristallisé. Ne croyez pas toutefois que toutes ces substances pénètrent dans les vaisseaux, sans que la digestion les ait modifiées. Vous verrez que les choses se passent autrement, et que l'amidon, par exemple, a cessé d'être amidon dès qu'il est digéré; mais ce qu'il nous importe de constater ici, c'est que ces composés ternaires introduisent dans le sang du carbone qui y est brûlé par l'oxygène.

Enfin, chez les animaux carnivores, on pourrait croire, au premier abord, que l'alimentation est incomplète, faute de principes combustibles, et que ces animaux mettent la théorie en défaut. Mais la graisse, qui accompagne toujours les chairs, donne à la fois du carbone et de l'hydrogène pour la combustion. Ajoutons que les principes immédiats azotés fournissent aussi des aliments pour cette action de l'oxygène, ainsi que nous le prouvera la composition des urines. Il y a lieu toutefois de s'étonner qu'une dose si considérable de matériaux ternaires soit allouée aux herbivores pour l'entretien de la température animale, tandis que les carnivores en reçoivent à peine. Liebig, qui a pressenti cette objection, explique cette différence en disant que le travail de renouvellement du corps étant beaucoup plus lent chez les herbivores que chez les carnivores, et fournissant par conséquent moins de matériaux pour la respiration, cela avait rendu nécessaire l'ingestion d'une grande quantité de principes ternaires combustibles. L'explication est ingénieuse, mais il faut bien avouer qu'elle est toute théorique.

Le rôle des principes immédiats non azotés se borne-t-il à ce que nous venons de dire? Sont-ils exclus de toute participation à la formation des principes immédiats du sang et des tissus du corps? On a écrit à l'Institut il y a quelques années, et cela a surtout été soutenu par M. Gannal, que, dans les aliments féculents, c'était exclusivement la fécule et non les matériaux azotés qui formaient la partie nutritive; que, par conséquent, le pouvoir nutritif y était en proportion de la quantité de fécule; que le gluten ne jouait dans la constitution du pain et dans le tube digestif qu'un rôle tout à fait mécanique ; que pendant la panification il formait un tissu aréolaire propre à retenir les gaz, et que, pendant la digestion, son rôle consistait à empêcher que la fécule ne traversât trop rapidement l'estomac et les intestins grêles; que ce gluten n'était pas digéré, et qu'on le retrouvait dans les fèces, et qu'enfin la puissance nutritive *des végétaux n'était pas en raison de la proportion d'azote qu'ils contiennent.* Cette dernière proposition a aussi été soutenue par mon collègue M. Trousseau, dans la thèse qu'il a composée à l'occasion du concours d'hygiène. « Que l'on prenne, dit-il, le riz et les haricots ; on verra que l'un ne contient que des vestiges d'azote, que les autres en renferment une proportion plus considérable que le froment, et cependant il est hors de doute que le riz nourrit mieux que les haricots, ou tout au moins qu'il nourrit aussi bien : ainsi de tant d'autres. » C'est par suite de ces idées qu'on a proposé de confectionner du pain avec la fécule de pomme de terre (1), et que l'Académie de médecine a reçu du gouvernement la mission de se prononcer sur la digestibilité et le pouvoir nutritif d'un pain préparé avec le riz, proposé par M. Arnal (2). Parmi les assertions émises à cette occasion, je vois celle-ci, que 8 onces de riz nourrissent autant que 24 onces de pain.

Je vais vous proposer, Messieurs, pour la question mise en discussion dans les deux académies, les éléments d'une solution que je crois neuve. Sans doute, au point de vue de l'hygiène, la question a été posée d'une manière pratique lorsqu'on a demandé quelle était la puissance nutritive d'un aliment féculent; mais pour nous, physiologistes, *ce qu'on appelle puissance nutritive se décompose en deux influences essentiellement distinctes.* En effet, d'une part, l'aliment peut contenir ou non

----

(1) Séance de l'Institut du 15 avril 1833 (communication faite par M. Gannal.
(2) *Gazette médicale de Paris*, 1835, p. 222 et 237.

des principes immédiats qui s'assimilent aux principes immédiats du sang et à ceux de nos tissus ; et, d'une autre part, il peut fournir des matériaux pour cette action chimique, dont la respiration apporte l'autre élément ; action chimique autre que l'assimilation , et qui a aussi son importance, puisque la chaleur animale, la force nerveuse et l'irritabilité musculaire, en dépendent assez prochainement. Il faut donc rechercher si ces deux propriétés de l'aliment existent dans les substances organiques non azotées.

Relativement à la faculté d'être assimilés, de concourir à la réparation du corps, d'être, en un mot, convertis en principes immédiats azotés, ou de concourir à la formation de ces principes immédiats, les substances féculentes, les sucres, ne pourraient remplir cet office qu'autant qu'ils recevraient de l'azote. J'avais pensé, à une certaine époque, que la respiration pourrait leur en fournir, et que l'azote, pénétrant dans le sang qui traverse le poumon, se combinait quelque part avec les substances ternaires introduites dans la circulation par l'absorption intestinale ; alors les substances non azotées auraient pu devenir réellement nutritives en passant à l'état d'albumine ou de fibrine.

J'ai dû renoncer à cette théorie en présence de ce fait singulier, que le poumon exhale ordinairement plus d'azote qu'il n'en absorbe.

Il n'est pas vraisemblable, non plus, que certains principes immédiats très-azotés cèdent une portion de leur azote aux substances ternaires pour en faire de l'albumine. Dans ce cas, d'ailleurs, l'animal ferait de la chair à ses dépens ; ce serait lui et non l'aliment qui fournirait à la réparation des pertes faites par le sang, et cela ne pourrait pas l'empêcher de mourir d'inanition, s'il ne recevait que cette espèce d'aliment.

Je ne crois pas non plus que les substances dont nous nous occupons se combinent dans le tube digestif avec de l'azote que la déglutition y introduirait, car nous retrouverons jusque dans le sang ces substances ternaires, modifiées à la vérité, mais encore privées d'azote.

Enfin, les principes immédiats du corps renfermant à l'avance tout le carbone qu'ils peuvent contenir, les aliments non azotés ne peuvent leur en fournir. Telle est au moins, sur ce dernier point de vue, l'opinion de Liebig.

Concluons donc que les matières non azotées ne peuvent être converties ni en sang ni en chair, et que si l'on n'a égard qu'à l'aptitude à être assimilé, il est inexact de dire que certains aliments peu ou pas azotés *nourrissent* plus que d'autres qui le sont davantage.

Mais nous avons dit que ce qu'on nomme pouvoir nutritif dans un aliment se résolvait pour nous en deux influences ou deux actions distinctes : 1° aptitude à être assimilé, 2° aptitude à subir l'action de l'oxygène introduit par la respiration dans le sang. Nous avons refusé le premier mode d'influence aux aliments non azotés, mais nous leur reconnaissons le second et à un très-haut degré. Or, comme cette dernière influence se lie à la chaleur animale, à l'action nerveuse, à la puissance contractile des muscles, à l'activité du mouvement de la vie, en un mot, il n'est pas étonnant qu'on ait dit que telle substance, riche en fécule et peu riche en azote, était plus nutritive que telle autre substance plus azotée. Vous comprendrez maintenant la valeur de cette assertion.

Si on insistait pour une propriété nutritive proprement dite, pour une aptitude à être assimilé; si on alléguait que l'usage des féculents donne de l'embonpoint, je ferais observer que la graisse. qui constitue principalement par son accumulation l'état d'embonpoint, n'est pas azotée; que les substances végétales contiennent plus ou moins de matière grasse, et qu'à tout prendre, les matières féculentes ou sucrées peuvent peut-être se convertir en graisse; mais cette dernière opinion obtiendra un examen approfondi quand nous traiterons des sécrétions.

Si on alléguait enfin que l'usage des féculents développe non-seulement la graisse, mais les *muscles*, je répondrais qu'à coup sûr ce ne sont pas les fécules qui ont produit la chair, puisque les muscles s'émacient, s'appauvrissent, chez les animaux nourris exclusivement de substances non azotées. Les muscles ne se développent qu'autant qu'il y a des principes azotés joints aux fécules, et c'est là le cas ordinaire dans les aliments féculents. Si l'assimilation de ces principes azotés se fait bien dans ces circonstances, c'est, je pense, parce que les produits des fécules, des sucres, des corps gras, fournissant amplement les matériaux de combustion, les principes azotés peuvent être employés presque en entier à la recomposition du corps. Ce n'est point ici une hypothèse; l'examen comparatif des urines d'un carnivore et d'un herbivore montre qu'il y a, chez le premier, beaucoup plus de substances azotées de brûlées que chez le second.

Voici quelle est, d'après M. Boussingault, la proportion d'azote dans divers aliments végétaux.

L'équivalent en froment étant représenté par 100, il est de 177 pour le riz, de 67 pour les pois, de 57 pour les lentilles, et de 56 pour les haricots, lesquels renferment, comme vous le voyez, la plus grande proportion d'azote (1). Le riz, qui n'en contient que très-peu, a été vanté comme jouissant au plus haut degré de la vertu nutritive; mais cette assertion n'a pourtant pas laissé que de trouver des contradicteurs à l'Académie de médecine. Cet aliment, introduit dans la soupe des soldats, ne les avait pas restaurés aussi complétement que le pain; il avait seulement augmenté la sécrétion urinaire, et occasionné chez plusieurs un grand dégagement de gaz dans le tube intestinal (2). Il n'est pas non plus exact de dire que le gluten est dépourvu de propriétés nutritives; nous montrerons bientôt que ce principe azoté est essentiellement réparateur.

Toutes les considérations qui précèdent portent sur les aliments non azotés en général; mais il en est un qui a été l'objet

---

(1) *Mémoire sur la quantité d'azote contenue dans les fourrages et sur leurs équivalents* (analysé dans les *Arch. gén. de méd.*, 3e série, t. II, p. 239).

(2) **Séances des 31 mars et 4 avril 1835.** Les soldats disaient, dans un langage pittoresque : *La soupe, avec votre diable de riz, se résout d'un côté en vent et de l'autre en pluie.*

d'expériences particulières, dont je vais vous exposer les résultats.

M. Chossat a nourri des pigeons et des tourterelles avec du sucre. Il a observé les signes généraux de l'inanitiation, avec cette particularité qu'au lieu de se refroidir, certains animaux avaient éprouvé une élévation sensible de leur température. Mais voici le fait le plus imprévu, de ceux annoncés par M. Chossat. Certains animaux ont éprouvé des selles bilieuses abondantes et sont morts très-maigres, tandis que d'autres, n'ayant point eu cette supersécrétion, offraient une notable quantité de graisse au moment de leur mort : d'où M. Chossat conclut que l'usage du sucre augmente tantôt la sécrétion biliaire et tantôt la sécrétion de la graisse (1).

Lorsque M. Chossat annonça ces faits à l'Institut, MM. Flourens et Dumas montrèrent quelque incrédulité relativement à l'augmentation de la graisse par le fait de l'usage exclusif du sucre; et depuis cette époque, le fait a été nié positivement par M. Letellier (2), dont les expériences sur ce sujet offrent un grand intérêt. Au lieu de priver d'eau les tourterelles sur lesquelles il a expérimenté, ce qui entraine une mort trop rapide et expose à prendre pour de la graisse nouvellement formée celle qui n'a pas été détruite par l'alimentation insuffisante, il a ajouté de l'eau au sucre, et prolongé ainsi la vie de ces oiseaux. D'une autre part, il a pris la précaution de peser la quantité de graisse que présentaient en moyenne sept tourterelles soumises à un bon régime, et il a constaté que cette moyenne était de 15,85, le poids du corps étant représenté par 100. Or, la moyenne de graisse des tourterelles mises au régime du sucre, et ayant succombé à ce régime, a été de 6,3 : le poids du corps étant tou-

---

(1) *Recherches expérimentales sur les effets du régime du sucre*, par M. Chossat (séance de l'Institut du 16 octobre 1843, et *Annales d'hygiène*, 1844, t. XXXI, p. 449).

(2) Séance de l'Institut du 1er avril 1843, et *Annales de chimie*, 1844, t. II, p. 150.

jours représenté par 100, elles ont donc perdu de la graisse, au lieu d'en acquérir. M. Letellier a vu en outre qu'un animal qui subit le régime du sucre rend plus d'acide carbonique que celui qu'on prive complétement d'aliments, ce qui concorde, tout à la fois, avec l'élévation de température observée dans quelques-unes des expériences de M. Chossat et avec les notions que je vous ai données touchant le rôle des substances non azotées dans l'économie. Nous reviendrons ailleurs sur quelques autres particularités de la digestion des sucres et des corps gras.

Quant au rôle des aliments azotés, il se trouve établi par ce qui précède. Ils servent évidemment à la formation des principes immédiats du sang, à la formation et la réparation des tissus ; enfin, ils donnent aussi un certain contingent, qui subit l'action de l'oxygène. S'il n'était fait aucune consommation de ces substances azotées, la vie pourrait s'entretenir par l'action seule des aliments privés d'azote; mais il n'en est pas ainsi, et l'on a calculé qu'un homme, à la *ration d'entretien*, consomme, en vingt-quatre heures, de 4 à 500 grammes de matières azotées fraîches ou environ 100 à 125 grammes de matières azotées sèches, ce qui équivaut à 16 à 20 grammes d'azote.

D'après les considérations que je vous ai exposées, nous pourrions, avec Liebig, diviser les aliments en *plastiques* et en *respiratoires*.

Les *aliments plastiques* sont : 1° la *fibrine végétale*, 2° l'*albumine végétale*, 3° la *caséine végétale*, 4° la chair et le sang des animaux qui contiennent les trois précédents, et quelques autres encore, dont vous trouverez plus loin l'énumération.

Les *aliments respiratoires* sont la *graisse*, l'*amidon*, la *gomme*, les *sucres*, la *pectine*, la *bassorine*, la *bière*, le *vin*, l'*eau-de-vie*, etc.

VINGT-CINQUIÈME LEÇON.

DES ALIMENTS.

(Suite.)

MESSIEURS,

Je vais continuer et terminer, dans cette leçon, l'histoire des aliments.

Un seul aliment peut-il suffire à l'entretien de la vie ?

Pour les principes immédiats non azotés, la chose est jugée ; ils ne peuvent suffire.

Pour les aliments azotés, la question a été posée d'une manière trop vague. Qu'entend-on par un *seul aliment?* Est-ce un principe immédiat, comme *gélatine, fibrine, albumine, caséine?* ou bien est-ce une seule des substances que, dans le langage du monde et de l'hygiène, on nomme *aliment,* comme le lait, les œufs, le pain, le riz, la chair, tel ou tel végétal? Il n'est pas nécessaire d'avoir poussé bien loin ses études en chimie pour savoir que chacun de ces derniers aliments est composé. Il faut donc étudier la chose, en premier lieu, par rapport aux principes immédiats, et ensuite relativement à ce qui, en pratique, constitue un seul aliment.

Parmi ces principes immédiats, la *gélatine* est celui qui a donné lieu à un plus grand nombre de travaux. On ne s'est pas seulement occupé de déterminer si, *seule,* elle pouvait nourrir : on a dû rechercher encore si, associée à d'autres aliments, elle contribuait pour sa part à la réparation du corps.

L'emploi si répandu de cette substance jetait un vif intérêt sur ces recherches, au point de vue hygiénique ; mais la question offre aussi à mes yeux un intérêt scientifique, que je vais vous signaler. Si, en effet, on peut élever quelques doutes sur les propriétés alibiles de la gélatine, c'est que ce principe immédiat diffère essentiellemunt des autres substances azotées qui font partie de nos aliments. Nos organes, vous le savez, ne renferment pas de gélatine, mais seulement des parties susceptibles de se convertir en gélatine entre les mains du chimiste ou dans les préparations culinaires. Or, il n'est point déraisonnable de mettre en doute que ce produit artificiel jouisse de la faculté de se reconstituer à l'état de tissu organique, par le fait de la digestion et de la nutrition. D'une autre part, la gélatine n'est pas une combinaison *protéique*, elle ne contient ni phosphore ni soufre, et, d'après cette considération encore, on peut supposer qu'elle ne peut se transformer ni en muscle, ni en cerveau, ni en nerf, ni en fibrine du sang, ni en albumine du sang, toutes substances qui sont protéiques (voyez pages 68 et suivantes).

Ceci posé, je vais vous donner un précis des travaux auxquels cette question a donné lieu.

Le fameux digesteur de Papin avait révélé, depuis plus d'un siècle, que les os contiennent une matière organique(1), lorsqu'au début de notre première révolution, temps de ferveur philanthropique, on s'occupa des moyens d'extraire cette matière organique et de l'utiliser. Changeux(2), Grenet (3), d'Arcet père (4), Proust (5), Cadet de Vaux (6), rivalisèrent de zèle pour atteindre ce double but, et le gouvernement s'associa à ce louable prosélytisme (7). On croyait alors qu'une livre d'os donne autant de

---

(1) *La Manière d'amollir les os et de cuire toutes sortes de viandes*, etc, nouvellement inventée par M. Papin, docteur en médecine; Paris, 1682.

(2) *Journ. phil.,* 1775.

(3) *Mémoires de Pelletier,* t. II.

(4) *Décade philos.,* 20 et 23 frimaire an III

(5) *Journal de physique,* t. LIII.

(6) *Mémoire sur la gélatine des os.*

(7) Papin avait proposé au roi d'Angleterre de préparer, avec les os, des gelées pour les maisons d'indigents, et la chose allait être acceptée, lorsqu'on

bouillon que 6 livres de viande, et que le bouillon d'os, sous les rapports diététiques, est préférable au bouillon de viande.

Au procédé de Papin, qui était dispendieux, dangereux, et qui donnait une gélatine altérée par l'excès de la chaleur. on avait substitué l'emploi des acides pour extraire la gélatine; mais en 1817, M. d'Arcet, continuateur des travaux de son père, appliqua en grand l'action de la vapeur à la préparation de la gélatine des os. Cette gélatine prit le nom de *gélatine alimentaire*. Grâce à l'application de ce procédé, on pouvait. suivant M. d'Arcet, de *quatre bœufs* en faire *cinq*.

L'ancienne Faculté de médecine, consultée par la Société philanthropique sur la gélatine de M. d'Arcet, n'avait pas mis en doute ses *facultés nutritives*.

Des appareils furent donc créés dans divers hôpitaux de la capitale et des provinces, pour extraire des os, à l'aide de la vapeur, la gélatine, qui dut remplacer dans le bouillon des malades une certaine quantité de viande. Ainsi, une dose de bouillon qui aurait exigé 2 kilogrammes de viande par exemple, était obtenue avec 500 grammes de viande, seulement, et 60 grammes de gélatine sèche, lesquels tenaient lieu de 1500 grammes de viande.

Mais bientôt il y eut des plaintes dans divers établissements, et elles portaient sur l'apparence louche de ce bouillon, sur son odeur et sa saveur peu agréables, sur sa putrescibilité, sur la teinte rouge qu'il donne à la chair qu'on y fait cuire, sur ce qu'il ne restaurait pas bien; sur ce qu'il donnait de la soif, troublait la digestion, et causait de la diarrhée.

Pourtant la confiance n'était pas détruite, et des milliers de

---

s'avisa de suspendre, au cou des chiens de chasse du roi, une requête par laquelle ils le suppliaient de ne pas les priver d'une nourriture qui leur revenait de droit. Une telle requête, qui avait eu plein succès près de Charles II, eût été fort mal accueillie sans doute, cent ans plus tard, par le gouvernement français, lequel faisait imprimer, dans les instructions destinées à répandre l'usage de la gélatine : « Un os est une tablette de bouillon formée par la nature. — Un étui, un manche de couteau, une douzaine de boutons d'os, sont autant de bouillons volés à l'indigence ! »

rations étaient distribuées journellement, lorsque M. Donné annonça positivement à l'Académie des sciences (1), d'après des expériences faites sur lui-même et sur des chiens, que la gélatine était peu ou pas nutritive. M. Donné avait introduit la gélatine, pour une notable quantité, dans son régime : il avait rapidement perdu 2 livres de son poids; il s'était senti continuellement tourmenté par la faim, et avait éprouvé même de véritables défaillances. Une tasse de chocolat et deux petits pains à café l'avaient mieux nourri que deux litres et demi de bouillon à la gélatine, accompagnés de 80 à 100 grammes de pain. Quant aux chiens mis en expérience, ils avaient promptement manifesté du dégoût pour la gélatine et s'étaient enfin laissé mourir auprès de cet aliment, sans y toucher.

Un peu plus tard, M. Gannal, fabricant de colle forte, ayant fait la remarque que les rats ne touchaient ni à la gélatine ni à la colle, se mit, avec cinq personnes de sa famille et quelques élèves du Val-de-Grâce, au régime de la gélatine, qu'il associait à une certaine proportion d'autres aliments. Mais il ne put tenir longtemps à cette nouvelle alimentation ; il ne put aller au delà de la soixantième expérience, et les membres de sa famille y avaient renoncé plus tôt (2). L'introduction de la gélatine dans le régime ne permet point, suivant M. Gannal, de diminuer la quantité d'aliments dont on fait habituellement usage, et cette introduction devient même nuisible quand elle est faite en très-grande quantité. Ces expériences avaient eu pour témoin M. Serullas.

Pendant que ces recherches commençaient à ébranler la confiance qu'on avait eue jusqu'alors dans les propriétés nutritives de la gélatine, un travail remarquable, auquel avait pris part un homme extrêmement ingénieux et habile, tendait à réhabiliter, en partie, cette substance dans l'opinion des hygiénistes et des physiologistes; je veux parler du mémoire de MM. Edwards aîné

---

(1) Séance du 6 juin 1831.
(2) Séance de l'Institut du 1er septembre 1831, et *Gaz. méd.*, 1834, p. 587.

et Balzac (1). Ces savants ont expérimenté sur des chiens, qu'ils ont eu soin de peser avec des balances très-exactes pendant toute la durée des expériences. Comme la gélatine administrée seule eût dégoûté les animaux, ils lui ont associé une certaine quantité de pain blanc (le pain blanc donné seul ne peut suffire à la nutrition des chiens). Les chiens soumis à ce régime se sont amaigris en conservant l'apparence de la santé; mais si l'expérience eût été continuée, cet amaigrissement eût atteint la limite où il fût devenu mortel. Si c'étaient de jeunes chiens, leur poids augmentait un peu, mais leur accroissement était moindre qu'avec la nourriture ordinaire de l'animal.

Pour faire la part de la gélatine et du pain dans ces expériences, ils supprimèrent la gélatine en ne laissant à l'animal que le pain, l'eau et le sel. L'amaigrissement marcha plus vite qu'avant la suppression de la gélatine. La conclusion de cette première partie du travail était : 1° que le régime du pain et de la gélatine est *nutritif*, mais *insuffisant;* 2° que la gélatine associée au pain a une part relative dans les qualités nutritives de ce régime.

Mais nous voici arrivés au résultat le plus étonnant de ces expériences, et je dirais aussi le plus satisfaisant, s'il eût été confirmé de tous points.

Les animaux soumis au régime ci-dessus sont sur le point de succomber. On substitue au bouillon de gélatine une même quantité de bouillon de viande, en conservant la même dose de pain : l'animal reprend de la force, il augmente de poids, il revient à la santé. Or, qu'avez-vous fait dans cette expérience? vous avez remplacé une dissolution de gélatine par une dissolution de gélatine, avec cette différence que la gélatine du bouillon de viande est aromatisée par les principes sapides des chairs, et notamment par l'osmazome. Mais ce n'est pas l'osmazome qui

---

(1) *Recherches expérimentales sur l'emploi de la gélatine comme substance alimentaire,* mars 1833 (*Arch. gén. de méd.,* 2e série, t. I, p. 313).

a nourri, ce principe est en trop petite quantité dans le bouillon. M. Edwards pense que l'osmazome a développé la propriété nutritive de la gélatine. D'après cette idée, il suffirait d'ajouter quelques cuillerées de bouillon de viande à un bouillon de gélatine des manufactures pour développer dans celle-ci une faculté nutritive qu'elle possédait en quelque sorte à l'état latent. L'expérience a réussi sur une jeune chienne que le régime de la gélatine avait réduite à une faiblesse excessive (1).

Dans un travail plus récent, M. Edwards a essayé d'apprécier, à l'aide du dynamomètre, l'influence immédiate de la gélatine sur la force musculaire (2). Trente et un soldats d'une compagnie du centre et une compagnie de grenadiers se prêtèrent à ces essais, dont M. Edwards crut pouvoir conclure que la gélatine a une action réparatrice.

Vous voyez, Messieurs, que de nouvelles recherches étaient nécessaires. L'Institut a nommé, à cet effet, une commission dite *de la gélatine*. Après dix ans de silence, cette commission a publié un travail fort important sur cette matière (3). Les résultats des expériences nombreuses auxquelles cette commission s'est livrée sont peu favorables à l'opinion soutenue par M. d'Arcet et par M. Edwards. En effet,

1° Les chiens se laissent mourir de faim à côté de la gélatine dite alimentaire, après en avoir ou non essayé pendant les premiers jours.

2° Si, au lieu de cette insipide gélatine, on donne cette agréable gelée que les charcutiers préparent par la décoction de différentes parties de porc et d'abatis de volailles, les chiens la mangent comme nous, avec un plaisir extrême, les premiers jours, puis ils

---

(1) Nous montrerons plus loin que la gélatine ne forme qu'une petite partie des matières animales que l'eau extrait de la viande pendant la confection du bouillon.

(2) Séances de l'Institut du 16 février 1835, et *Arch. génér. de méd.*, 2ᵉ série, t. VII, p. 246.

(3) Rapport fait à l'Académie des sciences au nom de la commission dite de la gélatine (M. Magendie, rapporteur), séance du 2 août 1841.

n'y touchent plus et meurent vers le vingtième jour, presque aussi vite que s'ils n'avaient pas mangé.

3° Si on associe la gélatine, en notable quantité, à une petite proportion de pain ou de viande ou de l'un et de l'autre, les animaux vivent plus longtemps, mais ils maigrissent et finissent par succomber du soixantième au quatre-vingtième jour.

4° Enfin, si on expérimente comparativement avec le bouillon de la compagnie hollandaise, préparé avec la viande seule, et le bouillon de l'hôpital Saint-Louis, préparé, comme il a été dit plus haut (p. 586), avec une petite proportion de viande et un équivalent de gélatine (l'un et l'autre bouillon associés au pain), on constate que les chiens qui maigrissent avec la soupe à la gélatine reprennent leur embonpoint et leur force avec celle qui ne contient que le bouillon de la compagnie hollandaise.

D'autres expérimentateurs se sont aussi élevés contre la croyance que la gélatine est alimentaire. En 1835, M. Dufilholin a répété, avec le dynamomètre de Regnier, les expériences de M. Edwards, et il n'a point vu que la gélatine eût, sur les forces, l'influence que ce savant lui avait attribuée (1).

L'Institut du royaume des Pays-Bas, consulté par le ministre, a publié, par les soins de MM. Vrolik, Swart et Van Breda, un rapport dont les conclusions corroborent celles de l'Institut de France (2). Les animaux soumis aux expériences étaient dans un enclos bien aéré. La gélatine, préparée par l'action de la vapeur sur les os réduits en fragments et prise en gelée, avait une saveur peu agréable et que le sel n'améliorait pas ; elle avait aussi une grande disposition à se putréfier. On lui associait d'autres aliments, mais à doses insuffisantes pour entretenir la nutrition. La conclusion du rapport est «que la gélatine n'a aucune propriété nourrissante quand on en prend isolément, et qu'elle n'en reçoit pas si on la combine avec d'autres substances. »

Enfin, M. Devresse, pharmacien à l'hôpital militaire de Saint-

----

(1) Séance de l'Institut du 23 février 1835.
(2) *Arch. gén. de méd.*, 4e série, t. IV, p. 514.

Denis, a écrit dans le même sens à l'Académie des sciences de Paris. Après avoir reconnu qu'il était suffisamment nourri avec du bouillon de bœuf et du pain, il a remplacé le bouillon de bœuf par le bouillon de gélatine : cela ne calmait la faim que pendant trois quarts d'heure, au bout desquels il éprouvait des borborygmes, des éructations, de la soif, etc. Une certaine quantité de pain le nourrissait aussi bien que la même quantité de pain associée à la gélatine (1).

Voilà, je pense, une somme de faits assez importante et qui doit fixer notre opinion sur les propriétés alibiles de la gélatine.

Il reste pourtant un point à élucider : nul doute que le bouillon de viande et le pain ne restaurent, et pourtant ce bouillon est gélatineux. Voici la réponse. Si, pour le chimiste, la matière tenue en dissolution dans l'eau qui a bouilli avec de la chair et la substance extraite des os par la vapeur ou les acides sont une seule et même chose, la *gélatine,* il est certain que ce n'est plus chose identique pour l'appareil digestif, qui retire du bouillon de bœuf des principes réparateurs et qui ne s'accommode pas du bouillon préparé avec la gélatine des os ; ajoutons que les chimistes eux-mêmes nous montrent, dans le bouillon fait avec la chair, d'autres principes qui manquent dans la dissolution de gélatine, et sur lesquels je donnerai plus loin quelques détails.

Examinons maintenant si les autres principes immédiats azotés jouissent du privilége qui a été refusé à la gélatine ; si, donnés *seuls,* ils peuvent nourrir.

Il y a pour eux des présomptions favorables, puisqu'on trouve dans nos humeurs, dans nos tissus, des parties composées de fibrine et d'albumine. Cependant, les expériences faites par la commission de la gélatine n'ont point confirmé ces prévisions.

On donne chaque jour à des chiens de 500 à 1,000 grammes de fibrine fraîche, extraite du sang, mais bien lavée : ces animaux la mangent avec appétit, mais ils dépérissent ; ils meurent au bout de soixante et quinze à quatre-vingts jours.

---

(1) Séance de l'Institut du 2 octobre 1843.

Dans une autre expérience, la fibrine avait été rendue sapide par l'addition d'une petite quantité de bouillon de viande; l'animal maigrit et finit par renoncer à cet aliment, dont il était dégoûté.

On prit alors la fibrine des muscles, privée, autant que possible, de matériaux étrangers par une longue ébullition; cette fibrine fut pressée dans du papier, pour en extraire la graisse. L'animal, qui avait mangé cette substance avec avidité les premiers jours, *commença à la gaspiller,* maigrit, et parut devoir succomber si on persistait dans ce régime.

L'albumine fut soumise à la même expérimentation. On donna à des chiens du blanc d'œuf tantôt coagulé, tantôt liquide; les résultats furent pires encore qu'avec la fibrine, et les animaux se laissaient mourir de faim plutôt que de continuer l'usage de cet aliment.

Enfin, on essaya de nourrir des chiens avec le gluten, et, chose surprenante, cette substance, dont l'Académie de médecine avait dit, d'après M. Gannal, qu'elle ne se digère pas et qu'elle n'est aucunement nutritive, est précisément le seul principe immédiat qui puisse entretenir la vie sans le concours d'aucun autre. Nous voyons, pour la deuxième fois, notre estomac constituer un réactif plus délicat que les réactifs des chimistes. Ceux-ci, en effet, ont établi l'identité de la fibrine et du gluten, qui sont loin de se ressembler comme matières alimentaires.

Ce n'est pas seulement parce qu'ils sont donnés un à un, que certains principes immédiats azotés sont insuffisants pour entretenir la vie; on les a associés deux à deux, et même on a donné ensemble la gélatine, la fibrine et l'albumine. Les animaux alors ont résisté plus longtemps, à la vérité, plus surtout avec le mélange de fibrine et d'albumine qu'avec le mélange d'albumine et de gélatine; néanmoins, dans l'un comme dans l'autre cas, ils ont fini par succomber du cent vingtième au cent vingt-sixième jour, alors même qu'ils avaient consommé jusqu'à 1 kilogramme, par jour, de ce mélange. Il est à remarquer que les animaux qui meurent par le fait de ce régime ont le sang appauvri, comme ceux qui meurent d'inanition.

Il est vraisemblable que le manque d'aliments ternaires respiratoires n'est pas sans quelque influence sur les résultats que nous avons mentionnés. Le gluten serait-il plus combustible que la fibrine et l'albumine ? ou bien le privilége dont il jouit tiendrait-il à ce qu'il contient une autre substance azotée, la glaiadine, que M. Taddei y a découverte ?

Examinons maintenant si un aliment composé peut nourrir, étant donné seul. Ici, Messieurs, l'expérience répond affirmativement pour quelques substances, négativement pour quelques autres, mais elle nous enseigne surtout la convenance et presque la nécessité d'user d'une nourriture mixte et d'introduire de la variété dans le régime. Développons ces différents points.

Soit la chair d'un animal employée pour tout aliment. En réfléchissant qu'elle se compose de fibrine, d'albumine, de matière réductible en gélatine, et que ces trois substances, données séparément, deux à deux, ou réunies, ne peuvent entretenir la vie d'un chien, vous pourriez être portés à refuser, *a priori*, à la chair la faculté de nourrir, lorsqu'elle est administrée seule. Vous commettriez une erreur. La chair peut suffire à l'alimentation, quelque prolongé qu'en soit l'usage. Peut-on expliquer cette apparente contradiction entre la théorie et la pratique ? Très-facilement. Tandis que le chimiste retire de la viande de la fibrine, de l'albumine et de la gélatine, un animal qui digère n'y trouve, lui, qu'une partie organisée qu'il élabore à sa manière et à son profit. Notre estomac ne se trouve bien ni de la gélatine du chimiste ni de sa fibrine, mais il s'accommode parfaitement du morceau de viande dans lequel on trouve ces substances.

La propriété nutritive de la chair est due, sans doute, à une autre cause encore que l'arrangement moléculaire de ses principes constituants : il y a, en effet, dans la chair, outre la gélatine, la fibrine et l'albumine, d'autres substances qui ne sont pas sans influence sur la nutrition (1). Des documents importants sur la

---

(1) M. Berzelius a trouvé un grand nombre de matières extractives dans la viande. Lorsqu'on a obtenu un extrait aqueux, si on le traite par l'alcol

composition de la chair ont été adressés, sous forme de lettre, par M. Liebig à M. Gay-Lussac (1). Plus récemment, on a inséré dans les *Annales de chimie et de physique*, n° de juin 1848, la traduction d'un mémoire fort étendu du même auteur sur les principes des liquides de la chair musculaire. La *créatine*, que M. Chevreul a découverte dans le bouillon de viande, a été trouvée par M. Liebig dans la chair du bœuf, du veau, du mouton, du cochon, du cheval, du lièvre, de la poule et du brochet, d'où il conclut qu'elle existe dans les viandes de tous les animaux. Ainsi, sa présence dans la chair n'est pas accidentelle, comme l'ont cru Berzelius (2) et Schlossberger (3). Cette substance existe dans le bouillon de viande, qui nourrit, et n'existe pas dans le bouillon de gélatine, improprement nommé alimentaire ; il n'y a pas non plus de créatine dans le cerveau, le foie, les reins, les poumons. La créatine peut être obtenue à l'état de cristaux ; elle est azotée.

Les différentes espèces de chair fournissent des quantités de créatine bien différentes. La chair de martre et de la poule en donnent le plus ; viennent ensuite la chair de cheval, de renard, de chevreau, de cerf, de lièvre, de bœuf, de mouton, de porc, de veau, et enfin la chair de poisson. M. Liebig a encore trouvé, dans la partie soluble de la chair, la *créatinine*, substance alcaloïde, qui déplace l'ammoniaque de ses combinaisons, et l'acide

---

absolu, celui-ci enlève au moins deux matières azotées, dont l'une précipite par le bichlorure de mercure, et l'autre par l'acétate de plomb. Si on traite encore cet extrait aqueux par l'alcool faible, celui-ci enlève une autre matière azotée, qui, chauffée, répand l'odeur de viande rôtie. Enfin, ce que les deux alcools ont laissé contient encore plusieurs principes extractifs, parmi lesquels figure la *zomidine*. L'osmazome de Thénard est un composé de plusieurs de ces substances. Il y a aussi des principes volatils odorants dans la viande (Chevreul). La chair de poisson est moins riche en matériaux solides, elle contient relativement plus d'albumine et moins de fibrine (Schlossberger). (Dumas, *Chimie médicale et physiologique*, t. VIII, p. 698 et suiv.)

(1) Séance de l'Institut du 28 janvier 1847.

(2) *Traité de chimie*, t. IX, p. 589.

(3) *Annalen der Chemie und Pharmacie*, t. XLIX, p. 343.

inosique, qui possède une saveur de bouillon très-agréable, et
qui se trouve, comme l'acide lactique, à l'état de sels. Sur mille
parties de chair hachée, l'eau froide en dissout soixante parties.
Cette même quantité de chair ne céderait pas plus de six parties
de gélatine à l'eau bouillante. La gélatine ne forme donc qu'une
médiocre fraction des principes du bouillon (1). Il faut aussi noter les phosphates parmi les sels que les muscles contiennent.
Les extraits de toutes les viandes sur lesquelles M. Liebig a
opéré, évaporés jusqu'à siccité et calcinés au rouge, ont laissé
une cendre blanche qui ne contenait que des phosphates et py-
rophosphates alcalins. Il est à remarquer que, dans la chair du
bœuf, les sels de potasse sont aux sels de soude comme 12 est
à 1, et que le rapport inverse s'observe dans le sang du même
animal.

Les os de la tête du bœuf ou du mouton, donnés pour toute
nourriture à des chiens, les entretiennent en santé (2), et cependant nous avons vu que la matière animale extraite de ces os par
la vapeur ne pouvait servir d'aliment. Si on donne, au lieu de
gélatine, la trame organique privée de la matière terreuse par
un acide affaibli, cette trame organique ne nourrit pas plus que
la gélatine, à moins pourtant qu'elle ne soit empruntée aux os
des pieds de mouton; mais ceux-ci conservent une matière animale insoluble qui est sans doute digérée et assimilée. Vous ne
serez point surpris que les os puissent à eux seuls nourrir un
animal qui les digère. Ils sont en effet très-composés, puisque
avec la matière animale susceptible d'être convertie en gélatine
et les sels, ils contiennent de la matière grasse et une notable
quantité de sang, lequel est très-composé lui-même.

Nous aurons la même explication pour tous les aliments qui,
donnés *seuls*, peuvent nourrir, comme le pain, le riz, et di-

---

(1) Dans la chair salée, tous les principes solubles passent dans la saumure ;
cette chair est donc loin d'avoir les propriétés nutritives de la chair fraîche
(Liebig, *loc. cit.*).

(2) Rapport déjà cité, au nom de la commission de la gélatine.

verses autres graines de fourrage, etc. Vous savez que toutes les graines renferment de l'azote (voyez page 163); elles contiennent aussi en général de l'amidon, des matières grasses, du sucre, etc. L'amandine, substance azotée que Proust a signalée dans les amandes douces et les amandes amères, est répandue dans un grand nombre de végétaux (1). La légumine, autre matière très-azotée, a été découverte par M. Braconnot dans les pois, les haricots, les lentilles (2). La glaiadine, que M. Taddei a trouvée associée au gluten, existe dans un grand nombre de fruits alibiles et notamment dans les raisins. Un coq a pu se nourrir exclusivement de riz cuit (3); les perroquets peuvent se contenter de chènevis, ainsi que les pinsons et les chardonnerets; les pigeons, de vesce. Le pain peut suffire à la nourriture de l'homme. Le pain *bis,* militaire ou de munition, nourrit très-bien les chiens; mais si on ne donne à un de ces animaux que du pain blanc de froment pur et de l'eau, il meurt au bout de cinquante jours (4).

Mais, à côté de ces faits qui prouvent que certains aliments peuvent suffire administrés seuls, il faut citer d'autres expériences qui démontrent l'utilité et même la nécessité du concours de plusieurs substances alimentaires. Ainsi, un âne qui avait refusé du riz sec, et que M. Magendie nourrissait avec du riz cuit à l'eau, ne put vivre au delà de quinze jours. « Un lapin, un cochon d'Inde, nourris avec une seule substance, telle que froment, avoine, orge, choux, carottes, etc., meurent avec toutes les apparences de l'inanition, ordinairement dès la première quinzaine, et quelquefois beaucoup plus tôt. Nourris avec les mêmes substances données concurremment ou successivement, à de petits intervalles, ces animaux vivent et se portent bien (5). Des chiens nourris exclusivement avec du fromage, et d'autres avec

---

(1) Dumas, *Chimie médicale et physiologique,* t. VIII, p. 356.
(2) *Ibid.,* p. 358.
(3) Magendie, *Précis élémentaire de physiologie,* t. II, p. 505.
(4) *Ibid.,* p. 504.
(5) *Ibid.,* p. 504.

des œufs durs, ont vécu longtemps ; mais ils étaient faibles, maigres, ils perdaient leurs poils, et leur aspect annonçait une nutrition incomplète » (1).

Burdach (Ernest) a communiqué à l'auteur du traité de physiologie traduit par Jourdan le résultat d'expériences qui prouvent aussi la nécessité de plusieurs aliments (pour certains animaux au moins et pour certains aliments). Trois jeunes lapins furent alimentés, l'un exclusivement avec des pommes de terre : il prit de l'accroissement, puis il maigrit et mourut ; l'autre exclusivement avec de l'orge : il eut le même sort ; le troisième avec l'orge et les pommes de terre, alternativement jour par jour, et ensuite avec les deux ensemble : il se développa à merveille (2).

M. Magendie a fait la remarque intéressante, que si on remet à un régime convenable un animal qui a été tenu longtemps à l'usage d'un seul aliment, cet animal, tout en mangeant avec avidité, continue de maigrir, et succombe comme si on n'eût point amélioré son régime.

Pour dernier exemple d'une alimentation incomplète quant à sa nature, je citerai l'expérience extravagante et lamentable que Stark a pratiquée sur lui-même. Il se met pendant quarante-cinq jours au pain et à l'eau, il s'affaiblit, perd 8 livres de son poids ; il passe immédiatement au régime du pain et du sucre, cela dure un mois ; après quoi il se borne, pendant trois semaines, à l'eau et à l'huile d'olives. Il varie ainsi son régime jusqu'au huitième mois, où il succombe (3), laissant à la postérité le soin de tirer les conclusions d'une expérience si sagement conduite !

La théorie actuelle sur la destination des aliments, lesquels doivent fournir des matériaux pour la respiration et pour l'assimilation, aurait pu nous guider dans la détermination du mélange le plus convenable pour les besoins de l'économie ; mais une considération d'un autre genre avait conduit M. Prout à

---

(1) Magendie, *loc. cit.*, p. 505.
(2) Burdach, *Traité de physiologie*, t. IX, p. 249.
(3) *Ibid.*, p. 251.

d'excellents préceptes sur cette matière (1). Partant de cette considération que le lait est un aliment complet, puisqu'il suffit au développement des jeunes mammifères, il examine la composition de ce liquide et il y trouve trois substances principales : une *matière sucrée*, une *matière grasse*, et une matière qu'il appelle *albuminoïde*, et que nous appellerons azotée (c'est le caséum); il en conclut que tous les régimes alimentaires pour l'homme et les animaux doivent comprendre ces trois genres d'aliments. Sous le nom de matières sucrées, je vois qu'il désigne non-seulement les sucres, mais les substances alibiles non azotées, dans lesquelles l'oxygène et l'hydrogène sont dans les proportions voulues pour faire de l'eau : par conséquent . les fécules, les gommes, etc. Passant en revue les aliments d'un grand nombre d'animaux, il montre qu'on y trouve au moins deux de ces substances, et souvent les trois. Ajoutons que l'instinct de l'homme l'a porté à faire concourir ces trois sortes d'aliments dans son régime.

Quantité d'aliments nécessaire pour l'entretien de la vie.

Il y a, à cet égard, de nombreuses différences suivant les espèces animales, suivant la nature de l'aliment, suivant l'âge, et suivant les différents individus d'une même espèce.

Certaines chenilles et autres insectes dévorent en vingt-quatre heures une quantité d'aliments dont le poids égale deux fois celui de leur corps (2); une vache prend environ 46 livres de nourriture par jour, ce qui équivaut à la sixième ou à la huitième partie du poids de son corps, tandis qu'une dose d'aliments égale à la quarantième partie du poids du corps suffit en général à l'homme.

Dans l'évaluation de la quantité d'aliments nécessaire à une espèce animale, il faut surtout avoir égard à la quantité d'eau

____

(1) *Loc. cit.*
(2) Haller, *Elem. phys.*, t. VI, p 256.

que contient l'aliment et qui augmente son poids sans augmenter ses propriétés alibiles. Les végétaux verts contiennent de 86 à 92 centièmes d'eau, tandis que la plupart des graines féculentes, comme les fèves, les haricots, les pois, les lentilles, ne perdent presque plus de leur poids lorsqu'elles sont à l'état de maturité. D'après Tiedemann et Gmelin, il suffit de 3 onces d'orge par jour pour empêcher une oie de 8 livres de perdre rien de son poids. Le riz est très-riche en matière organique, mais sa farine pouvant absorber beaucoup d'eau, le pain fait avec cette substance en retient beaucoup plus que le pain de froment.

Relativement à l'homme, je vois qu'on a compris tout à la fois les aliments et les boissons dans les évaluations qui ont été proposées. Sanctorius portait la dose à 8 livres (1); Rye, à 5 livres, 7 livres et 7 livres 4 onces, d'après sa propre expérience (2); Home, à 4 livres 3 onces (3). On a essayé, dans ces derniers temps, de parvenir à une détermination rigoureuse de la quantité d'aliments nécessaire pour entretenir la vie de l'homme, et on a pris pour base de ce calcul, d'une part, la quantité d'acide carbonique rendue en vingt-quatre heures, ce qui exige une quantité déterminée de carbone; d'une autre part, la quantité d'urée entraînée avec les urines, laquelle exige, à son tour, une certaine proportion de matériaux azotés. Or, M. Dumas, d'après des expériences faites sur lui-même, évalue à 300 grammes le carbone qu'un homme brûle en vingt-quatre heures (4); de son côté, M. Le Canu a constaté que les urines rendues en vingt-quatre heures contiennent, terme moyen, 32 grammes d'urée, ce qui équivaut à 15 grammes d'azote environ, nombre peu différent de celui que je vous ai donné (p. 583), d'après MM. Dumas et Liebig. Comme on sait par l'analyse la proportion de carbone et d'azote que contiennent les aliments usuels, on possède tous les éléments de la solution de cet intéressant problème. On arrive ainsi, d'après M. Dumas,

1) *De Alim.*, liv. II, p. 35.

2) Haller, *loc. cit.*, p. 255.

(3) *Med. facts*, p. 343.

4) *Chimie physiologique et médicale*, t. VIII, p. 423.

sur des nombres qui correspondent presque à la ration du cavalier français, savoir :

	Grammes.	Matières azotées sèches.	Matières non azotées sèches.
Viande fraîche........	125	70	»
Pain de munition.....	750		
Pain blanc de soupe...	516	64	595
Légumineux	200	20	150
		154	746

Les 154 grammes de matières azotées sèches correspondent à 22 grammes 5 centigrammes d'azote, et les 746 grammes de matières non azotées sèches représentent 328 grammes de carbone.

Je me permettrai une légère observation critique sur ces résultats. La détermination de la quantité de carbone brûlé par la respiration et d'azote expulsé à l'état d'urée a été faite sur des sujets nourris à discrétion. Elle s'est élevée aux chiffres ci-dessus énoncés, parce que l'économie avait reçu une ample provision de substances alimentaires riches en carbone et en azote. Or, ne peut-on pas supposer qu'avec une proportion moindre d'aliments la dépense en azote et en carbone serait moins abondante, sans que pourtant la santé fût aucunement compromise? Je suis convaincu que presque tous les hommes prennent beaucoup plus d'aliments que cela n'est nécessaire pour l'entretien régulier des fonctions. Bon nombre de médecins et de philosophes ont vanté les avantages de la sobriété. L'aptitude aux travaux de l'esprit, l'activité du corps, la sérénité de l'âme, sont les fruits ordinaires de la modération dans le régime. Tout le monde sait que le célèbre Cornaro poussa jusque dans un âge très-avancé une vie fort active en se bornant, pour chaque jour, à 26 onces d'une nourriture composée de pain, d'œufs et d'une substance farineuse (1).

_____

(1) *Della vita sobria*, p. 13.

Lorsque la nourriture dépasse la proportion qui est nécessaire pour fournir à la formation d'acide carbonique et d'urée, l'excès de l'aliment est expulsé par les fèces et aussi par les urines, mais cet excès n'a point subi la conversion en urée et n'a point été utilisé.

Les jeunes sujets, les hommes livrés aux travaux du corps, exigent une nourriture abondante. Du reste, il est d'observation que certaines constitutions se contentent de peu, que d'autres sont plus exigeantes. En regard des cas d'abstinence prolongée observés sur des femmes, on pourrait mettre des exemples d'une voracité extraordinaire, recueillis sur des individus de l'autre sexe. Déjà Haller parle de gloutons qui, dans un seul repas, chargeaient leur estomac de plus de 20 livres d'aliments (1), et M. Percy, à l'article des *cas rares*, dans le *Dictionnaire des sciences médicales*, a raconté plusieurs faits de ce genre.

L'examen de la *digestibilité* des divers aliments forme encore une partie importante de leur étude. Nous en traiterons à propos de la digestion stomacale.

DE LA PRÉHENSION DES ALIMENTS.

Je ne vous entretiendrai ici que du mode de préhension des aliments solides; le mécanisme de la succion, l'action de humer, de lapper, seront étudiés lorsque je traiterai de la digestion des boissons.

La nature a varié à l'infini la manière de prendre la substance alimentaire. Vous aurez une idée de ces différences en apprenant que certains animaux saisissent la nourriture avec leur *estomac* directement, d'autres avec l'*œsophage*, d'autres avec le *pharynx*, d'autres avec la *langue*, d'autres avec les *dents*, d'autres avec les *mâchoires* non garnies de dents, d'autres avec les *lèvres*, d'autres avec le *nez*, d'autres à l'aide d'*excrois-*

---

(1) *Elementa physiol.*, t. VI, p. 255.

sances ou *tentacules* implantés autour de la bouche, d'autres avec les *membres antérieurs*, d'autres à l'aide des *membres postérieurs*, d'autres avec les *quatre membres*, d'autres avec *différents appendices* placés à la périphérie de l'animal, et un grand nombre avec plusieurs de ces parties à la fois. Et comme si la nature eût voulu épuiser tous les modes possibles de préhension de la nourriture, il y a des animaux aquatiques qui se bornent à nager la bouche béante, et reçoivent ainsi l'aliment ou la proie suspendus dans le liquide.

Vous avez remarqué, je pense, que j'ai fait cette énumération des organes destinés à saisir l'aliment, en procédant des parties profondes vers les parties superficielles. C'est dans cet ordre que je vais reprendre cet examen.

Il est à peine nécessaire de dire qu'une partie profonde ne peut s'emparer de l'aliment qu'à la condition d'être amenée au dehors.

Aucun vertébré ne jouit du pouvoir d'opérer l'extroversion de son estomac ; mais les *actinies*, parmi les polypes zoanthaires, vomissent en quelque sorte leur poche digestive, qu'elles rentrent ensuite avec les coquillages ou autres corps qui s'y sont attachés. Les *astéries*, parmi les échinodermes, s'emparent par le même procédé des mollusques et des poissons dont elles se nourrissent.

L'œsophage renversé au dehors, et saillant alors à la manière d'une trompe, sert de moyen de préhension des aliments pour les *paludines* (mollusques gastéropodes) et pour les *néréides* et les *aphrodites* (annélides errants ou dorsibranches). En même temps qu'elles sortent une partie de leur estomac, les astéries renversent aussi leur œsophage, qui concourt à envelopper la proie, et l'entraîne en se rétractant.

La langue concourt de diverses manières à la préhension de l'aliment. Le mécanisme par lequel elle devient protractile avait déjà été étudié par Borelli, Walter, Vicq d'Azyr, etc., sur le picvert, lorsque M. Duvernoy publia ses recherches sur la langue des *fourmiliers* et des *échidnés* parmi les mammifères, du caméléon et de plusieurs autres reptiles de l'ordre des sau-

riens, et enfin de plusieurs espèces de couleuvres et de grenouilles (1).

Pour les grenouilles, c'est un simple renversement. La langue
est attachée en avant à la concavité des branches de la mâchoire, son extrémité libre est en arrière. L'animal, en la renversant au dehors, semble la vomir ou plutôt la cracher, et fait
paraître *en dessus* la face qui est naturellement inférieure.
Townson a parfaitement décrit ce mécanisme (2).

Pour le *fourmilier*, le muscle lingual, composé de fibres annulaires, forme une sorte de fourreau. Le resserrement des fibres
annulaires produit l'allongement de la langue. Lorsque des fourmis se sont attachées à cette langue protractile, qu'un suc visqueux recouvre, elle est retirée dans la bouche à l'aide de deux muscles allongés, qui, nés du sternum, passent sur l'os hyoïde comme
sur une poulie de renvoi, pénètrent dans le fourreau charnu,
et vont se fixer au voisinage du cône qu'il forme. C'est à l'aide
de muscles disposés en cornet et de faisceaux qui entourent la
trachée en manière de spirale que le pic-vert fait sortir, hors du
bec, une langue plus longue que son cou, et enduite aussi d'un
mucus gluant. L'os hyoïde présente, pour aider à ces mouvements, des cornes longues et souples qui se recourbent autour du
crâne. C'est enfin par un mécanisme analogue à celui que je
viens de vous exposer, que le caméléon décoche, en quelque sorte,
sa langue, à une distance qui n'est pas moindre que la longueur
de son corps, sur les insectes dont il se nourrit. Parmi les ruminants, le bœuf entoure de sa langue la touffe d'herbe que les incisives de sa mâchoire inférieure vont diviser. Quelques mollusques gastéropodes prennent aussi l'aliment avec la partie que
l'on considère, chez eux, comme l'analogue de la langue des ver-

---

(1) *Notice d'un mémoire de M. Duvernoy sur les organes de la déglutition dans quelques animaux à vertèbres,* dans les *Bulletins de l'École
et de la Société de médecine de Paris*, an XIII, n° 7, p. 89. *Choix d'observations sur l'histoire naturelle et la physiologie;* Londres, 1799.

(2) *Tracts and observations in natural history and physiology;* London, 1790.

tébrés. La langue se modifie en trompe chez plusieurs insectes, mais c'est pour opérer la succion.

Les quadrupèdes carnassiers s'emparent de leur proie avec leurs mâchoires armées de dents. L'allongement des os maxillaires, la proclivité des dents, l'absence de menton et de saillie nasale, favorisent ce mode de préhension.

Les solipèdes et bon nombre de ruminants ont les lèvres très-extensibles, souples, et cependant charnues et puissamment contractiles; ils les emploient à saisir leurs aliments. C'est avec les lèvres que le cheval *tire* le fourrage du ratelier. Les mollusques gastéropodes n'ont pas d'autres organes de préhension que les lèvres.

Les becs qui, chez les oiseaux et les tortues, remplacent, tout à la fois, les dents et les lèvres, sont aussi les instruments de préhension des aliments. Il en faut rapprocher les deux mâchoires cornées des céphalopodes, lesquelles ont le volume et la forme du bec des perroquets. Ces mâchoires sont mises en mouvement par les muscles puissants du bulbe pharyngien.

Si le nez n'est que chez un petit nombre d'animaux employé à saisir l'aliment, il faut convenir qu'il offre, confondu chez l'éléphant avec la lèvre supérieure, l'instrument le plus parfait qui puisse être adapté à cet usage.

C'est chez les animaux invertébrés qu'on trouve, au voisinage de la bouche, des parties plus ou moins saillantes et contractiles, destinées aussi à reconnaître, retenir et offrir à la bouche la substance alimentaire. Les mollusques lamellibranches ont une à deux paires de feuillets membraneux nommés *palpes*. Les mollusques céphalopodes ont de longs tentacules charnus rangés autour de la bouche, et pouvant appliquer contre elle, avec une grande force, les corps qu'ils ont saisis. Les crustacés et les insectes ont, pour la plupart, des palpes annexées à leurs mandibules et leurs mâchoires. Les arachnides ont des espèces de pinces articulées analogues à leurs pattes, et qu'on appelle *chelicères*. Des vésicules placées à la base des tentacules des holothuries poussent dans ces tentacules le liquide qu'elles contiennent, et déterminent ainsi des mouvements en rapport avec la préhension de l'aliment.

Les membres thoraciques remplissent un double office relativement à la préhension de l'aliment. Tantôt, comme chez les quadrupèdes carnassiers, ils retiennent la proie pendant que les dents la déchirent et en enlèvent des lambeaux par suite du redressement de la tête; tantôt ils portent l'aliment à la bouche, qui s'ouvre pour le recevoir, s'il est peu volumineux, ou qui en détache un fragment, s'il ne peut être introduit d'une seule bouchée. Les singes, les écureuils, se servent ainsi de leurs membres antérieurs. C'est presque le seul mode usité par l'homme, qui, sous le rapport de la disposition des mâchoires et des dents, a été moins bien traité que les quadrupèdes. En effet, sa bouche peu proéminente, ses dents verticales, la saillie de son nez et de son menton, sont des conditions peu favorables à la préhension directe de l'aliment avec les mâchoires. Mais l'homme trouve une ample compensation dans son membre thoracique, qui est resté libre, grâce à la station bipède. Le pouce, opposable aux autres doigts, remplit avec eux l'office de pince, et la configuration des surfaces, dans l'articulation huméro-cubitale, est telle que, dans le mouvement de flexion, la main se porte naturellement vers la bouche.

Les oiseaux rapaces et les perroquets se servent de leurs membres pelviens pour retenir la proie ou présenter l'aliment à la bouche. Les singes emploient quelquefois à cet usage la main qui termine leur membre postérieur. Enfin, chez les invertébrés, on trouve encore les organes de locomotion utilisés pour la préhension de l'aliment. Les oursins et les astéries offrent, sous ce rapport, la disposition la plus curieuse; de toute la surface du corps, s'élèvent de petites tiges articulées, terminées par des pinces dentelées, et ayant à leur base un petit muscle pour les mouvoir; ces pièces se passent l'aliment de l'une à l'autre, de main en main, jusqu'à la bouche. Les cils vibratiles implantés à la surface du corps de certaines espèces animales inférieures excitent dans l'eau des tourbillons qui amènent dans leur bouche les infusoires que ces courants ont surpris et entraînés.

VINGT-SIXIÈME LEÇON.

DE LA MASTICATION.

MESSIEURS,

Les actes qui ont lieu dans le premier compartiment de l'appareil digestif sont en quelque sorte préparatoires; cependant ils ont une certaine influence sur l'élaboration ultérieure que l'aliment doit subir.

Je rapporte à cinq chefs les phénomènes auxquels donne lieu la présence de l'aliment dans la cavité buccale. 1° L'aliment y est *goûté*, et il impressionne en outre la sensibilité tactile et générale de la membrane tégumentaire par ses autres qualités physiques, comme sa *température*, sa *consistance*; 2° la température de l'aliment y est modifiée, à moins que le contact ne soit extrèmement court, ou que cette température ne soit exactement celle de la cavité buccale; 3° l'aliment y est écrasé ou réduit en parcelles ténues, en pâte : c'est l'œuvre de la *mastication*; 4° l'aliment y est pénétré de sucs fournis par la cavité buccale et les glandes adjacentes : c'est l'*insalivation*; 5° l'aliment est poussé vers la cavité pharyngienne ou du moins jusqu'à l'isthme du gosier par le premier temps de la *déglutition*. Les phénomènes sont beaucoup moins compliqués chez certains animaux inférieurs, dont la bouche, peu ou pas distincte du canal dans lequel elle s'ouvre, n'est qu'un lieu de passage pour l'aliment.

L'histoire du goût sera faite à propos des sensations.

Lorsque la température trop basse ou trop élevée de l'aliment pourrait faire une impression défavorable ou douloureuse sur l'estomac, il peut être utile de le conserver dans la bouche, qui, suivant l'occurrence, lui *donne* ou lui *enlève* du calorique. Instinctivement alors, nous mettons la substance introduite dans la

bouche en contact avec la langue et la voûte palatine, plutôt
qu'avec les lèvres et les dents, qui en seraient très-péniblement
affectées.

Les trois autres actions vont être étudiées avec le soin qu'elles
exigent. Nous nous occuperons aujourd'hui de la *mastication*.

Cette action préparatoire manque chez les animaux qui prennent leur nourriture à l'état liquide, car on ne peut considérer
comme organes de mastication les instruments à l'aide desquels
ils divisent les tissus dont ils veulent pomper les sucs. Les oiseaux à gésier musculeux, qui avalent les graines sans les broyer,
certains animaux carnassiers, qui avalent la proie tout entière,
n'effectuent point non plus l'acte préparatoire dont nous nous
occupons.

L'appareil de la mastication siége à l'entrée du tube digestif;
mais beaucoup d'animaux, appartenant à des classes fort différentes, ont dans le ventre des organes évidemment destinés à
opérer la trituration des aliments : tels sont le gésier des gallinacés, celui du poulpe et de quelques autres invertébrés, les
plaques calaires, improprement nommées *yeux d'écrevisse,* etc.
Doit-on dire que chez ces animaux la mastication se fait dans le ventre ? Il faut répondre négativement, si on veut, avec Burdach (1),
se refuser à voir des agents de mastication dans les muscles qui
ne se contractent pas sous l'influence de la volonté. Je ne vois
pas d'inconvénient à accepter cette distinction, et à renvoyer à
la physiologie de l'estomac tout ce qui concerne les mouvements
de cet organe.

La mastication est une action très-complexe, à laquelle prennent part les mâchoires, la langue, les joues, les lèvres. Des
muscles nombreux, recevant leurs nerfs de plusieurs sources,
mettent ces parties en mouvement, dont la précision est assurée
par des sensations tactiles auxquelles président des nerfs différents de ceux qui ont animé les muscles. Il faut donc analyser
cette action avant de la prendre dans son ensemble.

---

1) *Traité de physiologie*, t. IX, p. 179.

Action des mâchoires.

Tous les animaux vertébrés ont deux mâchoires; aucun n'en a plus de deux.

Chez tous les vertébrés aussi, ces mâchoires sont super-posées; tandis que nous les verrons placées latéralement chez les insectes.

Les mammifères n'ont de mobilité qu'à la mâchoire inférieure; la supérieure est soudée avec le crâne, et offre un point d'appui résistant, sur lequel l'autre vient presser les aliments.

Les deux mâchoires sont mobiles chez les oiseaux, et non-seulement le bec supérieur se meut sur le crâne, mais les diverses parties de ce bec jouent les unes sur les autres. Le bec inférieur, qui ne tient au crâne que par l'intermédiaire d'un os, nommé *os carré*, est très-mobile aussi. Cette condition est peu favorable pour la mastication, mais elle permet aux animaux d'avaler d'assez grosses bouchées sans les avoir atténuées.

Parmi les reptiles, les uns ont la mâchoire supérieure soudée au crâne, de même que les mammifères; les autres l'ont excessi-vement mobile. Au nombre des premiers, vous rangerez les croco-diles, les lézards, les tortues, les grenouilles, les salamandres, et même quelques ophidiens (orvet, amphisbène). Vous com-prendrez dans les seconds presque tous les ophidiens, dont la mâchoire supérieure peut se porter en avant, sans que le crâne la suive. Cette circonstance, la présence de l'os carré, et le dé-faut de soudure entre les moitiés droite et gauche des mâchoires, qui ne sont réunies que par des membranes, permettent aux couleuvres, aux boas, aux vipères, d'avaler des animaux plus gros que leur corps, celui-ci se dilatant pour les recevoir. Vous comprenez que, dans ce cas, la mastication est nulle; tout au plus peut-on dire que la proie est passée à la filière pendant cette lente et laborieuse déglutition, à laquelle le boa prélude en pres-sant sa proie des robustes anneaux de son corps.

L'os carré existe chez les poissons.

Les organes de préhension de l'aliment sont employés aussi à sa division par plusieurs animaux invertébrés, chez lesquels les membres se transforment en mâchoires (pattes-mâchoires). C'est ainsi que chez les crustacés décapodes, les premiers articles des cinq premières paires de pattes se réunissent autour de la bouche, et entrent en contact par leurs bords dentelés qui réduisent l'aliment en parcelles. Les insectes névroptères, coléoptères, orthoptères, hymenoptères, ont deux paires de mâchoires latérales, etc. (1). Peut-être devrait-on refuser le nom de mastication à une attrition de l'aliment qui se fait en dehors de la cavité buccale. Cette exclusion ne s'applique point au puissant appareil des oursins et des astéries. Cet appareil à cinq branches (lanterne d'Aristote), qui forment une couronne autour du pharynx, se compose de cinq pièces calcaires très-longues, susceptibles de s'user, mais qui se régénèrent à mesure par le durcissement de leur partie postérieure. Une charpente solide est destinée à les maintenir, et des muscles nombreux les font mouvoir (2). Cet appareil existe aussi chez les holothuries, mais il y est moins compliqué et moins pénétré de matière calcaire.

Décrivons maintenant les mouvements des mâchoires chez l'homme et les mammifères.

La configuration des surfaces de l'articulation temporomaxillaire indique le sens des mouvements, et jusqu'à un certain point l'espèce d'aliment propre à chaque animal.

Le condyle de la mâchoire inférieure *offre une direction transversale* chez les carnivores. La cavité glénoïde, qui reçoit ce condyle, est profonde et limitée en arrière par une lame osseuse qui empêche le recul de la mâchoire. Chez certains carnivores, le blaireau par exemple, l'enchâssement de la mâchoire dans le temporal est si parfait, qu'elle tient encore à la tête après

---

(1) Cuvier, *Anatomie comparée*, 1re édit., t. III, p. 301.

(2) Cet appareil est figuré par Carus, pl. IX, fig. 19, et décrit, t. II, p. 9. *Anatomie comparée*, traduite par Jourdan.

la destruction des parties molles (1). Une telle disposition exclut presque tout autre mouvement que celui par lequel les mâchoires s'écartent ou se rapprochent l'une de l'autre, comme deux lames de ciseaux ; elle permet de serrer fortement la proie retenue entre les arcades dentaires. « C'est aussi, dit Cuvier, de toutes les dispositions, la plus propre pour couper, seule façon de diviser que la chair admette. »

Le condyle des rongeurs est tout autre ; son grand diamètre est *antéro-postérieur*, il est ovale d'avant en arrière. Cette conformation permet aux dents inférieures d'avancer et de reculer, avec la mâchoire, sous l'arcade dentaire supérieure.

La configuration change encore chez les ruminants. Des condyles plats et larges peuvent glisser, d'un côté à l'autre, sous la racine transverse du temporal également aplatie.

Chez l'homme, le grand diamètre du condyle n'est ni *antéro-postérieur* ni parfaitement *transversal;* il est oblique de dehors en dedans et d'avant en arrière, de sorte que si on continuait dans ce sens la ligne qui le représente, elle couperait celle du côté opposé au niveau du trou occipital. Ce condyle est moins bien enchâssé que celui des carnivores. Il y a eu discussion relativement à son mode d'articulation avec le temporal. *De hac articulatione multum pugnatum est,* dit Haller (2). Les uns soutenant que le condyle s'articulait avec la cavité glénoïde, les autres prétendant que la racine transverse du temporal était seule destinée à l'articulation. On disputait aussi sur le lieu où il convenait de placer le condyle de la mâchoire, en montant un squelette (3). Le fait est qu'il y a un ménisque ou disque interarticulaire qui empêche de bien saisir les rapports des os entre eux. Si nous faisons, pour un moment, abstraction de ce ménisque, nous verrons que, dans l'état de repos et la bouche fermée, le condyle est placé un peu en arrière et au-dessous de la racine trans-

---

(1) Cuvier, *Leçons d'anatomie comparée*, t. III, p. 34.
(2) T. VI, p. 8
(3) Bordeu, *OEuvres complètes*, t. I, p. 55.

verse du temporal, et qu'il correspond, en conséquence, à la partie antérieure de la cavité glénoïde. N'en concluons pas que c'est avec celle-ci qu'il s'articule; car ce condyle n'est articulaire que par sa *partie antérieure* (1), laquelle regarde l'apophyse transverse du temporal, et la toucherait, si le disque fibreux n'était interposé aux parties. Ajoutons, avec Ferrein, que la cavité glénoïde n'a point ou presque point d'encroûtement cartilagineux articulaire, tandis que ce revêtement diarthrodial existe sur la racine transverse du temporal. En résumé, j'exprimerai le rapport des parties en disant que *la partie culminante du condyle et la cavité glénoïde se correspondent par des parties non articulaires; la partie antérieure du condyle et la racine transverse du temporal se correspondent par des parties articulaires.*

Le ménisque interposé aux parties n'est pas horizontal, mais oblique de haut en bas et d'avant en arrière, comme l'a très-bien fait observer M. Gosselin (2).

Une singularité de cette articulation a été signalée par les micrographes modernes : c'est que les surfaces d'encroûtement ne sont pas *cartilagineuses*, comme on l'a toujours dit, mais *fibro-cartilagineuses* (3).

J'ai dû fixer avec précision la position des parties articulaires, pour décrire les mouvements de la mâchoire; je renvoie pour les autres détails aux traités d'anatomie.

La mâchoire inférieure peut s'abaisser, se relever, se mouvoir latéralement, se porter en avant, être ramenée en arrière, et exécuter encore quelques mouvements indéterminés.

Mouvement d'abaissement et d'élévation de la mâchoire inférieure. Dans le *mouvement d'abaissement* de la mâchoire, le

---

(1) Ferrein, *Mémoires de l'Académie des sciences,* 1744. Gosselin, *Études sur les fibro-cartilages interarticulaires,* thèse, 1843, n° 42, p. 16.

(2) *Loc. cit.,* p. 17.

(3) *Encyclopédie anatomique,* traduite par Jourdan, t. VII, p. 369.

menton décrit un arc de cercle de haut en bas et d'avant en arrière.
Le centre de ce mouvement est d'abord dans l'articulation temporo-maxillaire; mais, à un certain degré d'écartement des mâchoires, le condyle se porte en avant à mesure que le menton se
porte en bas. Supposez que vous ayez traversé les deux branches
de la mâchoire, un peu au-dessus de leur partie moyenne, avec
une broche de fer. Cette broche représentera le centre du mouvement, c'est autour de cette tige que se déplaceront en sens inverse le condyle et le menton, celui-ci décrivant un arc plus
grand, celui-là un plus petit. Bordeu avait déjà indiqué ce mouvement composé de la mâchoire, en 1742, dans une note de sa
thèse ayant pour titre *Chylificationis historia* (1). Il reprit ce
sujet dans ses *Recherches anatomiques sur la position des
glandes et leurs usages* (2). Il reconnait que Monro (3) avait
fait, sur l'articulation temporo-maxillaire, quelques observations
et des expériences dont les résultats étaient connus à l'époque
où fut publiée la thèse sur la chylification. Mais je dois surtout
signaler à votre attention le remarquable mémoire de Ferrein
sur les mouvements de la mâchoire (4), et la thèse déjà citée de
M. Gosselin.

Suivant Ferrein, les condyles vont, pendant l'ouverture de
la bouche, au delà de la surface articulaire du temporal, et ils
se mettent dans un état de luxation imparfaite, entraînant avec
eux la coiffe que leur donne le disque interarticulaire (5). Quant
au point précis de l'os qui correspond à l'axe du mouvement, il
le place plus près de l'angle de la mâchoire que du sommet du
condyle, à peu près au niveau du trou dans lequel s'engagent
le nerf et les vaisseaux dentaires inférieurs; mais dans les cas

---

(1) Bordeu, *OEuvres complètes*, t. I, p. 20.
(2) *Loc. cit.*, p. 54 et 55.
(3) *Observations de la Société de médecine d'Édimbourg.*
(4) *Mémoires de l'Académie des sciences pour* 1744. Ferrein avait fait
connaître ses découvertes sur ce sujet avant l'impression de son mémoire.
(5) *Loc. cit.*, p. 441.

d'ouverture forcée de la bouche, cet axe remonte un peu (1).

On a écrit, et je viens de dire moi-même, que le condyle ne se mettait en mouvement qu'au moment où les mâchoires étaient déjà écartées l'une de l'autre; je pense que le déplacement du condyle a lieu dès le premier temps du mouvement. Qu'on mette un doigt à l'entrée du conduit auditif, avant d'écarter les mâchoires l'une de l'autre, on sentira que le condyle se portera en avant aussitôt que les dents s'écarteront.

Pendant le mouvement du condyle, le ménisque, pressé par lui, devient horizontal et se porte en avant. La chose se passe ainsi sur le cadavre (2); mais je pense qu'il se joint, sur le vivant, à la pression exercée par le condyle, une traction exercée par le muscle ptérygoïdien externe, qui s'attache à la partie antérieure du disque interarticulaire.

Pendant que le condyle et le ménisque se portent en avant, le premier, ayant un excès de mouvement sur le second, glisse au-dessous de lui, et l'abandonnerait, dit M. Gosselin, si l'ouverture de la bouche était portée assez loin pour luxer la mâchoire (3).

En se portant en avant, le condyle laisse derrière lui un vide dans la cavité glénoïde, lequel est à l'instant comblé par le paquet graisseux situé derrière l'articulation. C'est le poids de l'atmosphère qui pousse le paquet graisseux dans la cavité que l'os a abandonnée. Tel est l'usage de ces paquets graisseux, prétendues glandes synoviales, annexés aux articulations.

La projection en avant du condyle augmente l'ouverture de la bouche. M. Gosselin s'est assuré que, si on retient le condyle en place, les mâchoires s'écartent de 7 à 8 millimètres de moins que pendant le mouvement normal des parties articulaires. Bordeu (4) a attribué au déplacement du condyle en avant un autre

____

(1) *Loc. cit.*, p. 442.
(2) Gosselin, *loc. cit.*
(3) L'opinion générale est que le ménisque se luxe avec le condyle.
(4) Bordeu, *OEuvres complètes*, t. I, p. 54 et 55.

avantage, celui d'empêcher que la parotide ne soit comprimée pendant que le bord postérieur des branches de la mâchoire se porte en arrière.

Vous remarquerez aussi, Messieurs, que l'axe du mouvement se trouvant placé au voisinage du trou dentaire, le nerf et les vaisseaux qui s'introduisent dans l'os sont exempts de tiraillements pendant les mouvements de la mâchoire.

Le poids seul de la mâchoire inférieure pourrait suffire à l'écarter de la supérieure, et l'on voit effectivement cet écartement s'opérer chez les personnes faibles, pendant le sommeil et pendant l'agonie; mais la précision des mouvements de mastication exigeait des contractions musculaires. Les muscles qui abaissent la mâchoire sont principalement les muscles sus-hyoïdiens, savoir : le digastrique, le milo-hyoïdien, le génio-hyoïdien, et même le faisceau du génio-glosse, qui est parallèle au génio-hyoïdien. Ces muscles prennent alors leur point fixe sur l'os hyoïde. Celui-ci est fixé à son tour par les muscles sous-hyoïdiens, savoir : le scapulo-hyoïdien, le sterno-hyoïdien et le sterno-thyroïdien, que prolonge en quelque sorte, pour cette action, le muscle thyro-hyoïdien. Deux autres muscles concourent encore à l'écartement des mâchoires, savoir: le peaucier et le ptérygoïdien externe. Haller a constaté l'action du premier sur lui-même. Il dit, en parlant de ce muscle : *Et percipitur ejus per ipsum pectus conatus dum maxilla diducitur, uti quidem, nunc dum scribo experior* (1). Quant au muscle ptérygoïdien externe, il est très-avantageusement situé pour tirer en avant le condyle, au col duquel il s'insère ainsi qu'à la partie antérieure du ménisque, puisque ses attaches fixes à la face externe de l'apophyse ptérygoïde et à la partie voisine du sphénoïde sont sur un plan antérieur à celui de l'articulation. Lorsque, la bouche étant démesurément ouverte dans le bâillement, la mâchoire vient à se luxer, c'est le ptérygoïdien externe qui est le principal agent de la luxation.

---

(1) *Elementa physiologiæ*, t. VI, p. 18.

A. Monro (1), se fondant sur ce que la contraction du ventre postérieur du digastrique doit tendre à élever l'os hyoïde, exclut à peu près les deux parties du muscle de toute participation à l'abaissement de la mâchoire inférieure. La bouche, dit-il, doit être ouverte avec moins de force lorsque le digastrique se contracte que quand il est dans le relâchement.

Winslow (2) a cru devoir prendre la plume pour faire justice de cette hérésie, que Ferrein a aussi combattue (3). Nous allons voir ce muscle jouer un rôle des plus importants dans une certaine théorie de l'ouverture de la bouche.

Quant au levier que représente la mâchoire pendant son abaissement, il serait du second genre, si le centre du mouvement était dans l'articulation temporo-maxillaire; mais il faut avoir égard au mouvement en sens inverse qu'exécutent le condyle et le menton. Nous avons ainsi, pour la puissance, deux bras de levier inégaux, et dont le plus long s'étend du centre du mouvement au menton. L'attache des muscles abaisseurs, dans ce point, c'est-à-dire à l'extrémité du levier, leur donne un grand avantage.

Je me suis demandé souvent quelle puissance pousse le condyle en avant, et pourquoi l'os maxillaire inférieur ne se meut pas autour de son articulation. L'action du ptérygoïdien externe doit sans doute être invoquée ici, et nous verrons, en effet, que le condyle reste en place quand le muscle ptérygoïdien correspondant est paralysé. Mais l'action de ce muscle ne nous explique pas pourquoi il s'établit un centre de mouvement précisément au point que j'ai indiqué. Je vous propose à ce sujet l'explication suivante. La direction de la bande fibreuse qui, de l'épine du sphénoïde, se porte à la partie interne du contour du trou dentaire est telle, que si le menton décrivait un arc de

---

(1) *Observations de la Société de médecine d'Édimbourg*, t. I, p. 151.

(2) *Observations sur l'usage des muscles digastriques de la mâchoire inférieure dans l'homme* (*Mémoires de l'Académie des sciences*, 1742, p. 176 et suiv.).

(3) *Mém. de l'Acad. des sciences*, 1744, p. 537.

cercle autour de l'articulation, elle subirait une distension considérable : or, cette bande, venant à résister, maintient à la même distance du crâne la partie de la mâchoire à laquelle elle s'attache, et c'est autour de cette partie fixe que tournent en sens inverse le condyle et le menton. La direction des muscles masséters et ptérygoïdiens internes leur permet d'agir dans le même sens par leur *tonicité*.

Je signalerai aussi à votre attention la direction du ligament latéral externe de l'articulation. Ce ligament, qui marche de haut en bas et d'avant en arrière, ne pourrait mettre obstacle à la locomotion du condyle en avant qu'autant que celle-ci serait portée au delà des limites convenables. Pendant le mouvement du condyle, ce ligament devient vertical, puis oblique de haut en bas et d'arrière en avant ; c'est alors qu'il commence à borner le mouvement.

En s'éloignant de la mâchoire supérieure, le maxillaire inférieur produit l'ouverture de la bouche. La mâchoire supérieure contribue-t-elle aussi à l'écartement qui se produit entre les deux arcades alvéolaires ? Cette question, d'un intérêt très-secondaire en apparence, a donné lieu à des débats assez animés qui en rendent l'étude assez attrayante. Il est extraordinaire que pas un seul traité de physiologie n'en ait donné un aperçu complet. Il est bien entendu que chez les mammifères, il ne peut être question que du mouvement de la totalité de la tête dans son articulation avec la première vertèbre, puisque la mâchoire supérieure ne peut se mouvoir sur le crâne. Si on se place de manière à appuyer sur une table le bord inférieur de la mâchoire, la bouche pourra néanmoins s'ouvrir dans cette position, et alors tout le mouvement sera opéré par la tête, qui se renversera en arrière pour écarter la mâchoire supérieure de l'inférieure. Les muscles postérieurs du cou, et notamment les *splenius* et *complexus*, sont indiqués par Boerhaave (1) comme les agents de ce

---

(1) Hermann Boerhaave, *Prælectiones academicæ in proprias institutiones* ; edidit Albertus Haller, t. I, § 60, p. 118.

mouvement, et il avait pensé que, dans le mécanisme ordinaire de l'ouverture de la bouche, ces mêmes muscles contribuaient à l'élévation de la mâchoire supérieure. D'une autre part, Monro (1) a développé la même opinion, que Pringle, son ami, et auparavant son disciple, lui avait suggérée, contrairement à l'opinion commune, qui refusait à la mâchoire supérieure toute participation à l'ouverture de la bouche. « Si, dit-il, on met la lame d'un couteau ou son ongle dans une situation qui réponde précisément au point de contact des dents, lorsque la bouche est fermée, le couteau étant tenu d'une manière fixe dans le temps qu'on ouvrira la bouche, on pourra observer dans un miroir que les dents d'en haut se haussent sensiblement toutes les fois qu'on ouvre la bouche. » Monro attribue aussi le mouvement de la mâchoire supérieure aux muscles postérieurs du cou.

Dans une situation moyenne de la tête, Monro écartait d'un pouce et demi ses incisives par l'ouverture de la bouche, et il mettait près du tiers de cet écartement sur le compte des muscles postérieurs. Si la tête est très-penchée en arrière, la mâchoire inférieure contribue seule à l'ouverture de la bouche ; c'est le contraire, dit-il, si elle est fortement penchée en avant.

Winslow (2) nia toute cette doctrine. La contraction des muscles postérieurs du cou peut, suivant lui, mettre la bouche à la hauteur convenable pour la réception de l'aliment et à une distance telle de la poitrine que le mouvement de la mâchoire en bas ait un libre développement ; mais ces conditions une fois remplies, la bouche ne s'ouvre que par l'abaissement de la mâchoire inférieure.

Le travail le plus considérable et le plus original sur ce sujet est celui de Ferrein (3). Je vais intervertir le plan de son mémoire pour

---

(1) *Essais de médecine de la Société d'Édimbourg*, traduction française, t. I, p 165 et suiv.

(2) *Mém. de l'Acad. des sciences*, 1742, p. 199.

(3) *Mém. de l'Acad. des sciences*, 1744, p. 409.

vous en donner la substance. Comme Winslow, Ferrein exclut les
muscles postérieurs. Ces muscles emportent la tête et la mâchoire
inférieure dans un *mouvement commun* qui se passe dans
toute la région cervicale, et qui n'a aucun rapport avec l'ouverture de la bouche (1). Le mouvement de la tête contribue cependant à l'ouverture de la bouche, mais ce mouvement, qui est
réciproque à celui de la mâchoire inférieure, n'est point produit par les muscles postérieurs du cou, il est produit par les
muscles *stylo-hyoïdien* (2) et le *ventre postérieur du digastrique* (3); il les considère comme un muscle à deux têtes, un
muscle *biceps* ou *digastrique* (4), dont l'action est simultanée.
Ces muscles prennent, pour cette action, leur point fixe sur l'os
hyoïde, qui ne remonte pas, à cause de la contraction des muscles
sous-hyoïdiens, et qui ne saurait se mouvoir en arrière tant qu'il n'a
pas été porté en avant, puisqu'il est appuyé par ses cornes sur la colonne vertébrale (5). Ces muscles doivent donc opérer l'élévation de
la mâchoire supérieure en renversant la tête en arrière. Leur contraction est prouvée parce qu'on la sent directement, et parce que,
à défaut de cette contraction, l'os hyoïde serait porté en avant par
les muscles sus-hyoïdiens, ce qui n'a pas lieu (6). Le mouvement
d'élévation de la tête, pour l'ouverture de la bouche, a lieu
exclusivement dans l'articulation de la tête avec la colonne vertébrale, et diffère essentiellement du mouvement naturel de redressement qu'on fait à l'aide des splenius et complexus, et qui
se passe dans toute la région cervicale. L'axe du mouvement de la
mâchoire inférieure et celui du mouvement de la tête qui lui est
réciproque sont à peu près les mêmes (7). Ce mouvement de la

---

(1) P. 310 et 311.

(2) P. 540.

(3) P. 544.

(4) P. 531. — Le muscle digastrique aurait deux ventres postérieurs et serait
un *trigastrique*, p. 535.

(5) P. 535.

(6) P. 542.

(7) P. 517.

tête s'opère avec une grande aisance, comme on peut s'en convaincre en fixant sur le cadavre la mâchoire inférieure et la région cervicale. On voit alors qu'il est très-facile de faire mouvoir la tête à la fois sur son articulation atloïdienne et sur la mâchoire inférieure (1).

Bordeu (2), faisant en 1746 un cours d'anatomie, et ignorant encore les recherches de Ferrein, avait aussi admis le redressement de la mâchoire supérieure par la contraction du digastrique, et comparé les mâchoires aux deux branches d'une tenaille qui seraient mobiles l'une sur l'autre.

Vous désirez sans doute connaitre mon jugement sur cette matière. Eh bien! je déclare que je partage, à certains égards, les idées de Ferrein et de Bordeu. Je pense que, toutes les fois que les deux mâchoires prennent part à l'ouverture de la bouche ou à l'écartement des arcades dentaires pendant la mastication (il est des cas où la mâchoire supérieure paraît immobile), leurs mouvements simultanés sont liés à un même système de contractions musculaires, et que les muscles postérieurs du cou y sont tout à fait étrangers. Je reconnais, avec Ribes (3), que le muscle stylo-hyoïdien, inséré *en avant* de l'articulation occipito-axoïdienne, ne peut avoir l'usage que lui donne Ferrein. Quant au digastrique, il n'est pas passible de cette objection. A la vérité, on en fait une autre, et on a dit qu'il était bien débile pour mouvoir toute la tête. A cela, on peut répondre que ce mouvement de la tête est facile à produire, et que d'ailleurs les muscles digastriques doivent être aidés par les ptérygoïdiens externes, qui, tirant le condyle *en avant*, et repoussant par conséquent la tête en arrière, font rouler en sens inverse ce condyle et l'apophyse transverse du temporal qu'on pourrait, avec Chaussier, comparer à un autre condyle. Cette action d'un condyle sur l'autre a, suivant M. Adelon (4), été enseignée par Chaussier

---

(1) P. 514
(2) Bordeu, *OEuvres complètes*, t. 1, p. 55.
(3) Adelon, *Physiologie de l'homme*, t. II, p. 409.
(4) *Ibid.*, p. 410.

dans ses cours. Il restait à indiquer quelle est la puissance qui fait rouler ces condyles.

Mais dans le cas où, le menton étant appuyé sur un corps résistant, ou bien encore appuyé sur la poitrine, la bouche s'ouvre exclusivement par le mouvement de totalité de la tête, ne faut-il pas imputer ce mouvement à l'action des splenius, complexus, et autres muscles postérieurs? Ferrein le nie, et je crois que c'est avec raison. Je pense que notre instinct commande, dans tous les cas, les mêmes contractions musculaires pour ouvrir la bouche. Alors l'action des muscles sus-hyoïdiens, ne pouvant déprimer la mâchoire, se réfléchit à l'aide de l'os hyoïde et du digastrique sur la région de la tête, où ce dernier muscle est implanté. Ajoutez à cette action celle déjà connue des ptérygoïdiens externes. Si on touche les muscles postérieurs sur soi-même ou sur une autre personne, pendant qu'on ouvre la bouche, le menton étant fixé, on ne sent pas qu'ils se durcissent, tandis qu'ils se contractent évidemment dès qu'on renverse la tête en arrière sans ouvrir la bouche. Toutefois, on ne peut rien dire de l'état des muscles grands et petits droits postérieurs de la tête et des obliques supérieurs, situés trop profondément pour être explorés.

Reprenons l'examen des mouvements de la mâchoire inférieure. Nous connaissons le mécanisme de son *abaissement;* nous serons plus court sur son *élévation,* que l'abaissement a nécessairement précédée. Dans le condyle, le menton, le ménisque et la tête, tout se passe en sens inverse de ce que nous avons vu. Mais il faut étudier les agents de ce mouvement important par lequel les mâchoires rapprochées serrent, divisent ou écrasent l'aliment ou la proie qu'elles ont saisis.

Les agents véritablement efficaces du rapprochement des mâchoires sont les muscles *temporaux, masséters* et *ptérygoïdiens internes*. Nous pouvons négliger ici les muscles des lèvres et des joues.

Le muscle *temporal* prend son point fixe sur toute la fosse temporale. Cette fosse est si étendue chez les animaux carnassiers, qu'elle n'est séparée de celle du côté opposé que par une crête osseuse, de sorte que le muscle couvre tout le crâne. Chez l'homme, au contraire, la ligne qui circonscrit la fosse temporale est séparée de celle du côté opposé par un espace considérable. L'espace est proportionnellement plus petit chez le singe. Une autre particularité anatomique se lie, chez les carnivores, au grand développement du muscle temporal. L'arcade zygomatique, décrivant une courbure extérieure très-prononcée, s'éloigne du crâne, pour loger ce muscle, qui n'a pas moins d'épaisseur que de largeur. C'est l'apophyse zygomatique, et non un *prétendu organe de la destructivité,* qui élargit la tête des carnassiers.

Le muscle temporal agit sur l'apophyse coronoïde du maxillaire inférieur; il s'insère au sommet, aux bords et à la face interne de cette apophyse, qu'il tire en haut, pendant qu'il se contracte.

Le *masséter* prend son point fixe sur l'arcade zygomatique. Cette arcade, indépendamment de sa courbure *extérieure,* en décrit une autre à *convexité supérieure* chez les animaux carnassiers; elle offre en outre, chez ces animaux, une épaisseur et une résistance qui sont en rapport avec le muscle puissant auquel elle sert de point d'appui.

L'arcade zygomatique du lion est une fois plus longue et une fois plus écartée du crâne que celle du cheval(1). L'homme tient plus de l'herbivore que du carnassier quant à la configuration et l'étendue de son arcade zygomatique.

Le muscle ptérygoïdien interne, que nous retrouverons comme agent des mouvements latéraux, est aussi élévateur de la mâchoire inférieure, quand il agit concurremment avec celui du côté opposé.

---

(1) Il ne faut pas s'exagérer les conditions défavorables du point fixe pour la contraction des masséters, chez les herbivores. A défaut d'une longue arcade zygomatique, il y a sur l'os de la pommette et l'os maxillaire supérieur une longue ligne d'insertion pour les fibres du masséter. Les carnivores n'ayant pas l'orbite fermé à sa partie supérieure, la paroi externe de cette cavité semble n'être qu'un prolongement de l'arcade zygomatique, ce qui augmente démesurément, d'avant en arrière, les proportions de cette arcade.

Les muscles qui rapprochent les mâchoires offrent, chez l'homme, où ils n'atteignent pourtant pas leur summum de développement, une puissance extraordinaire. Haller, dans un paragraphe ayant pour titre : *Vis horum musculorum magna* (1), a énuméré, d'après Vésale, Richter, Cardan, Rhodius, Rolfink, Rzasczynski, Borelli, Heister, etc., une série progressive de tours de force exécutés par divers individus, et dont les derniers ont consisté à écraser des noyaux dont l'espèce ne cédait en général qu'à des poids de 200 et de 300 livres (2), ou bien encore à enlever avec les mâchoires une table de 6 pieds de de large, à l'extrémité de laquelle était suspendu un poids de 50 livres. Appréciation faite des causes de déchet d'action musculaire, et notamment de la perte qui provient du genre de levier employé ici, quelques physiologistes ont évalué à 900 livres, à 1,000 et même à 1800 livres, la force déployée par les muscles des mâchoires ; mais Borelli, qui a donné ce dernier chiffre, introduisait, dans ses calculs sur la force des muscles, un élément qui les entachait d'exagération, ainsi que je vous l'expliquerai ailleurs.

On s'explique cette force prodigieuse dans des muscles dont le poids n'est pas très-considérable, par le grand nombre de leurs fibres. Remarquez combien sont nombreuses ces fibres dans le muscle temporal, qui s'attache à toute la fosse de ce nom, et auquel l'aponévrose temporale fournit encore une large surface pour l'implantation de ses fibres. Les aponévroses entremêlées aux fibres du masséter multiplient les points d'insertion pour ce muscle, qui s'attache en outre à toute la face externe de la branche et de l'apophyse coronoïde. Dans le mouvement d'élévation, la mâchoire inférieure représente un levier du troisième genre. Supposez une pomme placée entre les incisives, c'est là que sera la résistance. La puissance sera placée, entre cette résistance et

---

(1) T. VI, p. 14.

(2) Haller lui-même avait, à ce qu'il paraît, fait cette dernière prouesse : *Ipsa que junior fregi*, dit-il.

le point d'appui, à la branche de la mâchoire et à l'apophyse coronoïde, où s'insèrent les muscles élévateurs. Le levier est donc défavorable, eu égard à la prédominance de longueur du bras de la résistance sur celui de la puissance. Cette cause de déchet diminue à mesure que nous portons plus en arrière le corps que les mâchoires doivent briser ou diviser; c'est là aussi que nous plaçons instinctivement les parties très-résistantes, c'est entre les molaires qu'on écrase un noyau ou une amande.

La situation de l'apophyse coronoïde mérite surtout d'être prise en considération en physiologie comparée. Plus elle s'éloigne du condyle, plus elle augmente, au profit de la force, le levier de la puissance, lequel levier peut même passer du troisième genre au deuxième, relativement à la dernière dent molaire (1). Les carnassiers ne sont pas très-bien partagés sous ce rapport, mais en revanche cette apophyse, où aboutit leur énorme muscle temporal, est si développée, qu'elle constitue la plus grande partie de la branche de la mâchoire. C'est chez la plupart des rongeurs que l'apophyse coronoïde s'éloigne le plus du condyle, ce qui compense le désavantage qu'ils éprouvent en employant surtout les dents situées à l'extrémité antérieure des arcades alvéolaires.

Mouvements latéraux de la mâchoire inférieure. Jusque vers le milieu du dernier siècle, on prenait à la lettre les mots *mouvements latéraux*, et on croyait qu'ils se faisaient véritablement de côté; que, par exemple, lorsque le menton se portait de 4 à 5 lignes à gauche, les condyles se mouvaient parallèlement à la partie antérieure de l'os, de sorte qu'un condyle se portait en dehors et l'autre en dedans. Ferrein (2) a eu le mérite de rectifier ce point de mécanique animale. La saillie qui borne en dedans la cavité glénoïde ne permet pas au condyle de se déplacer dans ce sens autant qu'il le faudrait pour l'am-

---

1) Cuvier, *Leçons d'anatomie comparée*, t. III, p. 26.

2) *Mémoire sur les mouvements de la mâchoire inférieure* (*Mém. de l'Acad. des sciences*, 1744, p. 434).

plitude des mouvements dits *latéraux*. Si les condyles éprouvaient un déplacement latéral proportionné à celui du menton, ils seraient luxés tous les deux. Voici le vrai mécanisme du mouvement. Si on porte le menton à gauche, le condyle droit se porte en avant et commence à décrire un arc de cercle autour du condyle gauche, qui ne sort pas de la cavité glénoïde. C'est donc un mouvement *circulaire*, et non un mouvement *latéral*. On a la preuve de ce mouvement circulaire par le changement qui s'opère dans le rapport des dents. En effet, pendant que le menton se porte à gauche, les molaires inférieures droites cessent de correspondre aux molaires supérieures, et se placent *plus en avant* et plus en dedans. La quantité du déplacement pour chaque point de l'os maxillaire inférieur est d'autant plus grande, dans le cas pris pour exemple, que ce point est plus éloigné du condyle gauche, qui est le centre du mouvement. Ainsi les molaires droites se déplacent plus que les incisives, et celles-ci plus que les molaires gauches ; les incisives inférieures se placent de 5 lignes environ plus à gauche que les incisives supérieures. L'espace que le menton parcourt de droite à gauche est à peu près double de celui qu'il parcourt d'arrière en avant.

J'ai fait la remarque que le condyle vers lequel marche le menton n'est pas immobile, mais qu'il se porte un peu en dehors et en arrière, de sorte qu'il y a véritablement un léger mouvement *latéral*, en même temps que le mouvement *circulaire* décrit par Ferrein.

Il ne peut exister le moindre doute sur les agents de ce mouvement : ce sont les deux ptérygoïdiens du côté opposé à celui vers lequel se porte le menton. Ainsi les muscles ptérygoïdiens externe et interne d'un même côté, qui sont *antagonistes* relativement aux mouvements d'élévation et d'abaissement, deviennent *congénères* quant aux mouvements latéraux. Leur point fixe étant tout à la fois plus *en avant* et plus *en dedans* que l'articulation temporo-maxillaire, c'est dans ce sens qu'ils tirent le condyle et la branche de la mâchoire. Ces muscles sont aidés par le digastrique du côté opposé.

J'ai constaté que si, le menton étant appuyé sur un corps dur et fixe, on opère les mouvements de latéralité des mâchoires, ces mouvements se font avec autant d'amplitude que si la mâchoire inférieure était mobile. C'est la tête qui, dans ce cas, est mise en mouvement par les muscles ptérygoïdiens.

Les apophyses ptérygoïdes sont très-développées ainsi que les muscles qui s'y attachent, chez les animaux herbivores; chez ces animaux aussi, les mouvements latéraux sont très-marqués, et s'opèrent par un véritable glissement des surfaces plates par lesquelles les os se correspondent.

Mouvements en avant et en arrière. Pour que la mâchoire inférieure puisse se porter en avant, il faut qu'elle soit légèrement abaissée au préalable, afin de dégager les dents incisives inférieures, qui, dans l'état de repos, se trouvent placées derrière les supérieures. Alors la mâchoire se porte horizontalement en avant par la contraction simultanée des quatre muscles ptérygoïdiens. Les fibres antérieures du temporal et du masséter peuvent aider à ce mouvement. Le condyle ne peut être porté aussi loin en avant dans cette espèce de mouvement, où tout l'os se déplace dans le même sens, que dans le cas où il se meut pour l'ouverture de la bouche. Vous savez que, dans ce dernier cas, une partie de la branche recule pendant que le condyle marche en sens inverse.

La mâchoire est ramenée en arrière par l'action combinée des muscles sus-hyoïdiens et des fibres postérieures des muscles temporaux. Le mouvement en arrière suppose donc qu'un mouvement en avant l'a précédé, comme le mouvement d'élévation suppose l'abaissement. Cependant, en partant de l'état de repos ou d'occlusion complète de la bouche, on peut faire reculer quelque peu la mâchoire inférieure; mais ce mouvement est extrêmement limité.

Usage du ménisque ou disque interarticulaire. On a assez généralement admis que ce ménisque servait à affaiblir le choc et à diminuer l'intensité des pressions auxquelles cette articulation est exposée. M. Gosselin (1) élève des doutes à cet égard, et fait

______

(1) *Loc. cit.*, p. 21.

I.

observer que d'autres articulations supportent des efforts aussi considérables au moins que ceux auxquels celle-ci est soumise, et n'ont cependant pas de fibro-cartilages interarticulaires. Le principal usage de cette partie serait donc d'offrir à la saillie du condyle une surface concave qui l'accompagne, même quand ce condyle passe sous la surface convexe de la racine transverse de l'apophyse zygomatique du temporal. « Il y a, en un mot, emboîtement continu des parties qui se déplacent, et par là, solidité très-grande de la jointure. » Je pense qu'un de ces usages n'interdit pas l'autre, et que le ménisque facilite, en outre, une certaine inclinaison latérale de la mâchoire dont je parlerai bientôt. Quant à la nature du ménisque, Vésale l'avait dit un mélange de cartilage et de ligament; Ruysch l'appelle *une membrane presque cartilagineuse* (1); Ferrein (2) dit avoir reconnu qu'il est *ligamenteux;* presque tous les modernes l'ont nommé *fibro-cartilage;* enfin le microscope, et l'action de l'eau bouillante qui réduit ce disque en colle, ont montré plus récemment la nature fibreuse ou ligamenteuse de cette partie.

----

(1) Haller, t. VI, p. 7.
(2) *Loc. cit.*, p. 430.

VINGT-SEPTIÈME LEÇON.

DE LA MASTICATION.

(Suite.)

Des nerfs affectés aux muscles masticateurs.

MESSIEURS,

Il vous semblera peut-être, au premier abord, qu'il ne s'agit que d'ouvrir un livre d'anatomie ou de prendre un scalpel pour déterminer quels sont les nerfs affectés aux mouvements des mâchoires; mais la question n'est pas si simple, et elle offre quelque intérêt.

Vous savez, et j'insisterai sur ce point d'anatomie lorsque le temps en sera venu, que le nerf de la cinquième paire, ou trifacial, naît par deux racines: l'une, très-grosse, qui donne naissance au ganglion de Gasser; l'autre, beaucoup plus mince, plus blanche, plus résistante, qui passe sous le ganglion sans prendre part à sa formation, et sort du crâne par le trou ovale du sphénoïde, *en s'unissant à la troisième division de la grosse racine pour constituer le nerf maxillaire inférieur.* Eh bien! Messieurs, c'est cette petite racine qui fait contracter les muscles des mâchoires, tandis que la grosse est affectée à la sensibilité et à d'autres usages. Pour la seconde fois peut-être, vous êtes disposés à prendre le scalpel pour vous assurer que les branches de cette petite racine vont seules aux muscles masticateurs. Des notions plus précises de physiologie vous détourneront de cette recherche. Les nerfs qui s'introduisent dans les muscles portent, toujours réunis, des filets de sentiment et des filets de mouvement, et pour le cas qui nous occupe, les nerfs que le maxillaire inférieur envoie dans le temporal, le masséter, les ptérygoïdiens, etc., procèdent, à la fois, de la petite racine et de la racine ganglionnaire. Le seul problème anatomique qu'on pourrait se poser serait de s'assurer que la petite racine ne va pas ailleurs que dans les muscles. Si c'est cela que M. Mayo (1) a constaté quatre fois sur l'âne et ensuite sur l'homme, je rends hommage à sa patience ; mais je crois qu'il s'était posé l'autre problème, et qu'il avait voulu trop prouver.

Ainsi, Messieurs, le nerf maxillaire inférieur, qui est un nerf mixte, comprenant la petite racine de la cinquième paire et une division de la grosse racine, envoie des branches provenant de ces deux sources aux muscles masticateurs, et il s'agit de prouver que la petite racine seule est affectée aux mouvements des mâchoires. J'avais donc raison de dire que le problème était plus composé qu'il ne paraissait l'être au premier abord.

Ici, en effet, les vivisections ne nous apprennent que peu de chose. Si, à l'exemple de M. Shaw, on coupe le maxillaire inférieur au sortir du trou ovale, on paralyse les muscles des mâchoires ; mais on a coupé les deux ordres de filets.

A défaut d'expériences qui, pour le cas actuel, sont impraticables, nous avons des faits d'anatomie pathologique qui décident nettement la question. Ce sont des lésions de la cinquième paire, comprenant, les unes, tout à la fois, la branche ganglionnaire et la petite racine ; les autres, la branche ganglionnaire seule. Dans le premier cas, les muscles masticateurs sont paralysés, ils ne le sont pas dans le second, et on n'observe que la perte du sentiment dans les parties où se rend le nerf lésé.

1° Dans une observation communiquée par M. Carré à la Société anatomique (2), le nerf est compris *tout entier* dans une tumeur cancéreuse siégeant à gauche de la protubérance annulaire. Il est dit que la mastication ne se faisait plus à gauche, et

---

(1) *Anatomical and physiological commentaries*, London, july 1823, p. 8.

(2) *Bulletins de la Société anal.*, nouvelle série, n° 4, et *Archives*, 3e nouvelle série, t. V, p. 219.

que, dans le mouvement d'abaissement de la mâchoire, le menton se portait à gauche. Ce symptôme, que nous allons retrouver dans des cas analogues, et qui est mal interprété par M. Carré, nous démontre que, faute de contraction du ptérygoïdien externe du côté malade, le condyle reste à sa place, bien que la mâchoire s'abaisse. C'est donc ce muscle qui est le principal agent du mouvement du condyle.

2° La lésion du nerf devait être complète aussi chez un malade observé par Herbert Mayo (1). On avait noté que si on mettait du pain entre les mâchoires de ce malade, le masséter du côté droit se durcissait, tandis que le même muscle restait flasque à gauche; mais ici l'ouverture du cadavre manque.

3° Les muscles de la mâchoire étaient flasques et paralysés sur un malade observé par le D' Alison (2); le nerf trijumeau très-ramolli est réduit à son névrilème, au voisinage de la protubérance annulaire. La petite racine est donc comprise dans la lésion.

4° Dans un cas rapporté par le D' Tanquerel des Planches, il est dit aussi que le *masséter était flasque.*

5° Enfin, tous les signes de la paralysie de la petite racine existent chez un malade dont l'histoire a été consignée dans la dissertation inaugurale de M. James (3). Le malade ne pouvait serrer un objet placé entre les dents du côté droit; il n'écartait pas les mâchoires aussi facilement que de coutume, et cette mâchoire était déviée *à droite,* c'est-à-dire du côté paralysé (suivant le mécanisme que je vous ai expliqué plus haut). L'emploi du galvanisme, conseillé par M. Andral, a guéri ce malade.

En regard de ces faits, qui seuls ne peuvent décider la ques-

---

(1) *Anatomical and physiological commentaries,* London, 1823, et *Journal de physiologie expérimentale,* 1823, t. III, p. 357.

(2) Abercrombie, *Maladies de l'encéphale et de la moelle épinière;* traduction française, 2ᵉ édit., p. 617.

(3) *Observation de paralysie complète de la cinquième paire,* etc.; thèse 1810, nᵒ 370, p. 24 et 25.

tion, plaçons ceux où la lésion organique comprend toute la cinquième paire, *moins la petite racine*. Si, dans ces cas, le jeu des mâchoires est conservé, il ne peut plus rester de doutes.

6° Les choses se passent ainsi dans le fait recueilli par M. Serres (1). Les mouvements de la mâchoire sont réguliers, et les muscles masticateurs se contractent à droite comme à gauche, bien que tout un côté de la face soit paralysé du sentiment; et l'on constate, à l'ouverture du cadavre, que la **petite racine** passe *intacte* sous le ganglion de Gasser dégénéré.

7° Enfin, dans le cas observé, pendant deux ans, par M. Romberg (2), une altération organique avait produit la plus délicate expérience de physiologie qui se puisse imaginer. J'ajouterai, à la louange de l'observateur, qu'il avait précisé le siége du mal longtemps avant la mort de la malade. L'altération ne portait que sur le nerf maxillaire inférieur avant son entrée dans le trou ovale. Ce nerf maxillaire inférieur se compose, comme déjà je vous l'ai dit, de toute la petite racine, plus une portion de la racine ganglionnaire destinée au sentiment. Eh bien! tous les signes de la paralysie du sentiment existaient dans les parties où se distribue le nerf maxillaire inférieur, mais les muscles des mâchoires étaient actifs des deux côtés. La dissection des parties, faite par Henle, en présence de Muller, de Schwann et de Philipp (on ne peut pas exiger de meilleures garanties de savoir et d'habileté), montra que la lésion organique portait sur la partie ganglionnaire du maxillaire inférieur, tandis que la portion motrice de ce nerf passait sur son côté inférieur, *libre de toute altération.*

A ces faits, qui ne permettent pas la moindre objection, j'ajouterai cette considération, que la branche ganglionnaire du

____

(1) *Arch. gén. de méd.,* t. V, p. 630, et *Anatomie comparée du cerveau,* t. II, p. 67.

(2) *Remarques sur un cas d'anesthésie ayant sa source dans une affection de la cinquième paire;* par le Dr Romberg, professeur de médecine à l'université de Berlin (*Gaz. méd.,* 1838, p. 625).

trifacial ne faisant pas contracter un seul muscle dans ses portions ophthalmique et maxillaire supérieure, il y a lieu de penser qu'elle n'est pas davantage motrice dans le nerf maxillaire inférieur.

Examinons maintenant si cette petite racine suffit à tous les muscles que nous avons vus employés dans le mouvement des mâchoires. Elle anime le temporal par les *rameaux temporaux profonds*, le masséter par le nerf *massétérin*, les ptérygoïdiens par les nerfs du même nom. Voilà pour les mouvements d'élévation, les mouvements latéraux, les mouvements en avant, et en partie pour les mouvements en arrière. Restent ceux d'abaissement. Eh bien! Messieurs, la petite racine y joue encore un rôle important. Suivez ce petit rameau que le nerf dentaire inférieur, détache, avant d'entrer dans le canal dentaire; vous le verrez gagner, au-dessous du menton, le ventre antérieur du muscle digastrique et le muscle mylo-hyoïdien.

Mais, pour les plus instruits d'entre vous, une objection se présente ici contre la *spécialité d'action* que je cherche à vous faire reconnaître dans les nerfs. Cette objection, c'est que le rameau mylo-hyoïdien, que je vous présente comme moteur, provient du nerf dentaire inférieur, lequel est exclusivement affecté à la sensibilité et aux actions organiques. Cette objection, dont on a fait grand bruit dans une discussion élevée au sein de l'Académie de médecine (1), tombe devant ce fait, qu'on peut suivre jusque dans le nerf mylo-hyoïdien des rameaux de la racine motrice. qui ne s'étaient qu'accolés au nerf dentaire inférieur. Dès les premières années de mon enseignement, j'avais donné cette explication, à laquelle MM. Blandin et Longet ont été conduits aussi par leurs dissections. Pour la seconde fois, je dirai qu'ici encore on a voulu trop prouver, en voulant rapporter en totalité le nerf mylo-hyoïdien à la petite racine. Des filets de la racine ganglion-

---

(1) Séance du 2 avril 1839 (*Gaz. méd.*, 1839, p. 223).

naire lui sont adjoints, et devaient lui être adjoints (voyez page 627).

Vous serez peut-être disposés à rapporter à Ch. Bell et à son école, c'est-à-dire à MM. Shaw, Magendie, H. Mayo, etc., la découverte des fonctions de la petite portion de la cinquième paire. La vérité est que le vénérable Bellingeri (1) avait pris ici l'initiative dès l'année 1818. S'il a énoncé quelques erreurs relativement à la distribution de ce nerf, qu'il propose d'appeler *nerf masticateur,* il est très-explicite sur ses usages. Voici ce qu'on lit dans son premier travail : *Spectat igitur portio minor ad nervos vitæ animalis et quidem* AD NERVOS MOTORIOS; *nullibi enim sensibus præest, et habita ratione officii,* NERVUS MAS-TICATORIUS *esset dicendus* (2). Avant Bellingeri, Paletta (3), décrivant, comme un nerf spécial, cette petite portion de la cinquième paire (*portio minor*), l'avait regardée comme présidant aux mouvements volontaires, et pouvant être affectée *sympathiquement* ou *idiopathiquement* dans les cas de *trismus* (4). Nous verrons, par la suite, Bell, Shaw, et leurs successeurs, invoquer la distinction de fonctions des deux racines de la cinquième paire, comme un des plus puissants arguments en faveur de l'existence séparée de racines motrices et sensitives dans toute l'étendue de l'axe cérébro-spinal.

Après la petite racine du trifacial, le nerf qui joue le plus grand rôle dans l'abaissement de la mâchoire inférieure est l'*hypoglosse;* il anime les muscles génio-hyoïdiens et génio-glosses, il fournit un rameau au muscle thyro-hyoïdien; enfin,

---

(1) Caroli-Franscisci-Josephi Bellingeri, etc., *Dissertatio inauguralis,* anno 1818, die IX maji, etc.

(2) *Loc. cit.,* p. 177.

(3) *De Nervo crotaf. et bucc.,* p. 32 et seq.

(4) Chez les gens affectés de tétanos, la roideur commence ordinairement par les mâchoires, et elle est presque toujours plus prononcée là que partout ailleurs. Cela tient, je pense, à ce que l'irritation du centre nerveux débute par la moelle allongée (lieu d'origine de la cinquième paire), et offre toujours plus d'intensité dans ce point que dans le reste de la moelle épinière.

l'anse anastomotique que fournit le *ramus descendens noni*
se jette dans les muscles sous-hyoïdiens. Enfin, le ventre postérieur du digastrique et le peaucier sont excités à se contracter
par le nerf facial, que nous verrons, plus loin, participer à plusieurs actions relatives à la mastication.

Des dents.

Les mâchoires, dont nous venons d'étudier les mouvements,
sont, chez un grand nombre d'animaux, armées de petits corps
très-durs, destinés à broyer, à déchirer, à inciser l'aliment, ou
simplement à retenir la proie.

La nature des dents n'a été bien connue que dans ces derniers
temps, et l'on peut rapporter à trois époques les opinions qui
ont eu cours à ce sujet.

Jusqu'au commencement de ce siècle, elles sont assimilées
aux os, dont elles diffèrent seulement par leur dureté. Tel est,
en effet, le jugement que porte Haller sur la nature de la partie
principale de la dent, que plus récemment on a nommée *ivoire*
ou partie tubuleuse : *Interior pars dentis tota, osseam qualis
in universo corpore est naturam retinet, laminatam* (1).
Boyer définit les dents *de petits os très-blancs et très-durs* (2) ;
Bichat ne dit pas autre chose, *petits os durs*, etc. (3).

Une autre époque et une opinion nouvelle datent de Cuvier (4).
La dent n'est point un os ; c'est une partie exsudée par le bulbe,
et qui se trouve, en quelque sorte, en dehors de l'organisme. Le
bulbe fournit une première lame, puis à l'intérieur de celle-ci
une seconde, et ainsi de suite, de sorte que la dent est formée
de couches emboîtées, dont l'accumulation progressive opère

---

(1) T. VI, p. 23.
(2) *Traité complet d'anatomie*, t. I, p. 165.
(3) *Traité d'anatomie descriptive*, t. I, p. 82.
(4) *Leçons d'anatomie comparée*, t. III, p. 111 et suiv.

peu à peu la diminution du diamètre du canal de la dent, et du bulbe que ce canal contient.

Cuvier n'est pourtant pas le premier qui ait fait exsuder du follicule la matière de la dent. Hunter avait professé cela, et Haller, qui reproduit l'opinion de ses devanciers, est très-positif à cet égard : *Ex superficie hujus folliculi, succus sudat sub ultima gestionis tempora, qui paulatim crustam facit* (1). Mais Haller, comme nous l'avons vu, fait de cette croûte un os, tandis que Cuvier, et les anatomistes qui le suivent pendant plus de trente ans, en font une partie *quasi inorganique,* comme l'épiderme, les poils, les ongles, que l'on considérait aussi comme privés d'organisation.

Enfin, une nouvelle époque date de 1835. On reconnaît à la substance principale des dents une structure tubuleuse particulière, bien différente de celle qui résulterait d'un simple emboîtement de couches exsudées par le noyau pulpeux de la dent. Mais cette structure est autre que celle des os. MM. Purkinje et Frœnkel (2) attachent leur nom à cette intéressante découverte, ou plutôt ils remettent en évidence un point d'anatomie que le microscope avait déjà révélé, cent cinquante-sept auparavant, à Leeuwenhoeck (3), et dont on avait perdu le souvenir. Très-peu de temps après la publication du mémoire de MM. Punkinje et Frœnkel, J. Muller (4), Retzius (5), M. Dujardin (6), confirment

---

(1) T. VI, p. 22.

(2) Frœnkel, *de Penitori dentium humanorum structura observationes;* Vratislaviæ (Breslau), 1835.

(3) La lettre écrite à ce sujet par Leeuwenhoeck, en avril 1678, se trouve dans le tome Ier de ses OEuvres (*Continuatio epistolarum,* etc.; Lugduni Batavorum, 1715).

(4) *Arch. d'anat. et de physiol. pour* 1836, p. 2 et 3.

(5) *Lettre à M. Flourens,* dans *Annales des sciences naturelles,* 2e sér., t. VI. p. 155, et *Arch. de J. Muller,* 1837, p. 496 et suiv.

(6) Séance de l'Acad. des sciences de Paris du 26 septembre 1836, et *Annales françaises et étrangères d'anatomie et de physiologie,* t. I, p. 149 et suiv.; 1838.

les vues nouvelles sur la structure intime des dents. Plus récemment, John Tomes (1), Richard Owen (2), le D'Erdl (3), et
surtout M. Duvernoy (4), ont publié d'importants travaux sur
cette matière.

M. Duvernoy, assisté de M. Maissiat, a eu l'heureuse idée d'é-
tudier sur place les dents des musaraignes, en prenant le soin
d'amincir les mâchoires de ces petits animaux. On faisait ensuite
mouvoir les pièces au foyer du microscope.

Les dents sont composées de trois substances : 1° *l'ivoire*,
2° *l'émail*, 3° le *cément*. M. John Tomes en a décrit une quatrième, qui serait située entre le cément et l'ivoire, là où finit
l'émail, et serait composée de granules contenus dans une substance transparente. Mais nous devons négliger ce détail.

1° *L'ivoire*, que Haller nommait *partie osseuse*, que d'autres
nomment *substance principale*, *substance tubuleuse*, est formé d'une substance fondamentale, homogène, granuleuse, parcourue par des conduits parallèles extrêmement fins. Leeuwenhoeck estimait leur nombre à cent vingt dans un quarantième de
pouce, ce qui donnerait deux cents par millimètre. M. Duvernoy
ne leur donne que $\frac{1}{500}$ de millimètre au plus de diamètre (5).
Ces conduits s'étendent de la cavité dentaire à la surface extérieure de la racine et de la couronne, où ils sont couverts, selon
le lieu, par le cément ou l'émail. Ils décrivent (excepté en quelques points où ils sont droits) de deux à quatre grandes flexuosités, et un plus grand nombre de flexuosités secondaires qui se
suivent et sont très-rapprochées. Le diamètre de ces tubes va en
diminuant de la cavité de la dent vers la surface extérieure,

---

(1) *Gazette médicale de Londres*, 1839.

(2) Séances de l'Académie des sciences des 16 décembre 1839 et 13 janvier
1840.

(3) *Recherches sur la structure des dents chez les vertébrés, et particulièrement chez les rongeurs*, dans les *Mém. de l'Acad. des sciences de
Munich*, 1841.

(4) *Sur les dents de musaraignes*, etc., in-4°; Paris, 1844.

(5) *Loc. cit.*, p. 13.

parce qu'ils se ramifient, et que chaque branche se dichotomise plusieurs fois.

Muller a fait voir que ces canalicules contiennent par places des granulations calcaires, blanches, brillantes, solubles dans les acides.

Retzius, Muller et M. Duvernoy (1), reconnaissent à ces petits tubes des parois propres que M. Dujardin leur refuse. Les parois ont paru indiquées à M. Duvernoy par une ligne noire circulaire, distincte du vide intérieur et de la substance homogène qui sert de gangue aux canaux.

En 1842, M. Alexandre Nasmyth a communiqué à l'Académie des sciences (2) un travail où il se proposait de démontrer que l'ivoire et les autres parties constituantes des dents seraient composés d'une trame aréolaire ou celluleuse. Mais les prépara-tions mêmes de cet anatomiste ont fait voir, aux commissaires de l'Institut, la présence des tubes ou canaux calcigères dont il nie l'existence. Les cellules calcaires, que Retzius a vues et figurées dans les intervalles des dernières ramifications des tubes den-taires de plusieurs animaux, n'ont point été retrouvées dans les dents des musaraignes et de plusieurs rongeurs, par M. Duver-noy (3); il ne paraît pas non plus que Retzius les ait aperçues dans ce groupe d'animaux.

Quand on a enlevé, par un acide, les sels de la dent, il reste un cartilage dans lequel on trouve encore les canalicules. Ce car-tilage, d'après les observations de Henle (4), peut se déchirer en fibres aplaties, pâles, grenues, raboteuses, sans bifurcation, et ne s'étendant pas de la cavité jusqu'à la surface de la dent. Ces fibres sont continuées par d'autres qui sont enchâssées entre leurs extrémités. L'espace compris entre deux fibres est généralement

---

(1) *Sur les dents des musaraignes*, p. 17.

(2) Séance du 3 octobre 1842; *Mémoire sur la substance celluleu. · des dents et de leur bulbe.*

(3) *Loc. cit.*, p. 13.

(4) *Encyclopédie anatomique*, t. VII, p. 431.

occupé par un canalicule. Ce cartilage se réduit en colle dans l'eau bouillante, comme celui des os (1); on ne peut donc comparer la dent à une corne pénétrée de matière calcaire.

A la théorie qui faisait provenir la dent d'une transsudation à l'extérieur du bulbe, M. Owen a substitué celle de l'ossification du bulbe lui-même; ossification qui va ici *de dehors en dedans*, tandis qu'elle est centrifuge dans les os. Schwann, Henle, Nasmyth, Muller, M. Duvernoy, ont développé cette opinion, que j'exposerai en faisant ailleurs l'histoire de la formation et de la nutrition des dents.

Les dents ne peuvent être assimilées aux os, nonobstant leurs canalicules, leur cartilage, leur mode d'ossification, et ce que nous dirons plus tard de l'action de la garance sur elles. La différence fondamentale consiste en l'absence de vaisseaux sanguins dans le tissu des dents. Les tubes *calcigères* (c'est le nom que M. Owen leur donne) ne sont point en communication avec le système vasculaire; il n'y a de vaisseaux et de nerfs que dans le noyau pulpeux ou bulbe de la dent, et, d'après M. Duvernoy, la partie superficielle de ce bulbe, qui seule se transforme en ivoire, est originairement privée de vaisseaux, et ne contient que les tubes capillaires, qui doivent se pénétrer de matières solides et devenir rigides. Schwann croit que les vaisseaux ont existé d'abord et ont disparu par les progrès de l'ossification. Le tissu de l'ivoire n'offre point non plus les corpuscules osseux que vous connaissez (voyez page 232). Voici, d'après Berzelius, la composition chimique de l'ivoire :

Matière animale........................	28,0
Phosphate de chaux et fluorure de calcium.	64,3
Carbonate de chaux	5,3
Phosphate de magnésie...................	1,0
Soude et chlorure de sodium.............	1,4
	100,0

(1) Muller, *Manuel de physiologie*, traduit par Jourdan, 2e livraison, p. 301.

2° L'*émail* couvre la partie de la dent qui est extérieure ou qui doit le devenir, comme on l'observe chez les rongeurs et le cheval; il est plus dense, plus cassant, plus transparent que l'ivoire. Dans les espèces animales à dents colorées, c'est lui qui est le siége de la coloration (1). Il est formé de très-petits prismes solides à quatre ou six pans, ou de petites aiguilles anguleuses, de $\frac{1}{500}$ de ligne de diamètre. Ces prismes sont serrés verticalement les uns contre les autres, comme les fibres du velours; une des extrémités est libre, l'autre s'enfonce dans les rugosités de la périphérie de la substance tubuleuse, ainsi que l'a démontré Retzius (2). Une petite chaînette, de couleur noire, se voit, au microscope, là où l'émail confine à la substance tubuleuse ; cette chaînette est la trace de la membrane intermédiaire aux deux substances. Certains prismes n'ont pas toute la longueur comprise entre la surface de l'ivoire et la partie libre de la dent ; ils se terminent en pointe dans l'épaisseur de l'émail, et sont continués par d'autres qui sont enclavés entre eux. Cela se voit surtout aux molaires. Avant la consolidation de l'émail, si on racle l'espèce de bouillie qu'il forme à la surface de la dent, on la trouve composée d'aiguilles pointues à leurs deux extrémités (3).

La garance ne pénètre point l'émail (4). La structure microscopique de l'émail est difficile à démontrer chez certains animaux. M. Duvernoy a observé des apparences assez variées chez les musaraignes, les chauves-souris, la taupe et le cochon d'Inde (5).

Il y a beaucoup moins de matière animale dans l'émail que dans l'ivoire. Voici sa composition, d'après Berzelius :

---

(1) Duvernoy, *loc. cit.*, p. 30.

(2) *Archives d'anat. et de physiol. de J. Muller*, 1837, pl. **xxi**, fig. 7, et p. 496 et suiv.

(3) Muller, *Manuel de physiol.*, 2ᵉ livraison, p. 302.

(4) Flourens, *Recherches sur le développement des os et des dents* (*Arch. du Muséum*, t. II, p. 383; 1841).

(5) *Loc. cit.*, p. 28. On pourra aussi consulter les planches du mémoire.

Phosphate de chaux et fluorure de calcium.	88,5
Carbonate de chaux....................	8,0
Phosphate de magnésie.................	1,5
Alcali, eau, substance animale...........	2,0
	100,0

3° Du *cément*. Jusqu'à Haller, et même quelque temps après lui, on n'avait reconnu que deux substances aux dents. Tenon (1) décrivit, sous le nom de *cortical osseux*, une troisième substance, qui entoure les molaires du cheval et se trouve aussi dans le creux de ses incisives. Blake, dans sa dissertation inaugurale, soutenue en 1798, à Édimbourg, donna l'histoire de cette partie constituante de la dent, sous le nom de *crusta petrosa*. Cuvier (2), ayant remarqué que cette substance réunit, agglutine ensemble les différents lobes qui constituent une dent composée, comme dans les molaires de l'éléphant ou du cabiai, lui donne le nom de cément.

Jusqu'ici, vous ne voyez pas le *cément* figurer dans l'anatomie humaine, mais Retzius va l'y démontrer (3). Examinez la racine d'une dent de l'homme, vous verrez qu'elle est recouverte d'une couche jaunâtre, sorte d'écorce bien différente de la substance de l'ivoire : c'est là le *cément*. Il offre la texture des os, c'est-à-dire qu'on y observe les corpuscules caractérisques des os et leurs canalicules. Cette structure est déjà indiquée dans la dissertation, citée plus haut, de Frœnkel, soutenue en 1835, sous la présidence de Purkinje.

M. Duvernoy a considérablement étendu l'histoire de la production dont nous nous occupons, en décrivant, sous le nom de *cément alvéolaire*, toute la gangue osseuse dans laquelle les dents des musaraignes sont plongées. *C'est*, dit-il, *un organe distinct de la mâchoire et des dents, dont il est séparé par sa*

(1) *Mém. de l'Acad. des sciences*, t. I.
(2) *Leçons d'anat. comparée*, 1re édit., t. III, p. 100.
(3) *Loc. cit*, 1836.

*membrane particulière, par une sorte de périoste du cé-
ment* (1). Cet auteur signale du reste, dans le cément alvéolaire,
les corpuscules et la vascularité qui caractérisent les os.

Les vertébrés seuls ont de véritables dents, à moins qu'on ne
veuille aussi désigner sous le nom de dents les pièces qui servent
à la mastication des échinodermes, et que nous avons décrites
(page 609). Mais il faut noter que ces organes de trituration ne
sont pas enchâssés dans de véritables mâchoires.

Il y a des vertébrés qui sont privés de dents. Parmi les mammifères, il faut citer les baleines, les pangolins, les fourmiliers,
l'échidné. Les dents manquent chez les oiseaux. Dans la classe
des reptiles, les chéloniens seuls font exception, et dans la classe
des poissons, les esturgeons.

Les lames cornées des tortues, les becs des oiseaux, les fanons
des baleines, les éminences cornées qui s'élèvent sur la base de
la langue et à la voûte palatine de l'échidné, tiennent, jusqu'à
un certain point, lieu de dents, mais n'ont pu leur être assimilées
que par un excès de zèle pour la physiologie anatomique. On a
regardé comme établissant le passage des dents aux fanons les
dents cornées de l'ornithorhynque, composées de fibres creuses,
d'après Heusinger (2). L'analyse de ces dents, faite par M. Lassaigne, montre qu'elles ne contiennent pas un demi pour cent
de matière terreuse ; tout le reste est de nature cornée.

L'homme, qui va me servir de type, dans l'examen bien sommaire que je vais faire des dents des mammifères, a, comme vous
le savez, à chaque mâchoire, quatre incisives, deux canines et dix
molaires. Ces dents ont pour principal caractère, chez l'homme,
de former une série continue, d'être verticales ou à peu près, et de
ne pas offrir de sensibles différences dans leur hauteur. Ces dents
sont *simples*, c'est-à-dire que *leur substance interne, enveloppée de toutes parts de l'externe, n'en est point péné-*

---

(1) *Loc. cit.*, p. 33 et suiv.
(2) *Syst. der Histologie*, p. 197.

trée (1). Dans les dents composées, au contraire, comme sont les molaires de l'éléphant, l'émail et l'ivoire forment des replis tellement profonds, que, dans quelque sens qu'on coupe la dent, on divise, plusieurs fois, chacune de ces substances.

Les *quadrumanes* ont les trois espèces de dents. Leurs molaires et leurs incisives ressemblent aux nôtres; leur canine est un peu plus longue, ce qui exige à l'arcade opposée un petit intervalle pour la loger. Quelquefois, cet intervalle n'existe pas, la canine se plaçant en dehors de l'arcade dentaire, lors du rapprochement des mâchoires.

Les *carnassiers* ont aussi les trois espèces de dents, mais outre que leur dent canine ou laniaire, excessivement développée, ne ressemble, en rien à celle de l'homme, leurs molaires, anguleuses et tranchantes, sont plutôt aptes à déchirer qu'à moudre ou triturer. Derrière ces dents anguleuses, les chiens possèdent des molaires plates, dont il n'y a que le rudiment à la mâchoire supérieure des animaux du genre félis. C'est avec ces dents plates que le chien mâche l'herbe.

Tous les *pachydermes,* sauf le rhinocéros bicorne et l'éléphant, possèdent les trois espèces de dents; mais il y a une grande interruption dans la série qu'elles forment: c'est ce qu'on appelle une *barre.* Chez le cheval, les canines sont rudimentaires, et, même, elles ne poussent que chez le mâle.

Les *ruminants* sans cornes, *chameaux, dromadaires, lamas,* ont encore les trois espèces de dents. Il y a une barre très-prononcée. Dans le moschus moschiferus, les canines manquent à la mâchoire inférieure; et, chez tous, les incisives manquent à la mâchoire supérieure.

Lorsqu'une classe de dents commence à faire défaut, chez les mammifères, c'est ou la classe des incisives, ou celle des canines, de sorte que, quand il ne reste qu'une sorte de dents, ce sont des *molaires.* Je suppose que les dents ont un caractère bien déterminé; ainsi je ne regarde pas comme faisant exception

____

1) Cuvier, *Anat. comparée,* t. III, p. 104 (1re édition).

41

cette série de petites dents coniques qu'on voit aux deux mâchoires des marsouins, à la mâchoire inférieure des cachalots, et
dont on ne peut dire qu'elles soient molaires, canines ou incisives. J'en dirai autant des défenses du narval, à moins qu'on
ne veuille les considérer comme des canines, qui seraient alors
les seules dents de cet animal.

Les canines ou les incisives peuvent manquer aux deux mâchoires ou seulement à l'une d'elles.

Les ruminants à cornes (le cerf excepté) manquent de canines aux deux mâchoires et d'incisives à la mâchoire supérieure, de sorte qu'ils n'ont que des molaires et des incisives
inférieures.

Les rongeurs n'ont que deux espèces de dents : des molaires,
et les dents situées à la partie antérieure des mâchoires, et que
les anatomistes décrivent comme des *incisives*. M. Geoffroy-
Saint-Hilaire a attaqué cette détermination, et avancé que les
dents antérieures des rongeurs étaient des *canines*. Au premier
examen de cette question, et en voyant sortir la dent par l'os
intermaxillaire, qui, comme vous le savez, porte les incisives,
j'étais peu disposé à abandonner l'opinion commune, lorsque ayant
suivi, avec la gouge et le maillet, l'une des dents supérieures
du castor, je l'ai vue percer l'os intermaxillaire, pénétrer profondément dans l'os maxillaire supérieur, et prendre en définitive sa première origine au voisinage des dents molaires antérieures. Les prétendues incisives des rongeurs ne sont donc que
des canines très-développées. Vous pourrez, à l'aide des préparations de notre muséum, constater la disposition que je vous
indique sur le porc-épic, le lapin de Russie, le lièvre, la mar-
motte et le cabiai. J'ajouterai que certaines défenses, qui bien
évidemment sont des canines, se prolongent dans les mâchoires
comme les dents des rongeurs. Vous en pourrez voir un bel
exemple dans la préparation des défenses du babiroussa (pachy-
derme).

Le paresseux et le dugong manquent d'incisives.

L'éléphant n'a, avec ses molaires, que les défenses qui sortent
de l'os incisif supérieur.

Enfin, on ne trouve plus que des molaires dans le rhinocéros bicorne et les tatous.

Si, en regard des mammifères *monodelphes*, nous placions les deux autres sections de ces animaux, savoir : les *bipèdes* et les *marsupiaux* (pages 357 et 358), nous y retrouverions presque tous les types de *dentures* que nous venons d'examiner. Ainsi aux dasyures, aux sarigues, parmi les marsupiaux didelphes, je vois les trois espèces de dents, et je remarque que les molaires ont de la ressemblance avec celles des carnassiers. Au phalanger, au potoroo, au phascolome, au kanguroo, dans la même tribu, je vois des mâchoires armées comme celles des rongeurs. Le dugong, parmi les syrénides bipèdes, n'a que des molaires et des canines. Le narval et les marsouins, parmi les syrénides cétacés, n'ont plus qu'une seule espèce de dents, etc.

Ni les dents des reptiles, ni les dents des poissons ne se laissent facilement ramener à la division en *incisives, canines* et *molaires*. Outre qu'elles se ressemblent, en général, pour un même animal, dans les divers points qu'elles occupent, on en trouve qui sont implantées ailleurs qu'aux os incisifs et maxillaires, surtout chez les poissons, qui en ont à l'os du palais, au vomer, aux os qui soutiennent les branchies, à la langue et au pharynx. Cela varie suivant les différentes espèces, mais quelques-unes, le brochet par exemple, réunissent toutes ces sortes de dents, dont vous pourrez lire la description dans les traités d'anatomie comparée. Je me bornerai ici à deux remarques : 1° dans les ophidiens venimeux il y a, indépendamment de deux rangées de dents palatines, et de deux rangées à la mâchoire inférieure, des dents à crochet plus longues, qui, dans la vipère, sont au nombre de deux, attachées à la mâchoire supérieure, mobiles d'avant en arrière, traversées par un canal intérieur, qui aboutit, à quelque distance de la pointe sous la partie convexe de la dent, à une fente très-étroite. Ce canal forme une partie de l'appareil excréteur de la glande qui secrète le venin. Dans l'état de repos, et les mâchoires étant rapprochées, les dents à crochet sont couchées d'avant en arrière dans la bouche. Ces crochets se redressent et deviennent perpendiculaires à la mâchoire inférieure lorsque la vipère se dispose à mordre. 2° La deuxième remarque est relative aux dents de certains poissons, lesquelles, faisant corps avec l'os qui les supporte, pourraient au premier abord être considérées comme des dépendances de cet os. Mais il n'y a là qu'une apparence. Dans les premiers temps du développement de ces dents, elles étaient, comme celles des mammifères, isolées de l'os; et même, après leur soudure à l'os, elles continuent de s'en distinguer par leur structure.

L'ivoire et l'émail existent dans les dents des reptiles et des poissons; la couche d'émail est très-mince chez les reptiles. Toutes les dents des reptiles sont simples; quelques poissons ont des dents composées.

Usage des dents. Il suffit d'un coup d'œil jeté sur une galerie d'anatomie comparée, pour se convaincre que, chez une foule d'animaux, les dents n'exercent aucune action triturante. Certes ces dents pointues ou coniques de la plupart des reptiles n'ont d'autres usages que de retenir la proie et d'aider à la saisir. Les dents crochues des poissons ont des usages analogues, et chez quelques-uns, ces dents, inclinées vers le gosier, s'opposent absolument à ce que les substances introduites dans la bouche puissent revenir au dehors. Un tel gosier ne lâche pas sa proie. Dans l'estomac du requin, comme dans celui du brochet, on trouve, entiers, des animaux qui ont passé au travers de leurs terribles rateliers. Mais les poissons ont aussi des dents *tranchantes*, et quelques-uns, les cyprins par exemple, ont des dents plates, véritables organes de trituration.

Chez les mammifères, les dents qui sortent de la bouche n'ont aucun rapport avec la mastication, ce sont de véritables instruments de défense ou d'attaque. Les dents des carnassiers, les molaires plates exceptées, ont aussi cet usage; elles servent de plus à déchirer la chair et à briser les os.

Chez l'homme, il faut considérer la manière dont les arcades dentaires se répondent en avant, sur les côtés et en arrière. A la région des incisives, les arcades alvéolaires se rencontrent en biseau, et de telle manière que l'arcade inférieure glisse en arrière de l'arcade supérieure. Dans cette région, les arcades dentaires peuvent couper les corps placés dans leur intervalle. Plus sur les côtés, les canines d'une mâchoire se croisent avec celles de la mâchoire opposée. Enfin, dans toute la région des molaires, les dents se rencontrent par de larges surfaces et peuvent, à la manière des meules et à l'aide des mouvements latéraux de la mâchoire inférieure, exercer une action triturante. Mais nous employons aussi les molaires à la division de la chair, et dans ce cas, ainsi que l'a fait observer M. Gerdy (1), ces dents se rencontrent non par leurs surfaces plates, mais par les bords externes de leurs couronnes, avec lesquelles elles coupent la chair. Cette action exige, je pense, que le côté de la mâchoire opposé à celui avec lequel on mâche soit légèrement abaissé. Cette variété de mouvement, qui n'a pas été décrite, est sans doute favorisée par le ménisque. Il n'y a là, au reste, qu'une exagération de ce qui se passe dans la mastication ordinaire, car on ne mâche pas des deux côtés à la fois, mais alternativement à droite et à gauche. Quelques personnes emploient constamment le même côté des arcades alvéolaires à la mastication. Cela peut avoir l'inconvénient de favoriser l'accumulation du tartre sur les dents inoccupées, et de causer le gonflement des gencives qui les entourent, en même temps que cela accélère l'usure des dents dont on se sert exclusivement.

Ce n'est pas seulement en qualité de corps durs et résistants que les dents prennent part à l'acte de la mastication; elles y participent par une autre propriété, sur laquelle M. Robert Graves (2) a insisté. C'est comme organes d'un tact exquis que les dents concourent à la mastication. La partie solide de la dent (ivoire et émail) est insensible par elle-même, mais elle transmet les plus légers ébranlements à la pulpe dentaire, qu'anime un nerf de sentiment. Les corps les plus petits, quand ils sont durs, le plus léger gravier, sont distinctement sentis lorsqu'ils se rencontrent sur les points où les dents opposées se mettent en con-

---

(1) Communication orale.

(2) *Mémoire sur une affection particulière des nerfs dentaires* (*Arch. gén. de méd.*, 2ᵉ série, t. X, p 460; extrait du *Dublin journal*, nᵒ 25).

tact. Pour le développement de telles impressions, on ne pourrait imaginer d'appareil de sensibilité plus exquis que celui où une pulpe nerveuse est coiffée d'une substance osseuse et solide, et à cet égard l'appareil dentaire le dispute presque à l'appareil nerveux des organes des sens. Cette sensibilité spéciale des dents nous donne à l'instant même la conscience de la position du bol alimentaire et de plusieurs de ses qualités physiques, telles que sa consistance, sa forme, son volume «Sans ce tact exquis, dit Graves, les deux rangées de dents ne pourraient pas agir de concert; les incisives et les molaires de la mâchoire inférieure ne pourraient pas adapter leur bord tranchant ou leur surface de broiement aux mêmes parties des dents de la mâchoire supérieure.» Grâce à cette sensibilité, nous évitons de faire agir les dents sur des corps qui pourraient les user ou les briser, comme des grains de sable, des esquilles d'os très-dures. M. Graves, enfin, compare les dents à des doigts implantés dans la bouche. Chez quelques sujets cette sensibilité prend une forme morbide et se traduit par un désir invincible de grincer les dents.

Il est un autre mode de sensibilité des dents qui momentanément met obstacle à la mastication : c'est celui d'où résulte l'*agacement*. Malgré leur extrême dureté, les dents sont poreuses; l'imbibition y fait pénétrer les liquides, et ceux-ci, quand ils ont franchi l'émail, parviennent facilement au contact du noyau pulpeux par les tubes de l'ivoire. C'est ainsi que certains acides végétaux agissent sur les nerfs des dents.

Malgré la pluralité de leurs origines, les nerfs des dents peuvent être tous rapportés à la branche ganglionnaire de la cinquième paire. Je n'ai pas besoin de vous rappeler leur distribution.

VINGT-HUITIÈME LEÇON.

DE LA MASTICATION.

(Suite.)

Action de la langue.

MESSIEURS,

La langue ramène incessamment les aliments sous les arcades dentaires. Lorsque la substance est molle, pulpeuse, la langue peut l'écraser en l'appuyant sous la voûte palatine contre laquelle elle se soulève et se durcit.

Pour remplir ces fonctions, la langue exécute des *mouvements*. Elle est douée, en outre, d'une sensibilité tactile très-prononcée, en vertu de laquelle elle nous fait juger des qualités physiques et de la situation de l'aliment dans la bouche. Nous avons donc à étudier dans la langue ses mouvements et sa sensibilité.

Les mouvements de la langue ne sont pas exclusivement destinés à la mastication, ils contribuent à la parole, à la succion, la déglutition, etc.; mais l'étude devant en être faite, une fois pour toutes, je vais m'en occuper dès aujourd'hui.

En une seule phrase que je désire vous faire entendre, Haller a su exprimer la merveilleuse aptitude avec laquelle la langue modifie et sa situation et sa forme. *Tota mobilissima, adque omnem et situm et figuram recipiendam aptissima, ad dentes superos inferosque, ad palatum anterius, mediumque et demum postremum, ad gingivas, se applicare idonea, apicem et retrahere, et ex ipso dentium intervallo expellere, inque buccarum caveam producere, omnemque eam caveam pervestigare, aut demum inter ipsa labia prominere et revolvi, et dorsum explanare et vicissim cavare, lateraque sua ad se adducere, invicem et in cylindrum se densare, mira mobilitate habilis* (1). Il n'était pas facile de débrouiller l'arrangement des fibres préposées à ces mouvements si variés. Vésale, *le divin Vésale*, comme l'appelle Malpighi (2), avait fait l'aveu qu'il connaissait moins bien la texture de la langue que celle des autres parties du corps. Malpighi (3) essaya de dévoiler cette texture, et il commence par cette jolie phrase la lettre qu'il écrit à ce sujet à Borelli : *Nescio an improbæ sorti, vel potius occultæ cuidam majestati sit referendum, linguam qua artis et naturæ pandantur arcana, in ignota sui compositione latitare.* Cet auteur a figuré les différents plans des fibres musculaires de la langue du veau (4) ; Sténon les a décrites sur l'homme (5). De nos jours, trois anatomistes ont, presque à la même époque, publié le résultat de nouvelles recherches sur le tissu musculaire et ce qu'on pourrait appeler le squelette de la langue : ce sont MM. C.-J. Baur, professeur à l'université de Tubingue (6), et mes deux collègues Gerdy (7) et Blandin (8).

Je vais mettre ces différents travaux à contribution pour l'explication des mouvements de la langue, et peut-être en faire sortir quelques considérations nouvelles ; mais j'éviterai les dé-

---

(1) *Elementa physiologiæ*, t. III, p. 422. Une page tout entière de prose française pourrait à peine exprimer tout ce que contient cette phrase nerveuse et concise.

(2) Marcelli Malpighi, *Opera omnia*, t. II, p. 169.

(3) *Loc. cit.*, p. 169.

(4) *Loc. cit.*, p. 172.

(5) *De Musculis et glandulis*, p. 13.

(6) *Sur la structure de la langue* (*Journal complémentaire du Dictionnaire des sciences médicales*, t. XIV, p. 181).

(7) *Mémoire sur la structure de la langue du bœuf et sur les principales différences que présente celle de l'homme* (*Arch. gén. de méd*, t. VII, p. 361 ; 1825). Le mémoire avait été lu en 1821 à l'Académie de médecine.

(8) *Mémoire sur la structure et les mouvements de la langue de l'homme* (*Arch. gén. de méd.*, t. I, p. 457 ; 1823).

tails d'anatomie descriptive, tout en vous recommandant de les étudier.

La langue peut être mue, déplacée en totalité, sans que ses muscles intrinsèques, bien plus, sans qu'aucun de ses muscles, tant intrinsèques qu'extrinsèques, soit mis en contraction. Encadrée en quelque sorte dans la courbure de la mâchoire inférieure, et attachée à cette mâchoire par le muscle génio-glosse, la langue suit à peu près constamment les mouvements de la mâchoire inférieure; elle s'abaisse et s'élève avec l'os, elle se déplace latéralement avec lui.

D'une autre part, la langue, attachée à l'os hyoïde par les muscles génio-glosses, par les muscles hyo-glosses (dont les insertions multiples forment les cérato-glosses, basio-glosses et chondro-glosses des auteurs), suit encore les mouvements de l'os hyoïde et du larynx, alors même que ces mouvements sont déterminés par des muscles étrangers à la langue, tels que les mylo-hyoïdiens, les génio-hyoïdiens, les digastriques, les stylo-hyoïdiens, et même les muscles du pharynx.

D'autres mouvements de totalité de la langue sont déterminés par les muscles extrinsèques; mais il est rare que les muscles intrinsèques n'y concourent, en changeant dans un sens ou dans un autre, les dimensions de la langue. Les deux classes de muscles contribuent aussi aux changements de forme de l'organe.

Lorsque la langue est portée en avant, elle s'engage dans l'intervalle des dents et des lèvres, et peut être tirée de plusieurs centimètres hors de la bouche. Il y a là, tout à la fois, un déplacement de l'organe en totalité et un allongement de son tissu. La projection en dehors est effectuée par celles des fibres du génioglosse qui se portent de l'apophyse géni à la partie postérieure de la langue. Ces fibres prennent leur point fixe à la mâchoire et tirent la partie postérieure de la langue en avant. Quant à l'allongement du tissu même de la langue, il est produit par les fibres musculaires transversales, qui rapprochant l'un de l'autre les bords latéraux de la langue, forcent sa substance à fuir en quelque sorte dans le sens du grand diamètre de l'organe.

Ces fibres transversales sont figurées par Malpighi (1); elles sont décrites aussi par Stenon sur l'homme. Elles constituent les muscles *linguaux transverses* de M. Gerdy (2). M. Blandin a montré qu'elles s'attachaient par leur partie interne sur une lame fibro-cartilagineuse (cartilage de la langue) placée de champ dans l'épaisseur de l'organe, sur sa ligne médiane, et qui parait être l'analogue de la saillie tantôt osseuse, tantôt cartilagineuse, que l'os hyoïde des oiseaux envoie entre les muscles de la langue (3).

Le mouvement par lequel la langue est ramenée dans la bouche est opéré par celles des fibres du génio-glosse qui, de l'apophyse géni, se portent vers la partie antérieure de la langue. De plus, l'organe peut être raccourci par toutes les fibres qui sont dirigées dans le sens de son diamètre antéro-postérieur. Or ces fibres sont nombreuses ; les unes appartiennent aux muscles extrinsèques, les autres aux intrinsèques. Les premières sont, 1° celles des fibres des stylo-glosses, qui marchent d'arrière en avant sur les côtés de la langue ; 2° les fibres antérieures de l'hyo-glosse, qui se recourbent pour se diriger vers la partie antérieure de la langue. Les fibres intrinsèques sont : 1° immédiatement sous la muqueuse, un plan de fibres longitudinales. Elles sont figurées par Malpighi, notamment à la face supérieure de la langue. M. Gerdy donne à leur ensemble le nom de muscle *lingual superficiel* (4). M. Baur désigne la portion qui est sous la muqueuse de la face supérieure de la langue sous le titre de muscle *cutané lingual,* mais il refuse, à tort, ce plan de fibres à la langue de l'homme (5). 2° Le muscle *lingual* proprement dit, lingual profond de M. Gerdy, qui marche aussi d'arrière en avant à la face inférieure de la langue, où il est facile à disséquer.

---

(1) *Loc. cit.,* p. 173.
(2) *Loc. cit.,* p. 375.
(3) Mémoire cité, p. 459 et 460.
(4) Mémoire cité, p. 371.
(5) *Loc. cit.,* p. 182 et suiv.

La langue exécute, avec la plus grande facilité, des *mouvements latéraux*, dans lesquels sa pointe se porte à droite ou à gauche, pendant que sa base se déplace en sens inverse. C'est encore aux fibres longitudinales, et surtout à celles des stylo-glosses, qu'il faut attribuer ces mouvements; mais alors il n'y a contraction que d'un côté, et, pendant ce temps, les fibres longitudinales supérieures et inférieures se font équilibre.

Lorsque la pointe de la langue se recourbe en haut, et d'avant en arrière, en s'appliquant à la voûte palatine, ce sont les fibres longitudinales superficielles de la face supérieure qui sont les agents de ce mouvement, qui est naturellement borné par l'attache du génio-glosse à la mâchoire. Il n'est donc pas possible d'*avaler sa langue* pour se donner la mort, ainsi qu'on l'a avancé. Toutefois, on a vu des hommes porter jusque dans leur pharynx l'extrémité d'une langue assouplie par des exercices répétés.

La pointe de la langue peut être recourbée en bas par la contraction des fibres longitudinales inférieures.

Les mouvements de *circumduction* dans lesquels la pointe de la langue pour décrire un cercle se porte de *côté*, puis en *haut*, puis du *côté opposé*, puis en *bas*, et ainsi de suite, sont opérés surtout par la contraction successive des fibres longitudinales *latérales, supérieures, latérales* du côté opposé, puis *inférieures*.

La langue peut abaisser un de ses bords et relever l'autre, de manière que sa face supérieure regarde à droite ou à gauche. C'est le muscle hyo-glosse du côté vers lequel le bord de la langue s'abaisse qui entre alors en contraction; il prend son point fixe sur l'os hyoïde.

Le dos de la langue deviendra convexe si les hyo-glosses de droite et de gauche se contractent ensemble, et en même temps, le bout de la langue pourra être porté en bas.

Lorsque la langue prend la forme d'une gouttière, à sa face supérieure, cela est dû à ce que le génio-glosse tire en bas toute la ligne médiane de la langue, en même temps que les fibres transversales supérieures recourbent ses bords en haut, les fibres transversales du stylo-glosse, et le petit faisceau musculaire situé dans le pilier antérieur du voile du palais, et même le constricteur supérieur, peuvent concourir à ce mouvement, qui n'est jamais porté au point de donner à la langue la forme d'un canal complet, qu'autant que les lèvres pressent les bords de la gouttière qu'elle représente.

La langue peut être élargie en travers, et amincie dans son diamètre vertical. Elle prend cette forme par la contraction d'un plan de fibres verticales intrinsèques (muscles *linguaux verticaux* de M. Gerdy (1), figurées dans Malpighi sous le nom de fibres *perpendiculaires*. Il les montre entre-croisées avec les transversales et les longitudinales.

Le muscle stylo-glosse a un faisceau qui se dirige en dedans vers celui du côté opposé sous la base de la langue, et qui, comme une espèce de sangle, peut soulever la base de la langue en la portant en arrière vers le voile du palais, et resserrer l'isthme du gosier, concurremment avec les muscles glosso-staphylins.

Les mouvements simples ou peu composés que je viens de décrire peuvent se combiner de mille manières, de telle sorte que la langue prenne, dans la bouche, toutes les situations et toutes les formes imaginables. Aux faisceaux musculaires déjà mentionnés, il faut joindre, pour être complet, divers plans obliques, les uns divergents, les autres convergents (2), et les petits faisceaux hyo-glosso-épiglottiques, rudimentaires ou absents chez l'homme.

Le squelette, pour cet ensemble si compliqué de fibres musculaires, se compose 1° de l'os hyoïde; 2° de l'étui membraneux qui sert de gaine et d'attache à ces fibres, et offre, chez le bœuf, à la face supérieure de la langue et surtout en avant, une consistance demi-cartilagineuse; 3° du fibro-cartilage indiqué d'abord par M. Baur, et plus complétement décrit par M. Blandin; 4° d'une masse cellulo-fibreuse, jaunâtre, extensible, élastique, tenace, fixée en arrière de la langue à l'hyoïde et à l'épiglotte.

---

(1) Mémoire cité, p. 376.
(2) Malpighi, *loc. cit.,* p. 172; Gerdy, *loc. cit.,* p. 377.

Cette partie, décrite par M. Gerdy sous le nom de tissu folliculaire lingual (1), donne attache, ainsi que les trois autres, à des faisceaux des fibres musculaires de la langue.

Quand on examine les muscles de la langue par leur partie inférieure, chaque faisceau apparaît très-distinct, facile à suivre et à décrire; mais, vers la face supérieure, les faisceaux sont tellement entre-croisés, et leur adhérence au tégument de la langue est si intime, que leur arrangement avait été jugé *inextricable*. M. Baur indique, en outre, un *noyau inextricable*, au centre de chaque moitié de la langue.

J'ai une observation plus intéressante à vous signaler relativement à la texture de la langue. Les fibres extérieures sont rouges comme celles des muscles de la vie animale, tandis que leurs couches centrales sont plus pâles, plus molles, et entremêlées d'une notable quantité de graisse. Dès longtemps même, on avait observé que cette couche centrale avait une saveur particulière. *Mollior est sapidior est, hæc interna fibrarum carno* (2). Je ne sache pas qu'on ait cherché quelle pouvait être l'utilité de cette mollesse du tissu central. Voici celle que je lui reconnais. Imaginez qu'au lieu de cette substance molle, au centre de la langue, il y ait un liquide emprisonné. Lorsque certains faisceaux musculaires se contracteront, le liquide fuira les points qui se resserrent, distendra ceux qui ne sont pas contractés, et contribuera ainsi aux changements de forme de cette poche contractile. Je pense que la masse centrale de la langue, composée de fibres molles et de graisse, se laisse déplacer à peu près de la même manière.

Des nerfs destinés aux mouvements de la langue.

Sur cinq nerfs qui, de chaque côté, donnent des rameaux ou des filets à la langue, savoir : le nerf *hypoglosse*, le *lingual*, branche du maxillaire inférieur, le *glosso-pharyngien*, la *corde*

---

(1) Mémoire cité, p. 363.

(2) Malpighi, *loc. cit.*, p. 168.

du tympan, branche du facial, et quelques filets du *laryngé supérieur,* branche du pneumogastrique (je néglige les filets du grand sympathique); sur ces cinq nerfs, dis-je, il n'y en a qu'un qui soit affecté aux mouvements de la langue : c'est le nerf *hypoglosse.*

Je rapporte à six chefs les preuves de cette assertion. Ces preuves, en effet, se tirent, 1° des propriétés motrices du nerf envisagé en général; 2° de sa distribution au tissu musculaire de la langue et non à sa membrane tégumentaire; 3° de ce que l'irritation du nerf détermine des convulsions dans la langue; 4° de ce que sa section sur les animaux vivants anéantit complétement les mouvements de cette partie; 5° de ce que sa lésion pathologique sur l'homme produit le même résultat; 6° de ce que les lésions des autres nerfs, soit dans les vivisections, soit par accidents pathologiques, laissent les mouvements parfaitement intacts, tant que l'hypoglosse n'est pas lésé.

Les trois premiers arguments plaident seulement en faveur de la proposition que le nerf hypoglosse exerce une influence motrice sur la langue; les trois derniers arguments démontrent que *seul* il jouit de cette prérogative. Passons rapidemment en revue les uns et les autres.

1° Je renvoie à la partie où je traiterai de la physiologie des nerfs pour la démonstration que l'hypoglosse est exclusivement moteur.

2° La portion terminale de l'hypoglosse dans la langue s'épuise dans le système musculaire après avoir formé des plexus nombreux (1), ou, d'après M. Huguier, des anses anastomotiques décroissantes, comme celle des artères mésentériques (2), disposition que nous retrouverons dans d'autres nerfs moteurs. Ce n'est pas qu'on n'ait à diverses époques, et en négligeant la doctrine judicieuse de Galien (3) et de presque toute l'antiquité sur ce nerf; ce n'est pas, dis-je, qu'on n'ait pré-

---

(1) Valentin, *Encyclopédie anat.,* t. IV, p. 473 et 474.
(2) Communication orale.
(3) *De Usu partium,* liv. ix, chap. 13.

tendu que ses derniers filets atteignaient les papilles. La réfutation de cette erreur introduite dans la science par Boerhaave (1), récemment reproduite par M. Ribes (2), trouvera place dans l'histoire du *goût*. Qu'il me suffise de dire ici que s'il arrive parfois (et pour ma part je n'ai jamais vu cela) que des filets détachés de l'hypoglosse gagnent la muqueuse linguale, ces filets proviennent de l'anastomose du lingual avec l'hypoglosse sur le muscle hyo-glosse. Le nerf hyo-glosse, après se les être accolés, les rend à leur destination. C'est ainsi qu'on voit quelquefois le nerf facial, qui est moteur, restituer à la peau quelques-uns des filets de la cinquième paire qu'il s'était accolés au voisinage de l'oreille. Il y a longtemps déjà que j'ai donné cette explication (3).

3° L'irritation du nerf hypoglosse détermine des contractions ou amène des convulsions dans la langue. C'est avec le galvanisme surtout qu'il convient d'exciter l'action du nerf. Richerand (4), qui, le premier, eut l'idée de soumettre à cette action les nerfs de la langue, avait mal institué l'expérience, puisqu'il plaçait une des armatures sur le nerf et l'autre sur la langue, ce qui devait susciter des contractions, quel que fût le nerf mis en expérience. Il faut, pour obtenir des résultats concluants, couper le nerf en travers, et mettre le bout qui tient à la langue en contact avec les deux pôles de la pile, sans que la langue soit dans le circuit; alors l'action propre du nerf fait contracter les muscles, si le nerf est moteur. L'expérience a été ainsi faite, comparativement, sur les trois principaux nerfs de la langue par M. Longet, et il n'a obtenu de secousses convulsives que par l'excitation du nerf hypoglosse (5).

---

(1) *Institutiones rei medicæ*, n° 486.

(2) *Exposé sommaire des recherches faites sur quelques parties du cerveau*, etc. (*Gaz. méd.*, 1833, p. 213 et 214).

(3) *Sur les fonctions du nerf facial et la paralysie de la face* (*Journal des connaissances médico-chirurgicales*, juin 1835, p. 358).

(4) *Éléments de physiol.*, 10° édit., p. 286.

(5) *Anat. et physiol. du système nerveux*, etc., t. II, p. 488.

Les irritations mécaniques donnent des résultats qui concordent avec ceux que je viens d'exposer. Panizza, ayant dénudé sur des animaux vivants le nerf hypoglosse, a vu que chaque fois qu'on le piquait avec la pointe des ciseaux, la langue remuait (1). MM. Guyot et Cazalis (2) ont aussi observé que le pincement et le tiraillement de l'hypoglosse causaient des mouvements convulsifs dans la langue.

4° C'est au professeur Panizza (3) que l'on doit les détails les plus intéressants sur les effets de la section des nerfs hypoglosses; non-seulement il a constaté la paralysie complète du tissu musculaire de la langue, mais il a fait un tableau très-vrai de l'état de l'animal qui a subi cette mutilation. Cet animal, après avoir été affamé par un jeûne préalable, se consume en efforts impuissants pour faire son profit de la nourriture qui est mise à sa portée. Est-ce un aliment liquide qui lui est présenté, du lait, par exemple; le chien fait avec la tête et les mâchoires la pantomime d'un animal qui lappe, mais il manque à cette opération l'agent indispensable, la langue ne sort pas de la bouche. D'ailleurs, elle demeure immobile en quelque position qu'elle se trouve. A-t-on donné du pain trempé dans du lait; l'animal, qui peut encore le saisir avec les mâchoires, parvient même à le réduire en parcelles, mais la langue refusant son office, les parcelles s'échappent de la bouche aussi souvent qu'elles sont reprises. Que si l'on plaçait à la face supérieure de la langue un bol alimentaire, il ne serait pas mieux avalé, il ne serait pas même mâché, car la langue ne pourrait le présenter aux arcades alvéolaires; ce bol alimentaire s'échapperait de la bouche, ou bien il se placerait entre la langue et l'arcade dentaire, sans que l'animal puisse l'en déloger. S'il arrive que les mouvements de la tête ou l'action de la pesanteur fassent pendre la langue de

---

(1) *Ricerche sperimentali sopra i nervi;* Paris, 1834, et *Gaz. méd.,* 1835, p. 419.

(2) Séance de l'Académie des sciences du 21 janvier 1839.

(3) *Loc. cit.*

l'un ou de l'autre côté de la bouche, l'animal ne peut plus la rentrer. Si on la renverse dans la bouche, ce n'est qu'en secouant la tête qu'il parvient à la redresser.

Disons, de suite, que cette langue, inhabile à se mouvoir, n'est pas paralysée pour les saveurs ; car si on la touche avec une solution de coloquinte, l'animal donne des signes évidents de dégoût. Cette langue n'a pas perdu non plus la sensibilité générale, car, si on la pique, l'animal crie ; il crie encore lorsqu'il lui arrive de rapprocher les mâchoires alors qu'elle est pendante dans leur intervalle.

Je citerai aussi avec éloge les expériences de Guarini, consignées dans sa dissertation inaugurale, et rappelées par lui dans un travail dont je vous entretiendrai bientôt (1). Lorsque après la section des deux hypoglosses sur un chien, l'animal ne pouvait plus ramener, dans sa bouche, sa langue qui s'en était échappée, Guarini obtenait peu à peu la réduction de l'organe en le soumettant à des piqûres. Un autre chien, dont la langue était pendante après la section de ses nerfs moteurs, ayant été tenu les mâchoires immergées dans de l'eau et immobiles, la langue ne communiqua aucun mouvement au liquide (2).

5° Les observations de lésions organiques du nerf hypoglosse sont beaucoup plus rares que celles qui concernent le nerf facial ou la cinquième paire. J'ai l'habitude de citer ici, depuis 1833, un fait très-concluant, qui a été l'objet d'un mémoire présenté par M. Montault (3) à l'Académie de médecine. Un kyste hydatique, situé dans la fosse occipitale gauche, envoyait, dans le trou condylien antérieur, un prolongement qui avait atrophié le nerf hypoglosse et ses radiations jusque dans le tissu musculaire de la langue. Or, non-seulement la langue était complétement paralysée du mouvement à gauche, mais, de ce côté, le

---

1) *Annali universali di medicina*, 1842, vol. CII, 3ᵉ série, nᵒ 6, p. 291.

(2) *Loc. cit.*, p. 315.

(3) *Archives générales de médecine*, 2ᵉ série, t. I, p. 434.

I.   42

tissu musculaire, condamné à l'inactivité, avait subi une telle réduction de volume que la langue, flasque, mince et ridée, y paraissait réduite à son étui membraneux. Les trois chefs de service dont le malade avait successivement reçu les soins (Dupuytren, MM. Rostan et Gendrin) avaient constaté que ce côté de langue, atrophié et paralysé du mouvement, avait conservé la sensibilité tactile et générale, ainsi que la sensibilité gustative.

Je citerai plus loin, d'après M. Jobert, un second cas de paralysie de la langue par compression des hypoglosses.

6° La section, la compression, la dégénérescence du lingual et du glosso-pharingien, ne causent pas la paralysie des muscles de la langue. L'irritation de ces nerfs ne détermine pas de convulsions dans cet organe: cela sera prouvé ailleurs.

Je poserai ici une question dont la solution offre quelque intérêt : *Le nerf hypoglosse suffit-il pour toutes les contractions des muscles de la langue, quel que soit le but à atteindre par ces contractions?*

1° Nul doute qu'il ne préside à ceux des mouvements de la langue qui sont en rapport avec la mastication, car nous avons vu qu'après la section de ce nerf, la langue ne présentait plus l'aliment aux dents, et qu'elle ne savait plus reprendre ce qui était tombé en dedans des arcades alvéolaires.

2° Il est certain aussi que le nerf hypoglosse tient sous sa dépendance les mouvements par lesquels la langue concourt à la préhension de l'aliment. En effet, l'action de *lapper* est un mode de préhension des liquides, et nous avons vu que le chien ne pouvait plus l'effectuer. D'une autre part, Panizza a observé que chez le mouton, la section des hypoglosses empêche l'animal de saisir les brins d'herbe avec la langue, pour les introduire dans sa bouche. Le résultat serait encore plus marqué chez le bœuf.

3° Le temps de la déglutition, auquel la langue prend part, devient également impossible si les nerfs hypoglosses sont coupés. L'aliment mis sur le dos de la langue ne peut être avalé; il faut le pousser jusque dans le pharynx, ou que le poids de cet aliment l'y fasse pénétrer pour que la déglutition s'opère; encore.

dans ce cas, s'opère-t-elle mal, car faute de résistance en avant,
les muscles du pharynx repoussent par l'isthme du gosier, que
la langue ferme mal, une partie de la matière alimentaire.

4° On ne peut supposer que pour concourir à la succion, ou
à la sputation, les muscles de la langue soient animés par un
autre nerf que l'hypoglosse.

5° Restent enfin les contractions qui ont pour objet la parole.
M. Guarani (1) a émis, dans ces derniers temps, l'opinion singulière que les faisceaux musculaires de la langue, qui prennent part à l'articulation des sons, reçoivent l'excitation qui les
fait se contracter, non de l'hypoglosse, mais de la corde du
tympan. Les expériences sur lesquelles il s'appuie sont faites
sur des brebis, ce qui ne vous paraîtra peut-être pas très-concluant, eu égard à la chose qu'il s'agit de prouver. M. Guarini
affirme que si la section du nerf hypoglosse paralyse les mouvements de totalité de la langue, elle laisse subsister les mouvements intrinsèques dus au *muscle lingual* (2). La corde du
tympan aboutit à ce muscle, suivant M. Guarini, et tout le
monde sait que le nerf facial, dont elle provient, est un nerf
moteur.

Voici le précis de ses expériences. Un animal est décapité,
sa tête est fendue sur la ligne médiane, ainsi que sa langue et sa
mâchoire inférieure. On attend que les muscles aient cessé d'être
agités de contractions spasmodiques et que tout soit entré en
repos. Alors on soumet à l'action d'une pile bornée à huit ou neuf
couples les nerfs dont on veut étudier l'action. Un des fils de la
pile est en communication directe avec ce nerf; l'autre fil est
implanté dans la partie antérieure de la langue (3). Si l'on a agi

---

(1) *Annali universali di medicina*, 1842, vol. CII, 3ᵉ série, nº 6,
p. 291.

(2) Il faudrait aujourd'hui préciser davantage et dire ce qu'on entend par
muscle *lingual*. Pour M. Guarini, cela paraît être le *lingual* de nos auteurs
classiques et non tous les *linguaux*.

(3) *Loc. cit.*, p. 319 et 320.

sur le nerf hypoglosse, la langue se meut avec une grande vitesse; elle se porte en arrière, en avant, en bas, en haut. Pendant ce temps, la partie moyenne de la langue n'est le siége d'aucunes contractions. Si l'expérience est faite sur le facial, la langue se porte immédiatement en haut et en arrière, puis en bas, puis de nouveau en haut; elle exécute en outre une sorte de mouvement vermiculaire dépendant de la contraction du muscle lingual. Ainsi le nerf facial agirait par la corde du tympan sur le muscle lingual et sur le muscle stylo-glosse.

M. Guarini conclut que l'hypoglosse préside aux mouvements de totalité de la langue, et la corde du tympan aux mouvements intrinsèques (1), et que l'usage du muscle lingual, animé par ce dernier nerf, est de produire les modifications infinies de forme par lesquelles la langue concourt à la production de la parole (2). Après avoir à grand'peine, et non sans danger de mort pour l'animal (3), coupé les deux cordes du tympan, M. Guarini, qui n'avait pas encore eu l'idée de recourir au galvanisme, a vu la langue conserver sa mobilité; mais le chien, qui avalait bien de petits morceaux de viande, ne pouvait plus boire (4).

Enfin la langue reste immobile pendant qu'on galvanise la cinquième paire ou le glosso-pharyngien.

J'ai plusieurs objections à faire à l'opinion que je viens d'exposer. Les paralysies du nerf facial, qui sont si communes, ne s'étendent pas au tissu musculaire de la langue, et si l'articulation est quelquefois empêchée dans ces paralysies, c'est le défaut d'action d'une moitié des lèvres qui en est cause. D'une autre part, la parole était gênée chez le malade, qui avait une atrophie de l'hypoglosse (voyez page 657). Elle était abolie dans le cas

---

(1) *Loc. cit.*, p. 327.

(2) *Loc. cit.*, p. 328.

(3) M. Guarini ne s'était pas avisé, comme l'a fait plus récemment M. Bernard, de couper ce nerf dans la caisse du tympan.

(4) *Loc. cit.*, p. 316.

suivant, que rapporte en ces termes M. Jobert : « J'ai eu occasion d'observer une femme chez laquelle les deux nerfs grands hypoglosses avaient été comprimés de manière à produire graduellement l'abolition de la parole. L'ouverture du cadavre me permit de reconnaitre que les nerfs avaient été réellement pressés au point d'interrompre toute communication avec les renflements nerveux, et d'anéantir, ainsi, dans la langue, toute faculté de contraction» (1). Les anatomistes les plus exacts dérivent de l'hypoglosse et non de la corde du tympan le nerf du muscle styloglosse. Enfin, je ne regarde pas comme une bonne expérience de galvanisme celle dans laquelle un des fils de la pile est piqué dans la langue : le courant galvanique pouvant, dans ce cas, causer directement la contraction du tissu musculaire de la langue sans aucune intervention des troncs nerveux. Je suis même étonné que l'expérience pratiquée sur le lingual et le glosso-pharyngien n'ait pas suscité de mouvements des muscles linguaux, car elle en avait produit dans les expériences déjà citées de M. Richerand. Enfin, M. Bernard (2) n'a rien vu d'anormal dans les mouvements de la langue chez les animaux auxquels il avait coupé la corde du tympan. Il a vu aussi le mouvement fibrillaire de cette partie persister, du côté opéré, aussi bien que du côté sain de la langue sur les animaux empoisonnés par l'acide cyanhydrique.

Mais le temps n'est pas venu, pour nous, d'exposer la physiologie de la corde du tympan.

La conclusion à laquelle cette discussion nous conduit est donc que le nerf hypoglosse, seul, préside *aux contractions des muscles de la langue*. Remarquez bien que je ne dis pas *aux mouvements* de la langue, car celle-ci peut, comme j'ai eu le soin de vous en prévenir, être entrainée dans les mouvements de l'hyoïde et de la mâchoire. Bien plus, sa base peut être mue par les mus-

---

(1) *Études sur le système nerveux*, p. 70.

(2) *Recherches anatomiques et physiologiques sur la corde du tympan*; Paris, 1843, in-8°, p. 75.

cles constricteurs du pharynx. C'est je pense d'après ces données
qu'il faut interpréter l'assertion de MM. Jules Guyot et Cazalis (1), que « la section des nerfs hypoglosses paralyse entièrement les *trois quarts antérieurs* de la langue, en y laissant
persister le goût et la sensibilité. »

Les mouvements de la langue, et notamment les mouvements
de sa moitié antérieure, sont soumis à l'empire de la volonté ;
ceux de sa base s'opèrent, dans certaines circonstances, suivant
le mécanisme des actions réflexes. Les muscles de cet organe,
comme ceux des paupières, offrent parfois une indocilité très-
difficile à surmonter. Les chirurgiens ne l'ignorent pas.

Les pathologistes ont cherché à se rendre compte d'une anomalie qu'ils croient avoir observée chez certains hémiplégiques,
et qui consisterait en ce que la langue, lorsque le malade la tire
de la bouche, se porterait vers le côté paralysé au lieu de se dévier dans le même sens que les lèvres. La disposition des fibres
musculaires de la langue m'avait paru fournir une explication
satisfaisante du phénomène ; car, le point fixe des génio-glosses
étant sur la ligne médiane, si on admet qu'à partir de ce point les
fibres divergent sur le côté, le muscle non paralysé rapprochera
de la ligne médiane le bord de la langue vers lequel il se dirige
et poussera en sens inverse, et par conséquent vers le côté paralysé, tout le corps de la langue. Mais cela suppose que le stylo-
glosse, l'hyo-glosse, etc., ne prennent point de part à la déviation de la langue.

J'ai pensé, depuis, qu'avant de chercher l'explication de cette
anomalie, il eût été convenable, peut-être, de la constater avec
soin. Dans le cas que j'ai cité plus haut, où l'atrophie du nerf
hypoglosse a bien évidemment paralysé les muscles d'un côté de
la langue, cet organe ne se portait pas vers le côté paralysé,
c'était tout le contraire. Il est dit, en effet, que « le côté gauche
(c'était celui où siégeait la paralysie) était entraîné à droite par
les muscles de ce côté, toutes les fois que la langue était portée

____

(1) Séance de l'Institut du 21 janvier 1839.

hors de la bouche. » Lorsqu'une personne atteinte d'hémiplégie faciale tire sa langue *directement* hors de la bouche, la langue paraît déviée, parce que l'ouverture buccale n'est plus sur la ligne médiane. Peut-être que cette apparence a trompé les pathologistes, et qu'il n'y avait aucune déviation réelle de la langue dans les cas qu'ils ont observés. S'il en a été autrement, l'explication manque, car je ne la trouve pas plus, dans l'anatomie du système nerveux central, que dans l'arrangement des fibres musculaires de la langue.

De la sensibilité tactile et générale de la langue, et des nerfs qui en transmettent les impressions.

La précision des mouvements de la langue pendant l'acte de la mastication est entretenue par la sensibilité tactile dont elle jouit. Pour saisir l'aliment, pour le présenter aux arcades dentaires et l'y ramener sans cesse, pour apprécier le degré de trituration qu'il a subi, pour se retirer à propos de l'intervalle des dents, il faut que la langue jouisse d'un tact assez développé.

Cette propriété est essentiellement distincte de la sensibilité gustative. La pathologie humaine nous offre encore ici une analyse subtile que nous demanderions vainement aux vivisections. J'ai rassemblé six observations de lésion de la sensibilité tactile et générale de la langue avec conservation du goût; en voici la substance :

1º Une dame observée par M. Noble (1) avait la moitié gauche de la langue parfaitement insensible aux agents physiques ordinaires. Un couteau trempé dans l'eau bouillante est mis en travers sur la langue; sa chaleur n'est sentie qu'à droite. La partie gauche est irritée avec la pointe d'une lancette, sans que cela cause de douleur. La malade sent, des deux côtés, avec la même délicatesse, le doux, l'amer, le sucre, le sel. Une expérience ingénieuse donne, du même coup, la double démonstration

____

(1) *Gaz. méd.*, 1835, p. 103 (extrait du *London medical gazette*).

de la perte de sensibilité tactile et de la conservation de la sensibilité spéciale. La langue étant tirée hors de la bouche, on laisse tomber séparément, à droite et à gauche, du sel et du sucre solides : le choc et le contact sont sentis seulement à droite, mais les substances venant à fondre, la sensation gustative a lieu, en même temps, des deux côtés.

2° Dans une observation recueillie par M. Vogt (1), médecin suisse, je remarque que la moitié gauche de la langue ne sent pas même les piqûres d'épingles ; tandis que, les yeux fermés, la malade reconnait aussi bien, avec la moitié gauche qu'avec la moitié droite de l'organe, l'amertume de la coloquinte, la saveur du sel et celle du poivre.

3° Dans le journal *l'Expérience* (2), on rapporte une observation où sont exposés les signes généraux de la paralysie du nerf trijumeau. La langue a perdu sa sensibilité tactile et générale à droite, mais il y a conservation du goût; la saveur de la coloquinte est bien perçue.

4° Mon frère a observé les mêmes phénomènes sur un homme qui s'était tiré un coup de pistolet dans l'oreille droite (3). La moitié droite de la langue n'éprouvait aucune impression du contact des corps durs, elle pouvait être pincée, piquée à une grande profondeur, sans que le malade en eût conscience. Mais il goûtait également bien à droite et à gauche la saveur de la gelée de groseille, de sucre ou du vinaigre.

5° et 6° Les deux dernières observations que j'ai à vous indiquer sont plus concluantes encore, car la lésion de la sensibilité tactile existe des deux côtés, et le goût est complétement conservé. Dans l'un de ces cas, qui a été recueilli par un médecin italien (4), le malade, les yeux bandés, reconnait les substances amères, douces, salées, acides, le sel commun, le sucre, la co-

---

(1) *Observation relative à un cas de paralysie du nerf trijumeau* (*Gaz. méd.*, 1840, p. 581).

(2) 1840, p. 254.

(3) *Gaz. méd.*, 1840, p. 490.

(4) *Bulletino delle scienze mediche*, 1841, et *Gaz. méd.*, 1841, p. 441.

loquinte, etc., et cependant sa langue est insensible aux piqûres et autres lésions physiques. La sixième et dernière observation, publiée à plusieurs reprises par M. James (1), a cela de particulier que la langue de la personne qui en est l'objet, privée tout à la fois de la sensibilité tactile et gustative, recouvra d'abord le goût, et plus tard la sensibilité tactile et générale.

Il est donc bien établi que la sensibilité tactile par laquelle la langue concourt à la mastication et à d'autres actes, est distincte de la sensibilité gustative dont nous ne nous occupons point ici.

Quant au nerf affecté à la sensibilité générale et tactile, c'est le *lingual,* rameau de la troisième branche du trijumeau. A ne prendre que les six faits que je viens de citer, on y pourrait trouver la confirmation de cette proposition ; car, dans la 3ᵉ observation, le nerf trifacial était enseveli dans une tumeur naissant de la grande aile du sphénoïde ; dans la 4ᵉ observation, la balle avait atteint le ganglion de Gasser ; dans la 2ᵉ, la 5ᵉ et la 6ᵉ observation, on avait signalé les signes généraux de la paralysie de la cinquième paire ; et dans la 1ʳᵉ observation, l'anasthésie avait succédé à une névralgie qui, bien évidemment, siégeait dans la cinquième paire, et avait été suivie de la paralysie du sentiment d'une moitié de la face. A ces observations, j'ajouterai, ailleurs, dix cas au moins de paralysie simultanée de la sensibilité tactile et de la sensibilité gustative, provenant de lésion du nerf de la cinquième paire. Si, enfin, vous tenez compte des résultats des vivisections, lesquelles montrent constamment que la sensibilité générale et tactile de la langue est abolie par la section du trijumeau ou simplement du lingual, vous regarderez la proposition que je développe ici comme une des mieux établies en physiologie (2).

----

(1) Thèse 1840, nº 370, etc.

(2) M. Longet croit avoir surpris quelques indices d'une légère douleur chez les animaux en leur tenaillant la langue, ou en introduisant dans le centre de l'organe un fer rougi au feu. Il explique le fait par l'anastomose du nerf hypoglosse avec les deux premières paires cervicales, celles-ci ayant pu adjoindre à l'hypoglosse quelques filets de sentiment.

Le nerf lingual ne donne pas, seulement, la sensibilité à la membrane tégumentaire de la langue, il fournit encore de nombreux filets aux muscles de cet organe : filets sensitifs et non moteurs. Ceux qui ont argué de ce fait anatomique contre la spécialité d'action des différents nerfs de la langue ont méconnu cette loi sur laquelle j'ai depuis longtemps insisté dans mon enseignement, que tous les muscles du corps reçoivent avec leurs nerfs moteurs des filets provenant de racines sensitives.

Le nerf lingual suffit-il pour entretenir, dans toutes les régions de la langue, la sensibilité générale et tactile ? Déjà nous avons démontré que l'hypoglosse n'avait aucune participation aux actes sensoriaux dont cette partie est le point de départ (page 657). La question est plus difficile à juger, relativement au nerf glosso-pharyngien. Au premier abord, et en tenant compte des faits pathologiques dont je vous ai donné l'indication, il semble que le nef lingual seul soit affecté à la sensibilité générale et tactile, puisque ni la chaleur, ni le choc, ni la piqûre, ni la pression, n'étaient sentis par les malades, lorsque ces causes d'impression étaient portées sur le côté de la langue où l'action de ce nerf faisait défaut. Mais il faut noter que toutes ces épreuves ont été faites, naturellement, sur la partie de la langue qui est accessible à l'expérimentation, c'est-à-dire sur sa région antérieure, où se distribue le lingual. Les médecins qui, pour la plupart, n'avaient aperçu qu'une partie des détails du problème à résoudre, se sont rarement avisés de piquer ou d'exciter mécaniquement la région la plus reculée de la langue chez les malades atteints de paralysie de la cinquième paire. Nous verrons M. Mayo échapper à ce reproche ; mais il est véritablement à regretter que tant d'autres occasions aient été négligées de fixer l'opinion sur ce point de physiologie.

Deux expérimentateurs distingués, Panizza et M. Magendie, qui sont d'un avis diamétralement opposé relativement aux nerfs du goût, s'accordent pour exclure le glosso-pharyngien de toute participation à la transmission des impressions de la sensibilité commune, attribuant exclusivement ce rôle à la cinquième paire.

Panizza (1), qui refuse au glosso-pharyngien toute autre sensibilité que celle qui est impressionnée par les saveurs, dit que, après la section de ce nerf, la langue reste sensible aux stimulants physiques ordinaires. Rien de surprenant dans ce résultat; le nerf lingual étant resté intact, les deux tiers antérieurs de la langue avaient conservé leur sensibilité, et on a pu méconnaitre qu'une petite portion de l'organe, vers sa base, était frappée d'anesthésie. D'une autre part, M. Magendie (2), qui professe que la cinquième paire suffit à tout (gustation et sensibilité générale), affirme que, si après la section du lingual il reste un petit point sensible en arrière, cela tient à ce que la base de la langue reçoit des filets du maxillaire supérieur, et en particulier du ganglion sphéno-palatin par le nerf naso-palatin de Scarpa. Pour éteindre la sensibilité dans tous les points de la langue, il suffit, suivant ce physiologiste, de couper dans le crâne le tronc de la cinquième paire. L'explication anatomique donnée par M. Magendie n'est pas acceptable, puisque la langue ne reçoit pas un seul filet du nerf maxillaire supérieur. Quant à l'assertion que la section de la cinquième paire dans le crâne abolit la sensibilité tactile dans tous les points de la langue, elle prouve, comme celle de Panizza, combien il est difficile de juger, sur un animal, s'il a ou non perdu la sensibilité commune vers la base de la langue.

Il y a pourtant de fortes raisons de penser que le glosso-pharyngien anime cette partie de la langue et possède la propriété que Panizza et M. Magendie lui ont refusée. Voici ces raisons :

1° Le nerf aboutit évidemment à la membrane tégumentaire de la base de la langue.

2° Le nerf lingual ne se distribue pas dans cette région de l'organe, il doit donc y être remplacé par un autre nerf de sentiment.

3° Le nerf glosso-pharyngien est sensible aux irritations mé-

---

1) *Ricerche sperimentali sopra i nervi*, et *Gaz. méd.*, 1835, p. 419.

(2) *Leçons sur le système nerveux*, t. II, p. 288 et suiv.

caniques. A la vérité ce fait est nié par Panizza (1), qui range le glosso-pharyngien dans la catégorie des nerfs à sensibilité spéciale, comme l'optique, l'olfactif, etc., lesquels sont insensibles aux stimulants ordinaires; mais nous verrons, dans une autre partie de ce cours, cette assertion contredite par les expériences d'Alcook (2), de John Reid (3), et de MM. Cazalis et Guyot (4).

4° Dans un cas où une affection de la cinquième paire avait paralysé la sensibilité commune d'un seul côté de la langue. M. Mayo (5) a constaté que le tiers postérieur de l'organe était resté sensible des deux côtés.

5° Viennent enfin les expériences dans lesquelles on croit avoir constaté que la section des deux nerfs linguaux détruit la sensibilité générale dans les deux tiers antérieurs (6), ou même dans les trois quarts antérieurs (7) de la langue, laissant, en arrière, un tiers ou un quart, animé, encore, par le glosso-pharyngien. et sensible au pincement, à la piqûre et à la cautérisation.

Je n'ai pas besoin de vous dire que, dans cet examen de la participation des nerfs de la langue, à ses mouvements et à sa sensibilité générale, j'ai réservé complétement l'histoire des nerfs du goût.

---

(1) *Ricerche sperimentali sopra i nervi ;* Paris, 1845.

(2) *Determination on the question : Which are the nerfs of taste,* dans *The Dublin journal,* 1836, n° 29.

(3) *An experimental investigation into the functions of the eight par of nerves, on the glosso-pharyngeal, pneumogastric and spinal accessory,* dans le *Edinb. med. and surgical journal,* 1838, t. XLIX, p. 109, 114, 129.

(4) Séance de l'Académie des sciences du 21 janvier 1839, et *Gaz. méd.,* 1839, p. 62.

(5) *Anatomical and physiological commentaries.*

(6) Longet, *Anatomie et physiologie du système nerveux de l'homme et des animaux vertébrés,* t. II, p. 173.

(7) Jules Guyot et Cazalis, séance de l'Académie des sciences du 21 janvier 1839, et *Gaz. méd.,* 1839, p. 62.

VINGT-NEUVIÈME LEÇON.

DE LA MASTICATION.

(Suite.)

Action des lèvres et des joues.

Les lèvres retiennent l'aliment dans la bouche pendant la mastication. Elles le ramènent aussi sous les arcades dentaires. Les joues ont ce dernier office. Nous avons encore à étudier, ici, des mouvements et des sensations tactiles.

Les *mouvements* des lèvres, comme ceux de la langue, sont employés à des usages multiples : ils servent à la préhension de l'aliment, à la succion, à la mastication, à l'articulation des sons, à l'expression des passions. Je vais les décrire, une fois pour toutes; les décrire en eux-mêmes, abstraction faite de leur signification, de leurs usages, et rechercher à quelles conditions d'innervation ils sont liés.

Les lèvres peuvent s'écarter l'une de l'autre, se rapprocher, se froncer vers la ligne médiane. Leur commissure peut être portée en dehors, elle peut être abaissée, élevée, dirigée obliquement en haut et dehors, ou bien en bas et en dehors. Leur bord peut être renversé en dehors, renversé en dedans; les lèvres, enfin, pourraient réaliser une infinité de formes que suggéreraient l'imagination ou le caprice, comme dans l'action de *grimacer*.

L'*écartement* des lèvres est produit naturellement par l'écartement des mâchoires. Les lèvres sont ordinairement passives dans ce cas; mais dans la menace ou l'action de mordre, elles s'écartent activement pour démasquer les arcades dentaires. Alors la lèvre supérieure s'élève et l'inférieure s'abaisse.

L'élévation de la lèvre supérieure est opérée par l'élévateur commun de l'aile du nez et de la lèvre supérieure, par l'éléva-

teur propre de la lèvre supérieure et par le petit zygomatique
(lorsqu'il existe). Ces trois muscles appartiennent en propre à
la lèvre supérieure, c'est-à-dire qu'ils ne lui sont pas communs
avec la lèvre inférieure. Deux des muscles des commissures concourent à l'élévation de la lèvre supérieure, savoir : le canin et
le grand zygomatique.

L'abaissement de la lèvre inférieure est opéré par le muscle
carré du menton, et par deux des muscles qui aboutissent à la
commissure, savoir : le triangulaire des lèvres et une division
du peaucier.

Le *rapprochement des lèvres* peut être produit par le simple rapprochement des mâchoires, lorsque leur écartement a été
passif. Si la déduction des lèvres a été active, le relâchement des
muscles contractés, joint à la contraction du muscle orbiculaire,
les ramène au contact. Dans l'état de repos des lèvres, la contraction tonique du muscle orbiculaire est nécessaire pour tenir
ces parties rapprochées. Dans le cas de paralysie faciale, la lèvre
inférieure est souvent pendante et la salive s'échappe de la bouche. Si le rapprochement des lèvres n'est pas borné à ce point
où leurs bords sont en contact, si, comme dans l'action de faire
la moue, les lèvres se touchent par une portion de leur face
interne, alors il y a eu contraction de deux autres muscles,
dont l'un descend la lèvre supérieure et l'autre élève la lèvre inférieure. Le premier de ces muscles est le myrtiforme.
Il prend son point fixe sur les côtés de l'épine nasale, plus bas
par conséquent que sa terminaison à la lèvre supérieure. Le second est le muscle nommé *houppe* du menton, qui prend son
point fixe sur les côtés de la symphyse du menton, plus haut que
sa terminaison mobile à la peau. Dans le mouvement que je dé-
cris, la lèvre inférieure monte plus que la supérieure ne descend.

Vous voyez, Messieurs, que chaque lèvre, abstraction faite
des muscles des commissures, a des faisceaux musculaires qui
l'élèvent, et d'autres qui l'abaissent. Les attaches fixes et les
attaches mobiles de ces faisceaux antagonistes sont disposées en
sens inverse. A la lèvre supérieure, les attaches fixes des faisceaux élévateurs sont plus élevées que les points mobiles, et les

insertions fixes des faisceaux abaisseurs ont lieu plus bas que leurs insertions aux parties molles. Le même rapport s'observe à la lèvre inférieure.

Le mouvement par lequel les lèvres se froncent, comme pour la succion, pour l'action de siffler, s'accomplit par la contraction du muscle orbiculaire ou labial.

Les commissures sont tirées en dehors par la contraction de plusieurs des muscles qui s'y rendent : par le grand zygomatique, par le muscle buccinateur, par la portion du peaucier qui marche d'arrière en avant, sur la face (*risorius* de Santorini). Quant au canin, qui aboutit aussi à la commissure, il ne peut la porter en dehors, puisque son attache fixe est plus en dedans que cette commissure, dans la fosse canine. Le muscle triangulaire, s'il agit seul, tire la commissure plutôt en bas qu'en dehors. Il est si facile de prévoir comment l'action composée de ces muscles pourra imprimer à l'angle des lèvres une direction oblique, soit en haut, soit en bas, que je ne m'arrêterai pas à ce détail.

Le buccinateur, qui est le muscle propre des joues, exerce une action intéressante dans la mastication: il ramène dans la bouche et sous les dents tout ce qui a été porté en dehors de l'arcade alvéolaire. Imaginez une petite masse d'aliments placée sous la joue, elle la distendra de manière à faire décrire une courbure aux fibres de ce muscle, qui marchent toutes d'arrière en avant, les moyennes horizontalement, les supérieures un peu obliques en bas, et les inférieures obliques en haut. La contraction du muscle, en redressant ses fibres courbes, les rapprochera de l'axe de la bouche, et elles repousseront l'aliment dans l'intervalle des dents. Vous ne commettrez pas la faute de supposer que les extrémités de ces fibres devenues courbes, ont pour points fixes les arcades alvéolaires, en s'étendant de l'une à l'autre. Ces fibres, je le répète, sont dirigées d'arrière en avant, de sorte que leur point d'appui antérieur, quand elles redressent leur courbure, est dans les lèvres, et notamment dans l'orbiculaire, avec lequel elles se continuent pour la plupart. Celles de ces fibres qui sont horizontales et naissent de l'aponévrose buccinato-pharyngienne peuvent même, en se redressant, s'introduire avec la muqueuse. qu'elles poussent devant elles jusque dans l'intervalle des dents. Suivant M. Gerdy (1), le muscle buccinateur peut former ainsi avec la muqueuse un bourrelet volumineux dans l'intervalle des dents. Mais je me suis assuré que la joue ne peut rentrer, à ce point, dans la bouche, qu'autant qu'on y fait le vide ; c'est donc la pression atmosphérique qui pousse, alors, les parties molles en dedans, et non la contraction des fibres du buccinateur, qui devenues convexes en dedans, et par conséquent allongées, ont cessé de prendre part au mouvement. M. Gerdy (2) a très-bien décrit le mécanisme par lequel la joue expulse ce qui se dépose dans le cul-de-sac qu'elle forme avec l'arcade alvéolaire. Les joues agissent «tantôt en poussant les aliments contre le plan incliné des dents inférieures, tantôt en s'abaissant par l'action du peaucier, pour les presser de bas en haut avec plus de succès. »

Des nerfs affectés aux mouvements des lèvres et des joues.

Deux nerfs distribuent des rameaux aux lèvres et aux joues, le nerf facial et le nerf trijumeau. Le premier seul est destiné à transmettre le principe excitateur qui fait contracter les muscles de ces parties. C'est à la face que se montre de la manière la plus évidente la distinction entre les nerfs de mouvement et de sentiment, et cependant on a débuté par une erreur dans l'appréciation des fonctions de ces nerfs. Cette erreur a été de croire que la branche motrice de la cinquième paire (la petite racine) se distribue au muscle buccinateur et même aux lèvres. Tous les auteurs modernes attribuent cette inadvertance à Ch. Bell : elle remonte plus haut. Paletta (3) l'avait peut-être préparée en désignant cette petite racine sous le nom de *nerf temporo-buccal*, puisque cela supposait qu'elle ne se bornait pas aux muscles qui

---

(1) *Physiologie médicale et didactique*, préface, p. liij.
(2) *Loc. cit.*, p. lij.
(3) *De Nervo crotaf et bucc.*, p. 32 et seq.

meuvent les mâchoires. Bellingeri (1) est beaucoup plus explicite. Il fait provenir de cette petite branche, en outre des rameaux que vous lui connaissez, ceux du buccinateur, de l'orbiculaire des lèvres, de l'élévateur de l'angle des lèvres, et du triangulaire. Il ajoute que c'est ce nerf, et non le facial, qui fait contracter ces muscles. Le passage où il motive cette opinion mérite d'être reproduit. *Hunc vero voluntarium musculorum motum a sola minori quinti portione pendere, non autem a septimo, vel faciali nervo, qui alicubi cum ramis ipsius consociatur, demonstratum fit ex eo quod in carnea substantia musculi temporalis, et in musculis pterygoideis præsertim, soli immittantur minoris quinti portionis rami absque ullis nervi facialis propaginibus, et tamen isti musculi voluntatis obediunt imperio.* Ch. Bell, qui peut-être ignorait le travail de Bellingeri, exagéra la faute d'anatomie, mais il donna un autre aspect à la question physiologique. *Il exagéra la faute d'anatomie*, car il admit que la petite racine (racine motrice) du trijumeau envoyait une branche au nerf maxillaire supérieur, laquelle se répandait avec lui dans l'épaisseur de la lèvre supérieure. *Il donna un autre aspect à la question physiologique*, car ayant reconnu que les muscles des lèvres étaient animés par le nerf facial pour tous les mouvements expressifs qui sont plus ou moins involontaires, il professa que les mêmes muscles obéissaient à la branche motrice de la cinquième paire lorsqu'il s'agissait des mouvements en rapport avec la mastication. Il rapporte l'observation d'un individu qui, atteint d'une paralysie du nerf facial, ne présentait ni paralysie, ni débilité des muscles des lèvres, dès qu'il s'agissait de mouvements de mastication (2).

Aujourd'hui, Messieurs, la science est faite sur ce point de

---

(1) Caroli-Francisci Bellingeri, *Dissertatio inaugur.*, anno 1818, p. 176 et 177.

(2) *Expériences sur la structure et les fonctions des nerfs, qui conduisent à un nouvel arrangement du système nerveux*, travail traduit et analysé (*Arch.*, 1821, t. 1, p. 111).

physiologie. La racine motrice du trijumeau ne parvient ni aux muscles des lèvres ni au muscle buccinateur. Tous ces muscles se contractent sous l'influence exclusive du nerf facial, quel que soit le but à atteindre par ces contractions, qu'il s'agisse de préhension de l'aliment, de mastication, de prononciation, d'expression faciale, etc. Le défaut d'action du nerf facial, quelle qu'en soit la cause, anéantit constamment les contractions des lèvres et des joues. Les lésions de la cinquième paire ne produisent jamais cet effet. Je n'entrerai pas dans des détails qui seront mieux placés dans l'histoire du nerf facial; je citerai cependant quelques faits qui confirmeront ce que je vous ai dit de la participation des lèvres et des joues à la mastication ou à la préhension de l'aliment, en même temps qu'ils vous montreront l'influence du nerf facial sur les mouvements de ces parties.

1° Dans une relation de paralysie causée par une tumeur qui interrompait le nerf facial à l'entrée du trou auditif interne, il est dit : «La joue de ce côté ne réagit plus sur les aliments, qui s'accumulent entre elle et les arcades dentaires» (1).

2° Dans une autre observation de paralysie faciale, il est écrit : «Le buccinateur inactif permet l'accumulation des aliments entre lui et les arcades dentaires, pendant la mastication, et l'intervention du doigt et de la langue devient nécessaire» (2).

3° J'extrais les lignes suivantes d'une autre relation de paralysie du nerf facial : «La joue est pendante; la commissure de ce côté, sans énergie, ne peut empêcher les aliments de s'accumuler en dehors des arcades dentaires. La malade se mord quelquefois la joue en mâchant» (3).

4° Dans un cas où les deux nerfs de la septième paire sont paralysés, «la mastication est très-pénible, car les aliments se portent de chaque côté entre les gencives et les joues, et la malade

---

(1) Bottu des Mortiers, *Dissertation inaugurale*, 1834, n° 365, p. 9
(2) Thèse citée, p. 14.
(3) *Loc. cit.*, p. 16.

est obligée de se servir du doigt pour les ramener sous les dents. Les joues sont flasques et pendantes » (1).

5° J'ai observé les mêmes phénomènes sur un étudiant en médecine polonais, M. Grabowski ; la paralysie n'existait que d'un côté.

6° M. Paul Dubois a remarqué que l'application du forceps cause quelquefois l'hémiplégie faciale du nouveau-né, par compression du nerf de la septième paire. Un enfant qui était dans ce cas ne pouvait serrer de ses lèvres, dont un côté était inactif, le mamelon *peu volumineux* de sa mère (2). D'autres nourrissons, bien qu'atteints d'hémiplégie faciale, peuvent cependant prendre le sein.

7° Enfin, parmi tant de vivisections faites à propos du nerf facial, j'en citerai une qui se rapporte à la digestion. M. Mayo (3) a démontré que les lèvres sont complétement immobiles et inhabiles à saisir ou à retenir l'aliment chez un animal dont on a coupé la septième paire, des deux côtés de la face.

Pour épuiser tout ce qui a trait à l'influence nerveuse sur les mouvements des lèvres, quel que soit l'acte auquel ces mouvements coopèrent, je vous dirai, que, non-seulement on a vu, dans les cas de paralysie du nerf facial, la salive et les aliments s'échapper de la bouche par le côté paralysé, mais on a observé, en outre, que la prononciation des voyelles qui exigent l'intervention des lèvres, l'*o* par exemple, était devenue difficile ; que les consonnes labiales, comme le *b*, le *p*, étaient mal articulées ; que l'action de siffler était devenue impossible, les lèvres ne pouvant plus se resserrer que d'un côté ; que les malades avaient de la peine à lancer leur salive par l'acte de la sputation.

Voilà donc la question jugée relativement aux lèvres ; elle l'est aussi relativement aux joues, c'est-à-dire au muscle buccinateur.

---

(1) James, *Note relative à un cas de paralysie des deux septièmes paires* (*Gaz. méd.*, 1811, p. 593 et 594).

(2) Thèse de M. Landouzy. 9 août 1839, p. 13.

(3) *Anat. and phys. commentaries.*

Ici, la vérité a eu plus de peine à se produire. On s'est obstiné, presque jusque dans ces derniers temps (1), à attribuer au nerf buccal, branche de la cinquième paire, et non aux filets de la septième, la faculté de faire contracter le muscle buccinateur, et cette opinion, s'appuyait en apparence, sur un argument anatomique, puisqu'on dérivait (mais à tort) le nerf buccal de la racine motrice de la cinquième paire. Dès la première année de mon enseignement (en 1831), j'ai attribué au facial la contraction du muscle buccinateur, en me fondant sur les effets de la paralysie de ce nerf chez l'homme. Dans ce cas, en effet, la joue est flasque, elle s'enfle au moment de l'expiration, et surtout quand le malade veut prononcer un mot avec emphase. On a vu la joue battre contre les dents, à peu près comme *une jalousie devant une fenêtre ouverte.* Vous avez remarqué aussi, dans les observations que je vous ai citées, que les joues ne pouvaient plus ramener l'aliment sous les arcades dentaires. Ajoutons que les lésions de la cinquième paire ne causent pas la paralysie du muscle buccinateur. Du reste, les expériences sur les animaux confirment les résultats de la pathologie humaine. L'irritation mécanique du muscle buccal sur l'âne (2), pas plus que son excitation galvanique sur le cheval (3), ne déterminent de contractions dans le nerf buccinateur. Enfin **M.** Longet s'est assuré, sur des pièces préalablement macérées dans l'eau acidulée avec l'acide azotique, que le nerf buccal, qui est composé, à son origine, d'un mélange de filets provenant à la fois de la racine motrice et de la racine sensitive ou ganglionnaire, abandonne les premiers dans les muscles temporal et ptérygoïdien externe, et s'avance vers la joue, réduit à ses filets sensitifs (4).

Le muscle peaucier, qui concourt aux mouvements des lèvres et des joues, reçoit aussi, du nerf facial, des filets nerveux moteurs.

---

(1) Gama, *Plaies de tête.*
(2) Herbert Mayo, *Journal de physiologie expérimentale,* t. III, p. 351.
(3) Longet, *Anat. et phys. du syst. nerv.,* t. II, p. 451.
(4) *Loc. cit.,* p. 131.

De la sensibilité tactile des lèvres et des joues, et des nerfs qui y président.

La cinquième paire, seule, est affectée à la sensibilité de ces parties et de la voûte palatine. Elle anime la *membrane de la voûte palatine* par des branches du maxillaire supérieur, la *lèvre supérieure,* par le sous-orbitaire terminaison du maxillaire supérieur, la *lèvre inférieure ,* par le dentaire inférieur, branche du maxillaire inférieur, la *face interne de la joue* par le nerf buccal. Tous ces nerfs sensitifs viennent de la branche ganglionnaire.

Lorsqu'une lésion organique ou traumatique interrompt l'action de la cinquième paire, chez l'homme ou les animaux, ces parties peuvent être piquées. brûlées . pincées, etc.. sans que la moindre douleur soit ressentie, bien que le nerf facial soit intact. D'une autre part. la lésion bornée au facial laisse subsister la sensibilité dans les joues et les lèvres.

C'est en étudiant les effets de l'anesthésie des lèvres ou des joues, qu'on peut apprécier l'utilité des sensations tactiles pour la précision des mouvements relatifs à la préhension de l'aliment ou la mastication. Si les nerfs sous-orbitaires et dentaires inférieurs ont été divisés sur un animal qui fait usage de ses lèvres pour prendre l'aliment; l'animal, s'il parvient à le saisir, le laisse échapper, parce qu'il ne le *sent* pas, et cependant ses lèvres sont mobiles. Chez l'homme atteint de paralysie de la cinquième paire les aliments restent dans la gouttière alvéolaire, comme chez celui qui est atteint d'hémiplégie faciale; mais la cause du phénomène est bien différente dans les deux cas. S'il y a paralysie du facial, le malade a la conscience du séjour de l'aliment dans l'endroit indiqué, mais il ne peut l'en déloger avec ses lèvres et ses joues paralysées. S'il y a, au contraire, simple anesthésie, par lésion de la cinquième paire, l'aptitude à contracter les muscles des lèvres et de la joue persiste . mais le malade, n'ayant point la conscience du séjour de l'aliment dans les parties insensibles de la bouche . n'est point sollicité à les ramener sur la langue ou entre les dents.

Outre les démonstrations fournies par les cas de lésions organiques du tronc de la cinquième paire, et par les expériences sur les animaux, il y a des observations de lésions partielles sur l'homme qui donnent le même enseignement.

Mon frère a présenté à l'Académie de médecine une femme à laquelle il avait fait la résection du nerf sous-orbitaire, pour la guérir d'une névralgie. Cette opération avait complétement détruit la sensibilité tactile et générale dans la moitié de la lèvre supérieure (1).

Voici un fait (unique jusqu'ici, je pense) qui vous montrera quelles applications importantes peuvent être faites du plus mince détail de physiologie. M. le D' Nélaton me pria, il y a quelques années, de l'aider à déterminer le siége précis d'une névralgie, qui avait réduit à l'extrémité une femme encore jeune. La douleur se faisait sentir dans la partie profonde de la joue. Convaincu que j'étais *que le nerf buccal est un nerf de sentiment*, et ayant égard au trajet de la douleur, je diagnostiquai une névralgie du rameau buccal. M. Nélaton inclinait aussi vers cette opinion. L'excision de ce nerf fut convenue, et pratiquée en ma présence par M. Nélaton (2). La névralgie fut guérie, et une partie de la muqueuse de la joue perdit sa sensibilité tactile. La douleur reparut plus tard, mais sur deux autres branches de la cinquième paire.

Enfin je n'ai guère laissé passer d'année, depuis 1831, sans emprunter à Ch. Bell le récit d'une petite anecdote qui met en relief l'influence du nerf dentaire inférieur sur la sensibilité de la lèvre inférieure. Un individu, auquel un dentiste inexpérimenté avait vraisemblablement déchiré ou contus le nerf dentaire inférieur, en lui faisant l'extraction d'une molaire, portant à ses lèvres un verre d'eau : « Pourquoi, dit-il, m'avez-vous

----

(1) *Journal des connaissances médico-chirurgicales*, mai 1836, p. 411.
(2) Cet habile praticien avait inventé pour ce cas particulier un procédé extrêmement ingénieux et facile, que ce n'est pas ici le lieu de décrire.

donné un verre cassé ? » Et il remarqua aussitôt que le verre était entier, mais qu'il avait perdu la sensibilité d'un côté de la lèvre inférieure. Il avait cru n'appuyer, sur la lèvre inférieure, que la moitié d'un verre, parce que cette lèvre n'en avait éprouvé la sensation que dans la moitié de son étendue. Il conserva la faculté de mouvoir, mais non de sentir, avec la lèvre » (1).

Conclusion sur la mastication.

Nous avons consacré plusieurs leçons et un grand nombre de pages à la description d'un acte qui s'accomplit cependant avec rapidité. Ce n'est pas pour faire excuser la méthode que j'ai suivie, mais pour vous en faire reconnaître les avantages, que j'appelle un instant votre attention sur elle. Vous avez acquis sur la physiologie de la langue, des joues, des lèvres, etc., des notions que j'eusse nécessairement omis de vous donner, si je me fusse exclusivement renfermé, comme il est d'usage de le faire aujourd'hui, dans *la description de la fonction;* j'ai, en un mot, essayé de faire concourrir les deux méthodes d'étude dont je vous ai entretenus dans mes *Généralités sur les fonctions* (voyez pages 297 et 298). L'examen fractionné que nous faisons des fonctions des nerfs, à propos de chaque organe, n'empêchera pas de reprendre, dans une vue d'ensemble, la physiologie de chaque nerf, et je ne doute pas que vous n'ayez déjà reconnu l'utilité, la nécessité même de ce fractionnement.

Après avoir montré, en particulier, l'action des mâchoires, celle de la langue, des lèvres et des joues, j'ai bien peu de choses à ajouter pour compléter l'histoire de la mastication. Toutes ces parties travaillent en même temps et avec une précision telle, que l'aliment, *reconnu* par une surface sensible, *poussé* par une puis-

---

(1) *Exposition du système naturel des nerfs,* traduit par M. Genest, p. 71.

sance contractile, soit sans cesse ramené sous les dents, et même, soutenu sous elles par la langue, les lèvres et les joues, sans qu'aucune de ces parties s'arrête sous les surfaces triturantes au moment de leur rapprochement. Il arrive cependant parfois à la langue, et plus rarement à la joue, de commettre cette bévue. La douleur vive qui en résulte montre avec qu'elle énergie s'opère le rapprochement des mâchoires.

Les conditions de solidité n'ont point été épargnées à cet appareil de trituration, et elles y étaient nécessaires, eu égard à la force prodigieuse des muscles qui font frapper la mâchoire inférieure contre la supérieure (voyez page 622). Ces conditions de résistance, on peut les étudier dans les dents et dans les mâchoires.

Le rapport des dents avec l'alvéole est tel que la racine presse non par son extrémité, sur le fond de l'alvéole, mais par toute sa surface, sur les parois de cette cavité. Les dents qui sont exposées à de grands efforts ont les racines ou plus longues et plus fortes, comme les canines, ou multiples, comme les molaires. Un tissu résistant, particulier, celui des gencives, concourt à assujettir les dents en place; celles-ci deviennent vacillantes quand les gencives se ramollissent. Le tissu propre de la dent est extrêmement dur, et l'émail l'emporte encore sur l'ivoire. Le fluorure de calcium qui entre dans la composition de la dent, et surtout de l'émail, préserve ces parties contre l'action décomposante que l'acide carbonique de la salive exerce sur le phosphate de chaux (voyez pages 61 et 65).

Cependant l'usure attaque peu à peu les dents; elle détruit les *dentelures* des incisives, dont le bord devient droit, tout en se taillant en biseau, les *tubercules* des molaires dont la surface devient plate, et elle s'avance peu à peu vers la cavité de la dent. Mais pendant que l'extérieur s'use, l'intérieur se fortifie de nouvelles couches qui protègent et diminuent la cavité de la dent, et lors même que l'usure s'est étendue jusqu'à cette cavité, une matière solide, jaunâtre, protège encore le bulbe contre l'action de l'air. Chez certains animaux, la dent s'accroît par sa partie profonde à mesure qu'elle s'use à sa surface (1), et le bulbe et la membrane émaillante, dont la configuration est particulière, reproduisent et l'ivoire et l'émail.

Les conditions de résistance des mâchoires doivent surtout être étudiées à la supérieure. Bordeu (2), qu'on a souvent mis à contribution sans le citer, s'est particulièrement occupé du mécanisme de cette mâchoire, qu'il compare à une enclume sur laquelle frapperait la mâchoire inférieure. L'os maxillaire supérieur, qui forme la partie fondamentale de la mâchoire crânienne, est maintenu en position soit directement, soit médiatement, par quatre colonnes ou arcs-boutants osseux, de chaque côté, savoir : 1° l'apophyse montant de l'os maxillaire supérieur, qui s'appuie sur l'échancrure nasale du frontal; 2° l'angle supérieur de l'os de la pommette, qui s'engrène avec l'apophyse externe du frontal; 3° l'angle postérieur du même os de la pommette, lequel s'arc-boute contre l'extrémité de l'apophyse zygomatique du temporal; 4° l'apophyse ptérygoïdienne, dans laquelle est enchâssée une portion de l'os du palais, articulé lui-même avec le maxillaire supérieur.

Toutes ces colonnes viennent s'appuyer contre la base du crâne, et vous remarquerez que celle-ci est épaisse là où elles aboutissent. Entre les colonnes les plus internes, sont ménagées des cavités qui recèlent l'œil et la membrane olfactive, organes d'une structure délicate, et qui ne sont cependant aucunement ébranlés par les secousses que la mâchoire inférieure imprime à la supérieure.

La mâchoire se renforce là où les dents doivent être soumises aux plus grands efforts. Les incisives, qui, en raison de la manière dont elles se rencontrent et de leur insertion dans la partie du levier la plus éloignée du centre du mouvement, ne sont pas employées pour l'écrasement ni le déchirement des

---

1) Oudet, *Expériences sur l'accroissement continu et la reproduction des dents chez les lapins*, etc., mémoire lu à l'Académie de médecine dans sa séance du 27 octobre 1823.

substances très-résistantes, correspondent à l'ouverture nasale, où elles sont peu soutenues. Mais déjà la canine trouve un point d'appui dans la base de l'apophyse montante. Un peu plus en en arrière, le renflement vertical épais et mousse, qui sépare la fosse canine de la fosse zygomatique, renforce puissamment la mâchoire. C'est sous les molaires moyennes, qui correspondent à cette partie robuste de l'os, que nous plaçons les corps très-résistants dont nous voulons surmonter la cohésion. Les dents postérieures sont plus avantageusement situées, eu égard au levier, mais moins bien soutenues.

Les pressions auxquelles la mâchoire supérieure est exposée de la part de l'inférieure se font, tantôt, directement de bas en haut, tantôt dans le sens latéral. Il a été prévu aux conditions de résistance dans ces deux sens; l'os maxillaire supérieur est en outre soutenu en arrière.

C'est par les apophyses montantes et par les angles supérieurs des os malaires que la mâchoire résiste de bas en haut, et va s'arc-bouter contre le crâne. Les apophyses montantes convergent un peu, en montant, comme pour transmettre à un même point du crâne l'effort soutenu par les deux côtés de la mâchoire. Elles ne touchent pas seulement le frontal par leur extrémité supérieure, elles s'appuient encore sur lui par une petite partie de leur face postérieure, de sorte que cela pourrait, jusqu'à un certain point, empêcher la partie inférieure de l'os de basculer en avant. L'os de la pommette est articulé par une si large surface avec le maxillaire supérieur, qu'il fait, pour ainsi dire, corps avec lui. Le prolongement que cet os envoie à l'apophyse orbitaire externe du frontal peut donc être considéré comme un arc-boutant pour le maxillaire, et notamment pour la partie du bord alvéolaire qui supporte les efforts les plus considérables. Voilà pour la résistance de bas en haut.

Les dispositions mécaniques par lesquelles sont empêchés les déplacements latéraux méritent de fixer votre attention. C'est encore par l'intermédiaire de l'os malaire que le maxillaire supérieur prend un point d'appui sur les côtés. Supposez qu'un effort tende à porter l'os maxillaire supérieur en dehors (ce que favoriserait la convergence des apophyses montantes vers le frontal), l'impulsion sera transmise à l'os malaire. Celui-ci, arc-bouté par son angle postérieur sur l'extrémité de l'apophyse zygomatique du temporal, trouvera là une résistance inflexible, à moins que l'apophyse ne se brise, car l'os temporal ne peut se déplacer. Jetez les yeux, je vous prie, sur l'articulation de l'os de la pommette avec l'apophyse zygomatique du temporal; vous verrez que les deux os sont taillés en biseau, que l'os malaire regarde en haut et en arrière, et que l'arcade zygomatique regarde en sens inverse. C'était la meilleure direction possible pour résister au genre de déplacement dont nous nous occupons. Ce n'est pas tout : l'os malaire a un bord qui va, dans la paroi externe de l'orbite, rencontrer la partie antérieure de la grande aile du sphénoïde, c'est-à-dire que l'os malaire s'appuie, là, sur l'os le plus solidement enchâssé parmi ceux du crâne. Tout ce mécanisme est merveilleux!

Enfin, Messieurs, toute impulsion qui solliciterait d'avant en arrière l'os maxillaire supérieur serait annulée par les apophyses ptérygoïdes, contre lesquelles l'os maxillaire est appuyé de telle sorte, que la fracture seule de ces apophyses pourrait permettre à la mâchoire de reculer. Or, ces apophyses, qui seraient faciles à écraser de dehors en dedans, résistent très-bien dans le sens antéro-postérieur. Ainsi, c'est de la base du crâne, partie fixe et résistante, que descendent les deux supports qui mettent obstacle à ce que les os maxillaires supérieurs ne soient repoussés en arrière. En voyant un sphénoïde, vous vous êtes peut-être demandé, souvent, à quoi bon ces prolongements bizarres qu'il envoie vers sa partie inférieure. Je pense que leur principal usage est celui que je viens de vous signaler.

Trois conditions assurent la solidité de toutes ces articulations. 1° Les os ne sont pas seulement appuyés les uns sur les autres, ils s'engrènent; 2° les os sont taillés en biseau aux dépens des faces par lesquelles ils se correspondent; 3° les biseaux sont toujours situés de manière que l'articulation résiste aux efforts qu'elle a à soutenir; et quelquefois, dans la continuité d'une même articulation, le biseau passe d'un côté à l'autre.

De la mastication aux diverses époques de la vie.

Les mâchoires du nouveau-né ne sont pas encore garnies de dents, et, chez lui, la mastication est nulle dans les premiers mois, après lesquels il peut écraser des corps mous sur le tissu fibreux qui revêt les bords alvéolaires.

Les mouvements de la mâchoire du nouveau-né ne se font pas comme ceux de l'adulte. Leur centre est dans l'articulation même ; c'est-à-dire que dans l'abaissement et l'élévation du maxillaire inférieur, le menton décrit des arcs de cercle autour du condyle qui ne se porte pas en avant, comme chez l'adulte. Cette particularité est due à ce que la branche de la mâchoire du fœtus n'est pas redressée sur le corps, ne fait point angle avec lui, comme aux autres époques de la vie. Le nouveau-né n'est donc point exposé, comme l'adulte, à la luxation de la mâchoire inférieure ; il peut ouvrir démesurément la bouche sans que le condyle abandonne la surface articulaire du temporal. La chose est sagement ordonnée, car les cris du nouveau-né eussent sans cesse menacé de luxation une articulation configurée comme celle de l'adulte.

La perte des dents, chez les vieillards, rend la mastication moins facile, surtout lorsque les dents qui restent ne se correspondent pas. Après leur chute complète, une mastication imparfaite s'opère, encore, entre les gencives devenues calleuses. Mais une condition très-défavorable s'établit dans le levier lui-même, par suite de la perte des corps triturants dont il était armé. Toute la partie du maxillaire inférieur, qui constituait le bord alvéolaire proprement dit, s'affaisse et disparaît, comme si elle n'eût existée que pour les dents. Il suit de là que le maxillaire perd plus de la moitié de sa hauteur. On peut s'en assurer en comparant la position du trou dentaire inférieur sur une mâchoire de vieillard et sur une mâchoire garnie de ses dents. Le trou occupe le bord supérieur de la première ; il est situé au milieu de la hauteur de la seconde. Ainsi déformée, la mâchoire inférieure ne rencontre plus la mâchoire supérieure que dans son extrémité antérieure. Quelques hommes, par une heureuse exception, conservent leurs dents jusqu'à un âge très-avancé.

La description de l'évolution des dents prendra place dans l'histoire des âges.

Utilité de la mastication.

La mastication prépare la déglutition en atténuant les masses alimentaires introduites dans la bouche. Les animaux qui mâchent n'ont pas le gosier dilatable comme ceux qui avalent la proie entière.

La division de l'aliment favorise son mélange avec la salive. Elle le prépare aussi à recevoir, par un plus grand nombre de points, le contact du suc gastrique et des autres fluides du tube digestif.

Certaines parties végétales résistent complétement à l'action des sucs de l'estomac et du tube digestif. Or, si ces parties servent d'enveloppe à des principes nutritifs, il faut qu'elles soient entamées pour que ceux-ci soient digérés. Les parties épidermoïdes des végétaux (épisperme, épicarpe) jouissent de ce pouvoir réfractaire. Si une lentille, un haricot, un pois, voire même un grain de raisin peu mûr, n'ont pas reçu un coup de dent, ou n'ont pas été écrasés dans la bouche, ils traversent tout le tube digestif sans être attaqués, de sorte que la fécule et les principes azotés qu'ils renferment n'ayant point subi l'action des sucs digestifs, sont perdus pour la nutrition. Il en est de même de ceux des grains d'avoine qui échappent aux dents molaires du cheval. Bien plus: les grains de fécule, lorsque celle-ci n'est pas cuite, doivent être triturés ou devenir déhiscents pour que les liquides digestifs les attaquent. Nous verrons bientôt pourquoi la trituration ou la déhiscence leur est nécessaire.

L'épiderme qui recouvre les parties vertes des végétaux doit être entamé aussi pour qu'elles cèdent leurs principes nutritifs. L'herbe, qu'elle soit fraîche ou sèche, traverserait sans être dissoute tout le tube digestif d'un animal herbivore si les mâchoires ne l'avaient broyée, déchirée. Réaumur (1) fit avaler à un mouton huit tubes de laiton qu'il avait remplis d'herbe. Cette herbe était fraîche, dans quatre tubes, et desséchée dans les quatre autres; il avait eu soin de l'humecter de sa salive afin qu'il ne manquât que la trituration. La plupart des tubes furent rendus par l'anus, dans les trente heures qui suivirent leur ingestion. Ni l'herbe fraîche, ni le foin, n'avaient été digérés, et si on les tirait avec les doigts, ils résistaient comme des brins d'herbe qui n'auraient subi que la macération. Spallanzani (2), après avoir répété ces expériences, a fourni une contre-épreuve, en faisant avaler à un mouton des tubes contenant, les uns, des herbes qu'il avait machées lui-même, pour remplacer la *rumination,* les autres, de l'herbe entière. Les premiers étaient renfermés dans de petits sacs de toile pour que l'herbe ne fût pas entrainée mécaniquement. L'herbe qui avait été machée était presque entièrement dissoute après trente-trois heures; celle qui n'avait pas subi cette préparation n'avait rien perdu de sa fermeté, et ne paraissait pas avoir diminué de volume. Il obtint le même résultat en introduisant des tubes contenant, les uns, des graines machées, et les autres, des graines entières.

Je n'ai pas besoin de vous faire observer que la mastication a, dans toutes ces expériences, une *influence complexe,* puisque l'aliment maché est en même temps pénétré de salive.

La mastication est beaucoup moins nécessaire pour une nourriture animale; beaucoup de carnivores avalent des animaux entiers.

On a pu rapporter à une trituration imparfaite de l'aliment certains troubles de la digestion éprouvés par des hommes qui apportaient trop de négligence à cette opération préparatoire.

On cite d'une autre part quelques observations de santé florissante malgré l'état d'ankylose de la mâchoire inférieure. Un

---

(1) *Histoire de l'Académie des sciences,* 1752, p. 69 et 70.

(2) *Expériences sur la digestion de l'homme et des diverses espèces d'animaux,* traduit par Sennebier, p. 149 et suiv.

homme observé par le docteur Payan (1) vécut jusqu'à soixante et dix-sept ans, bien que sa mâchoire inférieure eût été complétement soudée au temporal dès l'âge de cinq ans. Un cas d'anky-lose des mâchoires, avec santé parfaite, est raconté par le docteur Healy et consigné dans la dissertation de M. Boyer (2). M. Cruveilhier cite une observation analogue (3). J'ai vu une pièce pathologique relative à cet accident, mais les autres détails m'ont manqué. J'ai lu encore dans la *Gazette médicale* la relation d'un cas d'ankylose de la mâchoire sans troubles de la nutrition.

Je crois qu'on s'est trop pressé de conclure de ces observations que l'homme pouvait, sans inconvénient, se passer d'exercer la trituration des aliments. Ce qui constitue une mastication imparfaite, ce qui peut nuire en un mot, c'est d'introduire dans l'estomac des morceaux trop volumineux. Or, telle n'est pas la manière de procéder de ceux qui ont les mâchoires ankylosées, car ils n'usent que d'aliments dont l'atténuation a été aussi parfaite que possible. L'individu observé par le docteur Healy « divisait d'abord les aliments en tranches minces ; puis il les faisait passer, par un mouvement de succion, dans la bouche, en les introduisant dans l'espace laissé vide par la chute d'une incisive ; puis il faisait éprouver au morceau d'aliment introduit une sorte de mastication en le pressant et en le coulant avec la langue contre la surface interne des mâchoires et de la voûte palatine. »

La mastication favorise aussi l'action gustative.

---

(1) P. Boyer, *De l'Ankylose;* Paris, 1845, p. 12.
(2) *Loc. cit.,* p. 14.
(3) Boyer, *loc. cit.,* p. 15.

TRENTIÈME LEÇON.

DE L'INSALIVATION.

MESSIEURS,

Les animaux qui ont du sang et qui prennent leurs aliments
dans l'air ont généralement la bouche humectée par un liquide
qui provient des parois de cette cavité ou de différentes glandes
situées à son voisinage.

Cet appareil glandulaire est passablement développé chez
l'homme, où il se compose : 1° des *parotides,* dont le conduit excréteur perce la joue au niveau de la troisième dent molaire supérieure ; 2° des *glandes sous-maxillaires,* dont le conduit
aboutit sur les côtés du frein de la langue ; 3° des *glandes sublinguales,* dont l'appareil excréteur offre de grandes variétés.
On a observé à la fois plusieurs des dispositions suivantes : *a* des
orifices ouverts séparément sur la membrane qui recouvre l'a-
mygdale ; *b.* un conduit excréteur qui se jette dans celui de Warthon et quelques autres plus petits affectant la même terminaison ;
c. un conduit marchant parallélement à celui de Warthon et
venant s'ouvrir en dehors du frein de la langue ; 4° des *glandes
linguales,* placées à la face inférieure de la langue, là où la
membrane muqueuse forme un repli frangé ; 5° des *glandes molaires,* situées en dehors du muscle buccinateur que leurs petits
conduits traversent ; 6° des *glandes labiales,* lesquelles forment
une couche épaisse qui double la membrane muqueuse des lèvres : cette couche glandulaire décrite mal à propos comme un
amas de follicules, a l'apparence et la structure intime des glandes salivaires ; 7° des *glandes génales* ou *buccales,* qui siégent
sous la muqueuse des joues comme les labiales sous la membrane
muqueuse des lèvres ; 8° enfin, des *glandes palatines,* ou grains

glanduleux de la voûte palatine et de la face antérieure du voile du palais.

L'humidité de la bouche est encore entretenue par les follicules de la base de la langue, qui sont de simples enfoncements dont l'orifice est entouré d'un bourrelet rouge bien connu. Suivant Husche (1), chaque follicule est l'aboutissant de plusieurs petits tubes en cœcum. Il en est de même du trou borgne. D'autres glandules analogues aux labiales sont situées dans l'épaisseur du tissu charnu de la langue (2); si vous ajoutez, à la salive et au mucus, une humeur perspiratoire, vous reconnaîtrez que le liquide de la bouche est un liquide *mixte*, dont les propriétés pourront être différentes de celles de la salive proprement dite.

On a mal à propos attribué à l'homme des glandes ou des conduits salivaires qui n'existent que chez les animaux, et dont quelques-uns n'existent même chez aucune espèce animale. Coschwitz (3), professeur à Halles, a décrit, à la face supérieure de la langue de l'homme, un conduit qu'il faisait provenir de la glande sous-maxillaire et de la sous-linguale, il lui faisait décrire un arc de cercle au voisinage de l'épiglotte et fournir plusieurs divisions ouvertes à la face supérieure de la langue. On sait que le coup d'essai de Haller, dans la littérature médicale, fut la réfutation de cette erreur de Coschwitz. Dans sa dissertation inaugurale, qui a pour titre : *Experimenta et dubia circa ductum salivalem novum Coschwizianum,* Haller rapporte qu'il a vainement cherché, sur une langue dont les vaisseaux avaient été soigneusement injectés, ce prétendu canal, et que Coschwitz a pris des veines pour un conduit excréteur. Ni la thyroïde ni le thymus n'envoient de conduits dans la bouche, quoi qu'en aient dit Bellinger, Vater (4) et autres.

---

(1) *Encyclopédie anatomique*, t. V, p. 541.

(2) C.-H. Weber. Meckel, *Arch.*, 1827, p. 280.

(3) *De Ductu salivali novo;* Halle, 1724, in-4°.

(4) Vater, *Progr. quo novum ductum salivalem, eumque præcipue in lingua excretorium,* etc.; Wittemberg, 1720, in-4°.

Les sources de la salive ont été longtemps ignorées. Fabrice d'Aquapendente, ayant sous les yeux une fistule salivaire, ne savait d'où provenait le liquide qui se répandait sur la joue de son malade; il en fait l'aveu dans le passage suivant : *Unde et quomodo effluat, ego certe nescio* (1).

Je vais vous donner l'indication succincte des découvertes relatives à cet appareil.

Découverte du conduit parotidien. On voit le conduit parotidien figuré dans les tables de Casserius, mais il y est pris pour un ligament. Ce fut le 7 avril 1660 que Nicolas Stenon (2) fit sur une brebis la découverte de ce conduit, qu'il décrivit d'abord dans sa dissertation inaugurale. On lit dans Haller (3) que quelques étudiants avaient affirmé que Blasius, contemporain de Stenon, lui avait montré le conduit parotidien. Ce conduit avait été entrevu, dit Siebold, dès l'année 1621 par Gaspard Bauhin (4) qui a donné une bonne description de la parotide.

Découverte du conduit de la glande sous-maxillaire. En 1656, quatre ans par conséquent avant la découverte de Stenon, Warthon (5) avait décrit le conduit qui porte son nom. Galien (6) avait dit « qu'il existait à la paroi inférieure de la bouche des orifices qui pouvaient recevoir un stylet qui conduisait à la chair glandulaire placée sous la langue. Il avait été aussi donné quelques indications de ce conduit au temps d'Achillini, mais tout cela avait été oublié. Warthon avait fait ses préparations sur des brutes, van Horne (7) fit connaître le conduit chez l'homme et différents animaux.

----

(1) *Append.*, lib. II, *de Vulnerib. particul.*

(2) *De Glandulis oris et nuper observatis inde prodeuntibus vasis*, *præside J.-V. Horne defensa;* Leyde, 1665.

(3) *Elem. phys.*, t. VI, p. 43.

(4) Je n'ai rien trouvé, dans le *Theatrum anatomicum* de Bauhin, qui justifiât l'assertion de Siebold. A la vérité, il indique l'édition de 1621, et je n'ai pu consulter que celle de 1605.

(5) *Adenol.*, p. 139 et seq.

(6) *De Usu partium*, liv. XI, c. 10.

(7) *De Ductibus salivalibus disputationes;* Leyde, 1656 et 1657.

Quant aux *conduits excréteurs* de la glande sublingnale, *Rivinus* (1) a signalé les petits conduits qui s'ouvrent, en série, sur les côtés de la langue. Gaspard Bartholin (2), fils de Thomas Bartholin, a décrit, sur le lion et autres animaux, le conduit qui marche, parallèle, à celui de Warthon et s'ouvre près de celui-ci et un peu en dehors. Haller a donné une excellente description de tous ces conduits d'après ses propres dissections (3).

La *découverte des glandes linguales* appartient à M. Blandin (4). Plusieurs anatomistes ont cru, plus récemment, en avoir fait la découverte (Nuhn, Krause), mais Schlemm (5), qui, lui aussi, croyait les avoir trouvées, a réclamé la priorité pour M. Blandin.

Les glandes salivaires appartiennent à la classe des glandes ramifiées ou en grappes. Voici le précis de leur texture. Elles se composent d'un tube excréteur principal, de branches secondaires qui se jettent sur lui, et de plus petits rameaux qui forment les précédents. On peut ainsi trouver des rameaux de septième, huitième ordre, et plus, suivant le volume de la glande. Les dernières divisions se terminent par plusieurs petits culs-de-sac, dont la réunion constitue un *grain* ou *acinus*. Si vous voulez prendre en sens inverse, et en commençant par la partie fondamentale la succession des parties constituantes, vous direz qu'un ensemble de petits cœcums, au nombre de douze ou quinze, lesquels forment un *grain*, se jettent dans un conduit excréteur qui se joint successivement à plusieurs autres, dont le dernier s'ouvre dans la bouche.

Chaque petit cœcum ou tube en cul-de-sac est cylindrique, ou plus souvent ovoïde, c'est-à-dire un peu renflé à son extré-

---

(1) *De Dyspepsia*, ann. 1679, coroll. 1-2.

(2) *De ductu salivali hactenus non descripto, observatio anatomica;* Copenhague, 1684, in-4°; Utrecht, 1685, in-4°.

(3) *Element. phys.*, t. VI, p. 18.

(4) *Arch. gén. de méd.*, t. I, p. 466.

(5) *Arch. de Muller*, 1845.

mité cœcale, et rétréci vers le point où il se réunit à ceux qui sont à côté de lui. Leur diamètre en largeur est de $1/1000$ de pouce, leur longueur est double de leur largeur. Ils sont formés d'une membrane amorphe (*membrane propre des glandes,* voyez page 237), sur laquelle rampent des capillaires sanguins. A l'intérieur de ce petit tube, on voit, grâce à la transparence de la membrane amorphe, une couche épithéliale, à cellules petites, rondes ou ovalaires, de 0,006 à 0,007^{mm}. Leur noyau est très-petit ; il a à peine 0,001^{mm}. Entre le noyau et le contour de la cellule il y a quelques granulations extrêmement fines. Le contenu des cellules n'est pas soluble dans l'acide acétique. Les cellules se disposent en mosaïque dans les premières divisions des conduits excréteurs, mais rarement offrent-elles cet aspect dans le cul-de-sac.

Dans ces petits culs-de-sac est contenu un liquide visqueux, transparent, parsemé d'une fine poussière et de quelques cellules épithéliales. On fait sortir ce liquide, sous forme de courant sirupeux et lent, quand on brise les culs-de-sac par pression. Les cellules épithéliales sont alors entraînées l'une après l'autre. Ce liquide donne à l'eau la viscosité de la salive.

L'épithélium des conduits excréteurs est une variété du cylindrique, et dans le conduit de Stenon c'est un véritable épithélium cylindrique, suivant la remarque de Henle (1).

Toutes les glandes salivaires, quel que soit leur volume, ont la structure que je viens de décrire. Les petites glandes labiales qui roulent sous la membrane muqueuse ne diffèrent de la parotide que parce qu'elles sont formées seulement de trois ou quatre *acini*, aboutissant à un petit conduit commun, ou même s'ouvrant isolément à la face interne des lèvres. M. Ch. Robin s'est assuré que la glande linguale ne fait point exception. Dans ce point même, le peu d'abondance du tissu cellulaire permet d'isoler avec facilité les *acini* les uns des autres, et de les étudier.

----

(1) *Encyclopédie anatomique,* t. VI, p. 247.

Des glandes salivaires dans les principaux groupes d'animaux.

Les glandes salivaires ne manquent guère que chez les animaux privés de sang et chez ceux qui prennent leur nourriture dans l'eau. Chez ces derniers, l'action de la salive serait annulée par celle du milieu ambiant, qui, d'ailleurs, peut la remplacer quant à ses usages mécaniques. Quelques-uns pourtant sont munis de glandes, regardées comme des glandes salivaires, mais, en général, elles versent leur liquide dans le second compartiment de l'appareil digestif, et non dans le premier, qui est baigné par l'eau. Les mollusques céphalopodes ont deux paires de glandes qui s'ouvrent, l'une dans l'arrière-bouche, un peu avant la naissance de l'œsophage, l'autre en arrière du petit cartilage qui recouvre la langue. Les poissons, qui n'ont point de glandes conglomérées ouvertes dans la bouche, ont des glandes simples ramifiées qui s'ouvrent dans le pharynx. M. Ch. Robin les a observées sur les raies, les acouthias, les roussettes, les squales et quelques autres poissons cartilagineux. Quant aux petites masses lobulées placées devant le pharynx de ces animaux, il a montré que c'étaient des *glandes* ou ganglions vasculaires, et non des glandes salivaires (1).

Au moment d'examiner les dispositions des glandes salivaires dans les principales classes d'animaux, il est bon de remarquer, avec M. Duvernoy (2), que ces glandes, malgré leur nombre, peuvent être rapportées à deux groupes, dont l'un, composé des parotides et molaires, constitue le *système salivaire postérieur,* mis en rapport avec les dents mâchelières proprement dites, tandis que l'autre, composé des sous-maxillaires et sublinguales, forme le *système salivaire antérieur* ouvert près des dents incisives.

(1) *Bulletin de la Société philomatique*, 1846.

(2) *Essai anatomique et physiologique sur les sécrétions;* Paris, 1848, p. 5.

L'appareil salivaire des *mammifères* est en général composé des mêmes glandes que nous avons indiquées d'après l'homme. Quelques-uns ont, de plus, une glande située dans l'orbite et au voisinage de l'arcade zygomatique, dont le conduit excréteur s'ouvre près du conduit parotidien ou vers le bord alvéolaire supérieur. Nuck (1) en a fait la découverte en 1682, et l'a décrite en 1686. Les modernes désignent sous le nom de *zygomatique* cette glande ou cet amas de glandes, qui est très-développé chez les carnassiers, où son conduit excréteur l'emporte sur celui de Stenon et sur celui de Warthon. Les glandes labiales sont très-grosses chez les rongeurs, qui se servent surtout de leurs dents antérieures. L'appareil, tout entier, du castor est énorme, et il entoure tout le cou. Les pachydermes, les ruminants, l'ont aussi très-développé. C'est le système salivaire antérieur qui prédomine chez l'échidné et le fourmilier, lesquels n'ont point de dents pour mâcher les fourmis et les termites dont ils se nourrissent. Les parotides sont très-petites chez l'échidné, et manquent chez les paresseux. Ceux-ci ont, en revanche, des sous-maxillaires d'une dimension extraordinaire, couvrant le cou et la poitrine. Elles s'enfoncent comme un coin entre les mamelles, et remontent sur les côtés jusqu'aux oreilles. Cette glande a deux conduits excréteurs, dont l'un s'ouvre à la commissure des lèvres, et l'autre à côté de la langue. Enfin une glande, destinée à enduire la langue du liquide visqueux qui englue les fourmis, s'ouvre aussi à la commissure des lèvres.

Les *oiseaux*, qui ne mâchent guère, n'ont point de parotides. Les glandes les plus constantes chez eux sont : 1° les sublinguales, réduites à des follicules en cul-de-sac, ouverts sous la langue par une double série d'orifices ; 2° les sous-maxillaires, qui sont lobées, et s'ouvrent sous la langue par un canal unique. Viennent ensuite une petite glande buccale, située près de la

---

(1) *De Ductu salivali novo, saliva ductibus oculorum aquosis et humore oculi aqueo;* Leyde, 1686. Il a repris ce sujet dans sa *Sialographie,* etc.

commissure du bec, et différents cryptes répandus dans la bouche ou entrant dans la composition de la langue.

L'appareil est peu développé chez les oiseaux de proie et chez les palmipèdes. Ceux-ci prennent souvent leur nourriture dans l'eau. Les grèbes et les plongeons n'ont que des cryptes muqueux. Les gallinacés, au contraire, ainsi que les échassiers, ont les glandes salivaires très-développées. L'autruche a une glande *linguale* volumineuse. C'est plutôt un mucus gluant qu'une salive ténue et liquide qui est sécrété par l'appareil glandulaire annexé à la bouche des oiseaux. Il y a exagération des caractères de cette sécrétion dans les pics et les torcols dont la glande sous-maxillaire, très développée, verse un liquide blanchâtre très-gluant.

Les particularités à noter chez les *reptiles* sont, 1° l'absence de glandes salivaires chez les batraciens, les crocodiliens, et celles des tortues qui vivent dans l'eau; 2° le développement assez remarquable de l'appareil chez les ophidiens, qui, indépendamment du produit des glandes sus-maxillaires et sus-mandibulaires, reçoivent encore dans la bouche tout le liquide sécrété par la glande lacrymale et une glande nasale dont le conduit s'abouche dans le canal lacrymal; 3° l'absence ou l'état rudimentaire des glandes sus-maxillaires dans les serpents venimeux (1); 4° enfin, l'existence d'une glande linguale assez considérable dans les tortues terrestres.

Dans les *annelés*, il faut remonter jusqu'aux scoléides pour trouver des organes sécréteurs représentant les glandes salivaires. Ici, les anatomistes inclinent à voir les analogues de l'appareil salivaire dans tout organe sécréteur s'ouvrant au-dessus de l'estomac. Tels seraient le *corps glanduleux* décrit par M. Morren à la face inférieure de l'œsophage du lombric terrestre, les *glandes* que M. de Blainville a vues chez les néréides, le *petit collier glanduleux* situé autour de l'œsophage des sangsues, les *glandes vésiculeuses* ou *tubuleuses* qui, chez les

---

1) Duvernoy, *loc. cit.*, p. 6.

insectes, s'ouvrent dans la bouche, dans le pharynx, ou dans un réservoir communiquant lui-même avec le pharynx, et sécrétant chez la plupart de ces animaux un suc âcre et même corrosif (1), et enfin les glandes qui, chez les cloportes, envoient un conduit excréteur au-dessous du gésier ; mais ces derniers sont assimilés au foie par Cuvier.

Ces glandes manquent chez certains insectes broyeurs dont l'appareil masticateur est extérieur, chez les crustacés aquatiques et la plupart des annélides, chez les arachnides trachéennes et même chez les arachnides pulmonaires, à moins qu'on n'assimile à un organe salivaire la glande qui sécrète le venin.

Dans l'embranchement des *mollusques*, les glandes salivaires commencent à apparaître dans plusieurs ordres de la classe des gastéropodes : les patelles, les buccins, les tritons, les aplysies, les doris, les orchidies, les limaces, les escargots. Chez les premiers de ces animaux, ce sont de véritables glandes lobulées, composées de grains ou *acini* conglomérés.

Quelques ptéropodes et les céphalopodes ont aussi des glandes salivaires. Elles sont même très-grosses chez ces derniers.

On n'a point signalé d'organes salivaires chez les animaux appartenant au premier embranchement des invertébrés.

Quantité de salive sécrétée en vingt-quatre heures.

On trouve dans Siebold (2) le récit d'une expérience qui dénote une assez grande patience de la part de celui qui s'y est soumis, et qui a pour objet de déterminer la quantité de salive sécrétée dans un temps donné. L'expérience consiste à se tenir la bouche ouverte et inclinée en bas, de telle sorte que la salive s'écoule par son propre poids. Il en a été recueilli ainsi, par un expérimentateur, une demi-once (15 grammes) en une heure ;

---

(1) M. Léon Dufour a déposé dans notre muséum plusieurs dessins des organes sécréteurs des insectes.

(2) *Historia systematis salivalis, physiologice et patholigice considerati*, p. 43.

cela donnerait donc 12 onces en vingt-quatre heures. Nuck portait cette quantité à une livre.

On a essayé d'évaluer la quantité de salive sécrétée en vingt-quatre heures d'après la quantité fournie par des fistules salivaires. Un soldat, ayant eu le canal de Stenon coupé par un coup de sabre, mouillait plusieurs serviettes à chaque repas (1). « Sans cet exemple, dit Helvétius, il serait impossible d'imaginer que les glandes parotides fournissent une quantité de salive si extraordinaire. » Dans le fait recueilli par Duphénix (2), sur un piqueur auquel un coup d'andouillet de cerf avait causé une fistule parotidienne, on a pesé la salive qui s'en échappait. « La première fois que je fis cette épreuve, dit Duphénix, je trouvai qu'il s'était écoulé en quinze minutes 2 onces 1 gros de salive. Une deuxième fois en dix-huit minutes, il en sortit 2 onces 6 gros. Un autre jour, en vingt-trois minutes, j'en reçus 3 onces 2 gros et demi; enfin à la quatrième expérience, on en ramassa 4 onces 1 gros en vingt-huit minutes. »

Vous comprenez bien, Messieurs, qu'il ne faudrait pas ici calculer pour les vingt-quatre heures, d'après ce qui s'est passé pendant la demi-heure du repas; mais en comptant sur deux repas par jour, et en admettant que l'autre parotide en ait sécrété une même quantité, et que les autres glandes en aient fourni en proportion de leur volume, on arrive, même en négligeant ce qui a pu être sécrété dans l'intervalle des repas, à un chiffre si élevé, qu'on est obligé d'admettre que l'irritation des parties avait augmenté la sécrétion de la parotide dont le conduit était divisé.

Mitscherlich (3) est arrivé à un résultat bien différent de celui-ci, par l'observation d'une fistule parotidienne. Elle ne donnait que de 60 à 95 grammes en vingt-quatre heures. Or, en comparant le poids d'une parotide au poids de toutes les autres glandes

---

(1) *Mémoires de l'Acad. de chirurgie*, t. III, p. 409; édit. in-8°, 1819.

(2) *Mém. de l'Acad. de chirurgie*, t. III, p. 403.

(3) *Ann. de Pogg*, t. XXVIII, p. 520, et Rust, *Magasin füer die gesammente heilkunde*, t. XXVIII, p. 598.

salivaires réunies, y compris l'autre parotide, la sécrétion ne s'élèverait qu'à 8 ou 12 onces en vingt-quatre heures. Terme moyen, 10 onces.

Admettons donc de 10 à 12 onces pour l'homme.

Un cheval dont on avait coupé le conduit excréteur d'une parotide répandit par la plaie, en vingt-quatre heures, 55 onces et 7 gros de salive (1), ce qui porterait à 10 livres en vingt-quatre heures la sécrétion totale, si l'irritation n'avait augmenté la sécrétion. La sécrétion fut bien plus abondante encore chez un cheval auquel Girard avait coupé les deux conduits de Stenon. Cet animal, qu'on avait fait jeûner, répandit 21 livres de salive en mangeant un demi-livre de foin (?).

Circonstances qui augmentent ou diminuent la sécrétion salivaire.

La sécrétion n'est pas tout à fait suspendue la nuit; quelques personnes avalent la salive en dormant; chez d'autres, elle s'échappe de la bouche.

Le simple mouvement des mâchoires sans qu'il y ait mastication augmente l'écoulement de la salive, comme on le voit dans les fistules.

Cette influence du mouvement des mâchoires a été l'objet de grands débats au siècle dernier. On croyait à une compression des glandes, à une sorte d'*expression* de la salive, plutôt qu'à la *sécrétion*. La réfutation détaillée que Bordeu a faite de cette théorie, dans ses recherches anatomiques sur les glandes (2), pouvait être nécessaire à une époque où les doctrines mécaniques jouissaient encore d'une certaine faveur. Aujourd'hui il n'y a pas lieu de s'y arrêter. Bordeu a pris à tâche de prouver que les glandes ne sont pas comprimées. Si l'angle de la mâchoire rétrécit, en bas, l'espace occupé par la parotide, cet espace

---

(1) Schultz, *de Alimentorum concoctione experimenta nova*, p 57.
(2) Bordeu, *OEuvres complètes*, t. II, p. 49 et suiv.

est augmenté, en haut, par le mouvement de condyle en avant.
Une éponge imbibée d'eau, mise à la place de la parotide, n'est
pas exprimée par le mouvement imprimé à la mâchoire sur le cadavre; l'eau injectée dans la parotide d'un cadavre par le conduit de Stenon n'est pas non plus chassée de la glande quand on
abaisse la mâchoire inférieure. Les autres glandes salivaires et
toutes les autres glandes du corps ne sont pas plus que la parotide exposées à la compression, etc. Bordeu reconnait, néanmoins,
l'influence des secousses éprouvées par ces glandes, et qui augmentent leur activité sécrétoire (1). Un grand mérite de Bordeu
est d'avoir substitué l'*action de la glande* à une action purement mécanique, mais il nie, à tort ici, je pense, l'influence de la
compression. Cette compression produit non pas la *sécrétion,*
mais l'*excrétion de ce qui est sécrété,* ce qui facilite une sécrétion nouvelle. Haller (2) parle d'un individu atteint de spasme
cynique et qui, au moment où les muscles des mâchoires se roi-
dissaient, projetait la salive à 2 pieds de distance.

La sécrétion est augmentée par le contact d'une substance sapide avec la membrane muqueuse de la bouche, même dans l'état
de repos complet des mâchoires. On a cru que cette sympathie
entre la membrane muqueuse de la bouche et les glandes salivaires avait, pour condition, la continuité de ces parties au moyen
de la membrane interne du conduit excréteur, et que l'excitation
se propageait par continuité de la bouche à la glande. C'est là
une grosssière erreur de physiologie. Lorsque le conduit de Stenon est interrompu, l'aliment mis dans la bouche n'en excite pas
moins la parotide, de même qu'une perte de substance de l'urèthre n'empêche pas de ressentir à la région du gland, la titillation
qui indique l'accumulation de l'urine dans la vessie (3).

---

(1) *Loc. cit.,* p. 132.

(2) *Elementa phys.,* t. VI, p. 58 (dans les notes).

(3) J'ai constaté ce dernier fait dans un cas où plus de 4 centimètres de l'u-
rèthre avaient été retranchés sur un homme adulte. Je donnerai ailleurs la
théorie de ces sympathies.

La mastication, surtout, accélère la sécrétion salivaire; il y a, dans ce cas, concours du mouvement des mâchoires et de l'impression faite sur la membrane muqueuse de la bouche.

Il suffit de la vue d'un aliment agréable, ou de préluder à son introduction dans la cavité buccale, pour que la salive y afflue sans qu'il y ait eu, encore, ni mouvement des mâchoires, ni impression sapide; *l'eau vient à la bouche*, suivant l'expression usitée.

Les substances dites *sialagogues*, comme la pyrèthre, agissent en irritant la membrane muqueuse buccale et suivant le mode auquel j'ai fait allusion plus haut. Il en est de même du tabac. Les glandes salivaires deviennent, dit-on, plus volumineuses chez les fumeurs.

Les enfants surtout, à l'époque de la dentition, sécrètent la salive avec abondance.

Le même rapport qui existe entre la bouche et les glandes salivaires paraît exister entre ces mêmes glandes et l'estomac. Un homme avait l'œsophage coupé en travers, on lui injecta du bouillon dans l'estomac par le bout inférieur, il sécréta en peu de temps près de 6 onces de salive.

Toutes les influences que nous avons passées en revue appartiennent à l'état physiologique; il en est d'autres qui sont morbides.

Les hypochondriaques salivent beaucoup; on les appelle *sputatores*. Cela pourrait bien tenir, chez quelques-uns, à un état pathologique de l'estomac.

L'inflammation de la gorge, le gonflement de la langue, augmentent la sécrétion salivaire; il y a une période de la variole confluente où la salivation est abondante.

Plusieurs états morbides du tube digestif et notamment les vers déterminent une sorte de ptyalisme. La bouche se remplit de salive au moment où l'on va vomir.

L'influence la plus remarquable est celle des préparations mercurielles. Des malades atteints de salivation mercurielle ont laissé écouler, dans un seul jour, 3, 4 et 5 livres de salive, 3 pintes.

5 pintes, et même jusqu'à 23 livres (1); s'il n'y a pas eu d'erreur dans l'évaluation. On a estimé que des malades avaient perdu de 50 à 120 livres de salive pendant la durée totale d'une salivation (2). Ce n'est point, comme on l'a supposé, l'inflammation des glandes salivaires qui produit cette sécrétion excessive. J'ai deux fois disséqué des glandes parotides enflammées et dont les conduits étaient pleins de pus, la sécrétion salivaire y avait cessé. D'une autre part, les glandes salivaires d'un individu qui avait succombé à un ptyalisme mercuriel n'étaient aucunement enflammées (3). C'est l'irritation des gencives qui cause la salivation, et c'est principalement à cet état qu'il s'agit de remédier (4).

Suivant Lower, la ligature de la jugulaire sur un chien est suivie de ptyalisme, par l'obstacle qu'elle oppose au retour du sang veineux.

Les principales circonstances qui diminuent la sécrétion salivaire sont les évacuations excessives par la peau, les urines, ou le tube intestinal; l'usage de certaines substances, le sucre par exemple; l'absence d'appétit; certaines affections morales, où la langue collée au palais ne peut plus articuler les sons. On peut dire que, dans les maladies, la sécrétion salivaire est encore plus souvent diminuée qu'augmentée. Lorsque, dans les maladies, la bouche commence à s'humecter, lorsque la salive y afflue, cela est souvent l'indice du retour à la santé.

Excrétion salivaire.

La continuité de la sécrétion suffit pour faire couler la salive dans la bouche. La contraction des muscles masticateurs se joint

---

(1) Lepelletier, *Physiol. méd.*, p. 558.

(2) Haller, t. VI, p. 60.

(3) *Compte rendu des travaux de la Société anatomique pendant l'année* 1830, par P.-H. Bérard, p. 30.

(4) Ce précepte, que j'avais déjà donné et mis en pratique à la fin de 1830, a été suivi depuis cette époque par plusieurs chirurgiens.

au *vis a tergo*, lors des mouvements des mâchoires. A ces deux causes, il faut ajouter la contraction des conduits excréteurs eux-mêmes. Le microscope montre en effet, dans les parois du canal de Stenon, des fibres musculaires de la vie organique, et il est vraisemblable qu'elles ne font pas défaut dans le conduit de Warthon. Ce conduit, plus dilatable que le conduit parotidien (1), lance quelquefois hors de la bouche, par une sorte d'é-jaculation, la salive qui s'y est accumulée. Est-ce la contraction du conduit lui-même, ou sa compression brusque par les muscles qui l'environnent, qui produit cet effet?

Dans le cas d'oblitération de quelques parties de l'appareil excréteur de la salive, on a vu ce liquide sourdre sur la joue, comme une rosée transparente. J'ai observé cette particularité sur mon père. Au moment du repas, sa joue rougissait, et la salive, d'abord rassemblée en gouttes, ruisselait bientôt avec abondance sans qu'on pût découvrir les orifices qui lui livraient passage. Un abcès de la *parotide*, survenu dans le cours d'une fièvre grave, avait été la cause de ce singulier mode d'excrétion salivaire.

Influence des nerfs sur la sécrétion et l'excrétion salivaires.

Ce que nous venons de dire des circonstances qui augmentent ou diminuent la sécrétion salivaire, ne permet pas de douter qu'elle n'éprouve d'une manière plus ou moins prochaine l'influence du système nerveux. Je ne veux pas dire qu'en l'absence de toute action nerveuse il n'y aurait pas de sécrétion, bien qu'on ait écrit, mais sans entrer dans aucun détail, que la ligature ou la section des nerfs des glandes salivaires arrêtait leur sécrétion (2). Autre chose est d'être la *condition* d'un phéno-

____

(1) Plusieurs observations récentes ont appris que certaines grenouillettes n'avaient pas pour siége le conduit de Warthon.

(2) Dans Siebold, *loc. cit.*, p. 52. Il renvoie à Kreysig. La même chose est avancée par Shurig.

même ou de pouvoir le modifier selon le besoin. Je n'attribue que cette dernière influence aux nerfs des glandes.

Je pense que, relativement aux glandes salivaires, c'est le nerf de la cinquième paire qui exerce l'influence dont je parle. Je le vois se distribuer partout où il y a des glandes salivaires, des filets du maxillaire inférieur restent dans la parotide. La glande sous-maxillaire et la sublinguale reçoivent de la même source par le ganglion sous-maxillaire et le nerf lingual. On voit la branche qui sort du trou mentonnier se répandre en filets nombreux dans la couche glandulaire qui double la muqueuse de la lèvre inférieure. Aux glandes buccales, labiales supérieures, palatines et linguales, ce sont encore des filets de la cinquième paire que l'on rencontre. A ce premier argument, j'ai ajouté depuis longtemps cette considération que, dans certaines névralgies des branches de la cinquième paire, il n'est pas rare que la salive coule en grande abondance. Enfin, nous signalerons, plus tard, dans ce nerf un grand nombre de fibres grises, dites organiques.

Il est à remarquer que la plupart des filets de la cinquième paire, qui vont aux glandes salivaires, passent par des ganglions avant de pénétrer les glandes. Ceux de la glande sous-maxillaire passent par le ganglion de ce nom ; ceux de la sublinguale en proviennent aussi, et quelquefois même il y a pour elle un petit ganglion (ganglion sublingual) décrit par M. Blandin (1). Plusieurs des ramuscules qui se distribuent à la parotide sortent de petits renflements ganglionnaires, dont M. Longet (2) a signalé l'existence au voisinage du condyle de la mâchoire inférieure; ceux des glandes palatines ont passé par le ganglion sphénopalatin.

Je me suis souvent demandé si les filaments ténus du grand sympathique, que les divisions de la carotide externe conduisent

---

(1) *Nouveaux éléments d'anatomie descriptive*, t. II, p. 616; Paris, 1838.

(2) *Anal. et physiol. du système nerveux.*

aux glandes salivaires, n'ont pas aussi quelque influence sur la sécrétion. M. Longet (1) croit à cette influence, et il s'appuie sur ce que, les deux nerfs linguaux ayant été coupés sur un chien, la salive continua de couler *au-dessous de la langue*, et sur ce que la section du trijumeau, sur un lapin qui avait survécu quatre semaines à cette expérience, n'avait pas causé l'atrophie des glandes salivaires. Ces résultats ne sont point concluants, s'il est vrai que l'influence nerveuse se borne à modifier la sécrétion dans sa quantité et ses qualités, sans être pourtant une condition de l'action sécrétoire. Du reste, je n'ai aucun motif d'exclure le grand sympathique de toute participation à l'innervation des glandes salivaires.

Quant à l'*excrétion*, on ne peut douter qu'elle ne soit aidée par le concours de quelques nerfs, puisqu'il y a des fibres musculaires de la vie organique dans les parois des conduits excréteurs.

Le facial, qui est un nerf de mouvement (2), donne de petits filets au canal parotidien. Il en donne aussi aux petits renflements ganglionnaires dont nous avons parlé plus haut, et d'où sortent des ramuscules qui entourent le conduit de Stenon (3). Le même nerf fournit au conduit de Warthon, tantôt directement par la corde du tympan, tantôt par l'intermédiaire du ganglion sous-maxillaire, qui alors envoie des filaments sur le conduit excréteur. M. Bernard nie cette action du facial, parce qu'il n'a point vu le cours de la salive interrompu dans le conduit de Warthon, ni ce conduit dilaté chez les animaux auxquels il avait coupé la

---

(1) *Anat. et physiol. du système nerveux*, etc., t. II, p. 178.

(2) M. Cusco vient d'apporter des arguments anatomiques imposants à l'appui de l'opinion que le facial est pourvu d'une petite racine ganglionnaire et par conséquent sensitive (dissertation inaugurale, 10 août 1848, n° 173, p. 14 et suiv.). Dans mon *Mémoire sur les fonctions du nerf facial* (juillet 1835), j'avais déjà agité, au point de vue physiologique, cette question, sur laquelle Arnold et Barthold Gaedechens s'étaient prononcés dans le même sens que M. Cusco. Ce débat devra être repris quand nous traiterons des fonctions des nerfs en particulier.

(3) Longet, *loc. cit.*

corde du tympan (1). Mais il me parait évident qu'en cas de paralysie du conduit, la salive doit continuer d'arriver à la bouche, puisqu'il n'y a pas de sphincter à l'extrémité du conduit excréteur.

Arnold (2) a attribué un rôle important, et vraisemblablement imaginaire, au ganglion sous-maxillaire relativement à la sécrétion de la salive. « L'action trop forte des substances sur l'organe du goût est mitigée, dit-il, par leur mélange avec la salive ; or, c'est le ganglion sous-maxillaire dont les nerfs se ramifient sur le canal excréteur de la glande qui influe sur l'excrétion de la salive et l'excite plus ou moins, suivant les circonstances. » M. Longet a, en quelque sorte, orné cette hypothèse, en mettant le ganglion entre deux ordres de filets, les uns sensitifs (destinés apparemment à lui apporter l'impression), les autres moteurs, par lesquels il réagirait sur l'appareil excréteur (3). Comme le ganglion sous-maxillaire manque chez le cheval, qui a un large conduit excréteur à la glande sous-maxillaire (4), il est douteux que ce ganglion ait le genre d'action qu'on lui a prêté. Les petits ganglions nerveux que M. Longet a vus au voisinage du condyle de la mâchoire inférieure, ganglions auxquels il donne aussi des racines sensitives et des racines motrices, et qui envoient dans la parotide leurs filets sensitifs, et autour du conduit parotidien leurs filets moteurs, devraient, pour pouvoir être assimilés au ganglion sous-maxillaire, envoyer des filets à l'organe du goût pour en recevoir les impressions et réagir en conséquence (5).

---

(1) *Recherches anat. et phys. sur la corde du tympan*, p. 21.

(2) F. Arnold, *Mémoire sur le ganglion optique*, publié par Breschet; Paris, 1830, in-4°, p. 23.

(3) *Anat. et phys. du syst. nerveux*, etc., t. II, p. 140 et 456.

(4) Bernard, *loc. cit.*, p. 20.

(5) M. Longet, en niant, comme je le fais depuis longtemps, l'action réflexe des ganglions, s'éloigne, il est vrai, de l'opinion d'Arnold ; mais alors pourquoi emprunter à cet auteur la croyance que le ganglion sous-maxillaire est protecteur de l'organe du goût, comme les ganglions ophthalmique, optique et sphéno-palatin, seraient protecteurs des sens de la vue, de l'ouïe et de l'odorat?

I.   45

Propriétés physiques et composition de la salive.

La salive a été l'objet d'analyses nombreuses parmi lesquelles il faut citer celles de Berzelius (1), de Tiedemann et Gmelin (2), de MM. Leuret et Lassaigne (3), de Mistscherlich (4), de Wright (5) et de Bostock (6). Récemment encore une commission de l'Institut (7) a reçu la mission d'étudier comparativement la salive parotidienne et le liquide mixte contenu dans la bouche du cheval. Certaines particularités de sa composition ont été étudiées par MM. Donné (8), Mialhe (9), et autres, dont les noms seront cités plus loin.

Il est bon d'être prévenu que les résultats des analyses offrent quelques différences, suivant qu'on opère sur la salive parotidienne ou sur le liquide mixte contenu dans la bouche, et suivant que la salive est examinée au moment des repas ou dans

---

(1) *Traité de chimie*, t. VII, p. 154, et *Annales de chimie*, t. LXXXVIII, p. 23.

(2) *Annales de chimie et de physique*, t. XXV, p. 266, et *Recherches expérimentales sur la digestion*, au commencement du 1er volume.

(3) *Recherches physiologiques et chimiques pour servir à l'histoire de la digestion;* Paris, 1825, p. 34 (les auteurs n'ont donné que le *résultat* de l'analyse). Lassaigne, *Ann. de chimie et de physique*, t. IX, p. 326; t. XIX, p. 174.

(4) *Ann. de Pogg*, t. XXVIII, p. 520, et Rust, *Magazin für die gesamente*, t. XXVIII, p. 491.

(5) *The Lancet*, 1842.

(6) John, *Chemische tabellen des thierreichs*, p. 27. *Journal des progrès*, t. IV, p. 93.

(7) *Étude comparative de la salive parotidienne et de la salive mixte du cheval, sous le rapport de leur composition chimique et de leur action sur les aliments*, par MM. Magendie, Rayer et Payen (rapport lu dans la séance du 20 octobre 1845).

(8) *Recherches sur les caractères chimiques de la salive considérés comme moyens de diagnostic*, etc.; Paris, 1835. *Histoire physiologique et pathologique de la salive*, etc.; Paris, 1836, in-8°.

(9) *Mémoire sur la digestion et l'assimilation des matières amyloïdes et sucrées;* Paris, 1846, in-8°.

leur intervalle, le matin à jeun ou dans la journée, et suivant
qu'il y a, ou non, une irritation gastrique.

Comme il n'est pas facile de se procurer la salive buccale des
animaux, en assez grande abondance pour en faire des analyses,
on a presque toujours eu recours à la section du canal parotidien. Cependant la commission de l'Institut (1) a imaginé un
moyen ingénieux de se procurer le liquide mixte de la bouche
du cheval. On faisait manger à l'animal, et on recueillait par
une ouverture pratiquée à son œsophage, du son lavé à l'eau
froide, puis à l'eau bouillante, et enfin à l'eau distillée, et l'on
retirait de ce son la salive dont il était imprégné. La salive
mixte coule avec assez d'abondance de la bouche d'un chien
baillonné, pour qu'on puisse l'étudier.

Chez·l'homme, c'est la salive mixte qui a été le plus souvent
analysée; cependant on a quelquefois mis à profit les fistules
du conduit parotidien. C'est sur le liquide découlant d'une fistule parotidienne que Mitscherlich (2) a fait son beau travail.
MM. Leuret et Lassaigne (3) ont aussi analysé la salive d'une
fistule parotidienne.

Propriétés physiques. — La salive est une humeur visqueuse,
inodore, claire comme de l'eau, ou plutôt offrant une teinte légèrement bleuâtre, comme si on avait ajouté une goutte de lait
à une livre d'eau. Siebold (4), qui fait cette comparaison, dit
encore que la salive file, comme ferait une dissolution d'une
partie de gomme dans 40 parties d'eau. Il faut ajouter qu'elle
est plus ou moins filante, suivant les différents sujets.

---

(1) *Étude comparative de la salive parotidienne et de la salive mixte
du cheval, sous le rapport de leur composition chimique et de leur
action sur les aliments,* par MM. Magendie, Rayer et Payen (rapport lu
dans le séance du 20 octobre 1845).

(2) *Annales de Pogg,* t. XXVIII, p. 320, et Rust, *Magasin fur die gesamente heilkunde,* t. XXVIII, p. 491.

(3) *Recherches physiologiques et chimiques sur la digestion,* p. 34.

(4) *Historia systematis salivalis, physiologice et pathologice considerati,* p. 45.

La salive de la glande maxillaire du chien n'offre pas cette teinte opaline; celle de la parotide du même animal ne la prend que par le refroidissement (1).

Examinée au microscope, elle présente des globules. Asch (2) et Leeuwenhoeck les ont aperçus les premiers; Treviranus les a niés; mais Tiedemann et Gmelin (3) ont de nouveau constaté leur existence. De nos jours, on les a reconnus pour des globules muqueux; ils sont produits par la membrane muqueuse de la bouche, mais non exclusivement par elle. Les conduits salivaires en charrient aussi, comme l'a démontré Sébastian (4), d'après l'examen du produit d'une fistule parotidienne de l'homme.

La commission de l'Institut (5) n'a vu dans la salive paroti-dienne du cheval, *après l'avoir filtrée,* que de petits flocons blancs, composés de carbonate de chaux et d'un peu de matière organique; tandis que des globules arrondis, transparents, se trouvaient dans le liquide mixte provenant de la bouche du même animal. Les globules ou grumeaux de la salive sont de grosseur inégale. Weber (6) leur donne de 4 à 5 millièmes de ligne, et il y a vu une tache offrant quelque ressemblance avec un noyau; ils se renflent dans l'eau, et quelques-uns y devien-nent muriformes.

La *densité* de la salive l'emporte bien peu sur celle de l'eau; le poids de celle-ci étant représenté par 1000, la salive pèse 1006 environ; Gmelin n'avait trouvé que 1004, mais Siebold donne le chiffre de 1008, et Mitscherlich celui de 1006 à 1008.

Composition chimique. — La salive est-elle acide, neutre ou alcaline?

Fréd. Hoffmann, Vieussens, Viridet et autres, ont dit qu'elle

---

(1) Bernard, *Mémoire sur le rôle de la salive dans les phénomènes de la digestion* (*Arch. gén. de méd.,* 4ᵉ série, t. XIII, p. 8).

(2) Asch, *Nat. spermatis,* p. 78. Leeuw., *Phil. trans.,* n° 106, p. 121.

(3) *Loc. cit.*

(4) Van Setten, *de Saliva,* 1837.

(5) *Loc. cit.,* et *Gaz. méd.,* 1845, p. 690.

(6) Cité par Burdach, t. VII, p. 430.

renfermait des sels acides, qu'elle éteignait le mercure, qu'elle attaquait les vases de cuivre, qu'elle rougissait la solution d'héliotrope; que le lait tournait, si les cuisinières, après l'avoir goûté, remettaient la cuiller dans le vase qui le contient, etc. Duverney dit qu'elle n'est acide que chez les gens âgés. Haller (1) ne l'a jamais vue acide sur lui-même, Tiedemann et Gmelin nient aussi cet état acide de la salive, chez les personnes bien portantes.

D'autres ont écrit que la salive était *neutre*; Montègre dit avoir constamment trouvé la sienne dans cet état (2); c'était aussi l'opinion de Fourcroy.

Tiedemann et Gmelin (3) et M. Donné (4) pensent que la réaction légèrement alcaline de la salive est son état normal.

C'est ici qu'il faut tenir compte du lieu où a été prise la salive et du moment où on l'a recueillie. Or en mettant de côté certains états pathologiques, voici ce qu'on observe :

Il y a des personnes qui ont la *salive buccale* légèrement acide ; mais, au moment du repas, elle devient alcaline, ainsi que le fait observer Mitscherlich. D'autres l'ont neutre, et chez elles elle devient encore alcaline au moment du repas ; d'autres l'ont habituellement alcaline, et cette alcalinité augmente lors de la mastication des aliments. Fréquemment elle est acide le matin à jeun et passe ensuite à l'état neutre ou alcalin. Si maintenant nous comparons la salive mixte à la salive parotidienne, nous voyons la commission de l'Institut (5) constater, sur le cheval, l'alcalinité des deux salives, mais celle qui vient directement de la glande est beaucoup plus alcaline que celle de la bouche (6).

---

(1) Haller, *Elem. phys.*, t. VI, p. 53.
(2) *Expériences sur la digestion*, p. 28.
(3) *Loc. cit.*
(4) *Loc. cit.*
(5) *Loc. cit.*, p. 690.
(6) Il ne faut pas perdre de vue que cette salive buccale est prise au moment du repas dans l'expérience précitée.

Ce récit d'assertions et de faits quelque peu contradictoires pourrait laisser quelques incertitudes dans votre esprit sur la nature de la salive, mais je crois pouvoir ramener tous ces faits à une règle commune. Je pense que si la *salive buccale* devient alcaline au moment du repas, cela ne tient pas à ce que la nature de la sécrétion change, à ce moment, mais simplement à ce que l'afflux abondant de la salive, lorsque l'on mange (laquelle salive est toujours alcaline), neutralise et au delà la légère tendance à l'acidité qui s'observe dans la sécrétion buccale (1). Tous les autres faits peuvent recevoir la même explication. Si le liquide buccal est acide le matin, c'est qu'il a peu coulé de salive dans la bouche pendant la nuit, tandis que la sécrétion buccale a continué. Quant aux différences individuelles, elles tiennent à la prédominance de l'une ou l'autre de ces sécrétions antagonistes. A la vérité Mitscherlich l'a vue couler acide d'une fistule parotidienne pendant l'intervalle des repas; mais, hors le moment du repas, il s'en écoule fort peu, et l'acidité pouvait tenir à la sécrétion opérée dans le trajet de la fistule. M. Bernard (2) a vu, chez deux femmes de la Salpêtrière, dans le service de M. Baillarger, une salive bien nettement alcaline suinter sur la joue à la suite d'une obstruction du canal parotidien. Arnold a constaté que l'on obtenait constamment une réaction alcaline en appliquant le papier réactif sur l'orifice du conduit de Stenon.

Il y a eu quelques débats sur la cause de l'alcalinité de la salive. MM. Leuret et Lassaigne l'attribuent à un excès de *soude*, Tiedemann et Gmelin à un *carbonate* ou *bicarbonate de soude*, la commission de l'Institut à une grande quantité de *bicarbo-*

---

(1) Je vois avec plaisir mon collègue Andral développer, dans un mémoire qu'il vient de lire à l'Institut, la même doctrine que j'ai professée pendant plusieurs années. *Recherches sur l'état d'acidité ou d'alcalinité de quelques liquides du corps humain, dans l'état de santé et de maladie;* mémoire lu à l'Académie des sciences, le 19 juin 1848, par M. Andral.

(2) *Loc. cit.,* p. 7.

nate de potasse, tandis que M. Blondlot a nié positivement l'existence des carbonates alcalins dans les sucs muqueux, au nombre desquels il range la salive (1). Enfin, Schultz a cru que *l'ammoniaque* était la cause de l'alcalescence de ce liquide, ce qui a été réfuté par Mitscherlich, lequel n'a point trouvé d'ammoniaque à l'état de liberté dans la salive fraîche. Nous admettrons donc que la salive doit son alcalinité à un excès d'alcali fixe.

La salive appartient à cette classe d'humeurs où l'eau et les matières organiques n'ont pas conservé le même rapport que dans le sang (page 290). L'eau y est prédominante. Les chiffres qui, dans diverses analyses, expriment le rapport de l'eau aux parties solides ou solidifiables (tant organiques que salines) tournent autour de 9,900 parties d'eau, sur 10,000 parties de salive.

Sur les 100 parties de matières solides, il y en a un peu plus de 40 fournies par les sels, et le reste est composé de matières animales.

Les sels de la salive sont, en outre de ceux dont j'ai parlé à propos de l'alcalinité, le *chlorure de sodium*, le *chlorure de potassium*, des *phosphates de soude et de chaux*.

La salive contient aussi des *sels ammoniacaux*. Les alcalis introduits dans la bouche font naître la sensation de saveur urineuse, parce qu'ils décomposent ces sels et mettent l'ammoniaque en liberté. Cette explication est de M. Chevreul.

D'autres sels sont en minime quantité dans la salive, ou même n'y sont pas généralement admis. Tels sont le *lactate de potasse,* indiqué par Mitscherlich; le *lactate de soude,* reconnu par Berzelius et par Guibourt ; l'*acétate de soude* dont l'existence dans la salive est soupçonnée par Gmelin; le *carbonate de chaux* que la commission de l'Institut signale à l'état de corpuscules microscopiques, et que Gmelin admet aussi dans ce li-

---

(1) *Traité analytique de la digestion,* p. 120 et 121 ; 1843.

quide ; enfin du *phosphate* et du *carbonate de magnésie* (Gmelin) , et de la *silice* (Mitscherlich).

Treviranus (1) ayant remarqué que la salive humaine colorait sensiblement le perchlorure de fer en rouge, avait attribué cet effet à un acide organique particulier, qu'il avait nommé *acide sanguin.* Tiedemann (2) et Gmelin, en faisant des recherches à ce sujet, annoncèrent la découverte d'un corps, qu'ils ne s'attendaient guère à rencontrer dans la salive de l'homme : le *sulfo-cyanure de potassium.* La salive de la brebis leur a offert du *sulfo-cyanure de sodium,* mais il n'en ont pas trouvé dans la salive du chien. Le docteur Van Setten dit avoir trouvé le *sulfo-cyanure de potassium* dans le liquide provenant d'une fistule salivaire de l'homme. Ure (3) croit avoir confirmé cette découverte, que Mitscherlich pas plus que M. Dumas (4) ne révoquent en doute. Cependant le fait a été contesté par d'imposantes autorités. Berzelius croit que l'acide hydro-sulfo-cyanique prend naissance pendant que l'on fait bouillir l'alcool avec la salive. La commission de l'Institut, qui n'a pu trouver cet acide dans la salive parotidienne du cheval, le regarde comme un produit de l'altération de la salive. D'autres, comme Schultz (4), attribuent à l'acétate de soude la coloration en rouge de la salive mise en contact avec le chlorure de fer, et ils allèguent à l'appui de cette explication, que la couleur produite est plutôt *rouillée* que *purpurine.* M. Blondlot (5) va jusqu'à nier cette coloration pour le plus grand nombre de cas. M. Lassaigne m'a affirmé qu'il avait vainement cherché, dans la salive, le sulfo-cyanure de potassium.

Je passe à l'énumération des matières organiques contenues dans la salive.

---

(1) *Biologie*, t. IV, p. 331.
(2) *Loc. cit.*
(3) *Journal of science*, t. VII, p. 60.
(4) *De Alimentorum concoctione*, p. 61.
(5) *Loc. cit.*, p. 123.

La salive contient du *mucus*. Déjà le microscope vous l'y a montré. Une partie de ce mucus, tenue en dissolution par la soude, contribue à donner à la salive sa viscosité. Le mucus est plus abondant dans le liquide mixte (liquide buccal), mais il ne manque pas dans les conduits des glandes. Suivant Siebold (1), la salive est d'autant moins épaisse qu'elle vient d'une glande plus volumineuse. Les plus petites glandes établiraient ainsi la transition avec les follicules muqueux. Cette opinion, qui n'était peut-être que spéculative, est confirmée, si on se borne à opposer la parotide à la glande sous-maxillaire. Le liquide de la première est très-diffluent, de consistance aqueuse, tandis qu'on voit sortir du canal de la glande sous-maxillaire, divisé, chez le chien, de grosses gouttes perlées, d'un liquide visqueux, gluant, transparent, essentiellement différent du fluide parotidien (2). Chose curieuse, une infusion de la substance de la parotide donne un liquide aqueux, tandis qu'une infusion de la sous-maxillaire donne un liquide gluant et visqueux. L'infusion des glandules génales et labiales donne un produit analogue à celui de la parotide. L'*infusion* des glandes palatines ressemble à celle des glandes sous-maxillaires (3).

On trouve dans la salive la matière extractive composée, nommée *osmazome*, une *huile* contenant du *phosphore* (Tiedemann et Gmelin). F. Simon a retiré de la salive du cheval un *corps gras,* mêlé de cholestérine, et une assez notable quantité de *caséine* (4).

Quant à l'albumine coagulée admise par Bostoch, quant à l'albumine liquide signalée par Brande, et dont MM. Leuret et Lassaigne indiquent des traces ainsi que M. F. Simon, on ne la voit point figurer dans le plus grand nombre des analyses. Tiedemann et Gmelin révoquent en doute son existence dans la

---

(1) *Historia systematis salivalis*, etc.
(2) Bernard, *loc. cit.,* p. 8.
(3) *Loc. cit.,* p. 28.
(4) Dumas, *Chimie physiologique et médicale*, t. VIII, p. 602.

salive. M. Blondlot fait observer que l'électricité ne détermine pas de coagulum dans ce liquide, ce qui aurait lieu s'il contenait de l'albumine.

J'ai gardé, pour la fin, l'indication de la matière organique qui donne à la salive son caractère. M. Berzelius, qui l'a isolée le premier, lui a donné le nom de *ptyaline*. M. Dumas (1) décrit en ces termes son mode de préparation d'après M. Berzelius : « On évapore la salive à siccité; le résidu incolore et gommeux est traité par l'alcool qui lui enlève une matière animale soluble, quelques sels et un peu de graisse, dans laquelle on a parfois reconnu l'existence de la cholestérine. Le résidu alcalin insoluble est traité par un peu d'acide acétique, évaporé à siccité, puis repris par l'alcool. Le résidu de ce second traitement consiste en mucus qui en constitue à peu près le tiers, et en ptyaline : on isole celle-ci en la dissolvant dans l'eau et évaporant cette solution à siccité. »

La ptyaline est soluble dans l'eau et insoluble dans l'alcool concentré. L'eau dans laquelle on la dissout devient filante : d'où Berzelius conclut que c'est elle, surtout, qui donne à la salive sa viscosité.

Les recherches plus récentes de M. Mialhe ont démontré que la ptyaline est un principe altéré, et que l'activité de la salive buccale tient à une autre substance dont je me réserve de vous faire un peu plus loin l'histoire (voyez *Usages de la salive*).

Je terminerai ce qui a trait à l'état chimique de la salive normale, par l'indication des principales différences observées par la commission de l'Institut, entre la salive *parotidienne* du cheval et sa salive *mixte* ou *buccale*. J'ai déjà parlé des différences dans le degré d'alcalinité et dans l'apparence microscopique. La salive mixte contient une grande quantité de chlorure alcalin; mais elle ne renferme pas de carbonate, tandis que la salive parotidienne en présente (cela suppose que ces carbonates sont décomposés dans la bouche). La salive parotidienne est claire ,

____

(1) *Loc. cit.*, p. 601.

transparente; la salive mixte du cheval est gris jaunâtre et se trouble facilement. Les deux salives renferment une matière soluble dans l'eau et insoluble dans l'alcool, et qui cependant est différente dans les deux. Dans la salive parotidienne cette matière organique serait combinée à du chlorure de potassium et constituerait la ptyaline. Les deux salives contiennent une substance coagulable par la chaleur; ce serait de l'*albumine* dans la salive parotidienne, et *pas entièrement de l'albumine* dans la salive mixte. Mais la principale différence est celle qui résulte de leur action sur la fécule à l'état d'empois. J'en parlerai bientôt.

La salive offre des différences suivant les espèces animales. Elle est âcre chez les insectes, épaisse chez les oiseaux, très-visqueuse chez les pies, les torcols et le fourmilier. Siebold dit, mais cela n'est pas bien démontré, que la salive est douce chez les herbivores, âcre et très-chargée de sels chez les animaux carnassiers.

TRENTE ET UNIÈME LEÇON.

DE L'INSALIVATION.

(Suite.)

De quelques altérations de la salive.

MESSIEURS,

Déjà nous avons indiqué les différences que la salive présentait dans la quantité qui en était sécrétée : ses qualités sont aussi modifiées dans quelques circonstances.

La salive a été analysée dans le cas de ptyalisme mercuriel. Siebold affirme qu'on n'y trouve pas le mercure. La même assertion a été produite par un homme dont le nom a plus d'autorité en chimie que celui de Siebold. Le docteur John Bostock (1) n'a pas trouvé un atome de mercure dans la salive. Il dit que la salive du ptyalisme mercuriel entraîne avec elle une matière animale analogue à l'albumine non coagulée, comme on voit, dans la maladie de Bright, l'albumine passer dans les urines.

La salive prend, chez certains individus, une saveur sucrée qu'elle communique à toutes les substances introduites dans la bouche, même aux substances acides et amères (2); d'autres se plaignent de sa saveur trop salée. Je ne suppose pas qu'il y ait, dans ces cas, hallucination du sens du goût.

La composition de la salive est changée dans certains cas d'al-

___

(1) John Bostock, *Med.-chir. trans.*, vol. IV, p. 76, et *Journal des progrès*, t. IV, p. 93.

(2) Schurig, *Sialalogia*, p. 32 et 33.

tération du sang. Elle prend une saveur urineuse, lorsqu'il y a rétention d'urine avec résorption de ce liquide. Schurig dit que c'est chose connue que la coloration de la salive dans l'ictère ; cependant les malades ne se plaignent pas de son amertume. Si on injecte du bouillon dans les veines d'un animal, celui-ci meut sa langue comme s'il le goûtait. Une femme venait d'accoucher : le placenta ne se décollait pas ; on injecta par le cordon de l'eau vinaigrée, elle eut presque de suite la saveur de vinaigre ; elle ignorait ce qu'on avait fait (1).

Il est un état de la salive mixte sur lequel on a beaucoup écrit depuis quelques années, et dont la signification n'est pas la même aux yeux de tous les pathologistes ; je veux parler de son état habituellement acide. On a de tout temps observé un dérange-ment de la santé, consistant en une diminution de l'appétit, de la céphalalgie, un sentiment d'embarras à la région de l'estomac, de la nausée, la présence d'un enduit sur la langue, etc. L'émé-tique, administré dans ce cas, guérit certains malades, tandis qu'il aggrave la position de quelques autres, ce qui a fait penser que ce groupe de symptômes devait être rapporté à deux ma-ladies différentes dont l'une serait l'embarras gastrique et l'autre une gastrite véritable. Or, on a cru observer que la salive res-tait alcaline dans le premier cas, tandis qu'elle devenait acide dans le second. De sorte qu'il suffirait de quelques papiers réac-tifs mis en contact avec la langue (2) pour établir un diagnostic différentiel. Les deux mémoires de M. Donné (3) sont presque entièrement consacrés au développement de cette opinon qui a aussi été exposée dans quelques thèses de la Faculté (4). M. An-dral (5) vient de se prononcer contre elle. « L'acidité de la bouche,

---

(1) Communication orale, par M. le professeur Moreau.

(2) Si on mettait le papier en contact avec les lèvres, on aurait presque tou-jours une réaction acide.

(3) Ils sont cités dans les pages précédentes.

(4) Stievenard, thèse n° 32, 1838.

(5) *Gaz. méd.*, 1848, p. 529.

dit-il, n'est point un fait pathologique ; on l'observe chez les personnes les mieux portantes, chez celles qui digèrent le plus normalement, et l'on peut la retrouver dans les maladies les plus diverses. » D'après ce que nous avons dit plus haut, il est clair que chez ceux qui ont la salive mixte, acide, il y a prédominance de la sécrétion buccale qui est acide sur la sécrétion salivaire proprement dite qui est alcaline. Il reste à déterminer par les faits cliniques si la gastrite légère diminue plus souvent que les autres maladies l'afflux de la salive proprement dite dans la bouche. L'état habituellement acide de la salive peut causer la carie des dents. Ce liquide est alors très visqueux, il file d'une arcade dentaire à l'autre, au moment où la bouche s'ouvre. Cela a été signalé par M. Toirac (dissertation inaugurale) et par M. Regnart. Ces deux dentistes ont observé la coïncidence de cet état de la salive avec des affections chroniques de l'estomac.

Le *tartre* qui se dépose sur les dents a été analysé par Berzelius et par Vauquelin et Laugier. Voici l'analyse du premier de ces chimistes : ptyaline, 1,0 ; mucus, 12,5 ; phosphates terreux, 79,0 ; matière animale dissoute par l'acide chlorhydrique 7,5. Comme on le voit, la plus grande partie du tartre est formée par un phosphate insoluble. M. Dumas (1) explique ce dépôt par l'action de la salive alcaline sur le liquide acide de la bouche. Dès que l'acide libre est saturé, les phosphates se déposent à l'état insoluble.

La salive laisse quelquefois déposer des calculs dans ses conduits excréteurs. Il est à remarquer que ce n'est pas le phosphate de chaux, mais le carbonate de cette base qui prédomine dans les calculs salivaires des herbivores. J'extrais quelques analyses de l'ouvrage de M. Dumas :

---

(1) *Chimie physiologique et médicale*, t. VIII, p. 599.

	Caventou.	Lassaigne.	Henry.
Carbonate de chaux.....	91,6	84	85,5
——— de magnésie...	»	»	7,6
Phosphate de chaux.....	4,8	3	4,4
Matière animale........	3,6	9	2,4

Le calcul analysé par M. Caventou provenait d'un âne, les autres venaient des voies salivaires de chevaux.

Voici encore, d'après Wurzer, des analyses des concrétions salivaires du cheval :

Carbonate de chaux............	80,50	87,5
Phosphate de chaux............	2,78	3,5
Matières animales solubles........	8,60	7,0
Matières animales insolubles......	4,50	»
Oxydes de fer et de manganèse...	1,00	»
Sel marin.....................	1,00	0,5
Carbonate de soude............	1,75	0.9

Fourcroy, Wolloston, Bostock, mentionnent à peu près exclusivement le phosphate de chaux dans les calculs salivaires de l'homme.

Usages de la salive.

Plusieurs faits démontrent, d'une manière évidente, que la salive n'est pas sans importance, et que la perte habituelle de ce liquide peut entraîner les plus graves désordres dans l'économie. Lorsque par une cause quelconque elle s'écoule au dehors au lieu d'être versée dans le tube digestif, on observe des troubles de la digestion, de la faiblesse, de l'amaigrissement qui peut aller jusqu'au marasme. La vie même peut être compromise. Ces accidents ont été observés chez des individus qui, par suite d'une perte de substance des lèvres ou des joues, ne pouvaient retenir leur salive et semblaient menacés d'un épuisement total, lorsqu'une opération chirurgicale a rétabli leur santé. On les a observés sur des personnes qui avaient pris la mauvaise habitude de rejeter continuellement leur salive par la sputation. Le maître de Haller en avait observé sur lui-même les mauvais effets (1). Ceux qui pour étudier la salive ont voulu fournir par eux-mêmes aux frais de l'expérience ont souvent éprouvé des douleurs d'estomac et senti leur digestion se déranger. C'est donc une erreur grossière de considérer la salive comme un excrément et de la rejeter au dehors.

La salive a quelques usages étrangers à la fonction digestive. Elle est, par exemple, nécessaire à l'articulation des sons : j'ai vu, dans des concours, des compétiteurs s'arrêter net, non pas faute d'idées, mais faute de salive à la bouche. Nous montrerons ailleurs qu'elle est utile au sens du goût.

La salive favorise la mastication. Sans elle, on ne ferait qu'une poudre, et encore la ferait-on mal. Elle agit alors comme l'*intermède* dont on se sert en pharmacie pour pulvériser plusieurs substances. Aussi la voit-on pleuvoir pour chaque espèce animale au voisinage des dents les plus employées, tandis qu'elle manque chez les animaux qui prennent l'aliment dans l'eau. Sa viscosité favorise la formation d'une pâte dans la bouche.

La salive est utile aussi à la *déglutition*. Le gosier sec ne peut avaler ; et quand un aliment solide n'a pas été convenablement humecté, il ne coule pas facilement dans la gorge. Essayez d'avaler une certaine quantité de farine ou de magnésie, dit Baumont (2), et vous verrez que les organes de la déglutition se refuseront à agir jusqu'à ce qu'une certaine quantité de liquide soit jointe à cette poudre. Ici l'eau peut remplacer la salive.

Des expériences curieuses démontrent cette double influence de la salive sur la mastication et la déglutition. Ces expériences font voir que la quantité de salive sécrétée et employée est en raison de la sécheresse de la matière alimentaire, et qu'une

---

(1) Haller, *Elementa phys.*, t. VI, p. 62.
(2) *Experiments and observations on the gastric juice and the physiology of digestion*, p. 69.

même substance en absorbe des quantités différentes, suivant
son état de sécheresse ou d'humidité.

Pour obtenir cette évaluation, on pèse l'aliment avant de le
donner à l'animal. L'œsophage de celui-ci a été coupé en travers. L'aliment mâché et avalé est recueilli par la plaie du cou.
La différence de poids indique la quantité de salive qui a été
ajoutée à cet aliment.

Ces expériences ont été pratiquées séparément par M. Lassaigne (1), par la commission de l'Institut, par M. Bernard (2). Je
vais emprunter au mémoire de M. Bernard (3) le tableau qui en
offre les principaux résultats.

NOM DE L'ALIMENT.	POIDS de l'aliment avant mastication et déglutition.	POIDS de l'aliment après mastication et déglutition.	DIFFÉRENCE indiquant la qualité de salive absorbée.	NOMS des EXPÉRIMENTATEURS.
Paille	10	100	80	Lassaigne.
Foin.	325	2000	1676	Commission d'hygiène.
Foin.	20	160	76	Lassaigne.
Avoine	520	1188	668	Commission d'hygiène.
Avoine	46	100	53	Lassaigne.
Fécule et son . .	250	725	475	Commission d'hygiène.
Farine d'orge. .	31	100	65	Lassaigne.
Feuilles et tiges d'orge vertes .	67	100	32	
250 gr. de fécule et son délayés dans 1,000 gr. d'eau.	1250	1256	6	Bernard.

Ce tableau nous apprend :

1° Que les *fourrages secs* absorbent environ quatre à cinq fois
leur poids de liquide buccal mixte (salive et mucus);

----

(1) *Journal de chimie médicale*, 1845, p. 472. M. Lassaigne comparait le
poids de l'aliment pris dans l'estomac à celui de l'aliment avant son ingestion.

(2) *Mémoire sur le rôle de la salive dans les phénomènes de la digestion* (*Arch. gén. de méd.*, 4ᵉ série, t. XIII, p. 1).

(3) *Loc. cit.*, p. 22.

I.   46

2° Que les féculents secs (avoine, fécule farine d'orge), absorbent un peu plus d'une fois leur poids de salive et mucus;

3° Que les fourrages verts (feuilles et tiges d'orge vertes) absorbent un peu moins de la moitié de ce liquide;

4° Que les féculents humides (fécule et son), auxquels on avait
ajouté assez d'eau pour que l'aliment pût être avalé sans mastication préalable, n'ont pas sensiblement absorbé de salive (1).

L'analyse d'une expérience de M. Bernard vous montrera parfaitement la nécessité de la salive pour les actes mécaniques de
la mastication et de la déglutition. A un cheval vigoureux,
dont l'œsophage avait été divisé et qui était à jeun depuis la
veille, on fit manger 500 grammes d'avoine. 15 ou 18 *secondes*
après le commencement de la mastication un bol alimentaire bien
broyé et moulé, parfaitement humecté, pâteux à l'intérieur et
enveloppé extérieurement d'une couche de salive muqueuse et
gluante, parut à la plaie œsophagienne. Les autres bols se succédèrent tous les *quarts de minute*, et en 9 *minutes* les 500
grammes avaient été mangés. Alors les deux conduits paroti-
diens furent coupés en travers, et on donna, de nouveau, 500
grammes d'avoine à l'animal. De cette fois la déglutition se fit
avec plus de lenteur et devint de plus en plus difficile. Le premier bol ne parut à la plaie œsophagienne qu'après *une minute
et demie*, les autres se succédèrent avec plus de lenteur encore,
de sorte qu'au bout de 25 *minutes*, le cheval n'avait encore mà-
ché et avalé que 300 grammes d'avoine; quant au bol, il était
bien moulé et couvert de mucus à l'extérieur, mais à l'intérieur,
sa masse au lieu d'être pâteuse se montrait cassante et très-peu
humectée.

M. Bernard croit que les glandes parotides, labiales et buccales qui sécrètent un liquide plus clair, sont plus spécialement
auxiliaires de la mastication; tandis que les glandes maxillaires,
sous-linguales et palatines, fournissent la matière muqueuse plus

---

(1) Bernard, *loc. cit.*, p. 23.

épaisse qui entoure le bol et facilite son glissement dans l'acte de
la déglutition.

Quelques physiologistes pensent que l'action mécanique dont
il vient d'être question est la seule par laquelle la salive contribue à la digestion. D'autres lui attribuent une action chimique
ou élaboratoire. Ce point de physiologie a pris dans ces derniers,
temps un intérêt qu'il n'offrait pas encore à l'époque ou fut ouvert le concours auquel prirent part MM. Tiedemann et Gmelin,
ainsi que MM. Leuret et Lassaigne. Les uns et les autres re-
connaisent à la salive une action dissolvante sur certaines substances, action qu'elle doit à l'eau qu'elle contient, et, suivant
Tiedemann en Gmelin, à son carbonate alcalin, à l'acétate de soude,
aux chlorures de sodium et de potassium. Ce n'est pas tout. Tiedemann et Gmelin professent que la salive peut donner à l'aliment un *premier degré d'animalisation*, en le pénétrant
des principes azotés qu'elle renferme (osmazône, matière salivaire, etc.). Ils font remarquer que c'est vraisemblablement pour
cela que les herbivores ont un appareil salivaire très-prononcé,
et que la rumination a pour but de soumettre de nouveau à
l'action de la salive la matière alimentaire. Je déclare, une fois
pour toutes, que ce mot d'*animalisation* dont on s'est payé est
presque un non-sens pour moi. Nos principes azotés ne fournissent point d'azote aux principes immédiats qui en manquent,
ainsi ils ne peuvent les *animaliser*. Mais la salive a une autre
action sur les matières végétales.

*C'est sur les aliments féculents, sur la fécule désagrégée,
sur l'amidon, que la salive exerce son action.* Toutes les expériences faites avant ces derniers temps, et dont on a voulu
conclure que la salive était parfaitement inutile à l'acte digestif
proprement dit, ne prouvent rien autre chose, sinon qu'elle ne
parait pas concourir à la digestion des matières azotées. Ainsi,
que Sébastian (1) ait vu la fibrine, l'albumine et le jaune d'œuf
se dissoudre tout aussi bien dans le suc gastrique artificiel,

---

(1) Van Setten, *Observ. de saliva;* Groningue, 1847.

sans salive qu'avec de la salive ; que Beaumont (1) ait constaté
que la chair mise directement dans l'estomac de son Canadien
(par la fistule gastrique) s'y dissolvait sans concours de salive,
et qu'il ait même cru remarquer que l'addition de salive au suc
gastrique diminuait plutôt son action qu'elle ne la favorisait ;
que Helm (2) ait aussi fait digérer dans l'estomac d'une femme
atteinte de fistule gastrique des aliments non insalivés, etc. ;
tout cela, comme je viens de le dire, prouverait seulement qu'elle
n'agit pas sur les principes immédiats azotés. Essayons donc
d'exposer avec soin le débat que son action sur la fécule vient
de soulever et qui ne paraît pas toucher à son terme.

Par l'effet du travail digestif, la fécule se convertit en dextrine et en glucose ou sucre de raisin. Cette transformation est
déjà annoncée par Tiedemann et Gmelin (3), qui ont vu que l'amidon digéré ne jouissait plus de la faculté d'être teint en bleu
par l'iode et paraissait remplacé par du sucre et une sorte de
gomme d'amidon. Mais ces expérimentateurs ne font point intervenir la salive comme agent du phénomène.

C'est Leuch (4) qui le premier constata l'action de la salive
sur l'amidon. Cette substance réduite en empois par la cuisson et
chauffée avec de la salive fraîche devient liquide dans l'espace
de quelques heures et se convertit en sucre.

Comme démonstration de cette décomposition de la fécule par
l'action de la salive, Sébastian (5) montre que l'amidon mis en
digestion avec la salive ne donne pas de coloration bleue par le
contact de l'iode, et que l'addition d'un acide ne fait point apparaître la couleur, tandis qu'il la met en évidence lorsque l'action
de l'iode sur la fécule a été empêchée par un alcali.

Schwann (6) arriva, par une sorte d'exclusion, à une opinion

---

(1) *Loc. cit.*, p. 68, 276 et passim.
(2) Burdach, t. IX, p. 264.
(3) *Recherches sur la digestion*, t. I, p. 340.
(4) Burdach, t. IX, p. 268 et 269, et *Kastner's archiv.*, 1831.
(5) Van Setten, *Observ. de saliva*; Groningue, p. 51.
(6) Muller, *Arch.*, 1836.

qui se rapproche de celle que nous examinons, car, après avoir
constaté que le ferment stomacal (la *pepsine*) était sans action
sur la fécule, il attribua à la salive la décomposition que celle-ci
subit.

Le travail le plus étendu sur ce sujet est dû à M. Mialhe (1),
qui a bien voulu répéter ses expériences en ma présence. J'en
vais exposer les résultats.

Le premier effet de la salive sur l'amidon est de le faire passer
à l'état de dextrine, et non, tout d'abord, à l'état de sucre d'a-
midon ou glucose, comme l'avait annoncé Leuch.

Pour être transformé en dextrine et en glucose, par l'action
de la salive, à la température des corps des animaux, l'amidon
doit être désagrégé par la cuisson dans l'eau ou la trituration à
froid.

M. Mialhe (2) a constaté que l'action de la salive sur l'amidon était bien plus prompte qu'on ne l'avait supposé. De l'empois mis dans la bouche et mâché, prend *en moins d'une minute* la saveur sucrée qui annonce sa transformation en glucose.
Avec l'eau d'amidon, c'est-à-dire avec l'amidon hydraté, dé-
layé dans l'eau et filtré, l'action est presque instantanée, et tout
ce qu'a touché la salive a perdu la propriété de bleuir par l'iode.

Voici une manière très-simple de constater l'action de la salive sur la fécule hydratée. Mâchez du pain azyme (lequel est
composé de fécule désagrégée). Crachez sur un filtre le contenu
de votre bouche. Broyez d'une autre part du pain azyme avec
de l'eau distillée, et jetez le liquide sur un autre filtre. Traitez
par la teinture d'iode les deux liquides filtrés : le premier ne se
colorera pas en bleu, le second offrira de suite la teinte bleue
très-foncée. Pour prouver ensuite que votre salive filtrée contient du glucose produit de la décomposition du pain azyme,
ajoutez-y de la potasse, et chauffez : la liqueur passera bientôt

---

(1) *Mémoire sur la digestion et l'assimilation des matières amyloïdes et sucrées ;* Paris, 1846.

(2) *Loc. cit.,* p. 12.

au brun rougeâtre très-foncé. Puis, pour complément de démonstration, ajoutez au liquide traité par la potasse de l'oxyde cuivrique, et chauffez : l'oxyde passera à l'état de protoxyde, et se colorera en rouge plus ou moins clair. C'est une des propriétés du glucose d'exercer une action réductive *en présence des alcalis*. M. Mialhe avait annoncé ce fait dans un autre mémoire communiqué en 1844 à l'Académie des sciences (1).

La saveur douce que le pain *bien cuit* prend pendant qu'on le mâche tient à la formation d'une certaine quantité de glucose.

L'action de la salive est excessivement lente sur la *fécule crue* non broyée. Il faut plusieurs jours et une température de 40 à 45 degrés pour qu'il se produise du glucose ; mais quelques heures suffisent lorsque la fécule a été broyée.

L'action de la salive de l'homme est incomparablement plus rapide que celle de la salive du chien (2). Celle-ci transforme l'amidon huit ou neuf fois plus lentement que la salive humaine. Elle est beaucoup moins active, ainsi que celle du cheval.

Tout ce que je viens de vous dire de l'action de la salive sur la fécule est acquis à la science et ne peut aucunement être mis en question. Il restait à déterminer si la salive agissait sur la fécule à l'aide d'un principe particulier. Leuch (3) avait déclaré que la *ptyaline* était sans action sur la fécule ; mais M. Mialhe a isolé de la salive un principe qui agit comme ce liquide (4). Il filtre la salive humaine ; il la traite par cinq ou six fois son poids d'alcool absolu, et il ajoute de l'alcool jusqu'à cessation de précipité. La matière qui se précipite est recueillie sur un filtre ; on l'enlève tout humide ; on la dessèche en couches minces sur une lame de verre, par un courant d'air chaud à la température de 40 à 50 degrés, et on la conserve dans un flacon bien bouché.

---

(1) Séance du 15 avril 1844.

(2) Bernard, *Mémoire sur le rôle de la salive dans les phénomènes de la digestion* (*Arch. gén. de méd.*, 4e série, t. XIII, p. 8 et 9).

(3) *Loc. cit.*

(4) *Loc. cit.*, p. 17.

La substance ainsi obtenue agit sur la fécule hydratée, sur la fécule anhydre, sur le pain azyme, etc., absolument comme la salive, et son énergie est telle qu'une partie en poids suffit pour liquéfier et convertir en dextrine et en sucre plus de deux mille parties de fécule.

Le plus curieux de l'histoire de cette substance, c'est que, agissant sur la fécule absolument comme le fait la *diastase* (découverte dans l'orge germée par MM. Payen et Persoz), elle a toutes les réactions chimiques de cette diastase, et se trouve dans la salive humaine, dans la même proportion que la diastase dans l'orge germée, à dose minime, par conséquent, puisque cela n'excède pas 2 millièmes.

M. Mialhe a donc proposé de nommer cette substance *diastase animale*, par opposition au principe actif des céréales que l'on désignerait sous le nom de *diastase végétale*.

Ainsi la salive contiendrait un principe analogue à ces substances qui opèrent à l'aide des infiniment petits : une *substance catalytique,* un *ferment,* différent de celui par lequel sont attaquées dans l'estomac les substances protéiques ou albuminoïdes. Et pour achever la transmutation que la salive n'aurait pas opérée complétement sur la fécule, la nature aurait fourni, dans le ventre, à l'aide du pancréas, une nouvelle dose du ferment.

L'Académie des sciences, saisie du travail de M. Mialhe, lui a donné son approbation, et le rapporteur, M. Payen (1), allant plus loin que l'auteur du mémoire, se montre disposé à prononcer l'*identité* des deux diastases, regrettant toutefois qu'on ne puisse établir la composition élémentaire de ces corps incristallisables et prompts à s'altérer, tant qu'ils sont humides.

C'est avec une sorte de désappointement, Messieurs, que je vous annonce que la science n'en est pas restée là. Mais il faut que j'aille au bout de ma tâche, et que je me prononce sur quelques points du débat dont je vais vous entretenir.

C'est de la salive *mixte,* salive *buccale,* que nous venons d'é-

---

(1) Séance du 23 mars 1846.

tudier l'action. Il était naturel de croire que la salive sort des glandes, déjà douée de la propriété de transformer la fécule en dextrine et en glucose, et charriant la diastase dite *salivaire*. Eh bien, il n'en est rien ! la salive parotidienne du cheval n'exerce aucune action sur la fécule. M. Lassaigne (1) fit le premier cette remarque, mais il n'avait point imaginé que la salive buccale pût avoir une action différente. Cette utile distinction a été faite par la commission de l'Institut (2). Elle reconnaît que la salive parotidienne du cheval ne convertit pas l'amidon en dextrine et en glucose, et que la salive buccale de cet animal jouit de ce pouvoir transformateur.

Il fallait voir si le principe actif n'était pas fourni par d'autres glandes. M. Bernard (3) a fait cette recherche. Il a soumis l'eau d'empois d'amidon à l'action de la salive venant de la sous-maxillaire d'un chien, et il n'a pas obtenu de glucose. Il a mélangé la salive parotidienne et la salive sous-maxillaire du même animal ; ce liquide *mixte* n'a point présenté les propriétés du liquide mixte buccal.

Quelle est donc l'origine du principe actif de la salive buccale ? Vous choisirez entre les deux explications suivantes. Le principe actif est produit par la membrane qui revêt la bouche ; la salive le dissout, l'étend et le met en contact avec l'aliment. Ou bien : la matière active, fournie par les glandes salivaires, n'acquiert ses propriétés définitives que dans la cavité buccale. A l'appui de cette dernière explication on pourrait rappeler que la substance soluble dans l'eau et insoluble dans l'alcool qui se trouve dans la salive n'a pas les mêmes caractères dans la salive parotidienne et dans la salive buccale.

Des expériences dont les résultats ont été publiés en 1846 et 1847 tendent à restreindre singulièrement l'importance du rôle que nous venons de reconnaître à la salive. Ces expériences nous

---

(1) Séance du 15 mai 1845.
(2) Rapport cité.
(3) *Loc. cit.*, p. 8.

apprendraient que la plupart des matières animales solides ou liquides jouissent de la faculté de transformer l'amidon en glucose, de sorte qu'il n'y aurait rien de spécial dans l'action de la salive. M. Magendie avait particulièrement signalé ce pouvoir dans le sérum du sang (1), et M. Bernard l'a établi pour un grand nombre de substances (2). Des lambeaux de membrane muqueuse de la bouche du cheval, lavés à l'eau tiède, puis étalés et exposés à l'air pendant vingt-quatre à trente-six heures à une température de + 40° c., et recouverts ensuite d'eau d'empois, ont transformé en douze heures, l'amidon en glucose. L'eau dans laquelle on avait fait macérer des membranes buccales a produit le même effet. Un liquide visqueux alcalin provenant de la ponction d'un kyste de l'ovaire transformait presque instantanément l'eau d'empois d'amidon en glucose (3). Un fluide alcalin et visqueux comme du blanc d'œuf, retiré d'une grenouillette, un liquide alcalin visqueux et jaunâtre, provenant d'un kyste du foie, avaient aussi une action très prompte (4). Les produits sécrétoires provenant de l'irritation des muqueuses convertissent aussi l'eau d'empois d'amidon en glucose. Le liquide d'un corzya jouissait de cette propriété ; et quelques malades atteints de diarrhée, ayant reçu un lavement composé d'eau légère d'empois d'amidon, ont rendu une dissolution de glucose (5. D'après ces faits, M. Bernard se refuse à admettre l'existence d'un principe ou ferment spécial qu'on appellerait *diastase salivaire* (6).

M. Mialhe (7) se propose de répondre que l'action de ces substances n'est aucunement comparable, sous le rapport de la rapidité et de l'énergie, à celle de la salive ; que si la diastase

---

(1) *Note sur la présence normale du sucre dans le sang (Comptes rendus des séances de l'Académie des sciences*, 1846).

(2) **Mémoire** cité, p. 10.

(3) *Loc. cit.*, p. 16.

(4) *Loc. cit.*, p. 17.

(5) *Loc. cit.*, p. 16.

(6) *Loc. cit.*, p. 12.

(7) Travail encore inédit.

salivaire est sécrétée aux dépens du sang, il n'y a rien d'extraordinaire à ce qu'on en trouve dans le sérum du sang et dans les produits de sécrétion (1) ; de même que l'urée dont les reins nous débarrassent existe dans le sang ; que de ce qu'il arrive que du glucose se forme quelquefois dans l'orge qui n'a point été germée, il ne s'ensuit pas qu'on doive nier la *diastase végétale*, etc.

Pour nous, Messieurs, sans attacher autant d'importance à déterminer si le phénomène de la transformation de l'amidon hydraté en glucose peut se faire sous d'autres influences que celle de la salive (et du liquide pancréatique), il nous suffit de savoir que la salive buccale possède à un haut degré le pouvoir de l'opérer. Et nous nous demandons si cette transformation est utile ; si c'est un degré par lequel doive passer la fécule pour être introduite dans le sang. A cela je réponds affirmativement : l'amidon même hydraté et rendu soluble ne s'absorbe pas, il ne passe pas non plus au travers des substances animales privées de vie, et d'ailleurs, si on l'injecte dans le sang à l'état de dissolution, il cause de graves accidents et même la mort, tandis que le glucose est parfaitement absorbé. Il est donc porté dans le sang, où il se décompose sous l'influence des alcalis de ce liquide (2), pour les besoins de la calorification et autres actes moléculaires qui entretiennent la vie.

J'arrive aux objections les plus sérieuses qui aient été faites relativement à l'influence de la salive sur la transformation des fécules. Dans ce nouvel ordre d'idées, on ne nie pas que, dans le tube digestif, la transformation n'ait lieu, mais on allègue que la salive

---

(1) J'avoue que je ne puis concevoir, dans cette hypothèse, comment il se fait que la salive proprement dite soit privée de diastase salivaire.

(2) Le glucose disparaissant dans le sang, soit que l'absorption normale l'y ait introduit, soit qu'on l'y ait injecté, on a dit, dans un langage vicieux, qu'il était *assimilé*. Mais une substance ternaire ne s'assimile pas à la chair ; il fallait dire qu'il était *décomposé*. J'indiquerai, dans une autre partie du cours, les produits de cette décomposition.

n'y est pour rien ; que l'action de la salive est trop peu prolongée
pendant la mastication pour attaquer les aliments féculents dont on
fait usage ; que le cheval qui mange et digère la *fécule crue* ou
cuite ne la modifie pas par sa salive (1) ; et que l'on ne peut supposer que l'action de la salive se continue dans l'estomac, puisque les liquides gastriques sont acides et qu'il est démontré que
les acides neutralisent le pouvoir transformateur de la salive (2).
MM. Bouchardat et Sandras (3) ont étudié tout à la fois, à l'aide
des réactifs chimiques et du microscope, la marche de la transformation de la fécule crue dans toute l'étendue du tube digestif. Ils n'ont trouvé que des traces de dextrine et de glucose
dans l'estomac, et chez les rongeurs il n'y en avait pas du tout.
C'est dans l'intestin que le travail marche. Dès le duodénum, on
voit au milieu de grains de fécule entiers d'autres grains fis-
surés, d'autres érodés, d'autres enfin presque entièrement détruits. La solution iodée permet de suivre ces transformations ;
et l'analyse montre que de la dextrine, du glucose et de l'acide
lactique prennent naissance pendant que la fécule disparaît.
Ces auteurs qui les premiers ont invoqué l'action d'une sorte de
diastase n'ont point fait intervenir la salive et ont attribué aux
liquides intestinaux la plus grande part dans cette curieuse transformation de la fécule. Enfin, M. Bernard a constaté que si on
tue un chien, quelque temps après lui avoir fait faire un repas
copieux de pommes de terre, on ne trouve dans l'estomac que
des traces de sucre, tandis que l'amidon y est reconnu par l'iode.
C'est dans l'intestin seulement que la fécule disparaît. M. Bernard conclut « qu'en réalité le *rôle chimique de la salive dans
la digestion est à peu près nul* (4), » et semble même mettre

---

(1) Lassaigne, *Comptes rendus des séances de l'Acad. des sciences*,
15 mai 1845.

(2) Bernard, *loc. cit.*, p. 19.

(3) Séance de l'Académie des sciences du 20 janvier 1845, et *Gaz. méd.*,
1845, p. 61.

(4) Mémoire cité, p. 20.

en doute que les transformations chimiques précédemment décrites *soient les circonstances naturelles de la digestion
des aliments amylacés* (1).

Il y a beaucoup d'exagération, et, je crois, quelques erreurs
dans cette critique. La conversion de la fécule en dextrine et en
glucose est bien le phénomène normal de la digestion des amylacés, puisqu'on suit les progrès de cette conversion aussi bien
dans le tube digestif qu'au dehors du corps de l'animal. La salive buccale ayant le pouvoir d'opérer cette transformation, il
n'est pas possible qu'elle n'y contribue pas, puisqu'elle est intimement mélangée à l'aliment, avec lequel elle fait une pâte,
et qui sans elle ne pourrait être avalé. A cette première dose de
salive il faut ajouter celle qu'on avale après le repas. Si l'action
s'arrête dans l'estomac par l'influence des acides, elle reprend
dans l'intestin grêle, où toute la pâte alimentaire redevient alcaline, et où l'on voit effectivement la transformation marcher avec
activité. En empruntant à MM. Bouchardat et Sandras leurs propres résultats, nous voyons que chez l'homme, et même chez les
carnivores (dont la salive n'a qu'un pouvoir transformateur
très-limité), il y a déjà de la dextrine et du glucose dans l'estomac lorsque la fécule a été cuite avant d'y être ingérée.

Mon opinion est donc que la fécule et les aliments albuminoïdes ne sont pas transformés et dissous par un même agent,
*lequel attaquerait la fécule dans un milieu alcalin et les
principes azotés dans un milieu acide.* Voici l'expérience qu'il
faudra faire pour trancher la question. Après avoir établi une fistule gastrique à un chien, suivant le procédé de M. Blondlot (2),
on lui coupera l'œsophage pour l'empêcher d'envoyer sa salive
dans son estomac. On introduira dans ce viscère de l'empois d'a-
midon, qu'on retirera lorsqu'il aura été pénétré par le suc gastrique. L'acide de ce suc sera neutralisé par un alcali, et on verra
si l'empois se convertit en dextrine et en glucose.

---

(1) P. 21.
(2) *Traité analytique de la digestion*, p. 201 et suiv.

Je dois maintenant vous prémunir contre la tendance à exagérer la doctrine que je viens d'exposer touchant l'activité de la salive. Ce serait erreur de croire que l'aliment amylacé soumis à la mastication et insalivé est déjà converti en dextrine et en glucose. La transformation est à peine commencée au moment de la déglutition, dans le plus grand nombre des cas, et c'est plus loin qu'elle s'effectue, avec ou sans le concours d'autres liquides et notamment du liquide pancréatique ; ce qui sera examiné dans un autre moment. D'une autre part, il y a des animaux, les oiseaux granivores, par exemple, chez lesquels l'action de la salive est à peu près nulle ; car ils n'en ajoutent pas sensiblement aux graines qu'ils avalent. Leur jabot ne renferme pas de glucose, et c'est dans le gésier seulement qu'il apparaît (1), et il devient très-abondant dans l'intestin. Ici le ferment diastatique n'est donc pas fourni exclusivement par les glandes salivaires et pancréatiques.

Tout en signalant la transformation de l'amidon en glucose comme le phénomène apparent de la digestion de cette substance, je n'affirme point qu'elle ne subisse quelque autre mutation insaisissable. Autrement, il suffirait d'avaler du sucre ou glucose, pour s'épargner la peine de digérer les féculents.

La salive ne paraît point avoir d'action sur l'albumine, la fibrine, le caséum. Des chairs immergées dans la salive y pourrissent assez promptement. Si cependant la viande est retenue dans la bouche d'un homme ou d'un chien, elle ne pourrit pas si rapidement que dans un vase contenant de la salive, ainsi que l'a constaté Krimer (2), qui dit même que du bœuf en putréfaction renfermé dans une capsule d'argent trouée qu'il avait fixée entre les joues et les dents d'un chien n'exhalait plus d'odeur au bout de trois heures et avait pris une teinte plus vermeille à sa surface. Ce qu'il faut surtout noter, c'est que la

(1) Bouchardat et Sandras, mémoire cité, et *Gaz. méd.*, 1815, p. 61.
(2) Burdach, t. IX, p. 265 et 266.

viande, retenue dans la bouche, ne s'y dissout pas, et devient seulement, au bout de six heures, plus molle, plus pâle et plus pesante par l'absorption de la salive.

L'alcali de la salive rend, dit-on, la graisse nuisible à l'eau (1). Le beurre tenu longtemps dans la bouche y prend l'aspect d'une émulsion.

Chez l'enfant à la mamelle, la salive ne peut avoir pour office de favoriser la déglutition, puisque l'alimentation est liquide, ni d'agir sur la fécule, puisqu'il n'y en a pas dans le lait. Elle a donc une autre influence, à moins qu'elle ne soit inutile au nourrisson.

La salive n'est pas l'agent de la première transformation que subit le sucre de canne dans l'estomac.

Je terminerai cette leçon sur la salive par l'énoncé pur et simple de certaines opinions, les unes hypothétiques, les autres évidemment erronées, qui ont été proposées touchant les usages de la salive.

M. Donné (2) croit que sa principale utilité est de saturer, dans l'intervalle des repas, par son alcali, l'acide du suc gastrique qui pourrait blesser l'estomac. Il est peu vraisemblable que la nature crée des rouages destinés à se neutraliser, ainsi, l'un l'autre.

Il est bien moins vraisemblable encore que la salive (qui est alcaline) soit l'agent de l'acidification des aliments, ainsi que le prétend M. Schultz (3), qui cite, en preuve de la grande influence de la salive, l'action du venin de la vipère (lequel n'est pas une salive), le ramollissement de la proie dans la bouche d'un boa, l'altération de la pâte alimentaire, aussi bien à son centre qui est pénétré par la salive, qu'au contact de la membrane muqueuse, etc. Déjà Frédéric Hoffmann avait attribué à la salive toutes les mutations ultérieures de l'aliment, faisant de ce liquide une sorte de menstrue microcosmique universel. On pourra voir

---

(1) Burdach, t. IX, p. 265.
(2) *Loc. cit.*
(3) *De Alimentorum concoctione.*

dans la physiologie de Lenhosseck l'énoncé de ces rêveries, qu'il
ne critique pas et que Schultz paraît lui avoir empruntées en
partie.

Je ne comprends pas ce que Tiedemann et Gmelin ont voulu
dire en reconnaissant à la salive la faculté d'anéantir dans l'aliment la faculté vitale de se contracter. Ces auteurs et Schultz
ont comparé l'action de la salive à une sorte d'*infection*, qui
inoculerait la vie à l'aliment comme on inocule un virus.

Je dois me taire sur des propriétés beaucoup plus merveil-
leuses encore, qui ont été attribuées à la salive (1).

---

(1) On l'a comparée à un *philtre*. On lit dans Schurig (*Sialalogia*, p. 161) :
*Saliva puellæ amatæ venenum est, transfundit in corpus amantis ita
ut recrudescat luxuries.* Le même auteur raconte que, dans le but de se dé-
faire d'Alexandre le Grand, on lui présenta une jeune fille nourrie avec l'aco-
nit napel; mais le conquérant la dédaigna (p. 127). Ma plume se refuserait à
transcrire, même en latin, la recette que Schurig emprunte à Becker (*Sialalogia*, p. 143).

FIN DU TOME PREMIER.

TABLE DES MATIÈRES

CONTENUES DANS LE PREMIER VOLUME.

I.   47

DE LA DIGESTION.

FIN DE LA TABLE.